ŒUVRES
DE
M. MÉAD.

TOME PREMIER.

RECUEIL
DES ŒUVRES
PHYSIQUES ET MÉDICINALES,

PUBLIÉES EN ANGLOIS ET EN LATIN;

PAR M. RICHARD MÉAD,

Médecin du Roi de la Grande-Bretagne; Membre de la Société Royale de Londres, & du College Royal des Médecins de la même Ville.

TRADUCTION FRANÇOISE,

Enrichie des découvertes postérieures à celles de l'Auteur, augmentée de plusieurs Discours préliminaires, & de Notes intéressantes sur la Physique, l'Histoire Naturelle, la théorie & la pratique de la Médecine, &c. &c. Avec huit Planches en taille-douce.

PAR M. COSTE, *Médecin de l'Hôpital Royal & Militaire de Nancy.*

TOME PREMIER.

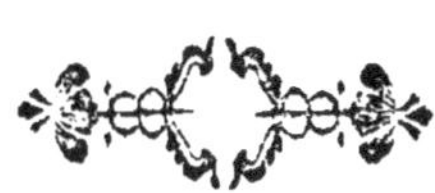

A BOUILLON,

AUX DÉPENS DE LA SOCIÉTÉ TYPOGRAPHIQUE.

M. DCC. LXXIV.

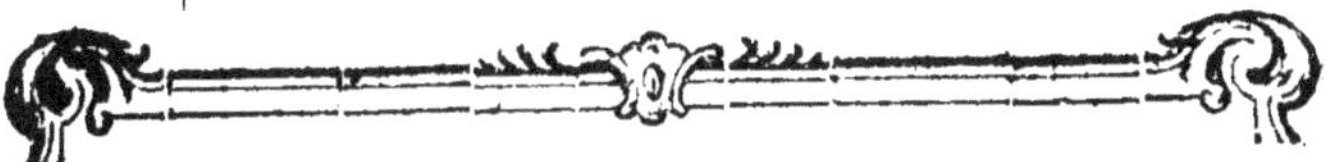

A MONSIEUR

RICHARD

DE HAUTESIERCK,

ÉCUYER, Chevalier de l'Ordre de Saint-Michel, ancien premier Médecin des Camps & Armées du Roi, Inſpecteur-Général des Hôpitaux militaires de France, ayant la Correſpondance des mêmes Hôpitaux & des autres du Royaume où l'on reçoit des Soldats malades; Médecin-Conſultant du Roi, & ordinaire des grande & petite Ecuries; de l'Univerſité de Médecine de Montpellier, & des Académies de Gottingue & de Béſiers.

MONSIEUR,

LORSQUE j'entrepris de raſſembler les Œuvres éparſes du Docteur Méad, pour en donner une Edition complette, je formai en même tems le projet de vous la dédier. Mon Auteur a de quoi vous intéreſſer à plus d'un titre.

M. Méad a été en Angleterre un des

*

hommes qui ont fait le plus d'honneur à la Médecine. Il posséda l'art aussi difficile que délicat d'en allier la dignité avec ce qu'exigerent de lui la pratique de la Cour & la fréquentation des Grands. Médecin Philosophe, au milieu d'une Cour brillante, il aima son état, & le respecta; Ecrivain judicieux & profond, il l'enrichit des découvertes les plus importantes; Savant & modeste, puissant & accessible, du sein même de la faveur, il rechercha le mérite inconnu, & se plût à le relever; mais il ne se regarda que comme l'ami de ses confreres; & ce titre, que son affabilité justifioit, sut faire disparoître celui de protecteur aux yeux même de la reconnoissance.

Ce portrait n'est qu'ébauché: il faudroit, pour l'achever, une main plus heureuse. D'ailleurs, si je réussissois à le finir, les uns croiroient que j'ai pris mon modele à la Cour de France, & personne n'équivoquera sur l'application qu'on en peut faire.

C'est un bonheur, Monsieur, d'être au nombre de ceux à qui il est permis de vous rendre compte de leur pratique, & je sais l'apprécier. Outre l'heureuse habitude que cette correspondance, à laquelle vous présidez, fait contracter de ne jamais rien prescrire qu'on ne puisse justifier, le plus grand avantage encore est celui de profiter de vos conseils, d'être réformé par vos remarques judicieuses, encouragé quelquefois par vos éloges, & par le cré-

dit dont vous nous appuyez, en faisant valoir jusques aux pieds du Trône nos services & nos travaux. Mes vœux sont communs à tous les Médecins Militaires du Royaume; ils ont pour objet la conservation de notre Médiateur & de notre Chef. Ceux que je forme en particulier, sont fondés sur l'estime la plus distinguée.

Je croyois, Monsieur, ne pouvoir rien ajouter à ces premiers sentimens qui avoient déterminé l'hommage de mon travail. Mais en assurant la vie & la santé de mon Roi, vous venez de m'en inspirer de nouveaux, & vous avez acquis sur mon cœur les droits les plus sacrés, les plus étendus, les plus imprescriptibles. Je m'applaudis du retard que divers obstacles ont mis à la publication de ma traduction. Pouvoit-elle voir le jour dans des circonstances plus favorables, que celles où la France vous regarde comme son bienfaiteur? Vous prévenez ses allarmes sur une tête chérie; elle vous est redevable de sa tranquillité; elle vous devra son bonheur. Louis XVI, dans le cours d'un regne, dont vos sages précautions font augurer la longueur, offrira à ses derniers neveux des exemples de bonté & de sagesse, dont l'imitation doit fixer à jamais, dans cet Empire, la félicité de l'âge d'or.

L'histoire de l'Inoculation en France étoit destinée à fournir des époques bien glorieuses & bien intéressantes pour la Nation. La posté-

rité oubliera les clameurs du préjugé, comme les noms de ceux qui en furent l'organe; mais elle ſe reſſouviendra que les deux Philoſophes qui honorerent le plus nôtre ſiecle par l'univerſalité de leurs connoiſſances, la délicateſſe de leur goût, leur zele & leur amour pour l'humanité, furent, parmi nous, les premiers Apôtres de cette pratique ſalutaire. Elle n'ignorera pas que dans les deux Compagnies ſavantes de la Capitale, ſi l'Inoculation ne pût réunir tous les ſuffrages, elle eut la gloire au moins de compter les plus flatteurs....... Mais l'époque de ſon triomphe le plus décidé, c'eſt le moment où le jeune Prince, qui fait la conſolation & l'eſpoir de ma Patrie, en a voulu donner, en ſa perſonne auguſte, l'exemple à l'univers; c'eſt le moment où la philoſophie du Monarque a été ſecondée de la noble aſſurance d'un Médecin, auſſi illuſtre par ſes talens, que recommandable par ſon expérience & ſes nombreux ſuccès. L'art qui s'en glorifie, & la Patrie qui en recueillera le fruit, inſcriront à l'envi votre nom dans leurs faſtes. La reconnoiſſance publique l'a déja gravé dans tous les cœurs.

Je ſuis avec reſpect,

MONSIEUR,

Votre très-humble & très-obéiſſant ſerviteur, COSTE.

AVIS DE L'ÉDITEUR.

*AVIS DE L'ÉDITEUR SUR CETTE TRADUCTION.

On y a joint une idée succinte de chacune des parties de cet Ouvrage, & un abrégé de la vie de l'Auteur.

La fureur de ne priser les choses qu'à raison de leur nouveauté, est une épidémie de notre siecle, qui a gagné dans tous les genres, & sur-tout en matiere de Littérature & de Sciences. Aussi jamais on n'a tant écrit. Disons mieux, jamais on n'a tant copié ; le mérite de plus d'un écrivain bien quintessencié, se réduiroit souvent à avoir donné une nouvelle forme à des matieres rebattues, à avoir fait des titres de Livres qui n'existoient pas, & une table de l'ordre dans lequel il a jugé à propos de ranger le résultat de ses compilations.

Il est facile d'être Auteur à ce prix. C'est un titre qui peut flatter l'amour-propre de celui qui se le donne, mais dont la gloire n'est pas à envier.

Il est peu de genres qui aient produit autant de

Livres que la Médecine, parce qu'il eſt peu de matieres ſur leſquelles il ſoit auſſi facile d'écrire des choſes communes. Mais dans cette immenſité de volumes, on compte les bons ouvrages, ſans efforts de calcul. M. Hamon, Médecin de Paris, mit en queſtion dans une excellente theſe : » Si dans la multitude exceſſive de ceux qui » ſe mêlent de pratiquer la Médecine, il y a beaucoup de Médecins (1) « ? & il conclut pour la négative. Y a-t-il beaucoup d'Auteurs dans le grand nombre de ceux qui écrivent ſur la Médecine ? C'eſt un problême qu'on pourroit propoſer de nos jours, & je ſais bien qu'elle en devroit être la ſolution.

Je n'ignore pas qu'il y a des ſujets ſur leſquels il eſt impoſſible d'écrire, même des choſes nouvelles, ſans faire mention de ce qui a été dit précédemment, & ſur-tout dans un Art qui reconnoît l'expérience pour mere. Mais ſi l'on n'ajoute rien qui ait une utilité reconnue ; ſi l'on ſe contente de détruire ſans édifier ; ſi l'on ne crée que des mots ; ſi après la lecture d'un ouvrage, je ſuis à me demander à moi-même, quelle difficulté de phyſique l'Auteur a applanie, quelle obſervation intéreſſante il m'a communiquée, en quoi il a augmenté la ſomme de mes connoiſſances dans l'art de guérir ; je ſuis ſûr qu'il a manqué ſon but. Dans quelque genre que ce ſoit, l'Ecrivain n'en a que deux à ſe propoſer : *prodeſſe volunt, aut delectare*, intéreſſer ou inſtruire ; & tel qui fait un petit *Abrégé de*

(1) Quæſt. Medic. *An in tantâ multitudine Medentium, pauci Medici?* Auth. M. J. HAMON. 1687.

matiere médicale, dans lequel il oublie les remedes nouveaux ou renouvellés, parce que l'ancien Auteur qu'il a ſuivi n'en pouvoit faire mention ; tel autre qui donne un *Précis d'Anatomie*, dans lequel je trouve des erreurs relevées avant que je fuſſe au monde ; cet autre qui annonce une deſcription des maladies de tel climat, dans lequel je m'attends à des vues de pratique ſpéciale, à des obſervations locales, & où je ne lis que des généralités rendues d'un ſtyle ! ... Je dis que tous ces gens-là ne m'ont ni intéreſſé ni inſtruit. Je regrette le tems que j'ai mis à les lire, parce que je l'euſſe beaucoup mieux employé ailleurs ; & ces Meſſieurs, à qui il reſte, ſans doute, beaucoup de choſes à apprendre, euſſent mieux fait auſſi d'étudier que d'écrire.

Il y a plus de mérite, ſans doute, à procurer une bonne traduction d'un bon Livre, qu'à en faire un médiocre. Je voudrois pouvoir me flatter d'avoir bien rendu l'énergie & l'élégance du ſtyle de mon Auteur. J'oſe aſſurer, au moins, que ma verſion eſt exacte, & que je n'ai rien épargné pour lui donner la clarté & la préciſion dont j'avois le modele devant les yeux.

On a traduit depuis quelques tems pluſieurs Médecins Anglois, qui tous méritoient d'avoir leurs places dans nos Bibliotheques. *Huxham*, *Pringle*, *Monro*, *With*, *Shaw*, *Macbride*, les *Eſſais d'Edimbourg*, ſont des tréſors précieux dont la *Médecine Françoiſe* s'eſt enrichie, & dont elle a ſenti le prix.

Si nous jugeons de la maniere de voir & d'écrire des Médecins Anglois, par ceux de leurs ouvrages qui parviennent ainsi à nous, il est certain que nous devons former des voeux pour que ce Recueil s'augmente, & puisse se completer un jour.

M. Méad ayant écrit certains traités en Latin, & M. Lorry, Médecin de Paris, ayant traduit dans la même langue quelques-uns de ceux que cet homme illustre avoit publiés en Anglois, les gens de l'art se sont crus en possession de toutes les œuvres, dont il n'y a eu cependant encore aucune édition complette avant celle que j'offre au public. Quelques parties ont été imprimées seules : d'autres ayant été réunies, mais jamais sans omission, il est résulté de cet inconvénient que plusieurs Médecins n'ont connu des ouvrages de M. Méad que ceux qui se sont trouvés dans leur édition respective. Nous sommes sûrs au moins qu'il n'en est aucun à qui une seule partie ne fasse desirer de connoître les autres.

L'Edition de M. Lorry ne renferme ni les *avis & préceptes de Médecine*, ni la *Médecine sacrée*, ni les *recherches sur la machine de Sutton*, ni celles sur *le scorbut de mer*. Celle de Mortier, d'Amsterdam, n'a que les deux premieres parties omises. Dans celle de Cavelier, dans la derniere même de Londres, qui a beaucoup servi à la nôtre, on ne trouve point la *dissertation sur les médailles de Smyrne*. Indépendamment donc des additions considérables que j'ai faites à celle-ci, elle auroit déja sur les autres l'avantage d'être la seule qui réunisse toutes les œuvres de M. Méad, & qui les réunisse dans la même Langue. Mais ce n'eſt pas la ſeule raiſon qui m'ait engagé à l'entreprendre.

S'il eſt un ouvrage qui mérite de groſſir notre Recueil de Médecine Angloiſe, c'eſt celui-ci; & ſans rien diminuer de la valeur de ceux dont je viens de parler, la diverſité des matieres, & la façon dont elles ſont traitées par M. Méad, doit rendre ſa lecture bien plus curieuſe & plus inſtructive;

Si le langage du génie & de la philoſophie étend ſouvent le domaine d'un Auteur, en le mettant entre les mains de ceux qui prenoient le moins d'intérêt à la matiere qu'il traite; ſouvent auſſi il lui ôte des Lecteurs, parmi ceux même pour leſquels il a écrit. C'eſt ce qui arrive au Docteur Méad. Si le défaut de connoiſſances de Géométrie, ſi la privation d'une certaine maniere de voir philoſophique, ſont faits pour détourner ce qu'on peut appeller le *Peuple des Médecins* (*Vulgus Medentium*) de ſa lecture; il en ſera amplement dédommagé par l'admiration & le ſuffrage des honnêtes gens qui ſont inſtruits. Il s'en trouve aujourd'hui dans tous les Ordres de la Société, à qui l'Hiſtoire-Naturelle & la Phyſique expérimentale ont donné des connoiſſances bien ſupérieures à celles qu'on puiſe dans des Diſpenſaires de Médecine, & dans des Traités ordinaires de Pathologie. C'eſt pour eux que mon Auteur a écrit, & c'eſt entre leurs mains que je ſuis charmé de le mettre.

Ses *Eſſais ſur les différens poiſons*, ſes recherches ſur la nature de chacun d'eux, & ſur le traitement des maladies qu'ils produisent, sont généralement reconnus pour ce que nous possédons de meilleur sur cette importante matiere. Je les ai augmentés des découvertes qui ont été faites depuis, & sur les vertus de l'alkali volatil dans la morsure de la vipere, & sur celles du mercure dans l'hydrophobie.

Son *Traité de la peste*, & des précautions qu'on doit prendre pour s'en garantir, fut composé par ordre du Gouvernement Anglois, dans le tems que ce fléau désoloit Marseille, & les sages préceptes qu'il y donne, ne sauroient être trop répandus. Il nous manque en France un ouvrage de ce genre.

La grande question de *l'Inoculation*, qui a occupé tout le monde, a rendu les matieres qui concernent la petite-vérole, du ressort du public. Il a pris, dans cette discussion célebre, autant de part que les Médecins. On verra ici en peu de mots, dans le *Traité de la petite-vérole*, tout ce qu'il y a d'essentiel, & qu'on a peine à retrouver dans les énormes dissertations qui ont été publiées pour & contre, & je ne crois pas qu'après l'avoir lu, on puisse rester dans l'indécision sur le parti qui mérite la préférence.

Le *livre de Rhazès sur la petite-vérole* est un de ces monuments précieux de l'antiquité trop souvent défigurés par l'ignorance des Traducteurs & des Copistes; mais M. Méad tenoit de la meilleure source le manuscrit qui a servi à sa traduction.

La description de la machine inventée par Sut-

*AVIS DE L'ÉDITEUR SUR CETTE TRADUCTION.

ON y a joint une idée succinte de chacune des parties de cet Ouvrage, & un abrégé de la vie de l'Auteur.

LA fureur de ne priser les choses qu'à raison de leur nouveauté, est une épidémie de notre siecle, qui a gagné dans tous les genres, & sur-tout en matiere de Littérature & de Sciences. Aussi jamais on n'a tant écrit. Disons mieux, jamais on n'a tant copié ; le mérite de plus d'un écrivain bien quintessencié, se réduiroit souvent à avoir donné une nouvelle forme à des matieres rebattues, à avoir fait des titres de Livres qui n'existoient pas, & une table de l'ordre dans lequel il a jugé à propos de ranger le résultat de ses compilations.

Il est facile d'être Auteur à ce prix. C'est un titre qui peut flatter l'amour-propre de celui qui se le donne, mais dont la gloire n'est pas à envier.

Il est peu de genres qui aient produit autant de

Livres que la Médecine, parce qu'il eſt peu de matieres ſur leſquelles il ſoit auſſi facile d'écrire des choſes communes. Mais dans cette immenſité de volumes, on compte les bons ouvrages, ſans efforts de calcul. M. Hamon, Médecin de Paris, mit en queſtion dans une excellente theſe : » Si dans la multitude exceſſive de ceux qui » ſe mêlent de pratiquer la Médecine, il y a beaucoup de Médecins (1) « ? & il conclut pour la négative. Y a-t-il beaucoup d'Auteurs dans le grand nombre de ceux qui écrivent ſur la Médecine ? C'eſt un problême qu'on pourroit propoſer de nos jours, & je ſais bien qu'elle en devroit être la ſolution.

Je n'ignore pas qu'il y a des ſujets ſur leſquels il eſt impoſſible d'écrire, même des choſes nouvelles, ſans faire mention de ce qui a été dit précédemment, & ſur-tout dans un Art qui reconnoît l'expérience pour mere. Mais ſi l'on n'ajoute rien qui ait une utilité reconnue ; ſi l'on ſe contente de détruire ſans édifier ; ſi l'on ne crée que des mots ; ſi après la lecture d'un ouvrage, je ſuis à me demander à moi-même, quelle difficulté de phyſique l'Auteur a applanie, quelle obſervation intéreſſante il m'a communiquée, en quoi il a augmenté la ſomme de mes connoiſſances dans l'art de guérir ; je ſuis sûr qu'il a manqué ſon but. Dans quelque genre que ce ſoit, l'Ecrivain n'en a que deux à ſe propoſer : *prodeſſe volunt, aut delectare*, intéreſſer ou inſtruire ; & tel qui fait un petit *Abrégé de*

---

(1) Quæſt. Medic. *An in tantâ multitudine Medentium, pauci Medici?* Auth. M. J. HAMON. 1687.

matiere médicale, dans lequel il oublie les remedes nouveaux ou renouvellés, parce que l'ancien Auteur qu'il a suivi n'en pouvoit faire mention ; tel autre qui donne un *Précis d'Anatomie*, dans lequel je trouve des erreurs relevées avant que je fusse au monde ; cet autre qui annonce une description des maladies de tel climat, dans lequel je m'attends à des vues de pratique spéciale, à des observations locales, & où je ne lis que des généralités rendues d'un style ! ... Je dis que tous ces gens-là ne m'ont ni intéressé ni instruit. Je regrette le tems que j'ai mis à les lire, parce que je l'eusse beaucoup mieux employé ailleurs ; & ces Messieurs, à qui il reste, sans doute, beaucoup de choses à apprendre, eussent mieux fait aussi d'étudier que d'écrire.

Il y a plus de mérite, sans doute, à procurer une bonne traduction d'un bon Livre, qu'à en faire un médiocre. Je voudrois pouvoir me flatter d'avoir bien rendu l'énergie & l'élégance du style de mon Auteur. J'ose assurer, au moins, que ma version est exacte, & que je n'ai rien épargné pour lui donner la clarté & la précision dont j'avois le modele devant les yeux.

On a traduit depuis quelques tems plusieurs Médecins Anglois, qui tous méritoient d'avoir leurs places dans nos Bibliotheques. *Huxham*, *Pringle*, *Monro*, *With*, *Shaw*, *Macbride*, les *Essais d'Edimbourg*, sont des trésors précieux dont la *Médecine Françoise* s'est enrichie, & dont elle a senti le prix.

Si nous jugeons de la maniere de voir & d'écrire des Médecins Anglois, par ceux de leurs ouvrages qui parviennent ainſi à nous, il eſt certain que nous devons former des vœux pour que ce Recueil s'augmente, & puiſſe ſe completer un jour.

M. Méad ayant écrit certains traités en Latin, & M. Lorry, Médecin de Paris, ayant traduit dans la même langue quelques-uns de ceux que cet homme illuſtre avoit publiés en Anglois, les gens de l'art ſe ſont crus en poſſeſſion de toutes ſes œuvres, dont il n'y a eu cependant encore aucune édition complette avant celle que j'offre au public. Quelques parties ont été imprimées ſeules : d'autres ayant été réunies, mais jamais ſans omiſſion, il eſt réſulté de cet inconvénient que pluſieurs Médecins n'ont connu des ouvrages de M. Méad que ceux qui ſe ſont trouvés dans leur édition reſpective. Nous ſommes ſûrs au moins qu'il n'en eſt aucun à qui une ſeule partie ne faſſe deſirer de connoître les autres.

L'Edition de M. Lorry ne renferme ni les *avis & préceptes de Médecine*, ni la *Médecine ſacrée*, ni les *recherches ſur la machine de Sutton*, ni celles ſur *le ſcorbut de mer*. Celle de Mortier, d'Amſterdam, n'a que les deux premieres parties omiſes. Dans celle de Cavelier, dans la derniere même de Londres, qui a beaucoup ſervi à la nôtre, on ne trouve point la *diſſertation ſur les médailles de Smyrne*. Indépendamment donc des additions conſidérables que j'ai faites à celle-ci, elle auroit déja ſur les autres l'avantage d'être la ſeule qui réuniſſe toutes les œuvres de M. Méad, & qui les réuniſſe dans la même Langue. Mais ce n'eſt pas la ſeule raiſon qui m'ait engagé à l'entreprendre.

S'il eſt un ouvrage qui mérite de groſſir notre Recueil de Médecine Angloiſe, c'eſt celui-ci; & ſans rien diminuer de la valeur de ceux dont je viens de parler, la diverſité des matieres, & la façon dont elles ſont traitées par M. Méad, doit rendre ſa lecture bien plus curieuſe & plus inſtructive;

Si le langage du génie & de la philoſophie étend ſouvent le domaine d'un Auteur, en le mettant entre les mains de ceux qui prenoient le moins d'intérêt à la matiere qu'il traite; ſouvent auſſi il lui ôte des Lecteurs, parmi ceux même pour leſquels il a écrit. C'eſt ce qui arrive au Docteur Méad. Si le défaut de connoiſſances de Géométrie, ſi la privation d'une certaine maniere de voir philoſophique, ſont faits pour détourner ce qu'on peut appeller le *Peuple des Médecins* (*Vulgus Medentium*) de ſa lecture ; il en ſera amplement dédommagé par l'admiration & le ſuffrage des honnêtes gens qui ſont inſtruits. Il s'en trouve aujourd'hui dans tous les Ordres de la Société, à qui l'Hiſtoire-Naturelle & la Phyſique expérimentale ont donné des connoiſſances bien ſupérieures à celles qu'on puiſe dans des Diſpenſaires de Médecine, & dans des Traités ordinaires de Pathologie. C'eſt pour eux que mon Auteur a écrit, & c'eſt entre leurs mains que je ſuis charmé de le mettre.

Ses *Eſſais ſur les différens poiſons*, ſes recherches ſur la nature de chacun d'eux, & ſur le traitement des maladies qu'ils produisent, sont généralement reconnus pour ce que nous possédons de meilleur sur cette importante matiere. Je les ai augmentés des découvertes qui ont été faites depuis, & sur les vertus de l'alkali volatil dans la morsure de la vipere, & sur celles du mercure dans l'hydrophobie.

Son *Traité de la peste*, & des précautions qu'on doit prendre pour s'en garantir, fut composé par ordre du Gouvernement Anglois, dans le tems que ce fléau désoloit Marseille, & les sages préceptes qu'il y donne, ne sauroient être trop répandus. Il nous manque en France un ouvrage de ce genre.

La grande question de *l'Inoculation*, qui a occupé tout le monde, a rendu les matieres qui concernent la petite-vérole, du ressort du public. Il a pris, dans cette discussion célebre, autant de part que les Médecins. On verra ici en peu de mots, dans le *Traité de la petite-vérole*, tout ce qu'il y a d'essentiel, & qu'on a peine à retrouver dans les énormes dissertations qui ont été publiées pour & contre, & je ne crois pas qu'après l'avoir lu, on puisse rester dans l'indécision sur le parti qui mérite la préférence.

Le *livre de Rhazès sur la petite-vérole* est un de ces monuments précieux de l'antiquité trop souvent défigurés par l'ignorance des Traducteurs & des Copistes ; mais M. Méad tenoit de la meilleure source le manuscrit qui a servi à sa traduction.

La description de la machine inventée par Sut-

ton, pour *renouveller l'air des vaiſſeaux* n'a jamais paru dans notre Langue. Ce fut par les ſoins de notre Auteur, que les avantages en furent connus de la Société Royale, & enſuite admis par l'Amirauté. L'hiſtoire détaillée des difficultés que Sutton éprouva pour faire adapter ſon projet a quelque choſe de piquant, par la ſingularité & par la conſtance à toute épreuve de cet Anglois.

Les *recherches ſur le ſcorbut de mer*, que notre Auteur y a jointes ſont un morceau très-précieux, & qui mérite de trouver ici ſa place : la traduction que j'en donne eſt la premiere qui en ait été faite. Ce diſcours n'exiſtoit juſqu'à préſent qu'en Anglois dans la derniere édition de Londres.

Notre Auteur, dans ſon *Traité de l'influence du Soleil & de la Lune ſur les corps*, démontre mathématiquement une grande vérité, que l'ignorance de ceux qui ſe piquent le plus de ſavoir, avoit reléguée, & relegue peut-être encore parmi les préjugés de l'Aſtrologie judiciaire.

Jaloux de la dignité de ſon état, M. Méad fit la recherche des *médailles* qui avoient été *frappées à Smyrne en l'honneur des Médecins* ; j'en ai fait graver le recueil. Ce ſont des titres glorieux auxquels il n'eſt pas de Médecin qui puiſſe être inſenſible.

Les *Préceptes & Conſeils de Médecine* ſont la partie des Œuvres de notre Auteur, qui ont un trait plus direct à la pratique de l'art ; mais la maniere dont il traite certains objets, comme la *folie*, les *vapeurs*, est faite pour piquer la curiosité de tous les Gens de Lettres, & il n'est aucun d'eux qui ne dût retenir dans sa mémoire les conseils physiques & moraux sur le *Régime de vie*, par lesquels il termine ces préceptes.

J'ai balancé long-tems à traduire l'explication que notre Auteur donne des *maladies dont il est parlé dans les Livres saints*, parce qu'il dit expressément, qu'on agira contre son intention, si jamais on le publie en langue vulgaire. M. Méad pouvoit avoir d'excellentes raisons ; mais j'ai cru que dans un siecle où la Philosophie ne doit servir qu'à appuyer une Religion démontrée, ces explications, loin de lui nuire, ne peuvent que lui donner un nouveau lustre.

Enfin, je joins à cette Edition une table raisonnée des matieres. Chaque volume aura la sienne. Cette partie intéressante manque à toutes les autres éditions, si l'on excepte celle de Londres, dans laquelle on en voit une qui n'est rien moins que parfaite.

Telle est l'idée la plus générale qu'il m'est possible de donner ici de l'ouvrage dont j'ai entrepris d'enrichir notre langue.

On trouvera à la tête de chaque Partie, une Introduction, dans laquelle j'ai essayé d'indiquer d'une maniere plus étendue ce qu'elle contient. J'ai joint quelques notes, qui m'ont paru essentielles, & qui seront distinguées par une étoile (*), pour qu'on ne confonde pas ce qui pourroit m'appartenir de défectueux, avec ce qui pourroit appartenir à mon Auteur, & chez lequel l'on ne trouvera jamais rien de pareil.

Si quelque chose est propre à faire connoître notre Auteur, ce sont, sans doute, ses Ouvrages. Ils sont tout à la fois la preuve d'une érudition profonde, d'un jugement sûr & exquis, d'une critique saine & judicieuse. Partout ils présentent l'homme de génie qui, bravant les préjugés & les opinions vulgaires, franchit l'espace immense qui dérobe la vérité aux yeux de la multitude. Il lui étoit réservé d'allier les connoissances de Physique & de Mathématique les plus étendues à la Métaphysique la plus sublime. Qui a jamais mis dans une plus grande évidence & la nature des esprits animaux & leur maniere d'agir, & les loix en vertu desquelles ils sont comme le lien de correspondance de l'ame avec le corps ? Ce sont des choses énoncées ailleurs avec emphase, & dont on trouve ici la démonstration mathématique. Mais j'ai promis une Introduction à la tête de chaque partie des Œuvres de M. Méad, & il faut éviter, autant qu'on le peut, les répétitions. J'ajouterai cependant ici deux mots sur sa vie. Il est à propos d'apprendre que la bonté de son cœur & ses qualités sociales ne le céderent en rien aux charmes de son esprit.

RICHARD MEAD naquit en 1673, à Stephey, village près de Londres, d'une famille distinguée. Il fit ses premieres études à Utrecht, sous le célebre Grævius, qui lui rendit, sans doute, la lecture de Cicéron familiere ; car le style de notre Auteur est distingué par cette élégance qui caractérise l'Orateur Romain, & par cette force de penser, dont il faut avoir contracté l'habitude de bonne heure, & dont on ne prend le modele que dans de pareilles sources.

Ce fut à Leyde que M. Méad fit ſes études de Médecine, & ce fut alors qu'il lia avec le fameux Boërhaave un commerce d'amitié qui dura toute leur vie, parce qu'il fut fondé ſur la vertu & ſur l'eſtime dont ils s'honoroient réciproquement, & qu'ils méritoient tous deux.

Ce n'eſt qu'en voyageant; qu'on peut ſecouer les préjugés, & augmenter ſes connoiſſances, par la comparaiſon des différens ſyſtêmes & des différentes méthodes employées dans le traitement des maladies. M. Méad, qui ne voulut rien négliger de ce qui pouvoit contribuer à l'inſtruire, paſſa de Hollande en Italie, cette patrie des Beaux Arts & des Sciences. Ce fut même dans l'Univerſité de Padoue, qu'il prit le bonnet de Docteur en Médecine.

De retour en Angleterre, il y exerca le grand art de guérir avec un ſuccès qui décida de ſa réputation. Il joignit à la plus profonde théorie, la pratique la plus brillante, la plus étendue & la plus heureuſe.

Le College des Médecins de Londres le compta bientôt au nombre de ſes Membres les plus illuſtres, après que l'Univerſité d'Oxford eut confirmé, en l'agrégeant, le diplôme de celle de Padoue.

La Société Royale lui ouvrit enſuite ſes portes. Le titre d'Académicien, loin d'être pour lui, comme pour tant d'autres, un titre d'inactivité & d'indolence, ne ſervit qu'à redoubler ſon amour pour le travail, & quantité d'excellens Mémoires & de Diſſertations utiles, dont il a enrichi les *Transactions Philosophiques*, en font foi.

Nommé Médecin du Roi, en 1727, on peut dire qu'il fut l'Esculape de la Cour & de la Ville. Né avec des mœurs douces, un caractere aimable & sensible, une ame noble & délicate, M. Méad sut se faire des amis de ceux qui le protégeoient à la Cour; il en eut parmi les Gens de Lettres, à qui son commerce étoit cher; il en en eut même parmi les Médecins, qui sentoient sa supériorité, parce qu'il n'oublia jamais qu'ils étoient ses Confreres. Neuwton, Bentley, Pope, Garth & Arbuthnot formoient sa société ordinaire.

Sa table ouverte aux talens & au mérite réunissoit la magnificence de celles des Grands, & les plaisirs de celles des hommes sages. Sa Bibliotheque étoit aussi riche que bien choisie, & elle étoit autant pour le public, que pour lui. Il étoit le premier à offrir ses lumieres & ses richesses littéraires. Il n'épargnoit ni soins, ni dépenses pour se procurer les Livres rares, ou les manuscrits dans lesquelles il espéroit trouver quelque chose d'utile pour l'art de guérir. Le Docteur Freind raconte que quand il voulut travailler à son *Histoire de la Médecine*, croyant tirer beaucoup de lumieres de celle de Abiosbaïa, M. Méad lui proposa généreusement, & à ses frais, une copie de l'original arabe, & une traduction des vies de différens Médecins qui y sont rapportées. C'est un trait bien flatteur pour la mémoire de M. Méad. On verra les peines qu'il se donna pour mettre au jour le *Traité de la petite-vérole de Rhasès*.

Si M. Méad se plut à étaler ce qui pouvoit faire le plus d'honneur à une profession dont il étoit la gloire ; s'il fit une collection des médailles frappées à Smyrne, au coin des Médecins, il n'oublia pas le mérite indigent. Les talens cachés furent tirés de l'ombre du cabinet ; & quand il connut de ces hommes savans & peu fortunés, qui n'ont contre eux qu'une trop grande modestie & le défaut d'occasion, il se fit un devoir de redresser les torts de la fortune, & de mettre leurs talens à leur place.

Le célebre Freind ayant assisté au Parlement, en 1722, en qualité de Membre du Bourg de Lanceston, s'éleva avec force contre le Gouvernement. Cette imprudence fut traitée de haute trahison, & ce Savant renfermé à la Tour de Londres, au mois de Mars suivant. Six mois après, le Ministre tombe malade, appelle M. Méad. Celui-ci promet la guérison, mais assure qu'il ne donnera seulement pas un verre d'eau que son ami Freind ne soit élargi. Cependant le mal empire ; le Ministre fait supplier le Roi d'accorder cet élargissement aux circonstances. L'ordre expédié, on retourne au Docteur Méad, qui, non-content de cette promesse, tient la sienne, & ne prescrit rien que son ami ne soit effectivement en liberté ; ce qui fut fait. Le soir même, M. Méad porta au Docteur Freind environ 5000 guinées d'honoraires qu'il avoit reçues en traitant les malades de celui-ci pendant sa détention. Je n'examinerai pas, avec l'Auteur des ANECDOTES DE MÉDECINE, *s'il auroit pu retenir cette somme, étant le fruit de ses peines ?* Malheur à qui un trait pareil suggere une réflexion si froide ! Ce sont de ces actes qu'il faut se contenter de citer & d'admirer : admirer... ! Je parle du premier seulement ; car si le dernier eut quelque mérite, une ame ordinaire eût pu le partager avec M. Méad. Mais ce qu'il y a de sûr, c'est que l'une & l'autre de ces anecdotes excluent la paraphrase.

M. Méad fut, dans l'exercice de sa profession, ce qu'un homme de bien doit y être, toujours de niveau avec ce qui est grand, & toujours prêt, par humanité, à se mettre au niveau de tout ce qui étoit au dessous de lui. Il donna ses soins aux pauvres, dans son hôpital, avec cette affabilité & cette douceur qui prenoient leur source dans la bonté de son cœur & dans la générosité de son ame. Ce fut par les conseils de ce grand Médecin qu'un fameux Libraire, nommé *Gui*, laissa des biens immenses pour la fondation d'un hôpital, qui fait aujourd'hui un des plus beaux & des plus utiles établissements de la Capitale de l'Angleterre. Il fit faire à ses dépens, & placer dans le College des Médecins de Londres, la statue de l'immortel Harvée. Il fut le premier à souscrire pour l'hôpital des enfants trouvés. L'utilité publique, la gloire de sa nation furent ses deux principes dominants. Sa réputation de Médecin & de littérateur étoit répandue dans toute l'Europe, où il entretenoit des correspondances avec les savants en tout genre. Il étoit en commerce plus particulier avec le fameux Boerrhaave & M. de Boze.

Cet homme estimable fait, pour servir de

modele en tout genre, mourut à Londres le 16 Février 1754 à l'âge de 80 ans, emportant avec lui les regrets de ſes contemporains, & ayant joui, pendant ſa vie, de l'admiration que la poſtérité conſacrera à ſa mémoire.

PRÉFACE DE L'ÉDITION LATINE DE M. LORRY.(1)

V*OICI enfin le Recueil des* Œuvres choisies *de* RICHARD MÉAD, *qui paroîtront, pour la premiere fois, dans la même langue. Ses Ouvrages latins mettoient toute l'Europe dans le cas d'envier à l'Angleterre ceux que cet homme célèbre avoit publiés en Anglois. Non-seulement il est difficile à un*

(1) * *Note de l'Editeur actuel.* Quoiqu'il y ait dans cette *Préface de Mr. Lorry*, quelques idées qui, au premier coup-d'œil, paroissent ressembler à quelques-unes des miennes, on ne me taxera pas, j'espere, de Plagiat. Il seroit difficile qu'ayant eu à rendre compte d'un travail qui a eu les mêmes motifs, il ne se fût rencontré quelque chose de commun à l'une & à l'autre *Préface*. J'ose dire, cependant, qu'elles different plus qu'elles ne se ressemblent. Sans doute, la *Préface* de M. Lorry aura perdu quelque chose dans ma traduction ; mais ce n'est qu'auprès de lui que j'aurai à m'en excuser : elle contient des objets trop bien vus, des réflexions trop sages, trop intéressantes, pour qu'on ne passe pas quelques défectuosités de style en leur faveur. Mr. Lorry a fait ses preuves dans les deux genres, & il ne doit pas craindre qu'on lui attribue ce qui ne doit être imputé qu'à moi.

Traducteur d'atteindre, dans une autre langue, cette force d'élocution & ce laconisme qui semblent propres aux Anglois; mais encore il ne l'étoit pas moins d'imiter, en quelque sorte, & d'approcher de cette éloquence vraiment romaine qu'on admire dans les Ouvrages latins de notre Auteur. J'avois beau sentir que cette tâche étoit au dessus de mes forces; l'intérêt de la Médecine a pris le dessus. Comme la plupart de ceux qui la pratiquent dédaignent de perdre, à étudier la Grammaire des différens idomes, un tems qu'ils emploient plus utilement, je voyois, avec peine, plusieurs d'entr'eux privés du secours de ces Ouvrages importans, propres à apporter un très-grand jour dans la théorie de la Médecine, & les avantages les plus précieux dans la pratique. Il me parut qu'une jeune Médecin ne pouvoit avoir d'occupation plus utile, que celle de donner de bonnes éditions des Ouvrages des hommes célebres, dans un âge sur-tout où une juste défiance de soi-même ne permet guere de publier aucune de ses productions particulieres.

Quiconque saura apprécier le mérite d'un Auteur, aura bien des raisons de préférer celui-ci. En effet, on trouve chez lui ce qu'on souhaiteroit trouver dans bien d'autres Ouvrages de Médecine, des connoissances de Mathématique très-étendues; une érudition singuliere, mais tempérée par un jugement sûr & exquis; une éloquence qui consiste moins dans la pompe & le vain arrangement des mots, que dans une maniere claire & élégante de présenter

présenter ses idées, qui fait qu'on les saisit & qu'on les retient beaucoup mieux.

En considérant l'utilité des corollaires, qui résultent comme d'eux-mêmes pour l'avantage de la théorie de Médecine & pour celui de la pratique des Ouvrages de notre Auteur; j'avois tout à la fois sujet d'admirer la profondeur de son érudition, & je trouvois un motif de suivre, avec confiance, la Traduction que j'avois entreprise.

Un des principaux mérites de notre Auteur, est d'avoir réveillé l'attention des Médecins sur la doctrine des poisons, qui avoit été absolument négligée; de l'avoir appliquée aux usages de la Médecine; enfin, d'avoir jetté de nouvelles lumieres sur cette partie, & d'avoir démontré de quelle étendue elle est susceptible. Jusqu'ici peu de gens s'étoient occupés de cet objet, & ne l'avoient fait qu'en vue de se procurer un diagnostic plus assuré de l'existence du poison, pour ne pas manquer, faute de le savoir reconnoître, l'occasion d'y remédier. Mais quand on examine avec attention, la maniere d'agir de ces substances, on est en état de résoudre plusieurs problêmes sur l'action des remedes, dont la solution ne pouvoit se tirer d'aucun autre principe. Car ce qui paroît à peine dans la façon modérée dont les remedes agissent, se manifeste évidemment aux sens, dans l'action tumultueuse des poisons. En quoi consiste, effectivement, la différence d'agir, des poisons & des remedes, sinon que ceux-ci produisent leur effet sans troubler le corps, & que ceux-là l'agitent violemment? que les remedes ont des parties plus douces & douées d'une moindre efficacité, & que celles des poisons sont plus âcres & plus actives? Enfin ce n'est que par l'intensité de leurs effets que different entre elles ces substances propres à troubler le corps humain, en changeant son état présent, & lui en communiquant un nouveau; pernicieuses, quand elles sont prises à contre-tems; salutaires, quand on en fait un usage convenable.

Car comme il n'y a rien qu'on puisse appeller salutaire par soi-même, & qui n'exige la main d'un habile artiste pour être tel, de même il n'y a presque aucune substance qu'on puisse appeller déletere par elle-même, & absolument parlant.

Aussi, plus les remedes ont d'activité, plus ils participent de la nature des poisons, par les effets violens qu'ils produisent dans la machine humaine, en changeant l'état présent du corps. Il y a plus, c'est que donnés imprudemment, ils peuvent causer la mort, & que les symptomes qui les suivent alors, sont les mêmes que ceux dont est suivi un poison pris imprudemment. Les drastiques forment une classe graduée, & qui tient le milieu entre les remedes ordinaires & les poisons. Quelquefois même dans des corps, ou naturellement trop sensibles, ou qui le sont devenus à la suite de quelque maladie, on a vu des remedes d'ailleurs assez doux, conseillés par des écoliers ou par des charlatans, & qui ont produit l'effet des vrais poi-

ſons. Au contraire, les vrais poiſons eux-mêmes, adminiſtrés par des mains ſages & prudentes, ont tiré des malades des bras de la mort. On voit dans l'excellent Traité de Friccius, *qu'on peut, en les adouciſſant & leur donnant le degré de préparation qu'exige l'état préſent du malade, pour qu'il les puiſſe ſupporter, en faire de véritables remedes. C'eſt une choſe que cet Auteur a démontrée & appuyée de pluſieurs autorités; & ſi les bornes que nous nous ſommes preſcrites, nous le permettoient, nous pourrions citer l'exemple de quelques Barbares des Indes, chez qui l'uſage des farineux & la vie oiſeuſe rendent le pouls ſi lent & le tempérament ſi pituiteux & ſi inſenſible, que la bile ne peut être émue chez eux, que par les remedes arſénicaux, qui ſont regardés, avec raiſon, comme des poiſons parmi nous.*

En démontrant que les poiſons exercent leur premiere violence ſur les nerfs, M. Méad nous apprend quelle eſt l'impreſſion que font les remedes ſur la fibre nerveuſe ſenſible. C'eſt elle, qui ayant la propriété de diſcerner ce que nous avons à craindre des corps extérieurs, les ſoumet au jugement des ſens. Cette ſenſibilité qui conſtitue la nature animale ſe ſuffit toujours, quand elle eſt dans ſon intégrité; alors elle cherche à éloigner d'elle tout ce qui lui eſt nuiſible, & eſt portée à ſouhaiter ce qui lui eſt avantageux; & elle diſtingue les alimens qu'elle peut convertir en ſa propre ſubſtance, des remedes ſur leſquels elle n'a point d'empire. Mais pour que ces corpuscules salutaires, une fois admis à l'intérieur, n'exercent pas sur les fluides une action trop outrée, la nature y a pourvu, d'abord, en ne permettant qu'à un très-petit nombre d'atomes les plus déliés d'entrer dans le sang, & ensuite parce qu'il y en a très-peu qui soient en état de détruire, jusqu'à un certain point, la consistance du sang, même hors des veines, à moins qu'ils ne soient pris dans le genre des drogues les plus violentes, & que l'estomac pourroit à peine admettre impunément.

Mais si de ce genre de miasmes actifs, nous passons à ces atomes subtils, qu'il est cependant impossible de dompter intérieurement dans la constitution actuelle de nos corps, & qui, par les troubles qu'ils produisent dans l'économie animale, sont la source de différentes maladies, nous trouverons dans notre Auteur quantité de vues utiles sur la contagion. Il a soumis à l'examen le plus scrupuleux ces particules actives & déliées; il les a examinées dans l'un & l'autre genre de maladies contagieuses, & s'est acquis à jamais un droit à la reconnoissance du genre-humain, en enseignant la maniere d'empêcher l'admission de ces miasmes dans nos corps, d'en arrêter les progrès, lorsqu'ils y ont été admis, & enfin de surmonter leur nature pernicieuse, quand ils s'en sont absolument emparés.

Tout ce que M. Méad dit de ces atomes vénéneux, ne contribue pas peu à jetter de nouvelles lumieres sur la Médecine. Et pour s'en convaincre, il *n'y a qu'à considérer cette quantité prodigieuse de miasmes dont nous sommes environnés, soit qu'ils proviennent des exhalaisons de la terre, comme il le fait voir dans l'*Essai sur les Poisons*, soit qu'ils se cachent dans les eaux pour nous nuire, soit enfin que nous les avalions avec les alimens, de l'apprêt desquels notre docte gourmandise a fait un art si recherché.*

Aussi les Anciens ne s'en sont pas tenus à la description d'un seul genre de peste. Les bœufs sont sujets à une sorte de contagion; les brebis ont la leur, & souvent on a vu les oiseaux frappés de celle qui leur est particuliere, tomber du haut des airs. Les vents empoisonnés n'épargnent pas même les fruits de la terre; ils moissonnent promptement & l'honneur des vergers & les fleurs des jardins. Sous le ciel brûlant de l'Egypte & de l'Arabie, les miasmes pestilentiels sont si actifs, que, sans causer aucune altération ni dans la consistance, ni dans le mouvement intestin des liquides, mais en portant directement leur effort sur les nerfs, ils frappent un homme subitement au milieu de la place publique. Et pourquoi dans les autres climats n'y auroit-il pas aussi des atomes d'une nature moins violente, qui y exerceroient aussi leur empire; les uns dans le voisinage, mais qu'ils ne pourroient porter bien loin, soit à raison de la fixité de leurs principes, ou de la facilité avec laquelle leur activité s'évaporeroit? Il en est d'autres dans lesquels le miasme même naît dans le corps du malade, y croît, s'y augmente, & s'y éteint dans un espace de tems relatif à chacune de ces maladies, quoiqu'il n'ait pu se communiquer aucune contagion, à raison du voisinage.

Mais quelque jugement qu'on porte sur ces causes cachées, il n'est pas moins vrai, de malheureuses expériences le prouvent chaque jour, & les Médecins ne cessent de s'en plaindre, qu'on voit naître souvent des fievres dont on ne sauroit rapporter l'espece à aucune des maladies épidémiques connues. Elles ont chacune leurs symptomes particuliers, & exigent un traitement qui leur soit propre. On ne sauroit les attribuer aux qualités évidentes de l'air, ni à l'abus de quelques-unes des choses non naturelles; mais après s'être développées dans le corps par l'effet d'une cause interne & inconnue, elles se manifestent, dépeuplent les villes, & l'art sans ressource est condamné au silence & à la crainte. Il naîtra encore dans la suite des tems bien d'autres miasmes vénéneux qui s'anéantiront tous successivement, & tout ce qu'on pourra jamais ajouter d'observations à notre art, ne suffira pas pour qu'on puisse réduire sous des loix générales chaque cas particulier. Le hasard & la conjecture ne seront jamais entiérement bannis de la Médecine, parce qu'il y aura toujours des causes abstraites & cachées, dont la connoissance se dérobera à nos recherches. Ce seroit donc à tort qu'on rapporteroit, avec Galien, le To theion *d'Hippocrate aux qualités évidentes de l'air, à moins qu'on n'eût la fureur de vouloir donner l'explication des choses même les plus inintelligibles, & qui sont au dessus de notre portée.*

Ce qui contribue encore à prouver, d'une maniere évidente, combien l'influence du miasme vénéneux peut concourir à la production des maladies, c'est cette analogie qu'on observe entre les périodes de la petite-vérole & celles de la peste, & le rapport qui regne dans l'ordre des autres maladies aiguës; car la petite-vérole, inconnue aux Anciens, est soumise aux jours assignés par Hippocrate, & s'écarte à peine des loix connues des crises, soit que l'on consulte à ce sujet Rhazès, qui est le premier qui en ait écrit, ou Sydenham, ou Méad lui-même. Cet accord général prouve combien un miasme étranger, admis dans le corps, sert à répandre les maladies épidémiques, & il jette en même tems un grand jour sur la théorie des crises ordinaires.

Si l'on se donne la peine de comparer cette analogie des maladies aiguës avec les poisons, de la comparer, dis-je, avec ce qui s'offre à nos yeux dans les chroniques, & ce qui arrive alors au genre nerveux, on conclura qu'il en est plusieurs qu'il faut rapporter à des atomes vénéneux. Un air caustique n'a-t-il pas jetté bien des gens dans l'éthisie? & la consomption à laquelle les Anglois sont si sujets, reconnoît-elle d'autres causes? Le voisinage des mines a été souvent préjudiciable aux poumons, & les a affectés quelquefois de maux incurables. Ne pourrois-je pas citer ici les douleurs dans les membres qu'éprouvent presque tous les ou-

vriers qui travaillent sur le plomb; douleurs qui sont bientôt suivies de l'engourdissement paralytique? Aussi la description qu'avoit anciennement donné Paul *de cette maladie, comparée avec celle de l'épidémie du Dévonshire, que le célebre Huxham a observée de plus près, n'établit-elle pas une nouvelle analogie entre les maladies épidémiques & les poisons? Mais ne suffit-il pas de se rappeller que le vice contracté par les peres, passe à leurs enfans, & les dévoue souvent à une mort prématurée, sous les yeux mêmes de leurs parens? Toutes ces observations, qu'on ne peut guere rapporter qu'à un principe vénéneux, trouvent une nouvelle explication dans la théorie de notre Auteur.*

Mais, pour ne rien omettre de ce qui peut avoir trait à la Médecine, & constater en même tems l'utilité qui résulteroit pour notre art de l'étude des Mathématiques, il a exposé, d'une maniere très-ingénieuse, l'influence du Soleil & de la Lune sur le corps humain, d'après la force d'attraction qu'ils exercent sur l'atmosphere; & pour qu'on ne pût pas taxer son systême de n'être fondé que sur des raisons abstraites, il l'a appuyé de l'observation des Auteurs qui, ne songeant à rien de semblable, avoient reconnu des phénomenes dont l'explication méchanique a été postérieure.

Je n'ai pas cru devoir laisser dans l'oubli les monumens honorables à la Médecine, dont il a formé la collection. Elle est d'autant plus précieuse, que ces monumens étant assez rares, il a fallu beau-

coup de peines à M. Méad pour se les procurer, & pour en trouver l'explication. Ce doit être un motif d'émulation pour tous les Médecins, & son exemple devroit réveiller parmi nous l'étude de cette partie de l'histoire de la Médecine, trop négligée sans doute. Ressouvenons-nous de la gloire qu'ont acquis ceux qui nous ont précédé. C'est à force de travaux & de recherches qu'ils s'en sont rendus dignes. Tâchons non-seulement de ne pas dégénérer, mais d'ajouter encore aux éloges & à la réputation qu'ils ont mérités.

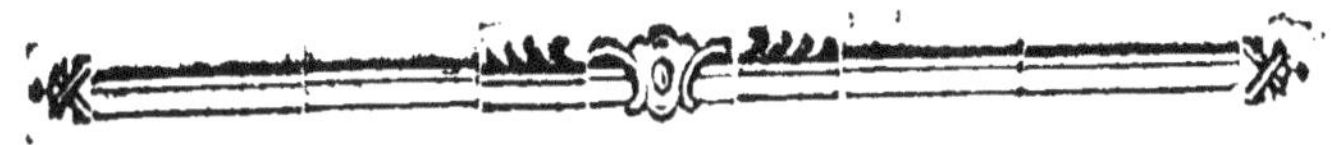

TABLE GÉNÉRALE,

Ou division de ce Recueil des Œuvres de *M. Méad* en sept Parties.

EXAMEN
MÉCHANIQUE
DES POISONS,

DIVISÉ EN SIX ESSAIS.

PREMIERE PARTIE.

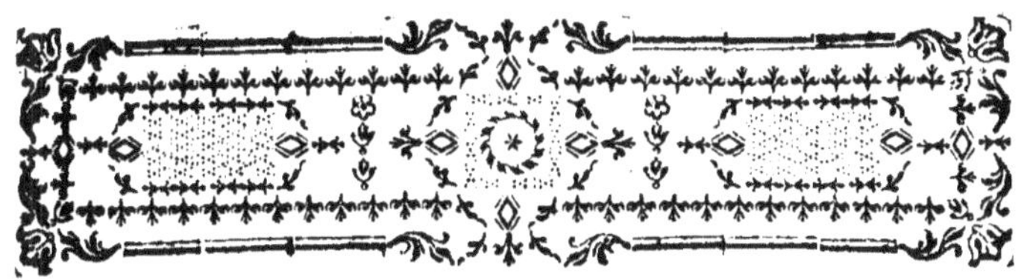

EXAMEN MÉCHANIQUE DES POISONS,

DISTRIBUÉ EN DIFFÉRENS ESSAIS.

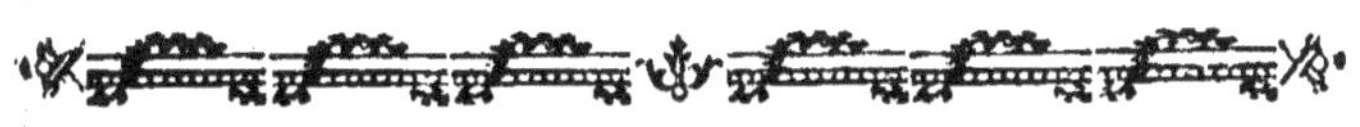

PREMIERE PARTIE.

AVERTISSEMENT.

CET Ouvrage fut donné au Public, pour la premiere fois, en 1702, & il reparut en 1708, avec de légeres additions. Je ne pensois guere alors qu'il m'imposeroit un jour une nouvelle tâche; mais ayant été recherché avec assez d'empressement pendant quelques années, certains Libraires se sont crus en droit d'en user à la maniere des Pyrates, & d'en donner deux ou trois éditions sans mon consentement. C'est ce qui m'engage à publier celle-ci; heureux si en me faisant ainsi justice à moi-même, je peux satisfaire à l'attente du Public.

Ce Livre a été composé dans un tems où j'ai dû emprunter des autres la plupart des observations qu'il contient, & les raisonnemens que j'en ai déduits auroient exigé, peut-être, & des méditations plus profondes, & un jugement plus formé. Au bout de quarante ans, consacrés à l'étude de l'art & à l'expérience qui naît de la pratique, je ne dois pas être soupçonné d'une prédilection aveugle pour un Ouvrage d'un poids si léger en Médecine. Aussi l'indulgence avec laquelle il a été reçu dès le commencement, me donne lieu d'espérer qu'il n'éprouvera pas aujourd'hui un accueil moins favorable.

J'ai cru ne pouvoir mieux témoigner ma reconnoissance au Public, qu'en retouchant, avec attention, la matiere que j'avois traitée; car, outre plusieurs additions essentielles, j'ai déduit, si je ne me trompe, de la théorie même, des observations très-importantes pour la pratique. Une mauvaise honte, ni une fausse délicatesse ne m'ont point empêché d'effacer entiérement, ou de changer en partie ce qui m'a paru de moins conforme à la vérité. J'ai élagué d'une main généreuse mon propre Ouvrage. Chaque jour fournit son instruction, & je ne crois pas que la vérité puisse acquérir plus de recommandation que dans la bouche de celui qui abjure ses anciennes erreurs, en en faisant volontiers l'aveu. C'est ainsi que l'on convient assez généralement que notre premier maître Hippocrate n'a jamais fait briller plus de sagesse & plus de grandeur d'ame, que lorsqu'il avoue s'être trompé, en prenant pour une fracture une suture naturelle du crâne (1). Celse fait de lui, à ce

(1) *Epidem. Lib.* 5, §. XIV.

sujet,

ſujet, l'éloge le plus complet & le plus digne d'attention (1).

Je pourrois cependant excuſer une partie de mes corrections, en faiſant remarquer qu'elles ont plus particuliérement pour objet le fluide nerveux & ſes propriétés. Les raiſonnemens que j'ai ajoutés ſur cette matiere ſont déduits des expériences nouvellement faites ſur l'attraction & l'électricité : elles étoient inconnues, lorſque j'écrivis pour la premiere fois. Les doctes hypotheſes, & les queſtions d'*Iſaac Newton*, n'avoient pas encore éclairé le monde ſavant. *Étienne Gray* (2) ne l'avoit pas encore étonné avec ſes expériences ſur l'électricité, auxquelles M. *Dufay* de Paris a encore conſidérablement ajouté depuis.

Mais il y a deux additions principales dont je dois rendre un compte plus particulier. D'abord, de l'*Introduction*. Ayant obſervé que les poiſons les plus différens en apparence, n'en ont pas une maniere d'agir moins uniforme, & dont l'effet ſe porte eſſentiellement ſur les eſprits animaux, j'ai cru qu'il ne ſeroit pas inutile de faire précéder cette opinion, qui paroîtra ſinguliere & inouie à bien dés gens, de la faire précéder, dis-je, de quelques recherches préliminaires, ſur-tout dans une matiere peu connue juſqu'ici : & ſi dans un ſujet ſi neuf & ſi abſtrait, je parois avoir emprunté plus de la conjecture que de la démonſtration, il faut avouer que ſi l'on ne va pas toujours abſolument à ſon but, il eſt au moins un terme au-

(1) *Lib.* 8, *C.* IV.

(2) *Tranſ. Phil.*

quel on peut atteindre (1). On ne pourra jamais porter un bon jugement ſur ces théories recherchées, qu'en conſidérant enſemble l'univerſalité du ſyſtême. La vérité en offre un dont la chaîne eſt liée & continue ; & les concluſions qu'on en tire ſe prêtent non-ſeulement une lumiere mutuelle, mais encore ſe ſervent de confirmation les unes aux autres.

La ſeconde de nos additions c'eſt la deſcription anatomique des parties de la vipere & de celles du ſerpent à ſonnette, qui fourniſſent le poiſon de ces reptiles. Je la dois au Docteur Nicholls, très-célebre Anatomiſte, Médecin plein d'eſprit & de ſcience. N'ayant trouvé ni aſſez de détails, ni aſſez d'exactitude dans les obſervations anatomiques ſur la vipere que m'avoit fourni le Docteur Areskine, pour la premiere édition de cet Ouvrage ; il y a ajouté une nouvelle deſcription de la tête, conſidérée non-ſeulement dans la vipere ordinaire, mais encore dans la grande eſpece, le ſerpent à ſonnette, afin que ce qui auroit échappé à la vue en petit, pût s'appercevoir plus diſtinctement en grand. On n'a qu'à comparer cette deſcription avec celles que nous ont donné juſqu'ici les Auteurs même les plus accrédités, pour juger du mérite de la ſienne, voir dans quels détails il eſt entré ſur la ſtructure méchanique de chaque organe, & avec quelle netteté il en a expoſé les différens uſages.

---

(1) *Eſt quadam prodire tenus, ſi non datur ultra.* HORAT. Epiſt. 1, v. 32.

PRÉFACE

DE

LA PREMIERE ÉDITION.

DONNER un Traité des Poisons bien entier & bien complet, exposer, d'une maniere satisfaisante, leur nature & leur maniere d'agir, n'est pas une chose aisée. Il est facile néanmoins d'en disserter d'une façon plus claire & plus précise que les Auteurs ne l'ont fait jusqu'à présent. Il ne faut pas des efforts bien considérables pour trouver dans les effets des poisons, quelque chose de plus que les qualités supposées du chaud & du froid, & pour découvrir dans ces phénomenes étonnans quelques traces d'un méchanisme moins obscur & moins abstrait que le principe occulte auquel on les rapportoit. Mais sonder les sources de ces divers mouvemens, & rapporter à des causes premieres chaque symptome particulier, c'est un travail qui exige de l'attention & de l'habileté; d'abord, à cause de la délicatesse extrême & de l'art infini duquel résulte l'assemblage de la machine animale; ensuite, à raison de la ténuité insigne de ces corpuscules propres à produire sur cette machine des changemens si subits & si violens.

J'ai tâché, dans ces Essais, *de remplir quelques-unes de ces vues. Je n'ai pas assez de présomption pour promettre un Traité entier*

& méthodique. Ce que j'offre est le fruit de légéres méditations sur l'Histoire Naturelle, auxquelles j'ai joint quelques échappées de raisonnement. Pour peu qu'ils soient rassemblés avec ordre, & qu'on y ajoute de nouvelles découvertes, je suis persuadé qu'on en retirera plus de secours, pour former un corps de doctrine sur les poisons, que de tout ce qui a paru jusqu'ici sur cette matiere.

Il y a quelques années que j'avois jetté les premiers fondemens de cet Ouvrage. J'ai employé dès-lors mes heures de loisir à faire des expériences sur la vipere & les autres sujets venimeux. J'ai examiné l'arsenic & le sublimé-corrosif; je me suis appliqué à découvrir la structure de ces substances qui nuisent à raison de leur qualité maligne. J'ai examiné attentivement ce que les différens Auteurs ont publié sur chaque genre de poisons, & j'y ai ajouté les remarques qui m'ont paru en mériter la peine.

Ces recherches formoient déja la matiere de trois ou quatre Discours. Des affaires importantes me survinrent dans le tems où je me préparois à les rédiger; des études plus sérieuses ne me laisserent que des intervalles très-courts, & je fus forcé, malgré moi, d'abandonner bientôt mon travail sur les poisons. Mais une conversation que j'eus en dernier lieu avec le Docteur Areskine, sur la vipere, m'a fourni l'occasion de rassembler ces morceaux épars & oubliés, & de fortifier mes anciens raisonnemens de quelques expériences nouvelles. Il a eu la complaisance de m'offrir, de la meilleure grace du monde, ses Observations anatomiques, que j'ai ajoutées à la fin de mon premier Essai. Elles ne présentent pas, à la vérité, une dissec-

tion complette de l'animal ; mais la ſtructure des parties qui concernent le venin, y eſt expoſée dans le plus grand détail.

En méditant ſur cet objet, je conçus le deſſein d'éprouver juſqu'à quel point les conſidérations méchaniques pouvoient ſervir à l'explication de ces changemens étonnans que les poiſons produiſent dans nos corps. J'en tirois cette concluſion naturelle, que ſi ces phénomenes ſi abſtraits venoient à s'expliquer par les loix connues du mouvement, ce ſeroit une raiſon de plus pour s'autoriſer à croire que ceux qui s'offrent journellement à nos yeux dans la ſtructure de nos corps, ſont produits par des cauſes qui ne ſont point au delà des limites du raiſonnement géométrique. Le premier pas pour bien conduire une maladie, eſt d'en connoître l'origine. Il eſt donc certain que celui-là aura beaucoup plus d'avantages dans ſa pratique, qui, à la même ſomme d'obſervations & d'expériences, ajoutera une connoiſſance plus parfaite de l'économie du corps humain, de la ſtructure de ſes parties, du mouvement des fluides, & des preſſions qu'exercent ſur eux les corps environnans.

On n'en doutera pas, pour peu qu'on faſſe attention que ce n'eſt pas une maſſe informe, un concours inordonné d'atomes que préſente l'aſſemblage de nos corps, mais une machine conſtruite avec une ſageſſe immenſe ; mais le plus parfait des Ouvrages d'un Créateur ſuprême, qui en donnant l'exiſtence à cet univers, a établi des loix éternelles, en vertu deſquelles tout ſe régit & ſe gouverne ; & parmi ces loix, l'harmonie & l'accord des mouvemens préétablis, eſt, ſans doute, le plus bel attribut dont il ait décoré ſes ouvrages.

Il seroit donc bien à souhaiter que ceux qui craignent si fort que les connoissances mathématiques, c'est-à-dire, la vérité & la démonstration, ne s'introduisent en Médecine, fussent au moins assez instruits dans cette partie, pour décider, sans partialité, de combien & de quels progrès elles seroient la cause. Ils s'éleveroient avec moins d'humeur contre des expériences si utiles à l'humanité; & de ce qu'elles exigent beaucoup de peine & de travail, ils n'en concluroient pas pour cela qu'elles sont tout-à-fait inutiles & chimériques.

On peut se convaincre aisément de l'insuffisance des autres méthodes imaginées pour les progrès de la Médecine, en considérant combien peu elle en a fait depuis deux mille ans. Elles ont donc manqué leur but. Mais depuis que dans ces derniers tems, quelques Mathématiciens se sont adonnés à la Médecine, on a commencé à disserter sur les matieres les plus abstraites, d'une maniere si claire & si distincte, qu'il y a tout lieu d'espérer que si ceux qui se destineront par la suite à cette profession, s'appliquent à l'Algebre & à la Géométrie, dans cet âge déja formé où l'esprit & le corps sont également propres au travail, il en résultera, un jour, que les Mathématiques distingueront le véritable & l'habile Médecin, du tâtonneur timide, & que celui qui ne sera pas initié dans ces sciences, ne prêtera pas moins au ridicule, que celui qui ignoreroit aujourd'hui le grec & le latin.

Pour ce qui concerne l'économie animale, je me suis conformé, le plus qu'il m'a été possible, aux ouvrages du célebre Bellini, *qui ont apporté une si grande lumiere en Médecine.*

C'est à lui que les Médecins sont redevables d'avoir appris à substituer à des hypothèses précaires, & à des mots vuides de sens, la solidité du raisonnement, la clarté & la précision de la méthode. Les Dissertations du Docteur Pitcarn, *ce grand Médecin d'Ecosse, sont une preuve de tout l'avantage qu'on retireroit en Médecine du raisonnement méchanique. La méchanceté & l'ignorance, de concert, peuvent bien élever un front audacieux contre les démonstrations les plus essentielles; mais elles ne viendront jamais à bout d'en infirmer l'utilité.*

Je n'ai pas laissé quelquefois néanmoins de m'écarter, malgré moi, de mon sujet, à dessein de jetter quelque jour sur des matieres dont les Auteurs ne s'étoient pas encore occupés; mais il faut avouer que je n'ai eu que bien peu de données, dont j'aie pu tirer quelques conséquences. Le Docteur Cheyne, Auteur d'une Nouvelle Théorie des Fievres, *a fait des remarques particulieres dans lesquelles la partie théorique de Médecine est en défaut. Si l'on fait bien attention en quoi elle peche, on entrera plus aisément dans l'esprit de nos recherches, & l'on conclura que le plus utile de tous les arts, cultivé comme il doit l'être, n'a pour fondement ni de simples conjectures, ni une expérience purement empirique.*

Les Auteurs qui ont écrit sur les poisons, ne m'ont pas été d'un grand secours. Je n'ai emprunté d'eux que le sujet des observations. Ces Ecrivains originaux sont en petit nombre; & après avoir parcouru de nombreux & d'énormes volumes sur cette matiere, on n'a presque trouvé qu'une collection monstrueuse d'erreurs & de préjugés.

Je m'étois souvent proposé de faire les plus grandes recherches sur les poisons, & spécialement après m'être occupé, par occasion, dans mon dernier Traité, *de la contagion qui existe dans les maladies aiguës, j'avois pensé à examiner, avec plus d'attention, la nature des maladies héréditaires, & de toutes celles qui sont sujettes à se communiquer; mais je n'étois pas dans l'idée de grossir davantage ces Essais. Sans doute, bien des gens penseront que j'aurois mieux fait encore de m'abstenir tout-à-fait d'écrire; car je n'ignore pas que mon travail n'est pas destiné à plaire à tout le monde. S'il est difficile de porter de bons jugemens & de bien écrire, il l'est encore infiniment plus d'amener les autres à sa façon de penser. Je ne m'affecterai pas beaucoup, si quelqu'un saisit cette occasion de me reprendre ou de me calomnier. Il faut moins d'esprit pour cela, que pour découvrir quelque vérité utile. Ceux qui ignorent absolument les Mathématiques, ne sont pas en état d'évaluer les avantages que j'en ai pu tirer pour la théorie, ou pour la pratique de la Medecine. Mais ceux qui ont des connoissances en ce genre, croiront, peut-être, qu'il y a quelque mérite à avoir disserté, d'une maniere claire & distincte, sur les objets les plus abstraits. Comme je n'ambitionne point les applaudissemens, je ne redoute point les censures, & le sort de mon Livre sera tel qu'il pourra être; car je l'ai écrit d'abord pour satisfaire mon inclination, ensuite pour remplir innocemment quelques heures de loisir, & il ne me servira jamais, ni d'occasion pour engager quelque nouvelle dispute, ni de prétexte pour me mêler d'aucune autre.*

DISCOURS DE L'ÉDITEUR SUR LES POISONS.

Les Anciens avoient établi une très-grande différence entre les drogues qu'ils appelloient *Poisons*, & celles qu'ils honoroient du beau nom de *Remedes*. Telle substance qui se trouve aujourd'hui au nombre des remedes les plus efficaces, grossissoit alors le catalogue des venins; & réciproquement nous avons banni de nos matieres médicales, sous le titre de *Poisons*, des médicamens dont les observations des Anciens constatent l'efficacité.

Aujourd'hui que le flambeau de la Physique devroit avoir dissipé tous les préjugés, on doit être scandalisé, sans doute, d'entendre des Médecins qui adoptent des remedes de prédilection, & qui blâment l'usage de certains autres en général, & sans spécifier les cas où les uns & les autres doivent être admis, ou proscrits. Il y a si long-tems que les gens instruits savent, sans être Médecins, qu'il n'y a, à proprement parler, d'autres différences entre les poisons & les remedes que celles de la dose, de la préparation, & de quelques circonstances tirées du sujet qui prend les uns ou les autres, de maniere qu'il n'eſt peut-être pas dans la nature de ſubſtance tellement déletere par elle-même, qui ne puiſſe devenir très-avantageuſe, & que réciproquement, il n'eſt pas de drogue admiſe dans le traitement ordinaire des maladies, qui ne ſoit tous les jours ſuivie de l'effet le plus funeſte, quand elle eſt adminiſtrée à contre-tems.

Les remedes, ſelon la remarque judicieuſe de Cartheuſer (1), n'ont point d'effet abſolu dans le corps humain. Il eſt relatif à mille circonſtances, quelquefois très-difficiles à déterminer, & à reconnoître. Auſſi ne ſauroit-on être trop circonſpect dans la preſcription des doſes. Il en eſt de même des poiſons, ou du moins des médicamens actifs qui ſemblent former une claſſe mitoyenne entr'eux & les remedes les plus doux. Mille obſervations nous prouvent qu'on pourroit tirer de grands ſecours de leur uſage, admis avec précautions.

L'Antimoine, après avoir été proſcrit par la Faculté & par le Parlement, a produit des miracles ſur les enfans des proſcripteurs. La Ciguë, la Belladone, le Napel, qui étoient des poiſons, il y a vingt ans, ſont devenus, entre les mains du ſavant & généreux M. Storck, des ſpécifiques énergiques dans des maux qui ne connoiſſoient pas de remedes. M. Van-Swieten nous a familiariſé avec le ſublimé-corroſif. Enfin, cette liſte de remedes transformés en poiſons, & de poiſons changés en remedes, deviendroit ſans doute beaucoup plus conſidérable & plus intéreſſante entre les mains de quelqu'un

(1) *Fundam. Mat. Med.* Sect. 1, Ch. 2, §. XI.

qui ſe donneroit la peine de faire, dans les Auteurs des différens âges de la Médecine, les recherches néceſſaires pour cet objet. La matiere médicale a changé de face autant de fois que la partie ſyſtématique, & les changemens n'ont pas toujours été analogues. On a fait de grandes découvertes en Phyſiologie ; elles ont réformé des erreurs. Dans les matieres qui n'ont pas été ſuſceptibles de démonſtration, on a ſubſtitué des ſyſtêmes, au moins probables & ingénieux, à de grands mots vuides de ſens, & l'on peut dire que cette partie brillante de la Médecine nous fait honneur.

Mais nos *codex* ! nos diſpenſaires !.... Nous diſons par-tout que nous avons tiré de ſi grands ſecours de la Chymie, & les formules empiriques groſſiſſent encore ces recueils, à la honte de l'art ! Et parce que la thériaque eſt conſacrée par l'uſage le plus ancien, on conſervera une recette qui, ſi elle eût pris naiſſance de nos jours, eut été plus digne de nos mépris, que le nom d'Andromaque n'eſt digne de nos reſpects ? Je n'en dirai pas davantage. Mais j'ai cru qu'il étoit permis à un Médecin zélé pour la gloire de ſon état & pour le bien de l'humanité, de faire des vœux pour que deux Sociétés illuſtres, la Faculté de Médecine de Paris, & le College de Londres, ſecouent enfin le préjugé qui a aſſuré juſqu'ici un droit de preſcription à des formules hétéroclites, dans des Livres publiés au nom des deux compagnies les plus ſavantes de l'Europe.

Je reviens à mon ſujet. Il réſulte des expériences nombreuſes de M. Méad ſur les différens poiſons, & de l'obſervation attentive des phénomenes qu'ils produiſent dans le corps humain, que c'eſt principalement ſur le genre nerveux qu'ils exercent leur puiſſance. L'énergie de leur action, la promptitude avec laquelle ils donnent la mort, & la communiquent par contagion, ne ſauroit s'expliquer autrement qu'au moyen de l'altération ſubite d'un fluide, duquel dépend la vie phyſique de l'animal. Les ſymptomes nerveux qui ſuccedent aux poiſons les moins violens, ſont une preuve que la maniere d'agir des uns & des autres eſt uniforme, & que le degré d'activité en fait la ſeule différence. Ce principe ne doit pas être conſidéré comme une hypotheſe brillante & ſatisfaiſante ſeulement. C'eſt un point de doctrine dont notre Auteur donne la démonſtration, & cette loi eſt commune aux poiſons pris dans les trois regnes de la Nature.

L'analogie des poiſons & des remedes, & la maniere d'agir des poiſons une fois admiſe, il me ſemble qu'on peut tirer de ces deux principes des conſéquences propres à jetter un grand jour & ſur la théorie & ſur la pratique de la Médecine.

En effet, ſi le poiſon agit en changeant la diſpoſition, en altérant les qualités du fluide nerveux, le remede qui détruit ſon efficacité, ne peut le faire qu'en reſtituant les choſes dans leur état naturel. C'eſt donc principalement ſur les nerfs que doit être porté le contre-poiſon.

Ne ſoyons pas toujours des imitateurs ſerviles; oſons quelquefois étendre nos vues. Ne pourroit-on pas conſidérer les maladies, en général, comme l'effet d'un poiſon, dont la nature différente, le plus ou moins d'énergie, la plus ou moins grande facilité à ſe développer, établit peut-être les différences que nous reconnoiſſons entre des maux, dont les uns décident promptement du ſort des hommes, les autres exigent un tems plus conſidérable pour exercer leur malignité; ceux-ci parcourent d'une maniere continue leurs périodes; ceux-là ſont ſujets à des intermittences plus ou moins longues. Je ne parle pas de ces poiſons admis du dehors, & dont M. Méad s'eſt occupé; je parle de ceux même qui naiſſent, & ſe développent dans nos corps, ſoit à raiſon du régime de vie & des alimens dont nous uſons, ſoit à raiſon de la condition même de notre être, & de cette tendance perpétuelle de nos humeurs à l'alkaleſcence, ſoit enfin à raiſon des divers changemens que l'influence de l'ame unie au corps, produit ſur lui. La ſaburre, les matieres glaireuſes, bilieuſes, accumulées dans l'eſtomac, & qui cauſent les fievres intermittentes, les putrides, &c. l'humeur goutteuſe, dartreuſe, éréſypélateuſe, celle de la gale, du rhumatiſme, le virus ſcrophuleux, le vénérien, la diatheſe ſcorbutique, ce qui forme les chancres, les cancers, les ulceres du poumon, & des autres parties, que ſont-ils autre choſe que de vrais poiſons, qui agiſſent plus ou moins vivement ſur le principe nerveux, à raiſon de leurs différentes natures ? Dans ces maladies eſſentiellement malignes, n'eſt-ce pas évidemment l'alkali-volatil de nos humeurs pouſſé à ſon plus haut point de développement, & qui porte ſon action directe ſur le principe de nos nerfs ?

Nos remedes ne ſont-ils pas tous des anti-ſpaſmodiques, conſidérés dans le ſens le plus étendu ? Les uns, en *évacuant* de bonne heure le poiſon, l'empêchent de s'exalter & de développer une énergie dont l'activité exigeroit enſuite des ſecours propres à la charmer, pour ainſi dire. C'eſt ainſi que l'émétique eſt le contre-poiſon de la bile accumulée dans les premieres voies, au commencement d'une fievre putride, & que ſouvent, pour l'avoir omis, ces fievres prennent un caractere de malignité, par l'exaltation du principe alkalin ; & c'eſt alors qu'on eſt obligé d'employer ce qu'on nomme communément des antiſpaſmodiques.

De tous ces poiſons du corps de l'homme, les moins funeſtes ſont ceux qui étant dans les premieres voies, ſont ſoumis à l'action des évacuans, ou qui ſe portant à la ſuperficie du corps, trouvent une iſſue ou naturelle ou artificielle à l'extérieur. Ceux dont la nature a beſoin d'être combattue, d'être altérée, comme on dit, dans le corps même, ſont les plus mortels. Et n'eſt-ce pas ce que nous obſervons dans la maniere d'agir des ſubſtances que nous appellons plus préciſément des poiſons ? Je prends celui de la vipere pour exemple : immédiatement après la morſure, la ſcarification de la plaie ſuffit ; s'il s'eſt écoulé un peu plus de tems, & que l'ictere ait paru, le vomiſſement termine les ſymptomes ; ſi, au contraire, le ſecours a été différé, le venin a pris poſſeſſion du corps ; il doit y être combattu ; ce ſont ſes qualités mêmes qu'il eſt queſtion de détruire, d'altérer ; la cure eſt du reſſort de l'alkali-volatil.

Ceci paroîtra, ſans doute, paradoxal à bien des gens ; mais ce n'eſt pas à eux à qui je m'adreſſe ; c'eſt à ceux qui ne penſent pas que, par reſpect pour les grands hommes qui nous ont frayé le chemin qui conduit à la vérité, il ſoit défendu de tenter un ſentier qui ſemble abréger la route ; ſauf à revenir ſur ſes pas, ſi la tentative ne répond pas à nos eſpérances. S'ils ont trouvé mauvais que j'aie traduit un bon ouvrage, au lieu d'en compoſer un médiocre, il eſt digne d'eux maintenant de me reprocher de ne copier ici perſonne.

A.. & probet hæc G.... optimus, atque A... P... R.. te dicere poſſum L. C... L. P. D.. J... M... complures alios doctos ego, quos & amicos, prudens prætereo, quibus hæc ſint qualiacumque, arridere velim.

Je ne ſaurois m'empêcher néanmoins d'ajouter ici encore une réflexion, qui n'eſt pas dépourvue d'utilité. Je crois qu'un des problêmes, dont la ſolution intéreſſeroit le plus pour la pratique de la Médecine, ſeroit celui-ci.

Déterminer quelles ſont les maladies dont la matiere doit être évacuée par les voies naturelles excrétoires du corps ? quelles ſont celles dont le levain doit être amené à la peau, par une ſolution de continuité qui lui ouvre une iſſue ? quelles ſont celles enfin qui ſont au deſſus de l'un & de l'autre de ces ſecours, & dont le poiſon doit être altéré dans le corps même par les moyens convenables ?

Enoncer quelles ſont les marques auxquelles on peut reconnoître celle de ces trois méthodes qui exige la préférence ?

Quels ſont les cas où elles peuvent être combinées ?

Quels ſont ceux où elles doivent ſe ſuccéder ?

A quels ſignes on peut juger du moment où chacune d'elles doit être miſe en uſage ?

J'établis, d'abord, en donnée, que tout remede employé par la Médecine ſe peut rapporter à l'une de ces trois claſſes générales, de *purgatifs*, de *cutanés*, ou d'*altérants*.

Les émétiques, les catharctiques, les diaphorétiques, les diurétiques, les sudorifiques, les salivans, les vermifuges, constituent la *premiere classe.*

Je range dans la *seconde* les ventouses, les vésicatoires, les sinapismes, les setons, les cauteres, les scarifications, la pierre infernale, le fer chaud, tous les caustiques. . . La paracenthese, la lithotomie, les opérations de Chirurgie.

Les spécifiques proprement dits, les fébrifuges, les tempérans, les anodyns, les stomachiques, les hépatiques, les nervins, le régime de vie. . . les passions ménagées à propos, sont ceux que je considere comme *altérans.*

Si je ne me trompe, la plupart des fautes que commettent les Médecins dans le traitement des maladies, ne viennent que de ce qu'ils ne savent pas assez distinguer dans laquelle de ces trois classes chaque maladie particuliere qui se présente, doit être rangée.

En vain, dans une fievre maligne exquise, tenterez-vous de faire aborder aux intestins, par des catharctiques réitérés, la matiere du mal. En vain, appliquerez-vous un vésicatoire, pour une fievre tierce, accompagnée de toutes les marques de plénitude dans les premieres voies. En vain tenterez-vous, par des diurétiques & des lithontriptiques, la dissolution de la pierre qui est dans la vessie. La premiere de ces maladies exige des secours combinés, pris dans la *seconde* & dans la *troisieme classe*; la seconde n'exige que ceux de la *premiere*; & c'est la *main d'un habile Chirurgien*, qu'il faut dans la derniere.

Mais une ressemblance assez frappante entre les

les levains des maladies & les poisons, c'est que, de même que les substances venimeuses qui produisent leur effet à l'extérieur, peuvent être impunément admises à l'intérieur ; de même, il semble que la matiere venimeuse des maladies de la peau, ne fait pas sur la tunique des intestins, ni sur les conduits renaux, la même impression, puisqu'une des voies les plus commodes pour s'en débarrasser, est celle des selles, & sur-tout celle des urines. Nous voyons encore, par l'effet des vésicatoires, des cauteres, des dépôts même formés par la nature, & qui ont servi de modele à ces tentatives de l'art ; nous voyons, dis-je, tous les jours, qu'une humeur âcre ou purulente, qui tue lorsqu'elle affecte un organe interne, soulage le malade, quand elle est dérivée à l'extérieur. Autre ressemblance entre les maladies & les poisons, c'est que de même que ceux-ci, dans certaines circonstances, peuvent devenir des remedes ; de même il est des maladies qui paroissent telles à nos yeux, & qui sont un moyen mis en usage par la nature pour notre guérison. On l'a dit de la fievre ; on pourroit le dire de bien d'autres, & peut-être qu'un jour, la liste des maladies qu'il ne faut pas traiter, sera plus considérable que celle des maux regardés comme incurables. Ce qui est poison dans un climat, ne l'est pas dans un autre, & se guérit quelquefois dans le premier, par un moyen qui seroit poison dans le second. De même, il est des maladies endémiques, qu'une maladie endémique d'un autre climat guériroit.

Je n'insisterai pas davantage sur ces considérations, qui me meneroient trop loin, & qui exigeroient, sans doute, pour être traitées d'une maniere convenable, un de ces génies ſupérieurs, fort en deçà deſquels je reconnois ma place. Mais je m'eſtimerois trop heureux d'avoir dégroſſi une idée propre à être miſe en œuvre par une main plus habile.

A Dieu ne plaiſe que je veuille confondre des objets qui ne doivent pas être confondus, & que mon intention ſoit de faire de toutes les maladies qui nous attaquent, des maux purement nerveux. J'ai voulu dire qu'il y a la plus grande analogie entre la cauſe ou l'effet matériel des autres maladies & celles qui viennent des poiſons; que l'homme a dans lui-même, le germe de tous ces poiſons qui cauſent ſes différens maux, dont l'alkaleſcence à laquelle tendent ſes humeurs eſt le plus fatal; que la maniere d'agir des remedes, qui ſont tous des contre-poiſons, doit être en raiſon inverſe & réciproque de celle des levains morbifiques, qui ſont des poiſons de divers genres. J'ai voulu dire qu'enfin l'on s'accoutumera peut-être un jour à concevoir comment, dans la claſſe des altérans & des ſpécifiques, certains remedes, qui paroiſſent contraires, peuvent cependant produire le même effet, parce que l'un & l'autre agiſſent en changeant la diſpoſition nerveuſe. On ſuivra la route qui réuſſit, & qu'on croit la meilleure; mais ſans blâmer, avec tant d'opiniâtreté, celle que d'autres ont adoptée, parce qu'elle leur réuſſit auſſi.

ESSAIS
SUR
LES POISONS.

INTRODUCTION.

ON donne le nom de poisons à tous les corps qui, par eux-mêmes, ou au moins par leurs qualités les plus insignes, sont tellement contraires à la vie des animaux, que leur plus petite dose suffit pour la détruire, soit qu'on les prenne intérieurement par la bouche, soit qu'ils aient été introduits à l'extérieur au moyen d'une plaie.

L'article des *Poisons* a été, de tous tems, un grand sujet de dissertation pour les Philosophes qui ont fait des recherches sur la structure de cet Univers. Il y en a qui ont cru qu'on pouvoit tirer de leur existence un argument qui inculpe la bonté du Créateur. D'autres, comme Paracelse, Van-Helmont, & leurs sectateurs, jaloux, jusqu'à l'enthousiasme, de préconiser leur chymie, ont prétendu que les poisons avoient été créés à un tout autre dessein que le vulgaire ne se le persuade. Ils renferment, disent-ils, de très-grands remedes, dont les qualités utiles ne peuvent se manifester qu'avec beaucoup de peine, & à la suite d'un travail opiniâtre (1). Ils ont eu grand soin encore pour s'autoriser, de citer ces paroles du Livre de la Sagesse (2) : *Dieu n'a point fait la mort, & il ne se réjouit pas dans la perdition des vivans; car il a tout créé pour l'utilité de l'homme & pour la guérison des différens Peuples de l'Univers. La nature ne produit point de médicament destructeur, & le regne des enfers en est banni.*

Il est certain que la maniere de penser de ces Philosophes légers, qui osent trouver quelque chose à redire dans la disposition de ce monde, est, en général, bornée à une sphere fort étroite, & ne s'attache guere qu'à l'écorce des choses; mais je crains bien aussi que les raisonnemens avec lesquels nos adeptes prétendent les combattre, ne paroissent trop recherchés, & tirés de trop loin, & ne se ressentent un peu de l'éblouissement que doit leur communiquer le trop grand feu de leurs fourneaux; car la production de ces substances destructives, & dont les qualités nuisibles se développent si aisément, ne s'accommodent pas mieux avec la bonté d'un Créateur suprême, parce qu'à l'aide d'un feu violent, on viendroit à bout d'y découvrir, avec efforts, quelques vertus salubres.

Voici, je crois, ce qu'il y a de plus probable à cet égard. Ces sortes de productions na-

---

(1) J. B. VAN-HELMONT, *Opera.* p. 373.

(2) *Lib. sapient.* Cap. 1, v. 13.

turelles ont souvent, parmi les hommes, un usage médicinal, soit à l'intérieur, soit à l'extérieur; & la raison, de concert avec l'expérience, ont appris à les mêler, à les préparer, à les appliquer de diverses manieres. Outre cette utilité médicinale qui ne concerne que l'homme, elles servent encore de nourriture à d'autres animaux qui sont portés à les rechercher par un instinct naturel; & ces animaux, à leur tour, nous fournissent non-seulement une nourriture avantageuse, mais encore des secours efficaces à titre de remedes. Les plus petits insectes dont nous ne nous appercevons que parce qu'ils nous inquiétent, sont nécessaires pour conserver la vie des oiseaux, & d'autres animaux qui nous sont utiles (1). L'hellébore donne de l'embonpoint aux chevres & aux corneilles; les étourneaux s'engraissent avec la ciguë; les cochons mangent, sans danger, la jusquiame, qui est un poison pour nous (2). On pourroit citer plusieurs exemples semblables. Qui donc pourroit assurer que le venin de la vipere n'a pas été produit pour notre avantage, puisque, sans son secours, comme nous l'observerons dans le Traité suivant, la vipere n'auroit aucune de ces excellentes qualités qui la rendent d'un usage si salutaire dans des maladies très-graves.

Il sera peut-être plus difficile de rendre raison des poisons minéraux, comme de l'arsenic, par exemple, qu'on trouve répandu de toutes parts dans le regne minéral. Mais il faut observer que l'arsenic n'est pas au nombre des minéraux par-

---

(1) LUCRET. *Lib.* 1, *p.* 645.

(2) GALEN. *De Facult. Medic. simplic.* Lib. 3, c. 18.

faits, mais une substance active de la nature; destinée à mûrir & à préparer, dans les entrailles de la terre, les différents métaux qui nous sont d'une si grande utilité dans le commerce de la vie. Cela paroît évidemment dans l'argent, le plomb, le cuivre & l'étain, dont les mines, outre le soufre ordinaire, contiennent une très-grande quantité d'arsenic; ensorte que l'arsenic, pour me servir de la maniere de parler des Chymistes, pourroit s'appeller le *principe minéralisant*. Il en est absolument de même des diverses substances du même genre.

En un mot, dans l'assemblage de cet univers, les choses qui le composent ont entr'elles un lien nécessaire, & une mutuelle connexité; & si cette cohérence particuliere échappe quelquefois à notre intellect, il n'en est pas moins vrai que plus on médite sur la Nature, & plus on s'apperçoit que *tout est bien* (1). Pour nous en convaincre de plus en plus, jettons les yeux sur cet immense systême de l'univers; examinons les relations de notre monde avec quelques-uns dispersés en si grand nombre dans l'infinité de l'espace, auxquels il est probable que le Tout-Puissant a imposé, de toute éternité, des loix réciproques qui établissent l'ordre & les rapports de leurs dépendances mutuelles.

Quant au texte de Salomon qu'on allegue, voici, je crois, la maniere de l'expliquer. Dieu n'a rien créé pour être précisément nuisible au genre humain; mais il a donné à chaque substance sa propriété naturelle. Ce monde ne produit rien qui ne puisse devenir salutaire. Les poisons

---

(1) POPE's. *Essai on man*, Epist. I.

eux-mêmes ne ſont point deſtinés à être nuiſibles; ils ont été créés pour notre plus grand avantage; car, de toutes parts, la Nature eſt couverte de moyens propres à repouſſer la mort.

Avant d'expoſer ce qui regarde quelques eſpeces de poiſons particuliers, il ne ſera pas hors de propos de tracer une idée générale de ces ſubſtances, de leurs manieres d'agir, & des phénomenes terribles que leur malignité excite dans l'économie animale.

Il eſt certain, comme on le verra dans les Eſſais ſuivans, que tous les poiſons, ſoit internes, ſoit externes, de quelques différents genres qu'ils puiſſent être, ont cependant, à raiſon de leurs effets, la plus grande reſſemblance. Rien de plus analogue que la maniere dont ils troublent nos fonctions, ſoit qu'ils aient été pris à l'intérieur, ou qu'ils aient été appliqués extérieurement.

Les animaux venimeux inſtillent une goutte ou deux de liqueur dans la plaie que fait leur piquure ou leur morſure. Cette liqueur affecte tout le fluide nerveux, & l'inflammation des membranes en eſt la ſuite: bientôt la partie ſe tuméfie, la mortification vient, & ſe communique à tout le voiſinage.

Les ſubſtances vénéneuſes, priſes à l'intérieur, bleſſent la tunique nerveuſe de l'eſtomac; ſuit l'inflammation, qui s'étend plus ou moins ſur les tuniques voiſines, ſelon la violence plus ou moins grande du venin, & produit même quelquefois une gangrene très-prompte, ſur-tout ſi le poiſon eſt du genre minéral; car une grande différence entre les poiſons de ce genre & ceux du végétal, c'eſt que les premiers ont une bien plus grande activité que ceux-ci.

Or, dans tous ces cas, ſoit par l'effet de l'introduction à l'extérieur, ou de l'admiſſion intérieure, le mal ne ſe borne pas à la partie affectée, mais s'étend au delà, & ſouvent même à tout le corps.

Cela ne peut guere ſe rapporter qu'à l'efficacité avec laquelle le venin agit ſur le fluide nerveux. Car dès qu'une partie de ce ſyſtême eſt affectée, les autres le deviennent en peu de tems. C'eſt ainſi que les ſpaſmes & les convulſions ſont bientôt univerſelles, & que les ſymptomes different ſelon les différentes fonctions auxquelles chaque partie eſt deſtinée. Dans l'eſtomac & les inteſtins, ces ſpaſmes produiſent l'anxiété, le vomiſſement, les douleurs de colique; dans le cerveau, le délire, l'aſſoupiſſement, les aſſauts épileptiques; au cœur, les intermiſſions du pouls, les palpitations, les ſyncopes; du côté de la poitrine, la difficulté de reſpirer, le ſentiment importun de ſuffocation & d'étranglement. L'affection du foie fait contracter convulſivement les conduits biliaires. Delà le reflux de la bile dans le ſang, & la jauniſſe qui en eſt la ſuite. La même diſpoſition dans les conduits urinaires des reins, intercepte la ſecrétion de l'urine, ou la rend très-irréguliere; en un mot, toute l'économie du corps animal eſt abſolument pervertie; & quoique les divers genres de poiſons exercent leurs effets les plus inſignes ſur différentes parties, & qu'ils offrent, ſelon la plus ou moins grande véhémence de leur action, l'apparence des ſymptomes les plus variés; cependant, en les conſidérant de près, il eſt clair que leur premiere impreſſion ſe porte ſur les eſprits animaux, & que c'eſt delà que dérive tout leur danger.

J'ai démontré, dans une autre occaſion, que la fievre peſtilentielle eſt accompagnée de ſymptomes qui annoncent que les eſprits animaux ſont les premiers affectés; l'anxiété, le vertige, les palpitations de cœur, les ſecouſſes convulſives: car la contagion n'eſt autre choſe que le développement du poiſon. (1)

Il faut donc s'occuper à rechercher, d'une maniere plus préciſe, la nature du fluide nerveux; car on ne doit faire aucun fonds ſur l'opinion de certains Auteurs très-ignorans en méchanique, qui ſe ſont imaginé qu'on ne trouve point de fluide de cette eſpece dans le corps humain; que la ſeule vibration des fibres nerveuſes, ſans le ſecours d'aucun liquide, ſuffit pour produire les ſenſations & le mouvement muſculaire, & que les phénomenes de l'un & de l'autre peuvent s'expliquer, ſans y avoir recours.

Mais ceux qui ſe contentent d'un pareil ſyſtême, n'ont, ſans doute, pas fait grande attention à ce qui ſe paſſe dans nos corps, ſoit par l'effet des changemens ſubtils dont l'ame eſt le principe, ſoit dans les maladies ſujettes aux métaſtaſes, comme la goutte, par exemple; enfin, ils n'ont probablement pas réfléchi aux phénomenes étonnans qui ſuivent en ſi peu de tems l'altération de ces liqueurs deſquelles dépend l'exercice de la vie.

Enfin, pour ne rien ajouter de plus, jettons un coup d'œil attentif ſur le cerveau. Nous verrons que c'eſt une glande conſidérable, établie avec beaucoup d'appareil, pour opérer quelque

---

(1) Voyez ci-après le *Traité de la Peſte*.

ſecrétion particuliere ; il doit donc avoir, comme toutes les autres glandes, ſon canal excréteur. Et quoi de plus propre que les nerfs à recevoir ce fluide ſubtil, & à le tranſmettre ?

En partant delà, autant que nous pouvons juger de ce fluide, c'eſt une liqueur tenue & volatile, douée d'une très-grande force & d'une très-grande élaſticité. Participant plus que toute autre de la matiere élaſtique univerſelle, elle ſe mêle avec les parties les plus ſubtiles du ſang, ſéparées dans le cerveau, & a ſon domicile dans les nerfs. C'eſt dans elle qu'il faut reconnoître l'agent du mouvement muſculaire, le principe des ſenſations, des ſecrétions, & de preſque toutes les fonctions de l'économie animale.

Or, j'entends ici, par matiere élaſtique univerſelle, cette ſubſtance ſubtile & propre à communiquer le mouvement, répandue dans toutes les parties de l'univers, que notre célebre Philoſophe Newton a aſſignée pour cauſe des réfractions & des réflexions qu'on obſerve dans les rayons de lumiere, en vertu des vibrations, de laquelle la lumiere fait paſſer la chaleur dans les corps, & qui s'inſinuant, en tous ſens, dans leur ſubſtance la plus intime, leur communique ſouvent cette puiſſance, d'où réſulte l'action réciproque qu'ils exercent les uns ſur les autres.

Mais, pour ſe former une idée plus parfaite du ſentiment de cet homme divin, on n'a qu'à conſulter ſon *optique* (1), ou plus ſpécialement encore, la fameuſe Lettre qu'il adreſſa, il

(1) *Quæſt.* 23, 24.

y a quelques années, au ſavant Boyle (1). Celui qui examinera avec attention, & qui réfléchira ſérieuſement à tout ce qu'il a publié dans ſes divers ouvrages, ſous le titre de *Queſtions* ou d'*Hypotheſes*, aura de plus grands avantages pour découvrir les ſources cachées de la Nature, & ſe perſuadera facilement, comme je l'eſpere, que je ne mérite peut-être pas encore tant d'être accuſé de faux, pour avoir adopté, dans l'explication de la ſtructure animale, des principes reçus pour celle des ſubſtances inanimées.

Et certes, d'après l'uniformité & l'accord qu'on obſerve dans toutes les loix de la Nature, il ne paroît pas contraire à la raiſon de rechercher quelque choſe d'analogue dans l'origine des eſprits animaux : car le meilleur & le plus fort argument qu'on puiſſe alléguer en faveur d'un ſyſtême, c'eſt ſa ſimplicité & ſa conformité avec les loix de l'univers.

Il eſt certain qu'une ſubſtance douée d'une ſi grande efficacité pour le mouvement, inſinuée dans les canaux nerveux, doit être facilement affectée par d'autres corps, dont les parties ſeroient très-fortes & très-ſubtiles, & cela par la même raiſon que nous voyons, en Chymie, certaines liqueurs entrer en efferveſcence, lorſqu'elles agiſſent réciproquement les unes ſur les autres, & produire un nouveau compoſé abſolument différent de ce qu'on auroit dû attendre d'élémens auſſi ſimples.

C'eſt ainſi que ſi l'on jette de l'eſprit de nître

(1) Elle a été publiée dans la *Vie de M. Boyle*, qu'on a miſe à la tête de ſes *Œuvres* ; & cette Vie a été enſuite imprimée à part.

composé sur de l'huile de girofle, le mêlange s'échauffe au point de s'enflammer : car l'effervescence n'est autre chose qu'un combat mutuel de particules qui s'attirent & se repoussent réciproquement, lorsque deux corps, de nature différente, viennent à se rencontrer.

Si l'on jette un coup-d'œil plus attentif sur ces phénomenes, que les dernieres expériences sur l'électricité nous ont découverts, & qu'on examine, avec soin, dans les substances électriques, ces particules qui tantôt s'attirent, & tantôt se repoussent, on se formera l'idée du fluide animal, & l'on imaginera aisément avec quelle promptitude, avec quelle force il peut exercer son action.

Il n'est pas difficile d'observer combien la communication électrique est plus sensible dans les animaux que dans les corps inanimés. Lorsque le fluide élastique de l'électricité s'introduit dans le corps animal, il y rencontre une portion bien plus considérable de cette matiere que dans aucun autre ; car les fibres solides des animaux ont bien plus de disposition à l'admettre ; & cette expérience où un enfant étant sur une corde de soie ou de poil, on ne s'apperçoit pas seulement à l'œil, mais encore au tact, de la présence de cet esprit élastique ; cette expérience, dis-je, ne nous fournit pas moins à méditer qu'à admirer. D'après cela, si l'on suppose, avec le grand *Newton*, que nos nerfs sont des *capillamens* délicats, mais solides, transparens & uniformes, ramassés en différens faisceaux, ce tube de verre sur lequel la main fait de vives frictions, son action élastique sur les fluides, ne nous représentent pas mal ces mêmes nerfs, & les esprits animaux qu'ils contiennent.

Probablement, en continuant & répétant les mêmes expériences ſur des animaux vivans, on acquerra des lumieres ultérieures ſur les loix & l'action de cette partie *impétueuſe*, comme l'appelle Hippocrate (1); & c'eſt ainſi que les différentes découvertes ſe communiquent une lumiere réciproque (2).

Au reſte, pour juſtifier nos idées à cet égard, il nous ſuffit d'avoir fait du fluide nerveux une deſcription aſſez exacte, pour qu'il en réſulte qu'il eſt doué d'une très-grande force & d'une très-grande activité; qu'il eſt dès-lors très-ſuſceptible d'éprouver les divers phénomenes que produiſent des corps très-déliés & très-mobiles, tels que ceux qu'on découvre dans tous les genres de poiſons connus.

J'avois cru, lorſque je ſongeai la premiere fois à donner ces Eſſais, que tous les phénomenes que préſentent les poiſons, ſur-tout ceux du regne animal, pouvoient s'expliquer aſſez facilement par leur action ſur le ſang; mais en examinant de plus près l'effet rapide de leur malignité, j'ai reconnu qu'il n'eſt pas en proportion du tems qu'il faudroit pour que les parties vénéneuſes fuſſent entraînées dans le torrent de la circulation; car la morſure du ſerpent-à-ſonnettes fait périr un chien en moins d'un quart de minute (3). D'ailleurs, en conſidérant la nature des ſymptomes, qui ſont tous nerveux, je m'apperçus qu'il étoit néceſſaire de changer d'avis; car ſi la vélocité du ſang dans le ſyſtême artériel, eſt, ſuivant le

---

(1) *Epidem.* Lib. VI, § 8.

(2) *Ita res accendunt lumina rebus.* LUCRET. L. 1, v. 3.

(3) *Tranſact. Philoſ.* N°. 399.

calcul de M. Keill, quinze mille fois moindre à la fin de la quarantieme ramification, qu'elle ne l'est dans la même artere avant qu'elle se soit divisée ; comment se pourroit-il faire que le cerveau, que le cœur soient si subitement affectés, si le poison n'étoit transmis par un moyen infiniment plus prompt ? & peut on en concevoir un plus propre à cela que les esprits animaux ?

N'omettons point de dire que si l'on pousse plus loin nos observations, il en résultera, peut-être, quelques indications utiles pour la cure de plusieurs autres maladies ; car quoique quelques-unes du genre de celles que nous appellons nerveuses, & sur-tout les foiblesses paralytiques, s'expliquent assez bien par le mouvement irrégulier des esprits animaux, ou par l'obstruction de quelques-uns de leurs canaux, il faut avouer cependant qu'il y en a plusieurs où l'esprit animal paroît affecté essentiellement par lui-même. De même, si vous ne faites aucune attention aux changemens qu'éprouve, selon les circonstances, le fluide nerveux, au moyen duquel l'ame agit sur le corps, vous ne viendrez jamais à bout de donner la solution de ces phénomenes étonnans qu'on observe auprès des frénétiques, des mélancoliques & des maniaques.

Il y a une infinité d'autres cas qu'on regarde communément comme des exceptions aux loix ordinaires, & qui ne dérivent néanmoins que de l'affection du genre nerveux ; je n'en citerai qu'un exemple.

Un Chirurgien très-savant & très-expérimenté, dans l'excellent Traité qu'il nous a donné derniérement (1), dit avoir observé plusieurs

(1) RANBY, *de Sclopetorum vulneribus*, p. 72.

fois que lorſqu'il y a une grande dilacération de membranes dans les plaies d'armes à feu, quelque bien que le malade paroiſſe pendant quelques jours, le viſage eſt pris, tout-à-coup, de ſpaſmes qui operent une telle conſtriction ſur les mâchoires, que les ſens paroiſſant d'ailleurs dans leur intégrité, le malade ne peut parler, & périt miſérablement. On voit clairement que ces ſymptomes effrayans doivent ſe rapporter au mauvais état du fluide nerveux dû au déchirement des membranes, & qui ſuffit, ſans doute, pour produire ces effets funeſtes, ſans que le ſang ſoit affecté.

Les expériences ſur l'électricité dont nous avons fait mention, ne nous préſentent-elles pas tous les jours des phénomenes inſignes dans le mouvement & dans les effets de la matiere électrique, relativement aux différens corps qu'elle a trouvés ſur ſon paſſage? On peut donc en conclure que cette même matiere, mêlée avec les parties du ſang les plus ſubtiles, forment un tout fluide, élaſtique à la vérité, mais ſuſceptible de divers phénomenes, en raiſon des circonſtances & de l'action qu'exercent ſur lui les corps extérieurs.

Mais pour en revenir aux poiſons, comme la différente condition du fluide nerveux peut apporter quelques changemens dans leur maniere d'agir; de même ces ſubſtances, quoique du même genre, different quelquefois ſi fort dans leur efficacité & leur activité, qu'on en voit réſulter des effets non-ſeulement variés, mais même abſolument diſſemblables.

D'après cela, il me paroît qu'on peut ajouter quelque foi à ces hiſtoires merveilleuſes que nous font les Auteurs, des phénomenes qui s'obſervent chez ceux qui meurent de la morſure de différens ſerpens, d'Afrique ſur-tout. On ne doit point oublier que le ſavant Paul Hermann, qui a profeſſé long-tems la Botanique dans l'Univerſité de Leyde, & qui avoit paſſé une bonne partie de ſa vie dans les Indes, a ſouvent aſſuré qu'on trouve dans ces contrées des animaux venimeux, abſolument ſemblables à ceux qui ſont décrits dans les hiſtoires naturelles d'Afrique. Il ajoute qu'après avoir examiné, avec attention, les belles deſcriptions que fait Lucain des viperes que Caton rencontra dans les déſerts de la Lybie, il avoit reconnu qu'elles ſont plutôt une copie fidelle de la nature, que l'effet de la licence & de la fiction poétique. Son cabinet offroit quelques-uns de ces ſerpens qu'il avoit conſervés dans l'eſprit-de-vin; entr'autres, l'aſpic qu'on nomme le *Nintipolongha* de Ceylan, & dont la morſure eſt ſuivie d'un aſſoupiſſement mortel (1); la Dipſade ou Situle de Macaſſar, qui tue, en produiſant une ſoif inextinguible (2), & enfin l'Hémorroïs de Macaſſar,

(1) *Note du Traducteur.* * Le *Nintipolongha* eſt un magnifique ſerpent des Indes orientales: il n'eſt pas rare dans l'Iſle de Ceylan. Sa couleur eſt brune, tirant ſur le noir; il eſt tiqueté, ou marbré de fleurs blanches; il a de grands yeux bleux & brillants: ſa gueule eſt garnie de dents courbées & aiguës: elle eſt munie, dans ſon contour, d'écailles épaiſſes. Sa queue va en diminuant, & finit en pointe.
SEBA. *Theſaur. animal.* Tab. 37.

(2) *Note du Traducteur.* * Le *Dipſe* eſt un ſerpent de la Lybie, des plus venimeux, & qui, ſelon *Kolbe*, a environ trois quarts d'aune de longueur. Il eſt extrêmement agile. *Lucain* fait une deſcription effrayante des ſymptomes qui ſuivent ſa morſure. » Aulus, Porte-» enſeigne de Caton, ſe ſent embraſé d'un feu qui le

dont

dont le venin excite, en peu de tems, dans toutes les parties du corps, une hémorragie mortelle (1).

» dévore ; le venin qui coule dans ses veines, est celui » d'un Dipse, dont la dent subtile s'est à peine laissé » sentir. Ce venin attire à lui toute l'eau qui est dans son » corps; sa langue desséchée s'attache à son palais; la » sueur se refuse à ses membres fatigués ; la source de » ses larmes est tarie : il jette son Enseigne ; il court çà » & là, cherchant une eau propre à le désaltérer : il épuiseroit celle du Tanaïs, du Rhône, du Pô & du Nil, » sans appaiser la soif qui le dévore. Il boit avec plaisir ; » mais l'eau ne répond pas à ses souhaits. Son destin est » de périr par ce genre de poison qui lui est inconnu, & » qu'il prend toujours pour la soif. Le malheureux, impatient de ne pouvoir la satisfaire, ouvre ses veines, » & précipite son heure, en cherchant à l'éteindre dans » son propre sang «. LUCAIN, *Pharsal.* Liv. IX.

M. *Valmont de Bomare* dit qu'il n'y a point d'autre remede que d'appliquer, sur le champ, le feu à la partie blessée, & de la scarifier.

(1) *Note du Traducteur.* * L'*Hemorroïs*, dit M. *Valmont de Bomare*, est un serpent d'Afrique, dont la morsure produit un effet bien singulier : c'est de faire sortir le sang tout pur des poumons. Si l'expérience seule a appris ces pernicieux effets, l'expérience seule peut conduire à la découverte des remedes.

Je trouve encore, dans le 9e. Livre de la *Pharsale*, la description de l'effet du venin de ce serpent. Il est impossible de rendre la force & l'énergie de *Lucain* ; mais comme on ne peut s'empêcher de le citer, il faut, au moins, tâcher de le traduire passablement.

» Un cruel Hemorroïs imprime ses dents à Tullus, » jeune guerrier d'un courage magnanime, & l'admirateur de Caton. Son sang, qui a contracté le poison » fatal, jaillit de toutes parts ; il se fraie mille issues ; ses » larmes sont des larmes de sang ; son nez & sa bouche » le versent avec abondance ; sa sueur en est teinte ; ses » membres se résolvent en sang ; tout son corps n'est » qu'une plaie «. *Pharsal.* Lib. IX.

Il faut obſerver ici que, quoique la premiere action du venin ſe porte ſur le fluide nerveux, cependant la maſſe du ſang ne tarde pas à en être infectée auſſi ; & je ne crois pas qu'il faille rapporter ce ſecond phénomene au mêlange des parties venimeuſes, mais bien à une corruption qui eſt la ſuite néceſſaire d'une circulation extraordinairement accélérée, à l'ordre des ſecrétions perverti ou interrompu, & à la dégénéreſcence du ſang arrêté dans les petits vaiſſeaux; tous ſymptomes qui ſuccedent à l'altération du liquide nerveux. L'on ne doit pas s'étonner que le ſang, compoſé comme il eſt de parties ſi différentes entr'elles, puiſſe être vicié à ce point, par cela ſeul que ſon mouvement eſt troublé.

Voilà ce que nous avions à dire, en général, ſur les poiſons, & je me flatte que les obſervations que nous ferons dans les Eſſais ſuivans ſur les effets particuliers de ceux de chaque eſpece, donneront un nouveau jour à ce que nous avons dit, & contribueront à confirmer les idées que nous venons d'inſinuer.

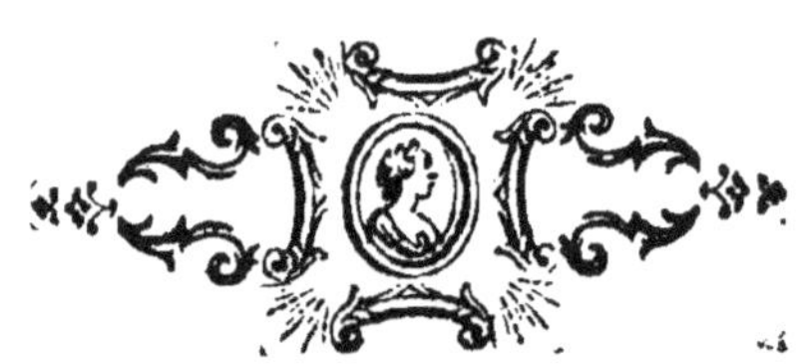

PREMIER ESSAI.

SUR LA VIPERE.

LA vipere a toujours été ſi fameuſe par ſon venin que, dans les tems même les plus reculés, on l'a priſe pour l'emblême le plus parfait de toutes les choſes dangereuſes & nuiſibles. Et certes, la nature fatale de ces animaux avoit imprimé une telle frayeur, qu'on les regardoit communément comme des miniſtres de la vengeance divine, & leur morſure, comme une punition évidente des crimes qui avoient échappé à la juſtice ordinaire. Nous apprenons d'Hérodote [1] & d'Ælian [2] que les ſerpens étoient révérés d'un culte ſacré parmi les Égyptiens, ces premiers précepteurs du genre-humain pour les ſuperſtitions, comme pour les ſciences. Il y en avoit même une eſpece particuliere à qui ils s'imaginoient que les Dieux avoient confié le ſoin de préſerver les honnêtes gens de tous les dangers dont ils étoient menacés, comme auſſi celui de punir les méchans. C'eſt de-là qu'on repréſentoit la Déeſſe Iſis [3], la

(1) *Lib.* 2, *cap.* 74.

(2) *De animalib.* Lib. XVII, cap. V.

(3) *Aſpide cinEta comas*, la tête couronnée d'aſpics. VALER. FLACC. *in Argonaut.* Lib. I, v. 418. Coëſſée avec des viperes qui s'élevent de droite & de gauche. APUL. *Metam.* Lib. 2, p. in. 240.

tête entourée d'un aſpic, pour être tout à la fois l'emblême de ſa ſageſſe & de ſa puiſſance. Les Grecs & les Romains n'en ont pas donné d'autre à leur Minerve, comme on peut le voir dans les médailles & les monumens anciens.

Pauſanias obſerve que parmi les Arabes, c'étoit un crime de faire le moindre mal aux viperes qu'on trouve autour de l'arbre qui porte le baume; on les regardoit comme ſacrées (1). Il reſte encore aujourd'hui chez ces peuples quelques veſtiges de ce culte ſuperſtitieux. Veſlingius (2) dit en avoir vu pluſieurs qui conſervent de ces animaux dans leurs maiſons, qui les nourriſſent, & qui leur rendent un culte divin comme aux Génies de ces lieux. La même religion eſt établie dans les Indes orientales dès l'antiquité la plus reculée. Le Roi de Calicut (3) fait élever de petites cabanes au deſſus du domicile des ſerpens, pour les garantir de la pluie, & l'on punit de mort dans ſes Etats, ceux qui les maltraitent; car il croit que ces animaux participent de la Divinité [4], puiſqu'ils ont le pouvoir de communiquer une mort ſi ſubite. Il eſt certain que cette opinion étoit très-généralement répandue. On en a un exemple remarquable dans l'hiſtoire de St. Paul, qui, après

(1) *Beotic.* p. m. 303.

(2) *Not. in Alpin. de plant. Ægypt.* C. 14.

(3) *Note du Traducteur.** Les ſerpents qu'on trouve dans les Indes, entre Calicut & Cranganor, rendent des excrémens dont l'odeur eſt ſuave, & comme muſquée. Seroit-ce cette raiſon qui leur auroit valu un culte divin? Je crois qu'ils ſont de l'eſpece de ceux que les Naturaliſtes appellent *Eſculapes.*

(4) *F. Purchas's pilgrimage*, Lib. 5, cap. 12.

son naufrage, fut d'abord pris par le peuple, dans l'Isle de Malte, pour un homicide, parce qu'on vit une vipere attachée à sa main, & ensuite pour un Dieu, parce que l'inflammation ne gagna point, & qu'il ne tomba pas mort, comme il arrive d'ordinaire après de pareilles morsures; mais qu'au contraire, il resta sain & sauf, après avoir secoué le reptile, & l'avoir jetté dans les flammes. Le préjugé leur dictoit, en effet, qu'il devoit y avoir une très-grande affinité entre l'Etre suprême & un homme qui avoit assez de puissance pour se soustraire à la malignité d'un pareil agent.

Il y a long-tems, qu'en réfléchissant là-dessus, je crus avoir trouvé la raison pour laquelle, dans les médailles & les statues des anciens Médecins les plus fameux, tels qu'Hermès, Esculape, Hippocrate, on plaçoit un serpent à côté d'eux; non-seulement cela, mais quelquefois encore ils ont été révérés sous cet emblême. Dans ces tems reculés, les maladies les plus violentes, comme la peste & les différentes especes de fievres passoient pour être envoyées par les Dieux, pour exercer leur vengeance sur les hommes, de même que ces reptiles, qu'ils choisissoient quelquefois pour les Ministres de leur colere. (1) Il étoit tout naturel de croire que ceux qui, par leur art, venoient à bout de guérir & de s'opposer à l'impétuosité de ces maladies, ne le faisoient pas sans l'assistance d'un génie particulier, & sans un privilege accordé par les Dieux. Aussi leur décernoit-on

(1) *Corn. Celse*, dans sa *Préface sur la Médecine*, dit que ces maladies sont l'effet de la colere des Dieux, & qu'on doit implorer leur secours.

des honneurs divins ; & les viperes, dont on entouroit leur effigie, n'étoient autre chose que le signe hiéroglyphique de la Divinité ; car la vipere, selon la remarque du savant Spanheim (1), étoit le symbole ou l'emblême de la puissance divine.

Je ne crois pas néanmoins que ce serpent, dont les anciens se servoient pour représenter la santé, fût du genre des viperes, mais bien de celui dont parle Lucain, en disant : » & vous, » Dragons, dont les écailles d'or frappent nos » yeux de leur brillant éclat, vous qui rampez » sur la surface de la terre, sans y causer ja- » mais aucun dommage. « [2]

Si la chose est ainsi, Macrobe nous en suggere une très-bonne raison. Rien, dit-il, ne nous donne une idée plus parfaite de la santé, que cette propriété commune aux différentes especes de serpents, de se dépouiller, chaque année, de leur peau. Car après les maladies, après les langueurs, le rétablissement de la santé est la période d'une vie renaissante, comme le serpent semble se revêtir de la jeunesse, quand une nouvelle peau succede à l'ancienne. (3)

Mais de quelque maniere que ceci doive s'ex-

(1) *V.* EZECH. SPANHEIM, *de usu Numismatum*, p. m. 125, 126 & seq.

(2) *Vos quoque qui cunctis, innoxia numina terris,*
Serpitis aurato nitidi fulgore Dracones.
Pharsal. *Lib.* IX, *v.* 729.

(3) » On joint à leurs simulacres, [d'Esculape & de la » Santé] des figures de Dragons, pour signifier que le » corps humain ne doit reprendre sa premiere vigueur, » qu'après s'être dépouillé de la peau de l'infirmité, com- » me les Dragons rajeunissent chaque année, après s'être » dépouillés de la leur «. *Saturnal. Lib.* 1, *cap.* 20.

pliquer, il eſt certain que les opinions ſuperſtitieuſes qu'on s'étoit formées au ſujet de la vipere, jointes au préjugé où l'on étoit, que toutes les parties de cet animal ſont venimeuſes, n'ont pas peu contribué à empêcher qu'on ne ſe mît davantage au fait de ſa nature, ou par des expériences particulieres, ou à l'aide des recherches anatomiques. Telle eſt, ſans doute, l'origine de cette foule d'erreurs qui ont été tranſmiſes, pour ainſi dire, de main en main, juſqu'à ce qu'il ait percé un nouveau jour, propre à diſſiper ces ténebres ; & ce jour, nous en ſommes redevables aux connoiſſances plus diſtinctes & plus préciſes qu'on a acquiſes ſur la ſtructure interne de la vipere, ſur ſes propriétés, ſur ſa génération. Perſonne ne s'eſt occupé de ces divers objets plus ſpécialement que MM. Redi [1], Charas [2] & Tyſon [3], dans ſon *Anatomie du ſerpent à ſonnette* ; car ce ſerpent n'eſt qu'une vipere d'un volume plus conſidérable. S'il manque quelque choſe aux découvertes de ces Auteurs, on le trouvera, par forme de ſupplément, à la fin de cet Eſſai.

Voici les ſymptomes qui ſuccédent à la morſure de la vipere. Lorſqu'elle a imprimé une ou deux de ſes dents ſur quelque partie du corps, cette partie eſt affectée d'une douleur très-vive, enſuite de tumeur d'abord rouge, mais qui contracte bientôt une couleur livide, & s'étend dans tout le voiſinage. Le malade éprouve des langueurs ; ſon pouls eſt prompt, quoiqu'affaiſſé, & quelquefois même intermittent.

(1) *Oſſervazioni intorno alle Vipere.*
(2) *Nouvelles expériences ſur la Vipere.*
(3) *Philoſophical Tranſactions.* Vol. 12, N°. 144

Il eſt tourmenté en même tems de grands maux d'eſtomac, de vomiſſemens bilieux & convulſifs, de ſueurs froides, & de douleurs très-vives autour de l'ombilic. Si l'on n'apporte pas à tems les ſecours convenables, il meurt promptement, à moins que les forces de la Nature ne ſoient ſuffiſantes pour dompter cet orage. Si le malade échappe à tous ces maux, il reſte toujours dans la partie une tumeur inflammatoire; quelquefois même elle eſt d'autant plus élevée, que les autres ſymptomes ſont une plus grande remiſſion. Souvent il découle de la petite plaie, produite par la morſure, une liqueur ſanieuſe; il s'y éleve de petites puſtules; toute la peau prend, en moins d'une heure, une couleur jaune, auſſi foncée que celle de ceux qui ſont attaqués de la jauniſſe.

Ces ſymptomes ſe préſentent preſque de la même maniere chez tous les ſujets, à quelques différences près, qui ſe tirent de l'état de l'atmoſphere, plus ou moins chaude, de la plus ou moins grande fureur de la vipere, de ſon volume, en raiſon directe duquel ſe trouve ordinairement la quantité de venin qu'elle communique. Le plus ou moins de profondeur de la plaie entre encore en conſidération, ſur-tout ſi elle a ſon ſiege dans des parties nerveuſes ou tendineuſes; ce qui abſorbe une bien plus grande quantité de venin: enfin, tout ſe paſſe en raiſon des accidens propres à étendre ou à modérer la férocité des ſymptomes, pourvu, toutefois, que la dent de la vipere ayant entamé la peau, ait pu donner lieu à l'admiſſion de la liqueur qui eſt la cauſe prochaine, le principal agent de tous les troubles qui ſurviennent dans l'économie animale.

Mais avant de faire d'autres recherches sur la nature & la maniere d'agir de cette liqueur, il me paroît essentiel d'observer que son véritable usage est de contribuer à la conservation de la vipere, qui, sans elle, ne pourroit vivre long-tems.

Les viperes se nourrissent, la plupart du tems, de grenouilles, de lézards, de crapauds, de taupes, de rats & d'autres animaux de cette espece, qu'elles avalent entiers, & sans aucune mastication. Ils sont ainsi précipités dans leur estomac; & si sa capacité est insuffisante pour les contenir, une partie va dans l'estomac, tandis que l'autre reste dans l'œsophage, qui est d'un tissu lâche & membraneux, jusqu'à ce que, par l'action des sucs salivaires, aidée de celle des fibres musculaires de l'estomac & du bas-ventre, ces animaux se trouvent réduits en une espece de bouillie, propre à servir de nourriture à la vipere. On sent bien que tout ceci doit être long, & ne peut se faire en un jour. On explique par-là pourquoi ce reptile vit si long-tems sans prendre de nourriture; & j'ai l'expérience que cet espace de tems s'étend quelquefois à cinq ou six mois. On en trouve encore une raison dans la viscosité de son sang, beaucoup plus épais qu'on ne l'observe dans d'autres animaux. Ses fibres sont très-serrées; & comme il ne perd que très-peu par la transpiration, le besoin de réparer se fait moins sentir aussi. Non-seulement on découvre cela au microscope; mais la raison l'indique assez. Car les fibres musculaires du bas-ventre n'ayant qu'une force très-peu considérable pour broyer les alimens & atténuer le chyle, le sang qui en résulte ne peut manquer d'être d'une viscosité & d'une ténacité ſingulieres. Outre cela, le cœur de la vipere n'a qu'un ventricule, & la circulation ſe fait chez elle par le même méchaniſme que dans la grenouille & la tortue, dans leſquelles le poumon reçoit à peine la troiſieme partie du ſang. L'air donc contribue moins chez elle, que chez les autres animaux, à communiquer au ſang plus de fluidité. Cette eſpece de nutrition exigeoit néceſſairement que la proie de la vipere fût tuée à l'entrée même de ſa gueule; ſans cela elle n'auroit pu deſcendre dans l'eſtomac, car la force de ce viſcere n'auroit pas été ſuffiſante pour procurer la mort aux animaux dont ce reptile ſe ſaiſit. D'ailleurs, un animal vivant auroit aſſez d'adreſſe pour en éluder l'action; & l'on ſait que dans l'eſtomac de pluſieurs animaux, on en trouve d'autres vivants. Il étoit donc néceſſaire ici que la dent & l'action du venin concouruſſent, dès l'entrée de la gueule de la vipere, à leur donner la mort; & il n'eſt pas étonnant que d'autres animaux en éprouvent auſſi le danger, lorſque la fureur de ce reptile ou des irritans extérieurs l'ont provoqué à mordre.

Je joindrai, à la fin de cet Eſſai, la deſcription des dents venimeuſes, leur ſtructure, leurs articulations, leurs mouvemens divers, comme auſſi l'expoſition anatomique des glandes qui ſécernent cette liqueur empoiſonnée, & des cellules qui la contiennent.

Ce ſuc venimeux eſt concentré ſous un ſi petit volume, que la plus légere goutte ſuffit pour exciter la violence des ſymptomes dont nous avons parlé. Cette quantité, trop médiocre, a arrêté les Auteurs dans le cours des expériences qu'ils vouloient tenter ſur les animaux mordus, & ne leur a permis ni d'examiner cette liqueur & ses parties, comme ils l'auroient souhaité, ni d'en découvrir la composition interne. Pour mieux réussir dans ce dessein, j'ai pris une vipere vivante; j'ai excité sa colere par divers moyens, de maniere à la forcer d'imprimer ses dents sur un corps solide. Le venin qu'elle a lancé a été reçu, sur le champ, sur une feuille de verre net, qu'il a été très-aisé ensuite de soumettre à l'inspection d'un excellent microscope.

Au premier coup d'œil, il ne paroissoit qu'un amas nombreux de particules salines, agitées dans la liqueur par un mouvement très-prompt. Bientôt on les voyoit se former en crystaux très-déliés & très-aigus; & l'on appercevoit, de distance en distance, divers nœuds, des interstices desquels ces crystaux paroissoient s'élever. La liqueur ressembloit assez bien, en total, à une toile d'araignée, mais offroit une texture plus délicate encore; & malgré cette délicatesse, la rigidité de ces pointes salines étoit telle, qu'elles restoient des mois entiers sur le verre sans s'altérer. (1)

J'ai multiplié les tentatives, pour déterminer sous quelle classe on pouvoit ranger les sels de ce venin, & quels changemens ils produisent dans le sang; je ne les ai pas faites sans peine, à cause de la petite quantité de liqueur, & du danger de ces expériences. Voici pourtant les observations qui ont résulté de ce travail, & de celui de quelques amis qui se sont occupés avec moi de cet objet curieux.

Une demi-once, à-peu-près, de sang humain, mis sur le verre où l'on venoit de recevoir cinq

---

(1) *V.* Tab. 1, fig. 1.

ou ſix grains de liqueur vipérine récente, n'a paru altérée, ni dans ſa couleur, ni dans ſa conſiſtance, & l'on n'a vu, ni alors ni après, aucune différence entre ce ſang, & une pareille quantité du même qui avoit été miſe ſur un autre verre.

On a mêlé du même ſang, partie avec des acides, partie avec des alkalis; le ſang imbu de la liqueur venimeuſe, n'a pas éprouvé d'autres altérations que celui qui étoit reſté intact.

L'eſprit de nître, l'eſprit de ſel, le ſuc de limons, mêlés, chacun à part, avec la liqueur vipérine, n'ont produit, ni efferveſcence, ni changement de couleur.

Le ſel de tartre *par défaillance*, l'eſprit volatil de corne de cerf, jettés, goutte à goutte, ſur le venin, n'en ont point altéré la couleur, & n'y ont point excité d'efferveſcence.

Le ſirop de violettes ne lui a fait prendre, ni la couleur rouge, ni la verte.

La teinture d'*heliotropium*, c'eſt-à-dire, le papier bleu, n'a reçu aucun changement par l'addition du venin; mais après que le papier étoit deſſéché, il paroiſſoit en avoir pris la teinte jaune.

Nous avons ſoumis à la morſure de la vipere en fureur, divers animaux, des chiens, des chats, des pigeons, qui tous ont péri, les uns plutôt, les autres plus tard; mais ce que nous avons conſtamment obſervé, c'eſt qu'immédiatement après avoir été mordus, ils étoient tous frappés de douleurs très-aiguës, & que le danger de la mort étoit annoncé par les anxiétés, les lipothimies, les convulſions.

La tête d'une très-groſſe vipere, trois heures après avoir été coupée, étoit reſtée flaſque &

immobile ; cependant un pigeon bleſſé à la poitrine avec les dents de cette tête, tomba, ſur le champ, en convulſion, comme s'il eût été mordu par une vipere en vie, & périt dans l'eſpace de ſept heures.

Nous avons fait faire une aiguille courbe, à laquelle on a donné à-peu-près la forme d'une dent de vipere ; & dans ſa partie convexe, près de la pointe, nous avons pratiqué une petite rainure ou cavité : on y a inſinué une petite goutte de venin, & l'on a bleſſé, avec cet inſtrument, un jeune chien à la narine : il éprouva beaucoup de déjections par haut & par bas, mais avec une moindre violence, enſorte qu'il en échappa : ce qu'il y eut de plus remarquable, c'eſt que la premiere plaie ne fit preſque pas aboyer le chien, tandis que dès qu'on y eut répandu la goutte de venin, il fit des hurlemens affreux, & ſemblables à ceux qu'on obſerve chez les chiens qui viennent d'éprouver la morſure de la vipere. Un pigeon bleſſé avec la même aiguille, à la partie charnue de la poitrine, fut ſaiſi des ſymptomes ordinaires, & périt dans l'eſpace de huit heures.

Pendant le cours de ces expériences, nous avions ſous les yeux les pieces du fameux procès qui s'étoit élevé en Italie & en France entre M. Redi & M. Charas. Le premier, fondé ſur beaucoup d'épreuves aſſez reſſemblantes à celles que nous venons de citer, avoit penſé que le ſiege du venin de la vipere étoit dans la liqueur jaune de ſes gencives. M. Charas embraſſant l'opinion de Van-Helmont, l'attribuoit aux eſprits impétueux du reptile, excités par la colere, & ne reconnoiſſoit dans la liqueur des gencives qu'une pure ſalive, incapable de nuire. Il alléguoit, en faveur de ce ſyſtême, un grand nombre d'expériences toutes contraires à celles de Redi.

Que conclure de tout cela ? (car quoiqu'il n'y ait abſolument aucune différence entre le poiſon de la vipere, obſervé en France, ou obſervé en Italie, on en trouve cependant une très-grande dans le réſultat de ces expériences) ; c'eſt que les unes ont été faites avec exactitude, avec bonne foi, & dans le deſſein de connoître la vérité ; les autres avec timidité & des précautions ſans nombre, dans la crainte de ne les pas trouver favorables à une hypotheſe chérie & préconçue.

M. Duverney, de l'Académie Royale des Sciences, & le Docteur Areskine qui ſe trouvoit alors à Paris, firent, de concert, pluſieurs expériences qui ſe rapportoient, on ne peut mieux, à celles de Redi, & qui contribuoient à établir, de plus en plus, la vérité de ſon opinion. C'eſt du Docteur Areskine lui-même que je l'ai appris depuis.

Pour conſommer nos recherches ſur la nature de ce venin, nous formâmes le deſſein de le ſoumettre même au jugement du goût. Pour cela nous en délayâmes une certaine quantité dans de l'eau chaude, & nous ne craignîmes point d'en eſſayer ſur le bout de la langue. Nous convînmes tous qu'il faiſoit éprouver une ſaveur âcre & brûlante, comme ſi la langue eût été appliquée ſur quelque corps bouillant. Cette ſenſation incommode ſe diſſipa en deux ou trois heures. Un de nous crut ne pouvoir ſatisfaire pleinement ſa curioſité qu'avec une goutte de venin un peu plus conſidérable, & qu'il ne délaya point. Sa langue ſe tuméfia, & fut attaquée d'une légere inflammation, qui ne fut guérie qu'au bout de deux jours, & ce furent là les seuls inconvéniens qui suivirent sa hardiesse & la nôtre [1].

On ne peut tirer de ceci aucune objection propre à infirmer l'opinion des qualités nuisibles de ce venin; car, de même qu'en chymie, quelques liqueurs n'entrent en effervescence qu'avec certains sucs déterminés; de même ces sels venimeux peuvent affecter un des fluides du corps humain, & laisser les autres intacts. Nous aurons occasion de démontrer ailleurs la nature de cette humeur; il nous suffit ici de remarquer que les aiguillons salins s'étant répandus dans la bouche, y sont dissous, & enveloppés par la viscosité de la salive. Si de la bouche il en passe une partie dans l'estomac & les intestins, elle y rencontre la bile, qui est le baume & l'antidote le plus propre à en émousser l'action.

Ce que nous avons dit dans notre Introduction se trouve assez bien appuyé par les expériences dont nous avons fait mention sur le mêlange du sang humain & de la liqueur vipérine. Il y a grande apparence que celle-ci n'agit

---

(1) *Note du Traducteur.* * La même chose m'est arrivée il y a huit à dix ans, m'occupant, avec mon pere, de pareilles recherches. Nous eûmes la langue tuméfiée & enflammée l'un & l'autre; mais ce qu'il y eut de singulier, c'est que partant chacun d'un principe contradictoire, & ne pouvant nous convaincre réciproquement, mon pere prit quelques bols de thériaque, moi de l'oxycrat & beaucoup de limonnade, & nous en fûmes quittes l'un & l'autre au bout de quelques heures.

Cette petite anecdote fournit matiere à plus d'une réflexion.

que ſur le fluide nerveux. Ne voit-on pas clairement combien les deux principes des Chymiſtes, l'acide & l'alkali, ſont inſuffiſans pour expliquer la maniere d'agir de la plupart des ſubſtances naturelles ? Ni l'un ni l'autre de ces ſels n'ont opéré les moindres changemens ſur le venin de la vipere.

Avant d'aller plus loin, il n'eſt pas inutile de remarquer qu'il y a des Auteurs, même parmi les Anciens, qui ont parfaitement bien connu la nature de ce venin. Il y a pluſieurs paſſages de Galien qui en fourniſſent la preuve. Il dit en propres termes, au Livre des *Tempéramens* [1], qu'il n'eſt aucune ſubſtance dont les effets ſur le corps humain ſoient les mêmes à l'intérieur & à l'extérieur. C'eſt ainſi, ajoute-t-il, que le venin de la vipere, celui de l'aſpic, l'écume du chien enragé, produiſent des accidens différens, ſelon qu'ils tombent ſur la peau, qu'ils paſſent dans l'eſtomac, ou qu'ils ſont introduits par une plaie extérieure.

Lucain, ce Poëte hiſtorien, qui a ſoin, dans ſes admirables deſcriptions, d'embellir abondamment par l'eſprit & le jugement, ce qui n'eſt que le fruit de l'invention, lorſqu'il nous repréſente l'intrépide Caton, traverſant l'Afrique avec les débris de l'armée de Pompée, li lui fait tenir ce diſcours, vraiment philoſophique, à ſes Soldats épuiſés par la ſoif, & qui craignoient de l'étancher à une fontaine pleine de ſerpens.

» Guerriers magnanimes, le venin du ſerpent
» n'eſt nuiſible qu'autant qu'il ſe mêle au ſang;
» leur morſure porte le poiſon, & leur dent

(1) *Lib.* 3, *cap.* 2.

» imprime

» imprime la mort ; mais on peut boire impu- » nément l'eau dans laquelle ils nagent «. (1)

Les Anciens n'étoient pas moins convaincus du danger de cette liqueur vénéneuse, soit qu'elle s'introduise dans le tissu de la peau par une plaie ordinaire, ou bien qu'elle y soit déposée par la morsure du reptile. C'est de-là que Celse a recommandé de ne pas sucer le virus d'une pareille plaie, lorsqu'il y a quelque ulcere ouvert dans la bouche [2]; quoique cette précaution ait paru de peu d'importance, ridicule même à Severinus (3) & à quelques autres ; ce qui nous prouve assez évidemment qu'ils ont peu connu la nature & le siege de ce venin. Pour Galien, en racontant l'histoire de Cléopatre, d'après d'autres Auteurs, il dit qu'elle se donna la mort, en faisant passer du venin d'aspic dans la plaie qu'elle se fit avec ses propres dents [4].

En un mot, c'est sur le même fondement que Pline (5) assure que les Scythes empoisonnoient leurs fleches avec du venin de vipere, mêlé au sang humain [6].

---

(1) *Noxia serpentum est admixto sanguine pestis ;*
Morsu virus habent, & fatum dente minantur ;
Pocula morte carent.

LUCAN. *Pharsal.* Lib. IX, v. 614.

(2) *Loc. citat.*

(3) *Vipera Pithia*, p. 361.

(4) *De Theriacâ ad Pison.* Lib. 2, c. 8 & 10.

(5) *Hist. Nat.* Lib. XI, cap. 53. Les Scythes, dit *Pline*, en cet endroit, teignent leurs fleches avec du venin de vipere & du sang humain mêlés. C'est une horreur qui n'a point de remede. *Irremediabile id Scelus.*

6) *Note du Traducteur.* * Il y a toute apparence que les Scythes offroient, comme le Docteur *Tyson* assure qu'on le pratique encore aux Indes, des tranches de sang caillé

On trouve dans Ariſtote un détail bien plus étendu de la maniere dont ils les préparoient (1). On dit même que les Tartares ſe ſervent encore aujourd'hui du même ſecret. Les Indiens ont auſſi une méthode, à peu près ſemblable, pour mettre en uſage le poiſon d'une eſpece de lézard qu'ils nomment *Gecco*. Ils ſuſpendent ce petit animal par la queue, le piquent, à pluſieurs repriſes, pour exciter ſa colere, & lui faire jetter ſon venin. Ils trempent leurs traits dans cette liqueur, & la plus légere bleſſure qu'ils produiſent eſt ſuivie de la mort la plus prompte (2) (3).

Un Auteur moderne, dans ſa *Deſcription du*

à des viperes, qui étant irritées juſqu'à la fureur, y répandoient la liqueur venimeuſe contenue dans les véſicules de leurs gencives : d'un autre côté, le ſang humain acquiert, par la putréfaction, une qualité très-pernicieuſe, dont les Scythes ont pu avoir connoiſſance, puiſqu'elle n'a point échappé à la baſſe méchanceté des Barbares de l'Afrique. Voy. *Rech. philoſ. ſur les Améric.* Part. v, ſect. 3.

[1] *De mirabilibus.*

[2] BONT. *Hiſt. Indor.* Lib. v, cap. 5.

[3] *Note du Traducteur.* * *Bontius* ajoute qu'on fait fermenter cette ſanie au ſoleil, qu'elle s'y coagule inſenſiblement, & que c'eſt alors que les Inſulaires de Java y plongent la pointe de leurs fleches.

Le *Gecco* eſt un lézard qui naît dans pluſieurs Provinces de l'Aſie & de l'Afrique, & on le range dans la claſſe des *Salamandres Tithymales*. Il eſt peint ſuperbement de taches rouges ſur un fond de verd de mer : ſon caractere eſt d'avoir une tête de crapaud, des yeux proéminens, cinq doigts à chaque pied, & une quantité prodigieuſe de dents très-fines : il ſuinte des pores, ou plutôt des mamelons de ſon dos, une eau gommeuſe & cauſtique, qui enleve la peau de la main, & gangrenne les chairs. On dit que le contre-poiſon de ſa morſure eſt la racine du curcuma. *Rech. phil. ſur les Amér.* P. v, ſect. 5.

Cap de Bonne-Espérance (1), rapporte la maniere dont les Hottentots, habitans du pays, s'y prennent pour faire la chasse des bêtes féroces, des lions, des tigres, des éléphans. Ils prennent les vésicules des gencives de ce serpent mortel que les Portugais appellent *Cobra de Capelo* [2]; ils les prennent, dis-je, pleines de venin. Après les avoir fait sécher au Soleil, ils les pulvérisent entre deux pierres, & préparent de cette poudre pêtrie avec la salive de l'animal, une pâte dont ils enduisent l'extrêmité de leurs fleches, & les laissent sécher pour s'en servir au besoin.

Comme nous nous sommes occupés, dans l'*Introduction générale*, du méchanisme par lequel les différens poisons du regne animal nuisent au corps, il ne nous reste à ajouter ici que l'explication de la jaunisse qui suit la morsure particuliere de la vipere; phénomene étonnant & au dessus de l'ordre commun des choses.

L'ictere est un épanchement de bile qui a lieu, non-seulement à la superficie du corps,

---

[1] PIERRE KOLBEN, dans son Livre Allemand, publié à Nuremberg, en 1719, *pag.* 532.

(2) *Note du Traducteur.* * Le *Cobra de Capello*, ou Serpent à *chaperon*, est long d'un pied & demi, gros comme le doigt; sa peau est noire sur le dos, & blafarde sous le ventre. *Seba* donne la description de plusieurs especes; mais les Portugais les confondent toutes sous le nom de *Cobra*, telle que la vipere de Ceylan, divers serpents à lunettes, &c.

La racine de curcuma passe, parmi tous ces peuples, pour le spécifique des blessures que causent ces fleches empoisonnées. Il est certain que nous l'employons avec succès dans la jaunisse, & que comme l'effet de presque tous ces poisons est de la produire, l'efficacité de cette racine vient, sans doute, de la propriété qu'elle a de dissiper l'ictere.

mais qui pénetre encore les membranes internes. La bile n'est autre chose qu'un savon naturel, c'est-à-dire, un mêlange d'huile, d'eau, de sel tant fixe que volatil, dont la secrétion se fait dans le foie. Pour qu'elle se fasse d'une maniere convenable, il faut, comme dans toutes les autres secrétions du corps humain, une juste proportion de toutes les parties qui en sont la matiere, & la disposition requise dans les organes qui l'operent. Il n'est pas possible de concevoir que les parties qui concourent à la secrétion de la bile, puissent éprouver, par l'effet du venin, un changement aussi prompt; mais les canaux destinés à recevoir la bile peuvent être pris d'une constriction si subite, leurs orifices peuvent être, tout-à-coup, si resserrés par un spasme nerveux, que l'humeur bilieuse ne puisse plus y aborder. Dès-lors elle reste dans le sang qui, dans le cours ordinaire de sa circulation, la dépose à toute la superficie du corps.

Les violentes douleurs de colique produisent une jaunisse du même genre, parce que la contraction spasmodique des membranes contenues dans le bas-ventre, intercepte le mouvement de la bile dans les canaux hépatiques. C'est pour cela qu'on n'y remédie qu'à force de délayans & d'anodins.

Les choses se passent bien différemment dans la jaunisse ordinaire qui désigne la maladie propre du foie. Dans cette espece c'est la bile elle-même qui péche; car, quoiqu'on ait coutume d'accuser l'obstruction du foie, il faut cependant remarquer que les vaisseaux ne s'embarrassent & ne s'obstruent presque jamais que par le vice des liqueurs qu'ils charient; de sorte qu'il n'y a que quelques cas particuliers où la dépravation de la bile ne précede pas l'embarras des conduits biliaires ; & comme il y a beaucoup de diversité entre les causes qui peuvent altérer un fluide si composé, il n'est pas étonnant que l'ictere offre quelquefois des symptomes disparates, quelquefois même de contraires. Dans certains cas, sans que la fievre soit de la partie, on observe des matieres fécales dures & blanches, & le ventre est alors extrêmement tendu ; dans d'autres, la fievre & la diarrhée vont ensemble, & le malade est singuliérement affoibli par l'abondance des déjections jaunâtres. L'un arrive plus volontiers à ceux qui ont mené une vie oisive & sédentaire, parce que le défaut de la partie saline rend la partie huileuse de la bile plus grossiere & plus tenace, conséquemment plus disposée à s'arrêter dans les conduits hépatiques. L'autre est le partage de ceux qui ont vécu dans la bonne-chere, & qui ont abusé dans leur jeunesse des liqueurs spiritueuses : chez ceux-ci, c'est la partie saline volatile qui domine ; la bile est plus fluide, plus chaude, plus âcre.

Il est encore une maladie qu'on range communément sous une autre classe, mais qui appartient tellement à l'ictere, qu'il ne me paroît pas hors de propos de dire ici deux mots à son occasion (1) ; car les Médecins ont tort de rapporter cette maladie à l'affection des reins ; elle affecte le foie, & doit son origine à une bile viciée. Elle attaque principalement ceux qui faisant peu d'exercice, & abusant des liqueurs spiritueuses, cherchent, à force de boif-

(1) *Note du Traducteur.* * C'est le *Diabete.*

ſons rafraîchiſſantes, à ſe débarraſſer de la ſoif que celles-ci leur ont procurée.

Ces deux extrêmités de chaleur & de froid, communiquées aux humeurs l'une & l'autre à contre-tems, ſont propres à diminuer la partie ſaline de la bile, qui dès-lors ne ſuffit plus pour unir la partie huileuſe & la partie aqueuſe dont elle eſt le lien naturel. Il y a donc une ſurabondance d'eau qui ne peut ſe mêler aux parties huileuſes, & qui paſſe en grande partie par les reins, entraînant avec elle la portion huileuſe la plus ſubtile. Un flux ſi conſtant & ſi prompt dilate conſidérablement les conduits urinaires: pendant ce tems-là, ce que l'huile a de plus épais & de plus viſqueux ſe coagule dans les conduits hépatiques, qui ont un moindre diametre, & s'y accumule ſous la forme d'une ſubſtance graiſſeuſe & d'une ténacité ſinguliere.

Tout ceci ſe vérifie très-bien à l'ouverture du cadavre de ceux qui ſont morts du diabete. J'ai ſouvent rencontré dans le foie une tumeur du genre des ſtéatomes, dont la matiere avoit à peu près l'apparence de celles qu'on rend par les ſelles dans la jauniſſe; mais elle avoit beaucoup plus de dureté & de conſiſtance.

Quant au défaut de ſaveur que l'on trouve alors dans l'urine, cela vient entiérement de la bile; car l'eau qui conſtitue la bile, ſéparée de ſon ſel, eſt tout-à-fait inſipide. La bile de bœuf, ſoumiſe à la diſtillation, préſente les quatre cinquiemes d'eau (1): je lui ai encore obſervé une odeur muſquée. L'urine auſſi, au commencement de l'ictere, a ſouvent l'odeur

(1) HALLER, *Not. in Boerhaav. Inſtit.* pag. 99.

de violette ; & dans le diabete, lorſque le malade eſt à l'extrêmité, on diroit que l'amertume de la bile a paſſé dans les urines ; de ſorte que ces maladies, qui, au premier aſpect, paroiſſent de nature ſi différente, ont cependant la même origine, & je ne puis m'empêcher d'ajouter que la cure du diabete établit & confirme ces remarques ; car on le guérit principalement en reſtituant au ſang une portion convenable de ſel fixe, & ſur-tout du genre de ceux qu'on trouve dans les eaux calcaires, comme dans la fontaine chaude de Briſtol, qui n'eſt autre choſe qu'une eau de chaux naturelle. Mais ceci fourniroit la matiere d'une diſcuſſion complette. Revenons à notre ſujet : il eſt queſtion maintenant d'expoſer la maniere de remédier au poiſon de la vipere.

Il y avoit anciennement, en Afrique, une nation particuliere, qu'on nommoit les *Pſylles*. Il ſe ſont rendus célebres par la guériſon de la morſure des ſerpents, dont cette région abonde (1). On croyoit ces gens d'une conſtitution ſi contraire aux venins, que les animaux venimeux, loin de les attaquer, reculoient d'horreur à leur approche. On reconnoiſſoit même, à ce pouvoir, la légitimité de leur naiſſance & de leur origine. Voici ce qu'il y a de vrai. Ils guériſſoient, par un moyen propre à étonner le vulgaire ; c'étoit en appliquant la bouche ſur la plaie, pour en ſucer le venin. Les Marſes ſe vantoient en Italie du même don. On ajoutoit quelque cérémonie ſuperſtitieuſe, pour imprimer plus de terreur au malade, & plus de vé-

(1) PLIN. *Hiſt. Nat.* Lib. VII. ÆLIAN. *Hiſt. Anim.* Lib. I, cap. 51. LUCAN. *Pharſ.* Lib. IX, v. 891.

nération pour celui qui opéroit la guérison. Mais l'Hippocrate Romain, l'élégant Celse, dit sagement : » Non certes, ce n'est pas une science » particuliere qu'ont ces gens qu'on appelle *Psylles*, mais une hardiesse autorisée par l'usage ; » car ce n'est point à la bouche, mais dans la » plaie même que le venin du serpent est nuisible, » & il a cela de commun avec quelques autres » dont les Gaulois se servent à la chasse. Quiconque, à l'exemple du Psylle, sucera la » plaie empoisonnée, ne courra aucun danger, » & en délivrera le malade [1]. «

Aristote dit aussi, quelque part, à ce sujet, que la salive de l'homme est le préservatif de la morsure de plusieurs serpents (2) ; & Nicandre observe que l'odeur de la salive de l'homme les fait fuir (3).

Pline s'est expliqué encore plus fortement, quand il assure que tous les hommes portent le contrepoison des serpents, & que ces reptiles redoutent l'effet de notre salive comme celui de l'eau bouillante. (4). (5).

---

(1) *De Medic.* Lib v, cap. 27.

(2) *Hist. Animal.* Lib. VIII, cap. 29.

(3) *Theriac.* v. 86.

(4) PLIN. *Hist. Natur.* loc. cit.

(5) *Note du Traducteur.* * *Lucrece*, au IVe. Livre, rapporte cette maniere de tuer les serpents, comme une chose très-connue :

Est utique ut serpens hominis contracta salivis
Disperit, ac se se mandendo conficit ipse.

Crachez sur un serpent, sa force l'abandonne ;
Il se mange lui-même, il se dévore, il meurt.

Cette traduction est celle de l'Auteur des *Questions sur l'Encyclopédie*, Art. SERPENT, *Tom.* 9, *p.* 278. Il y a un

On a tout lieu d'être étonné du peu de cas que les Médecins paroiſſent avoir fait, en cette matiere, de la grande autorité de Celſe, qui a rédigé, par écrit, toutes les anciennes méthodes des Médecins & des Chirurgiens Grecs, & qu'ils n'aient point tenté, d'après lui, la pratique des Pſylles, ſi recommandable par ſes avantages, & la facilité de l'employer. Ce qui y a mis obſtacle, c'eſt, ſans doute, le préjugé en vertu duquel on avoit de la peine à ſe perſuader qu'un poiſon ſi fatal dans une plaie, pût être avalé impunément, d'autant plus que les topiques externes qu'ils croyoient être d'une grande efficacité, ne préſentoient pas les mêmes craintes.

A mon avis, cette méthode mérite bien d'être tirée de l'oubli auquel on l'a condamnée ; & il n'y a pas long-tems qu'il eſt arrivé à Londres un cas très-propre à en confirmer l'utilité.

C'eſt d'un Chirurgien de beaucoup d'eſprit, & très-expérimenté dans ſon art, que je tiens cette hiſtoire, telle qu'on la trouvera ici. Il en avoit été témoin oculaire juſqu'à la fin. Un homme eſt mordu au doigt par un ſerpent à ſonnette, qui avoit été apporté depuis peu de la Virginie à Londres ; il applique, ſur le champ, la bouche au doigt mordu & ſuce la plaie. La levre inférieure & la langue ne tarderent pas à ſe tuméfier conſidérablement. Il ne pouvoit parler, & perdoit même juſqu'à un certain point le ſentiment. Il avale une très-grande quantité d'huile, & pardeſſus une plus grande quantité d'eau chaude ; d'où s'enſuit un vomiſſement conſidérable. On fend un pigeon en deux,

---

peu de contradiction, ajoute-t-il, à le peindre languiſſant, & ſe mangeant lui-même.

& on l'applique ſur le doigt. Au bout de deux heures, on fait une inciſion autour de la plaie; on brûle la partie avec un fer rouge, & l'on arroſe tout le bras avec de l'huile bouillante. Après toutes ces opérations, la voix & le ſentiment reparoiſſent. Il reſtoit encore le jour ſuivant un certain gonflement au bras, mais qui céda bientôt aux ſecours ordinaires; & le malade n'éprouva pas d'autre danger.

Comme le venin du ſerpent à ſonnette eſt le plus terrible de tous, il paroît qu'un ſecours qui en procure la guériſon, doit avoir plus d'efficacité contre la morſure de la vipere, qui eſt un ſerpent d'une moindre eſpece, & contre celle de tous les animaux venimeux du même genre. Car ſi l'on excepte de cette cure, le vomiſſement, tout le reſte de ce qui a été fait étoit abſolument inutile. L'application du pigeon, l'inciſion faite à la partie bleſſée deux heures après, la cautériſation de la plaie, tout cela n'a ſervi à rien. On a contribué, je crois, à diminuer la tumeur du bras, en l'arroſant avec de l'huile chaude. Auſſi les Médecins de l'Académie des Sciences de Paris ont-ils porté un jugement très-ſenſé ſur l'uſage de l'huile dans les morſures venimeuſes (1). On avoit publié, dans nos *Tranſactions philoſophiques* (2) une expérience par laquelle on prétendoit guérir avec l'huile ordinaire, la plaie faite par la morſure d'une vipere. Ces Médecins ont répété, avec attention, cette expérience; ils en ont fait de nouvelles à ce ſujet, & il en a réſulté que ce ſecours eſt inſuffiſant pour la guériſon radicale;

(1) *Mém. de l'Acad. des Sc. de Paris.* An. 1737.
(2) N°. 443.

mais que cette fomentation ne peut être que fort utile.

Voici donc ce qu'il eſt queſtion de faire, dès que quelqu'un a été mordu d'une vipere, de quelque genre qu'elle ſoit. Que le bleſſé lui-même ſe hâte d'appliquer ſes levres à la plaie, pour la ſucer ; & ſi elle eſt ſituée de maniere à ne le pas permettre, que quelqu'autre lui rende cet office d'humanité. Celui qui s'en charge fera très-bien, pour ſe prémunir contre l'inflammation que l'âcreté du levain pourroit cauſer aux levres & à la langue, de ſe laver la bouche avec de l'huile un peu chaude, & même d'y en conſerver un peu pendant le tems de la ſuccion.

Il convient de donner un vomitif immédiatement après : une doſe d'ipecacuanha ſuffira, ſi on la rend plus propre à produire le vomiſſement, en faiſant prendre au malade de l'huile & de l'eau chaude. Son efficacité eſt due ici principalement à la commotion générale qu'il excite dans le genre nerveux. On prévient par-là, ces ſpaſmes terribles qui ſe répandroient bientôt dans tout ce ſyſtême.

On trouve la confirmation de cette pratique dans ce que je tiens d'un habile Chirurgien, qui avoit demeuré en Virginie. Il m'a aſſuré que c'étoit une coutume reçue dans les Indes, de guérir, par la ſuccion, la morſure du ſerpent à ſonnette, & qu'immédiatement après, on faiſoit prendre au malade une ample décoction de *ſeneca*, dont l'effet eſt de produire un vomiſſement conſidérable ; cette racine eſt connue dans ces climats, ſous le nom de *racine pour la morſure du ſerpent à ſonnette*, & l'on en applique aussi sur la plaie, après l'avoir mâchée auparavant (1).

Pour ce qui est des autres remedes externes, à peine leur usage me paroît-il devoir être toléré, puisqu'ils auroient bien de la peine à empêcher la communication de la partie blessée avec le reste du genre nerveux. Il n'y a aucune raison d'utilité qui engage à la brûler avec le fer chaud. Il y en auroit peut-être davantage à y appliquer du sel desséché, d'après le conseil de Celse; mais ce secours ne seroit pas encore d'une bien grande efficacité (2). On a beaucoup vanté ces pierres qu'on nous apporte des Indes orientales, sous le nom de *pierres serpentaires*, & qu'on dit être tirées de la tête du fameux serpent, appellé *Cobra de Capelo*; mais on n'a pas de preuves bien certaines de la vertu qu'on leur attribue : au moins, nos expériences, &

(1) *Note du Traducteur.* * M. *Tennent*, Médecin Anglois, qui avoit resté plusieurs années en Virginie, & qui avoit été témoin des effets de la racine de *Seneca* dans la morsure du serpent à sonnette, qui présente, dans ceux qui l'ont éprouvée, des symptomes semblables à ceux de la pleurésie & de la péripneumonie, l'employa, dit-on, avec assez de succés dans ces maladies, & tira bien des malades des portes de la mort. N'oublions-nous pas quelquefois dans la pratique cette viscosité, cette ténacité du sang, pour ne nous occuper que de l'inflammation? Les *Anti-phlogistiques* laissent peut-être périr bien des gens, que le *sang de bouquetin* ou la décoction de *Seneca* sauveroit. Les Médecins savent cependant que la même maladie peut être due à des causes contraires, & qu'alors elle doit exiger des secours analogues. *Voy.* la Lettre écrite à l'Acad. Roy. des Sc. & *Essay on the Pleurisy.* M. *Geoffroy* donne la description du *Seneca* dans sa *Mat. Méd.* Tom. 2, pag. 237.

(2) *De Med.* Lib. v, cap. 27.

avant les nôtres, celles de Redi (1) & de Charas (2) ne l'ont pas confirmée. Ces pierres effectivement restent quelque tems attachées à la plaie sur laquelle on les applique ; mais je ne les crois pas naturelles. Elles ont l'apparence absolument factice ; & probablement elles sont composées d'os calcinés, mêlés avec quelques autres substances testacées. Au reste, quand elles sont tombées, on ne s'apperçoit pas qu'elles aient attiré la moindre partie du venin [3].

Le remede de nos chasseurs mérite un peu plus d'attention. Ils y ont une telle confiance, qu'ils ne redoutent point du tout la morsure de la vipere ; ils prétendent qu'une guérison radicale suit nécessairement l'application de leur spécifique.

---

(1) *Esperienze intorno alle Vipere.*

(2) *Pag.* 66.

(3) *Note du Traducteur.* * C'étoient les Missionnaires qui avoient fait accroire à presque toute l'Europe qu'on trouvoit dans le corps de ce serpent une pierre spécifique contre sa morsure & celle des autres animaux vénéneux. M. *Redi* avoit effectivement déja consigné dans une Lettre l'inefficacité de cette pierre, puisque, de plus de vingt expériences qu'il fit sur divers animaux piqués par des scorpions de Tunis, par des viperes d'Italie, par des fiches enduites d'huile de tabac, qu'on sait être un des poisons les plus actifs, il en résulta que ceux pour qui on avoit mis en usage cet alexipharmaque, périrent plutôt que les autres. M. *Mead* avoit raison de soupçonner que ces pierres étoient factices. On sait aujourd'hui qu'elles se fabriquoient à Rome dans la Pharmacie des Jésuites, sous le regne des PP. Kircker & Boius. Ce sont les découvertes de Physique qui ont achevé de mettre au jour la forfanterie de cet indigne commerce, qui consistoit à nous vendre fort chérement quelques tablettes de *terre sigillée*, que les bons Peres achetoient à bas prix des Bramines, ou qu'ils faisoient faire à Rome, pour éviter les frais du transport.

Quoiqu'on en fasse un secret, je me suis assuré, par un examen très-stricte, que la base n'est autre chose que l'axonge de la vipere, dont on frotte la plaie immédiatement après l'accident. Pour en connoître plus précisément l'efficacité, j'ai fait mordre un jeune chien au nez par une vipere en fureur; l'une & l'autre dent furent profondément imprimées. Le chien faisoit des hurlemens pitoyables, & la partie commençoit à se tuméfier. J'y appliquai de l'axonge que j'avois sous la main; & en trois jours, il fut parfaitement guéri.

Quelques-uns de ceux qui étoient présents à cette expérience, voulurent attribuer cette guérison à la salive du chien, qui avoit léché sa plaie, plutôt qu'à la vertu de l'axonge: ce qui nous engagea à la répéter d'une autre maniere. Nous le fîmes mordre à la langue; on ne lui donna point le remede, & il mourut en quatre à cinq heures. Ceci a été renouvellé à plusieurs reprises, & toujours avec le même succès.

Comme cette axonge est formée de parties visqueuses & glutineuses, mais plus pénétrantes qu'aucune autre substance huileuse, il est bien certain que si on l'applique sur le champ sur la partie blessée, qu'elle enveloppera les sels volatils de la liqueur venimeuse, & peut empêcher par-là qu'ils ne se crystallisent; ce qui est, comme nous l'avons démontré, la cause essentielle du danger qui suit la morsure.

Cependant cette méthode n'est pas tellement sûre, qu'il faille s'y reposer entiérement. Il est plus prudent de s'en tenir à celle dont nous avons parlé. Si même il survient au malade des anxiétés, des foiblesses, ou quelqu'autre des symptomes nerveux dont nous avons fait mention, c'eſt le cas de provoquer la ſueur, au moyen des cardiaques, & ſur-tout de la confection *raleigh*, *du ſel de vipere*, ou, à ſon défaut, de celui de *corne de cerf*, délayés dans du vin chaud. J'ai ſouvent éprouvé les heureux effets de cette méthode ; & quoiqu'on ait attribué à l'huile la guériſon dans le cas que j'ai cité, il n'en eſt pas moins vrai que ce ne fut que par l'adminiſtration de ces derniers remedes que le malade fut entiérement rétabli.

SUPPLÉMENT du Traducteur à cet article du traitement du venin de la Vipere.

CES remedes conſeillés ici par M. Méad, ſont des alkalis volatils; leur vertu mérite d'être miſe dans un plus grand jour.

Perſonne n'ignore maintenant que le vrai ſpécifique du venin de la vipere eſt l'alkali volatil, depuis la fameuſe épreuve que Mr. de Juſſieu en fit en 1747, & qui eſt rapportée dans l'*Hiſtoire de l'Académie Royale des Sciences* pour la même année. C'eſt ici le lieu de raconter ce qui arriva à ce célebre Botaniſte

» Le 23 Juillet 1747, M. Bernard de Juſſieu étant à herboriſer ſur les Buttes de Montmorency avec ſes Éleves, un d'eux ſaiſit avec la main un ſerpent qu'il prenoit pour une couleuvre, & qui réellement étoit une vipere. L'animal irrité le mordit en trois endroits; ſavoir, au pouce, au doigt index de la main droite, & au pouce de la main gauche ; il ſentit preſque auſſi-tôt un engourdiſſement dans les doigts, & ils s'enflerent. L'enflure gagna les mains, & devint si considérable, qu'il ne pouvoit plus fléchir les doigts. Ce fut dans cet état qu'on le mena à M. de Jussieu, qui étoit éloigné de quelques centaines de pas. L'inspection de l'animal le fit aussi-tôt reconnoître pour une vipere très-forte & très-vive; & le malade qui avoit été effrayé, fut rassuré par l'espérance d'une prompte & sûre guérison. En effet, M. de Jussieu s'étoit assuré, tant par le raisonnement que par un grand nombre d'expériences faites sur des animaux, que l'alkali volatil étoit, dans ces sortes d'occasions, un remede sûr, pourvu qu'il fut administré promptement. Il avoit heureusement sur lui un flaccon rempli d'eau-de-Luce, qui, comme l'on sait, n'est qu'une préparation de l'alkali volatil uni à l'huile de succin. Il en fit prendre au malade six gouttes dans un verre d'eau, & en versa sur chaque blessure assez pour servir à les bassiner, & à les frotter. Il étoit alors une heure après-midi, & il faisoit fort chaud; sur les deux heures, le malade se plaignit de maux de cœur, & tomba en défaillance: on voulut faire une ligature au bras droit, qui étoit très-enflé, mais Mr. de Jussieu la fit défaire, & une seconde dose du même remede prise dans du vin, fit disparoître la défaillance. Alors le malade demanda à être mené au lieu où il devoit passer la nuit; il y fut conduit par deux Étudians en Médecine, qui se chargerent d'en avoir soin, & de lui faire prendre le même remede, s'il lui survenoit quelques foiblesses; il en eut effectivement deux dans la route; étant au lit, il se trouva très-mal, donna même quelques marques de délire, & vomit tout son dîner; mais tous ces accidens céderent à quelques nouvelles doses d'alkali volatil.

Après

Après son vomissement, il resta tranquille, & dormit assez paisiblement. M. de Jussieu, qui arriva sur les huit heures, le trouva beaucoup mieux, & seulement incommodé de l'abondante transpiration que le remede lui avoit causée; la nuit fut très-bonne: le lendemain, les mains n'étant pas désenflées, on fit une embrocation avec l'huile d'olive, dans laquelle on mêla un peu d'alkali volatil. L'effet de ce remede fut prompt: une demi-heure après, le malade pouvoit fléchir librement les doigts; il s'habilla, & revint à Paris, après avoir déjeûné de très-bon appétit; depuis il alla de mieux en mieux, & se trouva entiérement guéri au bout de huit jours. L'enflure, l'engourdissement des mains, & une jaunisse qui s'étoit montrée, dès le troisieme jour, sur les deux avant-bras, furent dissipés par le même remede, dont il prenoit trois fois par jour, deux gouttes dans un verre de sa boisson «.

Hist. de l'Acad. des Sc. 1747, pag. 54.

Comme je n'ai guere vu d'observation qui constate mieux l'efficacité de ce spécifique que celle que j'ai publiée, il y a quelques années, dans le *Journal de Médecine*, j'espere qu'on voudra bien me permettre de lui donner place ici.

On pourroit inférer de la maniere dont je m'y suis expliqué, que c'étoit à l'*eau-de-Luce*, en tant qu'*eau-de-Luce*, que j'attribuois la guérison de mon malade, qui n'a été due qu'à l'alkali volatil. Comme je ne pourrois réformer cette faute d'exactitude qu'en en commettant une autre contre la vérité du fait, j'aime mieux citer ici le Mémoire tel qu'il a été inséré dans le *Journal de Médecine* du mois de Décembre 1770, *pag.* 524, avec la note de M. Roux qui lui sert de correctif.

*OBSERVATION sur les effets de l'*Eau-de-Luce *dans la morsure de la Vipere. Par M.* COSTE, *Médecin de l'Hôpital Royal & Militaire de Versoy, Médecin-Pensionné de la Ville & du Pays de Gex.*

Sunt bona mixta malis, & mala mixta bonis.
MARTIAL, *Epigr.*

IL est dans ce monde une somme de biens & de maux dont la Nature a dû faire la distribution inévitable à tout ce qui est sujet à ses loix. Hommes injustes, nous murmurons sans cesse, & nous nous croyons chacun les plus lésés dans cette répartition. Examinons les choses d'un œil moins prévenu, nous serons de l'avis du Docteur Pangloss. Ce que la Nature nous a refusé d'un côté, elle nous en dédommage de l'autre. Sans doute, la compensation a lieu, même à l'égard de ces biens & de ces maux imaginaires, légers enfans de l'opinion. La vertu, dont le sage s'enveloppe, lui tient lieu de l'opulence qu'il méprise. Une santé athlétique, un corps sain & vigoureux ne valent-ils pas à l'ignorant Campagnard, ce que les talens & les connoissances peuvent valoir au débile Citadin? Celui qui a les jambes plus foibles a les bras plus forts. La privation de l'ouïe est une cause de perfection dans l'organe de la vue. L'aveugle, de son côté, a l'ouïe beaucoup plus délitate ; tandis que le muet & le ſourd ſont ceux qui poſſedent la faculté de voir dans ſa plus grande intenſité. Enfin, il eſt dans la vie telle circonſtance où la privation de l'un des ſens a été ſalutaire par elle-même, & indépendamment de la perfection des autres. En voici un exemple, ſi je ne me trompe.

Jacquemier, pauvre manœuvre de cette Ville, perd les yeux par l'effet de la petite-vérole : le voilà devenu bûcheron par néceſſité, faute de pouvoir vaquer à d'autres travaux. Nous habitons le pied du Mont Jura, la premiere de ces Alpes fameuſes, où la Nature a prodigué ſes beautés horribles ; des rocs eſcarpés, dont la cime majeſtueuſe ſe perd dans la nue, tandis qu'un affreux précipice leur ſert de baſe ; ſpectacle qui fait pâlir d'effroi le Voyageur qui obſerve. C'eſt là le théatre ſur lequel il ne craint point d'aller frapper, d'un bras nerveux, les bois deſtinés à lui fournir ſa ſubſiſtance. En vain l'écho, répondant aux coups redoublés de ſa hache, multiplie ſur ſon tympan l'horreur qui ne peut ſe peindre ſur ſa rétine : l'heureuſe ſécurité l'accompagne dans tout le cours de ſa tâche pénible. Noctambule en plein jour, il deſcend tranquillement, portant avec peine, mais avec ſatisfaction, le fruit peſant de ſes fatigues. Ce ſpectacle eſt attendriſſant ; il n'eſt pas indigne des yeux d'un Philoſophe. Je ſuis mon aveugle d'un œil attentif, & je partage avec émotion ſon contentement réel. Mais hélas ! que le bonheur eſt de peu de durée. Un reptile qui porte la mort, quittant ſa ſombre retraite, s'élance avec fureur, & imprime ſes dents meurtrieres ſur le doigt du malheureux aveugle qui ne l'a point prévu, qui n'a point irrité l'animal par les efforts qu'un mortel ordinaire eût fait pour lui arracher la vie... Par un instinct naturel à tout être qui souffre, l'aveugle, chez qui la douleur réveille la sensibilité, secoue la main avec force, fait lâcher prise à l'animal, & continue paisiblement sa route. Au bout d'une demi-heure, il sent son doigt grossir douloureusement : l'enflure & la douleur se communiquent, de proche en proche, & vont toujours en augmentant; un vomissement bilieux, d'une amertume extraordinaire, survient. L'aveugle, qui jusqu'alors avoit la constance de ramener à la Ville sa charge ordinaire, est obligé de l'abandonner : la douleur, l'impatience de trouver du soulagement lui font hâter le pas; les anxiétés, les défaillances le retardent. Il arrive, enfin, à l'Hôpital de Charité, où je suis appellé sur le champ. Il y avoit près de deux heures que l'accident étoit arrivé.

Le malade interrogé promptement sur la grosseur, la longueur de l'animal qui l'avoit attaqué, ne put fournir, dans ses réponses, aucune donnée pour juger quel il avoit été. Il ne se présentoit, à l'extérieur, qu'une petite plaie simple, large de deux lignes, & longue d'un demi-pouce sur le côté interne de la premiere phalange du petit doigt de la main droite. Ce doigt étoit douloureux, très-gonflé, ainsi que la main & l'avant-bras, dont le volume étoit au moins double de celui de la main & de l'avant-bras du côté opposé. La ligature qui avoit déja été faite au dessus du coude, un instant auparavant, fut renouvellée, & serrée de maniere à mieux intercepter le cours de l'enflure. La partie où elle existoit, étoit violette, douloureuse, & privée de chaleur. Je songeai d'abord à l'eau, de-Luce (1); mais n'en ayant pas trouvé ſous la main, je fis délayer un gros de thériaque dans un peu de vin qu'on fit avaler au malade. On baſſina la partie affectée avec de l'eſprit-de-vin camphré, dans lequel on avoit auſſi délayé de la thériaque. Cependant le vomiſſement continuoit, ainſi que l'oppreſſion, les anxiétés : le pouls devenoit petit, concentré ; la partie augmentoit de volume : *Annibal ad portas.* Le moindre retard des ſecours les plus efficaces pouvoit être ſuivi de l'effet le plus funeſte.

Ma détermination fut priſe en deux minutes. Je fis appliquer une ventouſe ſur le dos de la main, & tandis que le Chirurgien facilitoit l'écoulement du ſang, qu'il procura par trois grandes ſcarifications faites à la levée de la ventouſe, je préparai galéniquement une ſorte d'eau-de-Luce avec l'eſprit volatil de ſel ammoniac, ſur chaque once duquel je fis ajouter une dragme de ſuccin préparé. J'en donnai vingt gouttes

(1) *Note de* M. Roux, *Auteur du Journ. de Médec.*
Ce n'eſt qu'à l'alkali volatil, qui en fait la baſe, que l'*eau-de-Luce* doit la propriété qu'elle a de remédier aux accidens produits par la morſure de la vipere. Si M. *de Juſſieu*, auquel nous ſommes redevables de ce ſpécifique, ſe ſervit de cette compoſition pour le cas rapporté dans l'*Hiſtoire de l'Académie*, 1747. *page* 54, c'eſt qu'il n'avoit point d'autre alkali volatil ſous la main. Nous nous ſommes crus d'autant plus obligés à inſérer ici ce petit avertiſſement, qu'il nous paroit que M. *Coſte* n'a retardé l'uſage du ſpécifique, que parce qu'il a cru que c'étoit le mêlange de l'*eau-de-Luce* qui opéroit ces ſortes de guériſons, puiſqu'il tâcha d'y ſuppléer, en ajoutant du ſuccin préparé à l'eſprit volatil du ſel ammoniac, dont il fit faire uſage à ſon malade.

dans un demi-verre de vin au malade ; & le vomissement cessa dès-lors, pour ne plus reparoître. Il sortit des trois incisions, & de celle qui fut faite au lieu même de la plaie, environ trois palettes de sang noirâtre ; & en même proportion, tous les assistans s'apperçurent d'une diminution considérable de l'enflure. Après un dégorgement suffisant, je fis répandre une quinzaine de gouttes de la même liqueur dans chacune des plaies : on les recouvrit d'un appareil simple, dont tous les linges étoient imbibés d'esprit-de-vin camphré, sur chaque once duquel j'en avois fait ajouter trente gouttes.

Ceci se passoit sur les deux heures après-midi, le 14 Juillet de cette année. On réitéra dans de l'eau de Scabieuse, la dose intérieure du même remede, deux heures après, & encore à celle du premier pansement qui fut fait, le même soir, en ma présence. Le sang qui coula, parut beaucoup plus naturel; & la couleur du tissu cellulaire n'étoit point livide & bleuâtre, comme elle avoit paru lors de l'incision. Il fut pansé deux fois, le lendemain, de la même maniere, & prit, dans la matinée, une quatrieme & même dose à l'intérieur. Le troisieme jour, l'enflure étoit très-peu considérable ; les levres des scarifications rapprochées. Il ne s'est pas présenté le moindre point de suppuration. Mon homme en a été quitte pour deux purgatifs ; & au huitieme jour de l'accident, il ne lui restoit d'autres marques que celles que les cicatrices des scarifications y laisseront pour le reste de sa vie.

Les Chymistes diront que ce n'est pas très-précisément de l'eau-de-Luce dont je me suis servi ; & je n'en croirai pas moins avoir fait là une des expériences qui constate le mieux son efficacité dans la morsure de la vipere ; car les symptomes ne sont pas équivoques ; & le succès du traitement vient à leur secours pour prouver que c'est bien le venin de ce reptile qui les avoit produits.

Le Docteur Méad, & tous ceux qui ont traité de cet objet, s'accordent à dire que le danger croît par le retard du secours. Ici il a été assez tardif, & cependant suivi d'un succès assez prompt. Il peut avoir été dû, en partie, à la forte dose du remede, tant interne qu'externe ; mais d'autres circonstances y ont contribué. Le jour où cela est arrivé étoit un des premiers où l'on se fût apperçu ici d'être en Eté. La veille, à deux heures après-midi, le thermometre de Réaumur étoit encore au treizieme degré au dessus du terme de la glace ; & ce jour-là il n'étoit encore qu'au quinzieme ; de sorte que la liqueur vénéneuse n'avoit pu acquérir une bien grande causticité : elle n'avoit pu être augmentée par la colere de l'animal qui n'avoit point été irrité. Le blessé, qui ne l'avoit pas vu, n'en avoit pu être effrayé ; & une sorte d'insensibilité qui accompagne le malheur, & qui lui sert de remede, a aussi concouru, si je ne me trompe, à diminuer tous ces dangers. Un homme à qui sa naissance, ses richesses, ou ses talens auroient prodigué tous les agrémens de la vie, eût tremblé pour des jours consacrés aux plaisirs ; & cette crainte en eût rompu le fil. Dans celui-ci, les liens qui unissent l'ame au corps, fortifiés par l'infortune, ont peut-être mieux résisté à leur dissolution.

Une jument, d'un de mes amis, huit jours

après, fut mordue par une vipere dans la même montagne ; il me vint demander si le même traitement pouvoit s'adapter, & je le lui conseillai. On prit une once du mêlange qui restoit, & que la jument avala dans du son. On scarifia sa plaie qui étoit au bas-ventre ; on fit le même pansement ; & deux jours après, les symptomes les plus terribles étoient dissipés, même l'enflure qui avoit été prodigieuse.

Il y a dans le volume du *Journal de Médecine*, où mon Mémoire est inséré, une observation analogue, par M. Bajon, Chirurgien du Roi à l'Isle de Cayenne, *pag.* 146 ; il seroit facile d'en citer beaucoup d'autres.

On trouve dans ces différentes relations, un modele qui peut servir pour l'administration de ces spécifiques, dont je ne fixerai pas ici de dose absolue. Je crois qu'il est très-difficile de déterminer celle de quelque remede que ce soit, & que c'est à un Médecin sage & prudent à la régler selon les circonstances.

Je n'ajouterai ici que deux mots sur la maniere d'agir de ce spécifique. Je crois qu'il dissipe les symptomes à titre d'anti-spasmodique, & à titre de dissolvant. La preuve qu'une partie de l'action du spécifique se porte sur les nerfs, c'est qu'à proportion qu'on en réitere les doses, les spasmes s'appaisent ; que la jaunisse, qui dépend, comme dit notre Auteur, de la constriction nerveuse des conduits biliaires, se dissipe. Il agit aussi comme dissolvant, puisque le sang de la partie affectée, qui paroissoit d'abord noirâtre & grumelé, reprend, après l'effet du remede, sa couleur & sa fluidité ordinaires. Le degré de consistance du sang, approchant le plus de celui de l'état naturel, ne pourroit-il pas régler la dose d'alkali volatil, à laquelle il faut s'arrêter dans chaque sujet? *

Avant de terminer cet Essai, considérons un peu les vertus médicinales de la vipere. Elles ont été célébrées par quantité d'Auteurs, qui en ont reconnu l'efficacité dans la cure des maladies les plus opiniâtres.

Parmi les Anciens qui ont employé la chair de vipere, il faut compter au premier rang, à mon avis au moins, Antonius Musa, ce célebre Médecin de l'Empereur Auguste; dans les ulceres incurables, il prescrivoit, au rapport de Pline (1), la chair de vipere, & procuroit, par ce moyen, une guérison assez prompte.

Il peut très-bien se faire qu'il tînt cette pratique de ce fameux Médecin Grec dont Cicéron parle souvent dans ses *Lettres à Atticus*. Il avoit guéri, au rapport de Porphyre (2), un valet dont les chairs tomboient en lambeaux, & étoient entiérement détachées des os: il l'avoit guéri, dis-je, en lui conseillant de se nourrir de viperes apprêtées comme des poissons.

Quoi qu'il en soit, du tems de Galien, les vertus salutaires de la vipere n'étoient inconnues de personne. Car il dit que ceux qui sont attaqués de l'éléphantiasis, trouvent un secours avantageux dans l'usage de la vipere, apprêtée comme l'anguille. Il rapporte en même tems des cures surprenantes, opérées par le vin de vipere (3).

---

(1) *Lib.* XXX, *cap.* 13.

(2) *De abstinentiâ ab animalibus.* Lib. 1, p. 16.

(3) *De arte curatoriâ ad Glaucon.* Lib. 2, cap. 10, & *de simpl. Medic. Facult.* Lib. XI, cap. 1.

Arétée, qui vraisemblablement étoit contemporain de Galien, & qui est celui de tous les Anciens qui a le mieux décrit l'éléphantiasis, recommande, pour cette maladie, à l'exemple de Craterus, des viperes en guise de poissons (1). Et je me rappelle, à cette occasion, que Lopès (2), dans sa *Description du Royaume de Congo, en Afrique*, rapporte que les Negres de cette contrée mangent des viperes avec grand plaisir, & que c'est pour eux un mets très-délicat. Dampier nous apprend aussi que les habitans du Tunquin, dans les Indes orientales, ne donnent pas un festin sans offrir, à leurs convives, l'arack, dans lequel on a fait infuser des serpens & des scorpions; & cette boisson passe, chez eux, non seulement pour un bon cordial, mais encore comme l'antidote le plus assuré contre l'éléphantiasis & tous les autres genres de poisons (3).

Un Médecin très-savant, qui avoit long-tems demeuré à Bengale, m'a rapporté que c'étoit une pratique constante parmi les Médecins de ce pays, d'ordonner à ceux qui sont affligés de quelque maladie longue, le *Cobra de Capelo*, qui est une sorte de vipere commune dans ces cantons.

En Italie & en France, les Médecins prescrivent communément le bouillon & la gelée de vipere à ceux chez qui ils supposent la masse du sang altérée & appauvrie par des maladies longues; à ceux chez qui elle est viciée par dif-

---

(1) *Curat. diuturn.* Lib. 2, cap. 13.

(2) V. *Purchas Pilgrims*, Part. 2, Lib. VII, c. 4, §. 3.

(3) *Voyages*, Vol. 2, Part. 1, pag. 53.

férens levains, & cela, à dessein de la purifier, & de lui donner une nouvelle vigueur.

D'après tout cela, on peut établir que la plus grande efficacité de la chair de vipere consiste en ce qu'elle accélere la circulation du sang, & qu'elle opere un mêlange plus parfait des parties qui le composent. De cette maniere, les glandes obstruées se délivrent du liquide qui y étoit engorgé; ce remede facilite le cours de ces humeurs, qui tendent à l'acidité, & qui sont la cause de tant d'affections fâcheuses qui se portent à la peau, & qui la gâtent, telles que la lepre, les écrouelles, &c.

Les effets salutaires de ce reptile doivent être rapportés à ce sel actif & pénétrant, dont ses chairs abondent; & ce qui contribue à le produire, c'est le genre de nourriture dont il use, vivant de lézards, de rats, &c. On sait que, de tous les animaux, ce sont ceux qui passant dans le sang, lui communiquent une plus grande quantité de parties salines, actives & volatiles; & c'est là ce qui constitue la plus grande différence qui se trouve entre la vipere & les serpents qui vivent de végétaux: ceux-ci ne sont point venimeux; aussi leur chair ne présente-t-elle aucune des propriétés qui caractérisent celle des serpents qui le sont.

Si l'on a fait quelque attention à ce que je viens de dire, on avouera que nos Médecins sont trop réservés ou trop timides dans l'administration d'un si grand remede: car ils ne prescrivent guere que quelques grains de poudre de vipere, ou une très-petite quantité de trochisques où leur chair entre. Cependant, pour retirer quelque fruit de l'usage de ce remede, il faut que le malade insiste sur celui des bouillons & de la gelée, ou mieux encore, qu'à l'exemple des Anciens, il se fasse servir à ses repas la vipere, apprêtée comme le poisson. Si la répugnance du malade y met obstacle, quoiqu'il y ait des friands qui s'en accommodent très-bien, il pourra user du vin, dans lequel on met en digestion, pendant deux ou trois jours, à un degré de chaleur modérée, des viperes desséchées (1). J'ai éprouvé l'efficacité de ce vin dans les lepres les plus opiniâtres. Si ce vin ne convient pas encore au malade, il lui faut conseiller la poudre, ou le sel de vipere, dans lequel réside toute la vertu médicinale de ce reptile. Il est bien certain qu'un sel qui abonderoit en parties plus actives encore, & plus stimulantes que celui-là, comme celui des cantharides, par exemple, fourniroit un remede plus puissant encore & plus efficace dans ces éruptions seches & écailleuses qu'éprouvent les lépreux ; & ce sel peut s'administrer sans le moindre danger, sous la forme de teinture faite à l'esprit-de-vin (2) (3).

---

(1) *Voy.* la *Pharmac. de Londres.*

(2) *Ibid.*

(3) *Note du Traducteur.* * *Dioscoride*, qui vivoit, selon toutes les apparences, du tems du fameux Mithridate, Roi de Pont, est le plus ancien des Auteurs qui ont parlé des propriétés médicinales de la vipere, long-tems avant qu'Andromaque l'eût employée à la confection de sa fameuse thériaque. Après avoir enseigné la maniere de préparer la chair de la vipere, cet Auteur dit qu'elle a la vertu d'éclaircir la vue, de fortifier les nerfs, de s'opposer aux progrès des écrouelles : il assure même avoir oui dire que le fréquent usage de ce remede, contribue à faire vivre long-tems ; enfin, le sel même qu'on retire de ce reptile, ne lui étoit pas inconnu, comme on peut le voir au *Chap.* 16 de son 2e. Livre.

ADDITION qui contient la description anatomique des parties de la Vipere & du Serpent à sonnette, qui concourent à la formation de leur venin, & à laquelle on a joint une courte exposition des autres animaux venimeux.

POUR donner une idée plus complette des moyens méchaniques par lesquels la vipere & le serpent à sonnette causerent le danger dont leur morsure est suivie, il est question d'expliquer les figures anatomiques que j'en ai dessinées. Nous commencerons par le plus petit de ces animaux, & nous suivrons jusqu'à la description du plus considérable. Si dans celle-ci il se trouve quelques répétitions de ce qui aura déja été remarqué dans l'autre, je prie le Lecteur de les excuser. Dans les petits objets, on est forcé de remettre souvent sous les yeux, la même partie, de l'examiner sous ses différentes faces,

Presque tous les Auteurs en recommandent l'usage interne dans les maladies cutannées, comme dartres, lepre, boutons scrophuleux. Ce remede est encore considéré comme alexipharmaque. C'est à raison de la grande quantité de sel volatil & d'huile que ces serpens contiennent, qu'ils produisent ces effets admirables. On tire encore de grands secours de la graisse de vipere appliquée à l'extérieur en liniment, dans les affections rhumatismales & nerveuses. On peut consulter, à ce sujet, les *Continuateurs de la matiere médicale de M. Geoffroi*, à l'article SERPENT, & les *Nouvelles expériences de M. de Haën*, dans sa *Ratio medendi*, Tom. V.

afin de déterminer, d'une maniere plus fixe, l'usage qu'on doit leur assigner ; de sorte que notre exposition ne suivra pas l'ordre des figures, mais plutôt le fil de la description à laquelle elles sont destinées.

La TABLE PREMIERE représente la tête d'une vipere ordinaire, vue de divers côtés.

La *Figure Iere.* offre l'aspect latéral du crâne & des mâchoires.

(*a*) Deux dents venimeuses de chaque côté, & fichées dans un os solide, par le méchanisme dont il sera fait mention.

(*b*) Ces os solides sont articulés par gynglime, comme s'ils tenoient à l'un & à l'autre des os zygomatiques. Ils jouissent, au moyen de cette articulation, de deux mouvemens. En vertu du premier, les dents se montrent & se dressent pour mordre. Elles se retirent par le second, sont ramenées en dedans, & se recourbent vers la racine de la langue, de maniere à rapprocher les deux mâchoires.

On voit, dans la 5*e*. *Figure*, ces dents plus en grand.

Ces mouvemens sont produits par une légere chûte de l'os *C*, & dans la *Figure* 5, *D* qui attaché à l'os *B* au dessus de son articulation, le force de se joindre à lui, & de concourir à ces mouvemens, par lesquels il est porté au dehors ou ramené en dedans. Ils lui sont communiqués, & par sa connexion avec la mâchoire inférieure, & en vertu des muscles qui lui sont propres, & qui sont destinés à ces usages.

La *Figure Iere.* *F* montre la mâchoire inférieure, & *e*, *d*, les deux points d'appui, au moyen desquels elle exerce les mouvemens nécessaires pour dévorer sa proie.

On voit dans la *Figure* 6, ces deux ſoutiens *a* & *b*, qui ſervent à joindre la mâchoire inférieure avec le ſinciput & l'os temporal.

Pour bien ſaiſir le méchaniſme dont ſe ſert la vipere pour avaler ſa proie, il faut obſerver que la mâchoire, tant ſupérieure qu'inférieure du même côté, peut ſe mouvoir, l'oppoſée reſtant fixe & immobile; de ſorte que la mâchoire, tant ſupérieure qu'inférieure d'un côté, peut être portée au dehors ou ramenée en dedans, tandis que la mâchoire oppoſée éprouve des mouvemens contraires, ou bien reſte fixe & immobile. Or, ces mâchoires ſont armées de petites dents adhérentes très-fortement à leur ſuperficie, & auxquelles leur uſage pourroit faire donner le nom de tenailles. *Fig.* 1. *g* & *Fig.* 5 *c.* C'eſt en vertu de ces mouvemens alternatifs de rétraction que la proie eſt précipitée dans l'eſtomac.

Le nombre de ces tenailles eſt plus conſidérable à la mâchoire ſupérieure qu'à l'inférieure.

La *Fig.* 5 (*c*) repréſente ces dents à la mâchoire ſupérieure.

La *Fig.* 6 (*d*) les fait voir à l'inférieure.

La *Fig.* 4 préſente le ſommet du crâne, où l'on voit

(*a*) Le ſinciput, formé dans l'homme du concours des deux pariétaux, eſt formé ici d'un ſeul os, tandis que le front *b*, qui n'a qu'un os dans l'homme, eſt fait dans cet animal de deux os unis par une ſuture.

(*c*) L'entrée antérieure de l'orbite de l'œil creuſée dans l'os frontal.

(*d*) Les os du nez.

(*e*) L'os maxillaire qui, dans cet animal, eſt d'une ſeule piece.

Mais tandis que nous en sommes encore sur les os de cette partie, n'oublions pas d'observer que ce n'est pas seulement à raison de la grandeur & du mouvement que les dents venimeuses different des autres. Elles ont des propriétés qui les distinguent ; & d'abord il faut remarquer que quoiqu'on en trouve deux de chaque côté, il est très-rare cependant qu'elles soient attachées avec une égale force aux alvéoles qui les contiennent. Quelquefois la dent extérieure de l'un & de l'autre côté est plus lâche ; quelquefois, au contraire, c'est l'intérieure qui tient le moins. D'autres fois, l'interne d'un côté & l'externe de l'autre sont attachées avec moins de force. Lorsque les dents se forgettent, celle qui tient le mieux s'éleve davantage que celle qui est plus lâche, & qui paroît plus longue.

En pesant toutes ces circonstances & celles dont il me reste à faire mention, on voit que la vipere ne se sert jamais, pour mordre, que d'une de ses dents. La nature a disposé ainsi les choses, afin que l'action d'une seule suffise pour lancer à l'animal dont elle fait sa proie, tout le venin préparé d'un côté, & qu'il réponde aussi efficacement à l'intention de ce reptile que si l'une & l'autre dent avoient agi.

La dent de la vipere décrit un arc en formant sa plaie ; aussi a-t-elle une force bien plus considérable, à raison de cette figure courbe qui lui donne quelque ressemblance avec la griffe des oiseaux de proie, *Fig. Iere. a* & *Fig.* 5 *a*. Mais cette forme s'oppose à ce que la dent se dégage avec facilité ; d'où il arrive quelquefois que la proie de la vipere, en faisant des efforts pour se délivrer, arrache la dent, d'autant plus que

que la vipere qui se sent tirée par ces divers mouvemens, assujettit sa queue contre terre, jusqu'à ce qu'elle se sente bien rafermie. Si, par ce moyen, elle ne peut conserver sa dent, elle se rompt dans l'articulation la plus foible. La Nature, pour remédier à ce mal, a fait ensorte que la dent qui, auparavant, étoit la plus lâche, acquiere tout-à-coup le plus de fermeté, & qu'à la place de celle qui tombe, il en succede, sur le champ, une qui est lâche à volonté; car une dent cassée ou arrachée, trouve tout de suite son supplément dans de petits rudiments de jeunes dents cachées dans la capsule alvéolaire entre les racines des dents venimeuses, & qui passent par différens degrés, jusqu'à ce qu'elles aient acquis celui de perfection.

J'ai remarqué dans le serpent à sonnette six dents de cette espece qui croissoient du même côté. Je ne hasarderai point de conjectures sur la cause qui fait tomber ces dents auxiliaires dans l'alvéole vuide. Mais tout ce que nous avons dit jusqu'ici, nous engage assez à croire que nous leur avons assigné leur véritable usage; car la conservation de ces animaux exigeoit de toute nécessité un pareil supplément.

Ces dents venimeuses sont creusées, depuis le haut de l'enchassure jusqu'à l'aiguillon. Ce creux prend sa naissance dès le haut de l'orifice, placé à la partie antérieure de la dent. *Fig.* 2, *a* finit à quelque distance près du sommet *b*. Le reste de la dent est très-dur & très-solide, & taillé à l'intérieur à peu près comme un cure-dent ordinaire.

La *Fig.* 3 présente cette cavité dans la dent séparée par son milieu.

Tout l'appareil avec lequel ce fluide venimeux est préparé & lancé, ne consiste qu'en une petite glande située de chaque côté de la mâchoire. Elle est assujettie dans cette situation par un ligament *a*, très-fort, qui l'attache au sinciput, à l'endroit où il se joint à l'occiput. Elle est aussi retenue à la partie postérieure de la mâchoire inférieure par le moyen d'un autre ligament *b*. De ces ligamens qui s'étendent sur la superficie de la glande, naît une membrane blanche & très-vigoureuse, destinée à la soutenir d'abord contre les distensions énormes qu'une trop grande quantité de fluide accumulé peut lui faire éprouver, ensuite contre la violente compression à laquelle elle est sujette lors de l'émission du venin.

De la continuation de cette tunique part le conduit excrétoire *e*, par lequel le venin est porté, au moyen d'un petit sac ou réservoir, de la glande à la cavité de la dent, enfermée de l'un & de l'autre côté, dans le même sac. *Fig.* 7 & 8 *a*.

F est une petite glande blanche que la proximité des dents avoit fait prendre pour l'organe secrétoire du venin, quoiqu'elle ne paroisse être autre chose qu'une glande lymphatique, ou salivaire, & qu'elle manque absolument dans le serpent à sonnette.

Tous les muscles qui concourent à opérer la morsure, sont situés chez la vipere, de telle maniere que, quand ils agissent, ils compriment fortement la glande qui contient le venin, & aident ainsi à son éjaculation.

Celui de tous cependant qui contribue le plus à cette éjaculation, c'est le muscle *d*. Après avoir pris naissance à la mâchoire inférieure, il s'étend obliquement en dessous de la glande qui contient le venin, jusqu'à ce qu'après avoir passé entre les deux ligamens *a* & *b*, il se réfléchisse sur la surface externe de la glande, & se joigne fortement à elle d'un cours parallele à sa longueur, au moyen du ligament *a* qui lui sert de tendon. Ce muscle peut concourir aussi à fermer les mâchoires. Mais sa plus grande action consiste à comprimer fortement la glande vénéneuse qu'il entoure si exactement, & cela se fait, à peu-près, comme nous exprimons le suc d'une orange. La disposition de ce muscle, qui s'étend sur toute la surface de la glande, & qui se propage dans la même direction que son conduit excréteur; la fin même de ce conduit qui paroît tendineux, & va se terminer à la racine des dents, avoit donné lieu à l'opinion où l'on étoit, que ce muscle servoit à leur rétraction. Mais il est facile de se convaincre du contraire, en faisant macérer dans l'eau chaude la tête dont on a enlevé la peau; car alors le muscle se sépare facilement, & laisse voir la glande à découvert.

La *Fig.* 7 présente une tête de vipere entiere. On y découvre *a*, de chaque côté, l'une & l'autre dent vénéneuse enveloppée comme dans sa propre poche. On observe facilement les différens degrés d'érection & d'extension.

(*b*) Offre l'entrée de la trachée disposée de maniere qu'elle est exposée, le moins possible, à être comprimée dans le tems de la déglutition.

(*c*) Fait voir la langue qui sert à la vipere à humer la rosée. C'est peut-être elle qui place les dents auxiliaires dans les alvéoles vuides, selon que l'occasion l'exige.

La *Fig.* 8 montre le sac destiné à envelopper les deux dents; il est représenté en grand, afin qu'on diſtingue mieux ſes ouvertures frangées ; mais la ſtructure de ce ſac ſingulier, comme la fonction à laquelle il eſt deſtiné, paroîtront mieux & plus en grand à la deſcription du ſerpent à ſonnette.

LA TABLE SECONDE repréſente la tête du grand ſerpent à ſonnette, vue ſous cinq faces différentes.

Figure 1.

(*a*) Les os maxillaires.

(*b*) Les os du nez.

(*c*) L'os ſphénoïde.

(*d*) Le ſinciput.

(*e*) Les deux os du front.

(*f*) L'os des tempes & l'os qui ſert à l'ouïe, ſemblable à celui des oiſeaux, mais preſque parallele à l'épine.

(*g*) L'os de l'occiput.

(*h* & *i*) Les deux ſoutiens de la mâchoire inférieure.

(*k*) L'os dans les alvéoles duquel ſont inſérées les deux dents venimeuſes, attaché par gynglime,

(*l*) à l'os zygomatique.

(*mm*) L'os mobile de la mâchoire ſupérieure, armé de dents propres à retenir la proie. Il faut obſerver dans cet os ſa jointure, *Fig.* 2. *x*, à l'endroit de laquelle il eſt recourbé.

(*n*) *Fig.* 1. On apperçoit une petite particule oſſeuſe attachée, par une de ſes extrêmités, à l'os précédent, & par l'autre, à celui auquel les dents ſont adhérentes ; ce qui les ſorgette de maniere à produire l'érection des dents.

(*o*) L'extrêmité poſtérieure de la mâchoire d'en-bas, étendue au delà de ſon appui, de maniere à augmenter conſidérablement la force du petit muſcle deſtiné à l'ouvrir.

(*p*) On voit dans la même mâchoire inférieure un allongement à l'apophyſe coronoïde qu'on obſerve dans les autres animaux, & c'eſt à l'endroit de cet allongement que le grand releveur de la mâchoire a ſon inſertion.

Au bas de cet allongement il faut remarquer un trou large (*q*), par lequel paſſent les vaiſſeaux ſanguins, & les nerfs qui, après avoir fourni quelques rameaux au périoſte & à la ſubſtance médullaire, reſſortent par un trou large de la partie intérieure, *Fig.* 1. *w*, après avoir laiſſé toutefois quelques filamens, auxquels deux petits trous (*u*) livrent paſſage, & qui ſont employés aux gencives & à la levre inférieure.

(*t t*) Les dents qui ſont deſtinées, dans l'une & l'autre mâchoire, à ſaiſir la proie, & à la retenir. Elles ne paroiſſent pas articulées par gomphoſe, mais retenues fortement par les ligamens dans les petites foſſes ou inégalités propres à les contenir.

(*r*) Les dents véneneuſes placées dans leurs alvéoles, comme elles paroiſſent lorſqu'elles ſont en érection. Lorſque par accident elles viennent à ſe caſſer, ou à être arrachées, elles ſont ſuppléées

(*ſ*) par pluſieurs dents auxiliaires dont on voit les éminences. Elles ſont deſſinées, ſelon leurs diverſes grandeurs & vues, dans leurs ſituations naturelles.

Fig. 2. La même tête repréſentée avec la glande venimeuſe, & les différens muſcles qui ſervent au mouvement de la mâchoire tels qu'ils paroiſſent naturellement.

(*a*) Eſt le muſcle qui ayant ſon inſertion au deſſous du ſoutien de la mâchoire inférieure, ſert à l'ouvrir, ou à la baiſſer.

(*b*) Le muſcle qui s'inſere immédiatement avant le même ſoutien, & qui eſt deſtiné à fermer, ou à élever la mâchoire inférieure.

Mais pour fermer la bouche & élever la mâchoire, aucun muſcle ne peut agir davantage que celui qui, prenant ſa naiſſance du ſinciput, s'étendant enſuite vers le bas de la glande vénéneuſe, vient s'inſérer à la mâchoire inférieure, à une telle diſtance de ſon appui, qu'il réunit les avantages de tous les autres muſcles.

(*d* & *e*) Sont les deux ligamens au moyen deſquels la glande eſt attachée au bord du ſinciput, & à l'extrêmité de la mâchoire inférieure.

(*l*) Préſente le corps de la glande vénéneuſe environné d'une tunique blanche qui provient de l'expanſion des deux ligamens dont on vient de parler.

La même membrane aboutit à un large canal *f*, par lequel le fluide venimeux eſt porté de la glande au ſac qui enveloppe les dents.

Quoiqu'on ait obſervé que les muſcles *b*, *h* & *i* ſont tellement diſpoſés dans leur ſituation, qu'ils peuvent agir ſur la glande, & concourir ainſi à l'expulſion du venin; cependant, c'eſt le muſcle *k* qui contribue le plus à ſon éjaculation. Ce muſcle, qui tire ſon origine de la mâchoire inférieure, & s'étendant enſuite obliquement ſous la glande vénéneuſe à laquelle il eſt adhérent, ſe replie antérieurement entre les deux ligamens, puis ſe répandant ſur toute la glande, s'attache à ſa partie antérieure & inférieure, & ſert là, par les diverſes compreſſions & contractions qu'il exerce ſur elle, à exprimer le fluide qu'elle contient.

Fig. 3. repréſente cette glande, & le muſcle qui l'entoure, d'une maniere plus diſtincte.

(*a*) La glande véneneuse.

(*b* & *c*) Les deux ligamens.

(*d*) Son conduit.

(*e* & *f*) Le muscle qui l'entoure, & qui est également propre, tant à fermer la bouche pour mordre & blesser la proie, que pour lancer le venin.

De tout ceci résulte la raison pour laquelle, après un examen trop superficiel de la petite vipere, dont le volume est moindre, & dont la blancheur des muscles les fait difficilement distinguer des autres parties ; il résulte, dis-je, la raison pour laquelle les Auteurs ont erré, en prétendant que tout cet appareil ne présente qu'un muscle qui se termine en un tendon rond, & propre à retirer les dents en dedans.

Fig. 4. montre cette tête vue par sa partie inférieure.

(*a*) L'orifice supérieur des dents venimeuses à l'instant de leur extraction.

(*b*) Leur orifice inférieur.

(*c*) Les dents renfermées dans leur sac lorsqu'elles sont retirées. On a ouvert le sac du côté opposé, afin de mieux voir les dents &

(*d*) la cloison frangée adhérente à l'orifice du conduit venimeux, & qui sert à séparer les dents l'une de l'autre.

(*e*) La glande vénéneuse dans le conduit de laquelle on a inséré deux soies, qui, poussées jusqu'au haut du sac, font voir la sortie du conduit vénéneux entre les orifices supérieurs des deux dents; & après avoir traversé ces orifices, ces mêmes soies viennent ressortir à l'extrêmité des dents.

Fig. 2. *c* représente ce sac dont les bords sont frangés. Il est dans l'état de distraction & d'extension que produit l'érection des dents.

Cette disposition des parties a donné lieu de penser que le venin étoit apporté dans ce sac; car il s'applique sensiblement de lui-même au haut des dents sur les côtés de la plaie; de sorte que dans la même proportion que les dents sont plus profondément imprimées dans la proie, la pression qui augmente aussi sur ce sac, paroît plus que suffisante pour pousser le venin, & lui donner dans la plaie la même direction qu'a suivie la dent. Mais par le contact mutuel des deux cônes, il se forme une petite embouchure par laquelle il pourroit s'échapper un peu de fluide; il s'en échapperoit même entre l'un & l'autre, s'ils n'étoient pas étroitement adhérens; & il n'en reste pas moins nécessairement une partie du venin dans le sac lui-même. En réfléchissant à ces inconvéniens, je me suis persuadé que l'immission du venin étoit due à une toute autre cause.

Je croirois que, pour éviter la rupture des dents, il n'y en a qu'une qui agit pour la morsure, comme je l'ai déja dit. Lorsqu'elle est en érection, son orifice supérieur est presque en contact avec l'orifice du conduit vénéneux; & comme ce conduit entre dans le sac précisément entre les dents, aussi le sac détermine ce conduit à l'un ou à l'autre côté, selon que l'une ou l'autre dent se met en érection, de maniere que le conduit vénéneux & la cavité de la dent ne forment plus qu'un canal continu.

Ceci ne suppose autre chose, sinon que la cloison frangée qui sépare les deux dents, est plus élastique, & cede plus facilement que les parois du sac; car, en le supposant, il est nécessaire que le sac soit distendu par la dent en érection; & la cloison qui est plus foible doit obéir plus facilement à cette extenſion. Alors ſon embouchure, à laquelle eſt adapté l'orifice de l'extrêmité du conduit, ſe porte de l'un ou de l'autre côté, en ſorte qu'il ſe préſente à l'un ou à l'autre orifice, ſelon la dent qui eſt en érection.

Figure 5.

(*A*) Une partie du ſac avec la cloiſon qui obéiſſent à la preſſion de la dent, lorſqu'elle eſt en érection.

(*B* & *C*) Les côtés du ſac qui, par eux-mêmes, n'étant pas ſuſceptibles d'expanſion, déterminent tout l'effort ſur la cloiſon & la partie *A*.

(*D D*) Deux arcs, dont l'un, ou au moins une partie de l'un, doit néceſſairement être décrit par le mouvement de l'orifice du conduit, dès que la cloiſon ſe meut plus facilement que les parois du ſac. C'eſt ainſi qu'en changeant la ſituation de l'orifice du conduit, il peut s'adapter à l'orifice de celle des deux dents qui eſt en érection; & c'eſt ainſi que le venin que contient la glande, peut être employé pour l'action d'une ſeule dent; & l'on a aſſez vu juſqu'à préſent de quelle importance cet uſage eſt pour la vipere.

Fig. 4. *g*, *h*, *i*, *k*, *l*. Les muſcles qui ſervent au mouvement des mâchoires. Leur ſituation & leur direction déterminent aſſez leur maniere d'agir.

A cette deſcription très-exacte dont je ſuis redevable au Docteur Nicholls, je crois qu'il n'eſt pas inutile de joindre ici une petite remarque ſur l'uſage de cette clochette, d'où le ſerpent à ſonnette a tiré ſon nom, & qu'il porte ſur la queue. Il y a à ce ſujet une erreur qui s'eſt accréditée même parmi les Savans.

Ils prétendent que cette clochette a été placée par la Providence, afin de prévenir le Voyageur inattentif, & de l'engager à se mettre en garde contre la morsure d'un serpent qui donne la mort. Cette opinion est tout-à-fait erronée. Il est certain qu'on voit briller dans tous les ouvrages du Créateur une sagesse & une bonté infinie ; mais il y a dans cet artifice un dessein plus précis de la Nature.

Il n'y a point de parties dans l'animal qui ne soient destinées à le conserver, ou à le reproduire. C'est à cette premiere destination qu'il faut rapporter la sonnette de ce serpent. Il se nourrit principalement d'écureuils & d'oiseaux qu'il n'est pas aisé d'atteindre en rampant, à moins que quelque artifice n'en facilite la capture. Voici comment cela se fait : le serpent rampe sourdement sous un arbre, sonne tout-à-coup sa clochette, & réveille ainsi en sursaut tous les oiseaux qui y sont perchés ; ils sont alors si effrayés en voyant le regard menaçant de leur ennemi fixé sur eux, que cette terreur leur ôte l'usage de leurs ailes. On les voit fuir de branches en branches, jusqu'à ce qu'ils tombent de fatigue, & qu'ils deviennent la proie du serpent. Les habitans du pays appellent cela fasciner les oiseaux & les écureuils.

Observons en même tems que dans le mouvement ordinaire du corps, la clochette ne rend aucun son (1).

---

(1) *Note du Traducteur.* * M. *Valmont de Bomare* dit » que ce dangereux animal ne peut cacher sa marche, » & que la nature a voulu qu'il ne pût se remuer sans » faire entendre sa sonnette. « Et plus positivement encore : » Les signes de mort sont souvent équivoques dans

Lorſque le lion chaſſe, il uſe d'un artifice qui a quelque choſe d'à peu-près ſemblable. Ce terrible tyran des autres animaux remplit les forêts de ſes rugiſſemens affreux ; les hôtes des bois effrayés quittent leurs retraites, courent inconſidérement de toutes parts, pour fuir la voracité dont la terreur les rend la victime.

J'ai vu moi-même une quantité d'oiſeaux tellement effrayés de la préſence d'un faucon qui vint ſe percher ſur le même arbre qu'eux, que, quoiqu'ils euſſent la force de voler à droite & à gauche, & qu'ils euſſent pu échapper, cependant la terreur les laiſſa immobiles, & ils furent ſa proie.

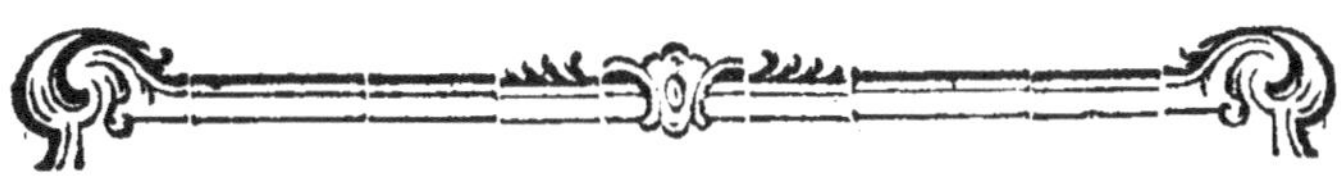

DES AUTRES ANIMAUX VENIMEUX.

COMME le danger de la vipere conſiſte dans la plaie que fait ſa dent, & dans le venin qu'elle y lance, de même il n'eſt point d'animaux venimeux, de quelque genre qu'ils ſoient, ou de ceux qui mordent avec la dent, ou de ceux

---

» les autres eſpeces de ſerpents ; mais par le ſilence de » la ſonnette de celui-ci, on eſt ſûr qu'il ne reſpire plus «.

Il eſt probable que les voyageurs, ſur la foi deſquels M. *de Bomare* a écrit, n'ont pas ſuivi long-tems le même ſerpent à ſonnette, & que M. *Méad* a raiſon de relever cette opinion comme une erreur ; car le bruit continuel ſerviroit d'avertiſſement aux hommes, aux oiſeaux & aux écureuils, qui ne ſeroient jamais les victimes des morſures du *Boiciningа*.

qui piquent avec un aiguillon, quelque différence qu'on obſerve dans leurs organes ; il n'en eſt point, dis-je, dont le danger ne ſoit fondé ſur la même cauſe. Il y a plus, c'eſt que les plus remarquables d'entr'eux ne lancent communément leur venin qu'à deſſein de tuer auſſi leur proie.

On s'en convaincra, en jettant un coup d'œil ſur les organes dont ces différentes eſpeces d'animaux ſe ſervent pour donner la mort.

D'abord l'araignée, qui ſe nourrit de mouches, de guêpes & d'autres inſectes de ce genre, a un hameçon qu'on peut conſidérer comme un levier d'une délicateſſe extrême, & qui eſt placé très-à-propos à côté de ſa bouche. Cet inſtrument lui ſert à percer les chairs des petits animaux qui ſe ſont engagés dans ſes toiles, & à lancer ſon venin dans la plaie qu'elle leur fait. C'eſt ainſi qu'après leur avoir donné la mort, elle attire à elle, par la ſuccion, toutes leurs humeurs, & abandonne enſuite le cadavre deſſéché.

L'illuſtre Lœwenhœck avoit ſoumis ces armes des araignées & leurs autres parties à l'inſpection de ſes microſcopes, & l'on en trouve la deſcription dans ſon *Traité des Araignées*, inſéré dans les *Tranſactions philoſophiques* (1). Il a vu qu'elles reſtoient cachées, de chaque côté, entre les dents, juſqu'à ce qu'elles ſe mettoient en érection pour mordre. Ces rangées de petites dents ſont deſtinées à retenir la proie, afin qu'elle ne puiſſe point éluder la morſure. Dans la partie convexe des deux leviers près de la pointe, il a décrit un petit trou par lequel il

(1) *Tranſac. Philoſ.* N°. 171.

ſuppoſe que le venin s'échappe dans le tems de la morſure.

J'ai ſouvent découvert à l'œil cette ſituation & ce mouvement dans l'un & dans l'autre levier; mais je n'ai pu appercevoir le trou en queſtion : au reſte, donnant beaucoup à l'autorité & à l'adreſſe d'un ſi grand Obſervateur en ces matieres, j'aimois mieux croire que je n'avois pas donné à cet examen toute l'attention qu'il exige, car je ne pouvois accuſer mon microſcope, dont je connoiſſois d'ailleurs toute la bonté : cependant, après avoir répété attentivement, & à pluſieurs repriſes, les mêmes expériences, je n'ai jamais pu voir ſortir quelque choſe de ces petits leviers : il y a plus, c'eſt que je les ai vu ſecs dans l'inſtant même où l'araignée imprimoit ſa morſure; mais j'ai apperçu, au ſortir de ſa bouche, une petite trompe blanche, qui lui ſert, ſans doute, à inſinuer le venin dans la plaie.

J'ai conclu delà que, ſans doute, Lœwenhœck avoit deſſiné ces petites ouvertures, à raiſon de l'analogie qu'il trouvoit entre ces leviers & les dents de la vipere, ou l'aiguillon du ſcorpion & de l'abeille. Je me confirmois encore dans mon opinion, en examinant plus attentivement la pince de cette grande araignée d'Amérique, que Piſon a décrite ſous le nom de *Namdhu* (1); comme elle a cinquante fois plus de volume que la plus groſſe araignée d'Europe, s'il y avoit eu quelque trou de caché, je l'aurois certainement découvert au microſcope; mais elle n'a jamais préſenté à mes yeux qu'un tout ſolide.

---

(1) *Hiſt. Nat.* Lib. v.

D'ailleurs, quand nos araignées mordent leur proie, la quantité de venin qu'elles lancent est si considérable, les traits qui servent à faire la plaie sont si délicats, que si les dents laissoient échapper quelque liquide, tout le venin ne manqueroit pas de se perdre par cette voie.

Je me rappelle, à ce sujet, l'histoire que Boyle fait d'un homme qui fut aveuglé par le venin qu'une araignée lui lança dans l'œil; & quoique bien des gens en révoquent la vérité en doute, cependant on auroit pour motif de croyance la précaution que recommande Pison au sujet de son Namdhu. Il dit de bien prendre garde que le venin de cet insecte ne vienne à frapper les yeux, parce que la perte totale de la vue en est la suite.

J'ai souvent vérifié ce que Lœwenhœck raconte des hostilités mutuelles de ces animaux. Si l'on en renferme quatre à cinq ensemble dans un microscope, ils ne tardent pas à se livrer un combat furieux; ils se brisent, s'arrachent les membres pour préluder au carnage, & ne cessent jamais que quand le vainqueur, après avoir mis tous les autres à mort, reste maître du champ de bataille, où il succombe bientôt lui-même victime, de toutes les blessures qu'il a reçues (1).

---

(1) *Note du Traducteur.* * Il résulte de tout ce qui a été écrit sur l'araignée, qu'elle peut être avalée impunément, & sans danger. On en trouve plusieurs exemples dans *Albert-le-Grand*, *Cardan*, *Lister*, *M. de Réaumur*, & dans les *Remarques sur la Théologie des insectes de Lesser*, par M. *Lyonnet*. On a vu même des gens qui, par goût, recherchent ces insectes; & les *Éphémérides d'Allemagne* rapportent que plusieurs personnes maigres ont récupéré l'embonpoint par leur usage.

Les inſtrumens de la ſcolopendre qui lui ſervent à nuire, différent de ceux que la Nature a donnés aux araignées. J'ai poſſédé un de ces animaux, conſervé à l'eſprit-de-vin. Il venoit des Indes orientales, d'où l'on nous apporte les plus conſidérables, & ſi venimeux, qu'au rapport de Bontius, la folie s'empare de ceux qui en ont été mordus. J'ai examiné ſes pinces au microſcope, & j'ai obſervé à chacune d'elles un petit trou vers la pointe (1), & Lœwenhœck (2) qui en avoit vu un vivant, aſ-

---

Il n'en eſt pas de même du venin de cet inſecte lancé dans les chairs, & admis à l'extérieur. Un homme fut mordu au cou par une araignée : il ſentit d'abord de la démangeaiſon; l'inflammation ſuccéda, & ſe communiqua à la poitrine : le malade mourut le ſixieme jour. Cette obſervation, du D. *Reiſelius*, ſe trouve dans les *Ephémérides d'Allemagne*, Decur. II, *ann.* IV, *p.* 176. On en lit pluſieurs autres dans différents Auteurs.

Il me ſemble qu'il y a beaucoup d'analogie entre le venin de l'araignée & celui de la vipere : l'un & l'autre s'en ſervent pour donner la mort aux animaux dont ils ſe nourriſſent. Ceux dont l'araignée ſe nourrit, abondent en ſel âcre, comme ceux qu'avale la vipere. Ce ſont des moucherons, des guêpes, des cantharides que l'araignée mange : elle peut, ainſi que la vipere, ſoutenir une diete très-longue; enfin, la Médecine tire parti à l'extérieur de l'application de cet inſecte, & de ſa toile, qui eſt un excellent vulnéraire. *Martin Liſter*, dans ſon *Traité des Araignées*, leur attribue pluſieurs propriétés médicinales priſes à l'extérieur, & dont l'expérience n'eſt pas ſuſceptible de danger.

On a conſeillé, contre la morſure de l'araignée, l'application des feuilles de ſauge, le ſuc de figuier, &c. Je crois que l'alkali volatil eſt préférable à tous les autres ſecours.

(1) Voy. la *Table* 3, *fig.* 1 & 2.

(2) *Continuatio arcan. nat.* Epiſt. 124.

ſure qu'il a apperçu une petite goutte de liqueur ſortir de cette ouverture par la preſſion des pinces.

Il en eſt de même de tous les animaux qui piquent. Le ſcorpion eſt le principal (1) ; ſon venin a divers degrés d'activité, ſelon les différentes régions, & ſelon qu'elle ſe trouve plus ou moins exaltée par la chaleur du climat. C'eſt ainſi qu'en Afrique ſpécialement, ſes effets ſont ſi redoutables, qu'au rapport de Jean Léon (2), les habitans de Peſcara abandonnent la ville pendant l'été, dans la crainte où ils ſont d'éprouver la morſure de ces animaux, qui y ſont en grand nombre, & auxquels on n'échappe jamais.

M. Rédi avoit à Florence pluſieurs ſcorpions de ce genre, qu'on lui avoit apportés de Tunis [3] ; il les excita, au mois de Novembre, à piquer des pigeons & des poulets. La piquure ne parut ſuivie d'aucun danger. Mais, au retour du Printems, un de ces animaux, dont la piquure n'avoit fait aucun mal, & qu'on avoit gardé ſans lui faire prendre de nourriture de tout l'hiver, même pendant huit mois, donna ſucceſſivement la mort à deux pigeons qu'on avoit ſoumis à ſa piquure. Il en piqua un troiſieme & un quatrieme, ſans qu'il en arrivât d'inconvénient ; mais après s'être repoſé l'eſpace d'une nuit, il rendit encore, le lendemain matin, un autre pigeon la victime de ſa piquure.

M. Rédi découvrit ſouvent à la pointe de

(1) *Tab.* 3, *fig.* 3.

(2) *Hiſtor. Africæ*, Lib. VI.

(3) *Generazion. de gli inſetti*, p. 15.

l'aiguillon

l'aiguillon une petite goutte de liqueur blanche, mais qui pénetre dans le corps, par la plaie qui lui en fournit l'entrée.

Comme il arrive en hiver que la rigueur de la saison ne permet pas au liquide véneneux de se séparer de la masse du sang, pour être admis dans la cavité de l'aiguillon, ou au moins que l'animal, dans ce tems, n'a pas assez de force pour en procurer l'expulsion & l'éjaculation ; de même, dans les chaleurs de l'été, lorsqu'il a fait deux ou trois blessures, les autres sont sans danger, jusqu'à ce qu'il se soit écoulé un espace de tems suffisant pour réparer la perte de cette liqueur [1].

En examinant au microscope le dard d'un scorpion venu des Indes orientales, où ils sont bien plus gros qu'en Afrique, j'ai apperçu une longue fente de chaque côté de l'aiguillon vers sa pointe. Cette fente a été parfaitement dessinée par Lœwenhœck [2], qui prétend avoir vu aussi transuder par cette ouverture, une petite goutte de venin (3).

Mais une chose singuliere, qui mérite d'être

---

(1) *Note du Traducteur.* * Feu M. de *Maupertuis* fit plusieurs expériences sur des scorpions, dont il a rendu compte dans les *Mémoires de l'Académie Royale des Sciences*, année 1731, pag. 223. Il en résulte que leur piquure n'est pas toujours mortelle, mais souvent dangereuse, & cette différence dépend du concours de certaines circonstances assez faciles à déterminer : la longue diete de ces insectes, la chaleur de la saison, celle du climat ; la disposition phlogistique dans les humeurs de celui qui éprouve cette piquure, doivent nécessairement la rendre plus dangereuse, & il est toujours prudent d'y apporter remede de bonne heure.

(2) *Lib. citat.* Ep. 123.

(3) Voy. *Tabl.* 3, *fig.* 4.

remarquée, c'est ce que m'a rapporté, au sujet de cet insecte, un homme d'esprit, qui avoit demeuré plusieurs années en Barbarie, & qui l'avoit souvent vérifié. Si on l'entoure d'un cercle de charbons ardents, à mesure que la chaleur se fait sentir plus vivement, il se tourne & retourne en tous sens, pour chercher à s'échapper ; mais après avoir éprouvé l'inutilité de ses efforts, quand un degré ultérieur de chaleur a augmenté ses souffrances, il se perce lui-même de trois ou quatre coups de son dard, & se donne la mort par les plaies qu'il se fait.

Plusieurs personnes m'ont confirmé cette observation, & m'ont assuré qu'à Gibraltar, où l'on trouve une très-grande quantité de ces animaux, ce spectacle forme une partie de plaisir pour les soldats.

Dès que le scorpion se donne la mort à lui-même, il tranche sur ce point de controverse qui s'est élevé entre les Auteurs : savoir, si les animaux venimeux de la même espece, le sont les uns pour les autres ? D'ailleurs, l'affirmative est confirmée par ce que nous racontions tout à l'heure de l'araignée, & ce qu'on observe chez la vipere.

De trois *Cobres de Capello* que Mr. Hermann rapportoit avec lui des Indes orientales, renfermées dans le même vase de verre, il n'en conserva qu'une : les deux autres, dans des combats mutuels, s'étoient donné la mort. Le très-savant J. Rhodius a observé à Padoue, le conflit de deux scorpions renfermés dans le même bocal ; & le cadavre du vaincu servit de pâture au vainqueur [1].

---

(1) *Not. in Scribon. Larg.* p. 244.

Le venin de la vipere eſt la quinteſſence des ſucs animaux les plus mobiles & les plus volatils qui lui ont ſervi de pâture. Il en eſt de même du ſcorpion; car cet inſecte ſe nourrit, la plupart du tems, de ſauterelles; & je tiens du même Savant, qui avoit long-tems demeuré en Barbarie, qu'ayant ſouvent rencontré dans ſon chemin des tas de ſauterelles, qui paroiſſoient avoir été rangées exprès, il avoit eu la curioſité de les examiner, & qu'il en trouvoit toujours une partie de mangées. Ces ſauterelles étoient au deſſus du trou des ſcorpions, d'où ils les attiroient à ſon entrée, à meſure qu'ils en avoient beſoin.

Hookius a décrit, avec beaucoup de ſoin, le méchaniſme qu'il avoit obſervé dans le dard de l'abeille (1). Il eſt aiſé de découvrir à l'œil, la maniere dont ces mouches lancent leur venin; & leur aiguillon m'a ſouvent laiſſé voir au microſcope une grande quantité de pointes ſalines d'une fineſſe extrême [2].

Cet appareil deſtiné à l'éjaculation du venin, eſt fondé ſur une loi de nature ſi générale, qu'on rencontre quelque choſe d'analogue dans les végétaux même; car Hookius, dont nous

---

(1) *Micograph.* Obſ. 34.

(2) *Note du Traducteur.* * Les Auteurs vantent quantité de remedes contre la piquure de l'abeille. M. de *Réaumur*, qui les avoit tous éprouvés, prétend qu'il n'en eſt pas de plus efficace que l'application du perſil écraſé. Pour moi, j'ai vu pluſieurs fois des lotions avec l'*eau végéto-minérale* de *Goulard*, diſſiper la tumeur phlegmoneuſe en très-peu de tems. Il eſt toujours prudent de tirer le dard: la douleur diminue après cette extraction, & il y a apparence qu'il fait ſur les fibrilles nerveuſes l'effet d'un irritament méchanique.

parlions tout à l'heure, a démontré que dans l'inſtant où les pointes d'orties percent la peau, elles inſinuent auſſi un ſuc vénéneux dans la plaie [1].

Toutes ces morſures ou piquures, non-ſeulement celles qui viennent des inſectes dont nous avons fait mention, mais encore celles que font les frêlons, les guêpes, les couſins & autres de divers genres, produiſent ſouvent de grands troubles dans l'économie animale, comme des douleurs, des phlegmons, des tumeurs plus conſidérables qu'on ne ſembleroit devoir le redouter de pareils agents; mais il nous reſte à remarquer que la cure de tous ces ſymptomes ne préſente que la même indication. Il faut tirer, par la ſuccion, la petite goutte de venin, appliquer ſur la plaie un cataplaſme de mie de pain & de lait; & ſi l'on a négligé ce ſecours, arroſer la partie avec de l'huile chaude, & recouvrir la partie bleſſée avec un onguent légérement diſcuſſif [2].

---

(1) *Micograph.* Obſ. 25.

(2) *Note du Traducteur.* * Il eſt certain que les poiſons animaux, dont la virulence ſe manifeſte à l'extérieur, peuvent être pris impunément par la bouche; de ſorte que le conſeil donné ici par M. *Méad*, ne peut manquer d'être ſuivi du ſuccès le plus complet; mais ſon exécution trouvera toujours quelques obſtacles dans un préjugé qui paroît naturel, & dont on ſe défera difficilement ſur la foi d'autrui, lorſqu'on n'aura pas appris, par ſa propre expérience, à ſecouer la terreur panique qu'il entretient.

Heureuſement que depuis la publication de l'Ouvrage de M. *Méad*, on a trouvé un ſpécifique aſſuré, à l'abri des préjugés de l'opinion, & dont l'efficacité a été miſe hors de doute par les expériences les plus déciſives & les mieux détaillées; je veux parler des alkalis volatils,

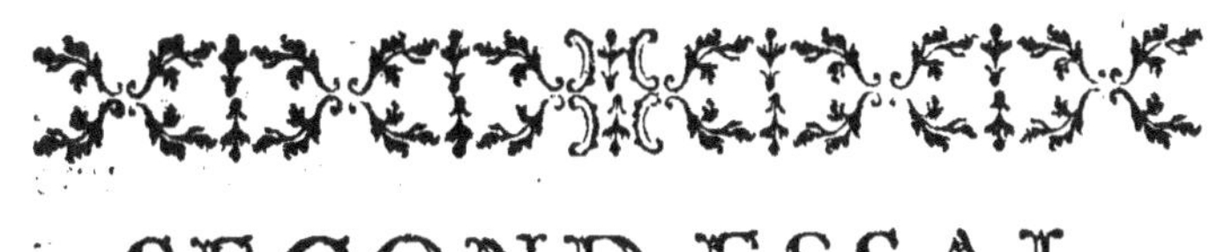

SECOND ESSAI.

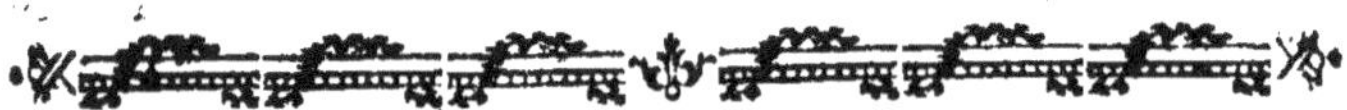

DE LA TARENTULE.

LEs ſymptomes qui ſuivent la morſure de la tarentule, ſont ſi étonnants & ſi extraordinaires, que pluſieurs ont refuſé d'y ajouter foi ; & comme ce mal attaque le plus ſouvent les pauvres & les mendiants, on a cru avoir encore une raiſon de plus pour ſoupçonner quelque ſupercherie à cet égard : il leur fournit un titre pour exciter la pitié ; il n'en faut pas davantage pour les engager à feindre une maladie dont ils ne ſont réellement pas atteints. D'ailleurs, l'affection hiſtérique, comme nous aurons occaſion de le remarquer dans la ſuite, ſe maſque quelquefois, dans ce pays, ſous la forme des mêmes ſymptomes, de maniere qu'il eſt ſouvent abſolument impoſſible de décider auquel de ces deux maux on doit rapporter tel ou tel cas particulier.

---

tels que l'eſprit volatil de ſel ammoniac, celui de vipere, de corne de cerf, d'urine, l'eau-de-Luce, &c.

Comme on a les mêmes indications à remplir dans toutes les morſures ou piqures de reptiles & d'inſectes venimeux, dont les ſymptomes ont de l'analogie avec les effets de la vipere, il n'y a pas de meilleur ſecours à employer que les alkalis volatils, tant à l'intérieur qu'à l'extérieur. *Voyez ci-devant l'Addition que nous avons faite au traitement du venin de la Vipere.*

Au reste, s'il y a bon nombre de supercheries à cet égard, elles sont, à mon avis, une preuve incontestable de l'existence de la maladie qui y donne lieu ; car est-il probable qu'on ait songé à feindre un mal dont la Nature n'auroit fourni aucun exemple ?

Je ne me persuaderai pas aisément non plus que Baglivi, qui étoit un Médecin très-savant, & qui habitoit sur les lieux, à qui il eût été facile de distinguer la vérité à travers les ruses des mendiants, se fût amusé à écrire une grande dissertation sur cet objet, s'il ne se fût convaincu par lui-même de l'existence de ce venin [1].

Outre cette dissertation de Baglivi, nous avons encore un Traité sur cette araignée, publié à Naples par *Louis Valette*, Moine Appulien, de l'Ordre des Célestins (2). Non-seulement il y leve les objections de ceux qui tiennent opiniâtrément pour la négative ; mais il rapporte encore plusieurs exemples de différentes personnes qu'il avoit vues & connues, qui avoient éprouvé ces symptomes. Il se trouve, dans le nombre de ceux qu'il cite, des gens de condition, qui, loin d'avoir été engagés à feindre, par misere, une maladie qu'ils n'auroient pas eue, auroient souhaité, au contraire, pouvoir cacher aux yeux des hommes un malheur qui les couvroit de honte.

On peut ajouter ici l'autorité de Boyle, qui est du plus grand poids. Il assure qu'ayant douté de ces faits, il s'étoit convaincu, par l'examen

(1) BAGLIVI, *de Praxi Med. & dissert. impress. Romæ*, 1696.

(2) *Opuscul. de Phalang.* Appul. Neapoli. 1706.

le plus ſcrupuleux, de la vérité de la plupart (1).

Je rapporterai donc ici, d'après les relations authentiques de ces deux Auteurs, ce qui convient à mon ſujet, & qui a un rapport plus ſpécial à la matiere que je traite.

La tarentule ſe trouve dans la Pouille. C'eſt une araignée (2) du genre des Octonoculaires, qui a huit yeux, & qui ſe plait à ourdir des toiles. Elle a huit jambes, quatre de chaque côté, à chacune deſquelles on remarque trois articulations. Il lui ſort de la bouche deux pinces, en forme de hameçon, ſemblables à celles qu'on voit aux écreviſſes. Elles ſont ſolides, afin de percer la peau plus aiſément. Entre ces pinces & les deux jambes antérieures, ſortent deux petites cornes, que je croirois avoir quelque analogie avec ce qu'on nomme les antennes dans les mouches; car les tarentules, tout comme les mouches, les ſecouent d'un mouvement très-précipité, lorſqu'elles ſe diſpoſent à ſaiſir leur proie.

Cette araignée, comme toutes les autres, dépoſe une grande quantité d'œufs pour la propagation de ſon eſpece. On en a trouvé plus de cent dans une de leurs femelles. Ces œufs écloſent dans l'eſpace de vingt ou trente jours, partie à raiſon de la chaleur de la mere, partie à raiſon de celle qui eſt communiquée par le Soleil.

On trouve dans les Indes occidentales, une autre araignée du même genre, que François Hernandez (3) a décrite ſous le nom de *Hoitzo-*

(1) *Of Languids and un Leeded motions*, ch. VI.

(2) Voy. *Tab.* 3, *fig.* 5.

(3) *Hiſt. nov. Anim. Hiſpan.* Tr. IV, cap. V.

calt, ou d'araignée piquante, & il dit que sa morsure produit la folie.

C'est en Été, dans les chaleurs les plus considérables, que la tarentule parcourt les champs, & qu'elle fait sentir les effets de sa bouche envenimée, aux moissonneurs & à ceux qui voyagent. Elle se cache dans son trou pendant l'Hiver, & sa morsure ne fait alors aucun mal; elle n'est suivie d'aucun symptome dangereux.

Mais dans les tems de chaleur, quoique sa morsure ne produise pas plus de douleur que la piquure d'une mouche ordinaire, cependant, en peu de tems, il se forme autour de la partie un cercle livide, noir ou jaunâtre, & il s'y éleve bientôt une tumeur inflammatoire.

En peu d'heures, le malade est pris d'une vive anxiété, de difficulté de respirer, d'une foiblesse extrême de tout le corps; quelquefois le tremblement se met de la partie, & l'affaissement de la tête s'y joint. Si l'on demande au malade ce qu'il sent, souvent il ne répond rien, ou d'un son de voix plaintif & entrecoupé, accompagné d'un air sombre & triste, il montre du doigt sa poitrine, comme pour désigner que le cœur est le principal siege du mal.

Pendant cette scene lugubre, les alexipharmaques & les cordiaux les plus vantés ne sont d'aucun secours; car on a beau en réitérer l'usage, la mélancolie gagne terrein, l'hébêtement succede, le malade est dans des terreurs paniques, jusqu'à la mort, qui arrive bientôt, si la musique ne vient à son secours; car c'est le seul moyen efficace de lui procurer une prompte guérison.

Car quoique le malade soit dans la plus

grande oppreſſion, & accablé comme un apoplectique, au premier ſon des inſtrumens, on lui voit remuer les pieds en cadence; puis il ſe leve & s'élance, pour danſer, avec une force inconcevable. Il ſoutient cet exercice, la premiere fois, pendant trois ou quatre heures; on le met enſuite dans le lit, où il éprouve une ſueur qui le ſoulage: il recommence le même exercice avec la même vigueur, & ne s'en trouve point du tout fatigué; au contraire, plus il a danſé, & plus il a acquis de gaieté & de force.

On emploie à cette cérémonie douze heures de la journée, & ſouvent on la répete trois ou quatre jours. Communément, dans cet eſpace de tems, le malade eſt délivré de tous les ſymptomes qui l'affligeoient; mais ſouvent ils reviennent l'année ſuivante dans le même-tems; & ſi l'on ne ſe met en devoir de prévenir ce mal, au moyen de la muſique, la jauniſſe, la perte d'appétit, la foibleſſe de tout le corps, s'emparent du malade; & ces accidents, augmentant chaque année, deviennent enfin incurables, ſi, pour les prévenir, on n'a pas eu recours à la muſique.

La muſique, en général, procure du ſoulagement à tous; mais chacun a ſon genre qui lui plaît davantage: les uns ſont plus vivement excités à la danſe par la flûte, les autres par le ſon du tambour, ceux-ci par la harpe. Les Muſiciens eſſaient les divers genres, & accommodent leur art à la nature du venin; mais les malades ont tous cela de commun, qu'ils préferent les tons vifs & élevés, & que l'harmonie lente & tardive ne fait ſur eux aucune impreſſion.

Tandis que ceux qui ſont affectés du venin

de la tarentule ſont occupés à danſer, ils paroiſſent abſolument inſenſibles ; ils ſe livrent à des choſes ridicules, à des folies, dans le goût de celles des ivrognes ; ils font & diſent mille obſcénités, mille incongruités ; ils ont un grand plaiſir à tenir des pampres & des feuilles de vigne, à manier des armes nues, & à toucher des habits rouges : rien ne leur fait tant de peine que l'aſpect des choſes qui ont la couleur noire ; auſſi, s'il ſe trouve, parmi les aſſiſtans, quelqu'un vêtu de cette couleur, il faut qu'il ſe retire, ſur le champ, de leur préſence ; autrement on auroit le déſagrément de les voir bientôt retomber dans les mêmes accidents, & dans de plus fâcheux encore.

Pour jetter quelque jour ſur la nature du venin de la tarentule, nous obſerverons que la Pouille eſt un des pays les plus chauds de l'Italie, qu'elle eſt ſituée au Levant, & brûlée des feux d'un Été très-long, tandis qu'à peine y éprouve-t-on quelques légeres pluies propres à les tempérer. On y reſpire donc un air échauffé, comme celui d'une fournaiſe : auſſi les habitans ont-ils un tempérament aride & brûlé, comme le témoignent aſſez la maigreur de leur viſage, leur vivacité extrême, leur ſenſibilité, leur caractere impatient, leur gaieté. Delà vient auſſi la diſpoſition prochaine qu'ils ont aux maladies inflammatoires, à la frénéſie, à la mélancolie. C'eſt pour cela qu'on obſerve beaucoup plus de gens aliénés d'eſprit dans cette partie de l'Italie que dans toutes les autres : ce qui, dans un autre pays, ne produiroit qu'une légere mélancolie, conduit ce mal, dans celui-là, à ſon dernier période. Les femmes chlorotiques éprouvent, à-peu-près, les accidents qui affectent les hommes mordus de la tarentule, & la curation est la même : bien plus, dans ce pays, les symptomes qui suivent la morsure du scorpion, ressemblent beaucoup à ceux qui sont l'effet de la morsure de la tarentule, & il n'y a pas moins de rapport dans la maniere de traiter l'un & l'autre de ces maux.

Il suit évidemment de toute cette histoire, que le délire qui s'empare de ceux qui ont éprouvé la piquure de la tarentule, est dû au venin de cette araignée; de sorte que, pour développer, avec plus de succès, ce qui tient à ces symptomes, il ne paroît pas inutile de mettre en avant quelque chose sur le délire.

En vertu des conditions naturelles de l'économie animale, lorsque l'image de quelque objet extérieur a fait son impression sur les organes des sens, elle est portée, par le fluide nerveux, au *sensorium commune*, d'où naissent dans l'esprit les idées des choses & de leurs especes; de même, à la vue de ces objets, l'esprit commande au fluide nerveux qui se porte aux muscles, & de concert avec le sang artériel, produit cette infinité de mouvemens volontaires que nous exécutons.

La loi par laquelle cet arrangement est établi chez l'homme, est si constante, que par une sorte d'habitude innée, & sans le secours d'aucun raisonnement, les images des choses qui se peignent à notre esprit, excitent, sur le champ, des mouvemens analogues dans les organes du corps. Si ces images s'y peignent d'une maniere défectueuse, les actions qui en feront la suite, ne manqueront pas d'être défectueuses aussi.

D'après cela, nous pouvons assurer, avec assez de vraisemblance, que le délire n'est autre chose que la représentation qui se fait à l'esprit, de différens objets sans ordre, & sans aucune espece de rapport, accompagnée ou suivie de mouvemens du corps ridicules & extraordinaires. C'est une agitation vague & irréguliere des esprits animaux, qui fournit à l'ame l'image de divers objets, en conséquence de laquelle il se fait différentes opérations du corps, quoique les objets peints à l'imagination ne soient pas réellement appréhendés par les sens, & que ces mouvemens ne paroissent dûs ni à une volonté expresse de l'esprit, ni au conseil de la raison. Car l'ame est le premier principe de toute action musculaire. Mais dans ces cas violens, la célérité d'agir dont elle a contracté l'habitude, est excitée tout-à-coup, & l'erreur ne peut se corriger, par ce que les esprits sont emportés d'un mouvement rapide, à mesure que l'image des divers objets se présente. Dans l'état naturel des choses, c'est la raison, dit-on, qui engage l'homme à agir ; au contraire, dans cet état dégénéré, c'est le trouble de l'esprit, c'est le délire qui détermine & qui force ses actions. Il n'en est pas moins manifeste que ce dérangement est dû au vice du corps, plutôt qu'à celui de la raison. Car l'ame apperçoit l'image des objets dont la présence, dans l'état naturel, a coutume de produire tels ou tels mouvemens du corps.

Car, par exemple, quoiqu'il ne se présente aucun objet propre à nuire, si le fluide nerveux cependant contracte le mouvement qu'excite ordinairement sur lui l'impression de quelque objet douloureux, les actions du corps doivent nécessairement être les mêmes que celles que produit l'influx des esprits animaux, pour le mouvement musculaire dans la terreur, la douleur, ou quelqu'autre affection pareille : & les assistans, qui n'apperçoivent rien de l'objet désigné, sont portés à conclure que les actions du malade ne sont point produites par la raison, & qu'il délire. C'est une conséquence qu'ils tirent bien plutôt encore, si l'agitation des esprits est tellement confuse & tumultueuse, que ce ne soit pas un seul objet, mais plusieurs objets, de diverses especes, qui se présentent en foule. Car dans ces entrefaites, la joie, la crainte, la douleur se manifestent successivement par les actions qui les caractérisent, quelquefois même elles se présentent dans un seul instant, sans qu'il y en ait aucune raison apparente.

Le délire, en un mot, n'est que le songe des gens éveillés. On sait quelle est l'infinie variété & l'étonnante confusion de ceux qu'on éprouve pendant le sommeil. Ils sont dûs à la même cause : savoir, à une pression inégale de l'orifice des nerfs, & à la répercussion du fluide nerveux qui en est la suite. Nous savons aussi, à n'en pouvoir douter, que cette variété d'idées singulieres produit, dans le corps, les mêmes actions que nous exerçons volontairement, lorsque nous éprouvons les mêmes idées pendant la veille. Il nous reste donc à rechercher quels phénomenes occasionne dans nos corps le venin de la tarentule, pour exciter de si grands troubles & une agitation d'esprit si extraordinaire, que les symptomes dont le malade est affecté paroissent non-seulement absurdes, mais même contradictoires.

La plupart des accidens qui suivent la morsure de la tarentule, avant d'être portés jusqu'au délire, ſont, à peu près, les mêmes que ceux que produit la morſure de la vipere. Il n'eſt pas douteux, je crois, qu'elle ne perce la peau avec ſes pinces, comme l'araignée ordinaire; qu'elle n'inſinue, en même tems, par ſa trompe, la liqueur vénéneuſe dans la plaie, & que ſes pinces ne ſervent à frayer la route à ce poiſon, ſi actif & ſi ſubtil.

Cette liqueur ignée, car cette chaleur brûlante eſt commune à tous les venins animaux, met bientôt le liquide nerveux en fermentation. La fievre s'éleve, le cerveau ſécerne une quantité étonnante de ce liquide, & il s'en fait un influx prodigieux dans les organes des ſens & du mouvement. Les eſprits étant à ce point d'agitation, l'ame eſt vivement frappée de l'action des objets externes. Bien plus, ſans aucun concours de leur part, le trouble extrême qui regne dans l'économie animale, eſt cauſe qu'il ſe préſente à l'eſprit mille images, mille vaines apparences, qui produiſent dans le corps des mouvemens analogues, c'eſt-à-dire, des mouvemens tout-à-fait extraordinaires.

Dans l'Eſſai ſuivant, nous aurons occaſion de diſſerter plus amplement ſur cette matiere. Il nous ſuffit ici d'obſerver que ces images, ces mouvemens tiennent beaucoup au naturel du malade, & que l'impétuoſité des eſprits ſe porte principalement aux parties qu'ils fréquentent le plus dans l'état de ſanté; & chacun ſait aſſez quelles ſont ces parties dans les climats chauds.

On trouve la confirmation de cette théorie dans Baglivi. En diſſéquant un lapin qui étoit mort de la piquure de la tarentule, il obſerva la ſubſtance cervicale attaquée d'une légere inflammation à l'origine des nerfs, tachetée çà &

là de points livides, en même tems une grande quantité de sérosité épanchée sur le cerveau ; tous effets qu'on peut attribuer à l'arrêt de la circulation du sang, par défaut de secrétion nerveuse.

Quant à la curation même du mal, qui paroît d'abord risible, il est bon de remarquer que l'idée de la danse ne vient jamais au malade avant d'avoir entendu les accords de la musique. Si on l'exhorte à cet exercice, il répond que c'est une chose absolument impossible, qu'il n'en a pas la force : cette joie qu'il témoigne au premier son d'un instrument tient donc à la chaîne commune de ses autres actions. Car, comme tous les objets externes exercent leur empire sur les nerfs & leur fluide agité, de même les sens qui ont coutume d'accompagner cet exercice, & d'exciter à la danse, produisent, avec la plus grande énergie, sur le malade, l'effet auquel ils sont destinés.

Tout le bien qu'il procure consiste dans la sueur, qui est provoquée par la vive agitation des membres. Cette excrétion emportant avec elle les parties inflammatoires, entraîne aussi la fievre qu'elles excitoient dans les esprits animaux.

Nous sommes peut-être redevables aussi de quelque chose à la force déterminée & aux modulations des cordes d'instrumens, dont l'efficacité porte un air tremblant sur les fibres élastiques du cerveau. Car les corps contractiles peuvent être mis en action par un degré déterminé d'un certain mouvement, quoiqu'un degré plus considérable du même mouvement ne produise aucun effet semblable, si sa modification est différente. On en voit tous les jours l'expérience : si deux instrumens de musique ont leurs cordes montées au même ton, il suffit de toucher celles de l'un des deux, pour que les cordes analogues du second rendent le même son, tandis qu'une agitation de l'air bien plus violente, ne produira jamais sur les mêmes cordes une vibration semblable. On peut encore alléguer en preuve une expérience vulgaire, assez plaisante. Après avoir étudié le ton particulier d'un gobelet de verre, & l'avoir adapté à la voix, en l'élevant, on excite d'abord quelques frémissemens dans le verre, & l'on parvient, par degrés, à le faire rompre ; ce qui n'arriveroit pas, si la voix de ceux qui prennent cet amusement, étoit à un ton plus ou moins haut que celui du verre.

Boyle rapporte, d'après Scaliger, l'histoire d'un certain Gentilhomme Gascon, que le son de la flûte forçoit, malgré lui, à uriner, quoique cette secrétion dépende d'une contraction volontaire des fibres musculeuses de la vessie.

Il n'est pas difficile de trouver la raison pour laquelle il faut une si grande diversité de sons, selon les différents hommes attaqués de ce venin ; car la tension de leurs fibres n'étant pas la même, il n'est pas étonnant que les mêmes vibrations les affectent diversement.

La constance avec laquelle les malades suivent cet exercice, est dûe, en grande partie, aux exhortations des assistans, & aussi à la ferme opinion où ils sont que c'est le plus grand soulagement dont leur maladie soit susceptible.

On auroit grand tort de rejetter cette pratique comme absurde : elle est fondée en raison. Les Anciens avoient déja adapté les accens de la musique à des usages médicinaux, & il n'est pas

pas douteux que, par une vertu purement méchanique, on ne pût en tirer un grand parti pour des maladies très-graves, & singuliérement pour certaines aliénations d'esprit dans lesquelles regne une agitation irréguliere du fluide animal. On peut l'appaiser, en excitant dans ce fluide les mouvemens qui ont coutume d'accompagner les affections contraires.

On voit, par l'histoire du Roi Saül, que cette méthode d'employer la musique étoit connue parmi les Juifs, dès les tems les plus reculés. On remédioit de cette façon aux paroxismes de folie dont ce Prince étoit attaqué (1). Car, en suivant la maniere dont les Hébreux ont coutume de désigner ce qui est au dessus de l'ordre ordinaire des choses, je crois volontiers que ce qu'ils nomment l'*Esprit malin envoyé de Dieu*, ne fut autre chose que la fureur maniaque dont le Tout-puissant se servit pour exercer sur ce Roi sa justice.

On trouve dans Galien un témoignage authentique qui prouve qu'on employoit la musique en Médecine; car il dit qu'Esculape avoit coutume de guérir, par les chants & l'harmonie, ceux qui, à la suite de violentes agitations d'esprit, étoient attaqués d'échauffement (2). Pindare a aussi observé la même chose (3); & c'est de-là que sont venus non-seulement les mysteres, mais encore le nom d'enchantement (4). Théophraste, au rapport d'Athé-

(1) SAMUEL, *cap.* XVI.

(2) *De Tuend. valetud.* Lib. 1, cap. 8.

(3) PYTHIOR. *Od.* 3. *Vide & Scholia.*

(4) *De Carmin.*

née (1), dit dans ſon *Livre de l'Enthouſiaſme*, qu'on guérit les douleurs de la ſciatique avec l'harmonie des Phrygiens. Or, ce concert étoit composé de flûtes. C'étoit, parmi les Anciens, l'inſtrument le plus fort (2). On eût dit qu'il faiſoit entrer les aſſiſtans en fureur, & c'eſt d'une vertu pareille qu'il faut attendre la guériſon du mal produit par le venin de la tarentule.

Il y a une remarque eſſentielle à faire au ſujet de la derniere autorité que nous avons alléguée. Elle concerne la maniere d'employer le remede. C'étoit ſur la partie affectée même qu'on appliquoit l'enchantement ; ce qui eſt une preuve inconteſtable de ce que nous avons avancé des effets de la percuſſion de l'air ſur les fibres contractiles du cerveau. Car, de quelle autre maniere le ſon d'une flûte ſur un membre pourroit-il lui apporter quelque avantage, ſi ce n'eſt à raiſon des ſecouſſes d'air dont nous avons parlé, & de ſes vibrations modulées. On peut encore citer ce que rapporte, au ſujet de cette méthode, Cœlius-Aurelianus (3). Il appelle cette pratique l'enchantement des parties douloureuſes, & il dit que les ſouffrances s'adouciſſent & ſe diſſipent, à meſure que le lieu affecté éprouve, par cet effet, des tremblemens & des palpitations.

Aulu-Gelle (4) parle de cette maniere de trai-

---

(1) *Deipnoſoph.* Lib. XIV, p. 624.

(2) BARTHOLIN. *de Tib. antiquor.* Lib. 1, c. 9.

(3) *Morb. chronic.* Lib. V, cap. 1. L'exercice de la danſe produiſoit des palpitations qui adouciſſoient la douleur, en lui ſervant de diſcuſſifs.

(4) *Noct. Attic.* Lib. IV, cap. 13.

ter la sciatique, comme d'une chose très-connue de son tems; & il ajoute, d'après Théophraste, que si on dirige bien à propos le son de la flûte, il peut encore remédier, avec succès, aux accidens qui suivent la morsure de la vipere.

Apollonius n'est pas le seul qui fasse mention d'épilepsies (1), de folies, & d'autres maux guéris par cette méthode. Démocrite (2), dans son *Traité de la Peste*, dit avoir vu, dans plusieurs maladies, les effets avantageux d'un concert de flûtes. Telle fut aussi la pratique de Thalès de Crête, qui, appellé par les Lacédémoniens pour les délivrer de la peste, ne détourna, dit-on, ce fléau d'eux que par le secours de la musique (3).

Tous ces exemples prouvent assez que, dès la plus haute antiquité, on a employé cette maniere de traiter plusieurs maladies. Cœlius-Aurelianus prétend que le premier usage de la musique en Médecine est dû à Pythagore. Or, ce Philosophe avoit jetté les fondemens de sa secte dans cette partie d'Italie, appellée autrefois la grande Grece, aujourd'hui la Calabre, qui est le pays des tarentules; de sorte qu'il me paroît assez vraisemblable que c'est à lui qu'on doit rapporter la premiere invention de cette méthode qui s'est conservée jusqu'à nos jours; d'autant plus que Jamblic (4) assure que c'est ce Philosophe qui a introduit la musique

(1) *Hist. admir.*

(2) AUL. GELL. *loc. citat.*

(3) PLUTARC. *De Music.*

(4) *Vit. Pythagor.* Cap. 25. Πρὸς δηγμοὺς βοηθητικώτατα μέλη. La mélodie, la musique soulage ceux qui ont été mordus.

en Médecine, & qu'il avoit découvert des genres d'harmonie, dont les uns étoient naturellement destinés à calmer les agitations de l'ame, & les autres à guérir les mouvemens désordonnés causés par les poisons.

Pour établir, d'une maniere plus claire, la vérité de tous ces raisonnemens, & prouver encore mieux l'efficacité de la musique, je rapporterai un exemple singulier de ses effets pernicieux sur un animal brute. Je le tiens d'un homme d'esprit qui en avoit été témoin. Un joueur d'instrumens s'étoit apperçu qu'un chien qui assistoit souvent à sa musique, étoit tellement affecté d'un certain ton, qu'il aboyoit, & éprouvoit des anxiétés considérables. Un jour, voulant éprouver jusqu'où cela iroit, le Musicien insista si long-tems sur ce ton, que l'animal trop sensible périt au milieu des convulsions.

Mais pour terminer ce que nous avons à dire sur la tarentule, il faut remarquer que le retour des symptomes qui a lieu l'année suivante, est dû à la chaleur qui regne dans cette saison, & à la fermentation qu'elle produit sur le reste du venin. Bartholin (1) rapporte l'histoire d'un Médecin de Venise qui éprouvoit la mélancolie tous les ans dans les plus grandes chaleurs : elle renaissoit, & finissoit aux mêmes périodes ; ce qui est une preuve assez complette que c'est à la chaleur de l'atmosphere qu'est dû, la plupart du tems, le retour de ces maladies.

(1) *Hist. anatom.* Cent. 2, hist. 26.

(*) ADDITION DE L'ÉDITEUR.

IL eſt bien ſingulier que dans des matieres qui ne ſont que de fait & d'obſervation, on trouve, parmi les différens Auteurs qui en ont traité, des diverſités de ſentimens preſque auſſi contradictoires, que s'il étoit queſtion d'une affaire ſyſtématique, ou de pure ſpéculation. C'eſt que la plupart des hommes jurent d'après ceux qu'ils ont adoptés pour maîtres, ſans ſe donner la peine d'examiner par eux-mêmes. C'eſt ainſi que quantité d'Écrivains, ſur l'autorité de Baglivi, ont parlé de la tarentule, & des dangers qui ſuivent ſa morſure, & du moyen avec lequel on y remédie, comme d'une choſe très-réelle. Les phénomenes qui accompagnent ce mal, la ſingularité du remede, ont pu fournir aux incrédules quelques prétextes de doutes. M. l'Abbé Nollet, à ſon retour d'Italie, rapporta que toute l'hiſtoire merveilleuſe de la tarentule ne paſſoit, dans la Calabre, que pour une fable aux yeux des gens ſenſés ; & voilà que tous ceux qui ont écrit depuis, ont répété, les uns après les autres, que rien n'eſt plus faux que tout ce qu'on nous a débité ſur le compte de cette araignée venimeuſe, & que c'eſt une de ces croyances reléguées parmi les préjugés de la populace.

Quel tempérament prendre entre des aſſertions ſi contraires ? De part & d'autre, l'autorité eſt grave. Je reſpecte, plus que perſonne, celle de M. l'Abbé Nollet, & il ſuffit de l'avoir connu, pour ſavoir que ſa candeur & ſa franchiſe étoient en proportion de ſes connoiſſances & de ſon zele infatigable pour en acquérir. Dans l'alternative néanmoins, les préſomptions me paroiſſent en faveur de Baglivi. Il écrivoit ſur les lieux; il ne rapporte rien que d'après ſes propres obſervations. On ſait qu'il les faiſoit en Médecin inſtruit, & qui, d'ailleurs, n'avoit aucun interêt à publier une fauſſeté de fait, que le témoignage de ſes contemporains n'eût pas manqué de lui reprocher. M. l'Abbé Nollet, au contraire, ne s'eſt probablement occupé de la tarentule que comme d'un objet de pure curioſité, & qui avoit un trait moins direct que bien d'autres, à celui de ſes recherches; & il peut arriver que les Savans auxquels il s'eſt adreſſé pour s'en inſtruire, révoltés par le merveilleux, que le Peuple a toujours ſoin d'ajouter, aient été induits, par-là, à donner dans l'autre extrêmité, qui eſt de révoquer tout en doute. Ces deux extrêmes ſont également vicieux, & je dirois volontiers ici, comme j'ai lu dans Baglivi, en parcourant ſa diſſertation ſur la tarenrentule: *In rebus phyſicis, potius affigenda ſunt pondera credulitati, quam addendæ plumæ.* Les ailes & la légéreté ſont effectivement des attributs d'incrédulité, tandis que l'examen eſt fait pour ajouter du poids aux obſervations.

Il pourroit ſe faire encore que les ſymptomes qui ſuivent aujourd'hui la morſure de la tarentule, fuſſent moins graves que du tems de Baglivi. Cette diverſité peut tenir à une quantité prodigieuſe de circonſtances. Il eſt certain, par exemple, que les reptiles de l'Amérique ſont bien moins venimeux aujourd'hui qu'ils ne l'étoient lors de la découverte du Nouveau-Monde. Nous ne voyons pas la lepre en France, telle qu'elle y existoit du tems de St. Louis. La maladie vénérienne de nos jours ressemble-t-elle à celle qu'on vit à la cour de François I ? On n'en croit pas moins pour cela à l'éléphantiase, à la pellade, à l'onglade . . . & je ne vois pas pourquoi l'on ne croiroit pas à l'existence de la tarentule, aux phénomenes singuliers qui sont la suite de l'introduction de son venin, & à une méthode de traitement qui n'a rien d'invraisemblable.

Qu'un venin soit chassé du corps, par la sueur qui succede à l'exercice, c'est ce qu'on voit tous les jours. Que des nerfs tendus, relâchés, tiraillés, dérangés, en un mot, de leur ton naturel, de quelque maniere que ce puisse être, soient remis à l'unisson par l'effet de l'harmonie, ce sont de ces vérités que l'expérience de tous les Anciens atteste ; & je ne sais pourquoi, dans un siecle où les Beaux-Arts ont été poussés à leur plus haut point de perfection, notre art salutaire en tire si peu de parti. Je suis très-persuadé qu'il est tel délire, qui céderoit plutôt aux accords d'une musique agréable, & dirigée à propos, qu'il ne le fait à l'application des vésicatoires ; & tels états de vapeurs, que l'habitude du concert & de la danse guériroit avec moins d'inconvéniens, que des anti-spasmodiques, des drogues, des bains, de l'eau-de-poulet.

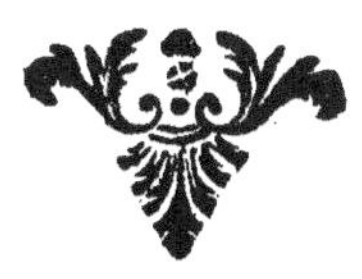

TROISIEME ESSAI.

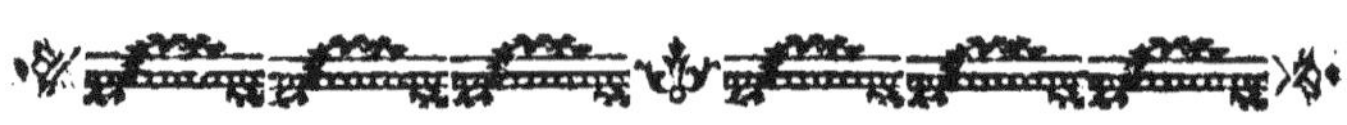

SUR LE VENIN *DU CHIEN ENRAGÉ.*

Ces terribles ſymptomes qui ſuivent la morſure du chien enragé, ſe préſentent avec tant de diverſité chez les différens hommes, qu'on ne doit pas être étonné de la différence qui ſe trouve dans les deſcriptions que les Auteurs en ont données, & de la difficulté de concilier la plupart des hiſtoires qu'ils ont rapportées à ce ſujet.

Le principal ſymptome, celui ſur lequel ils s'accordent aſſez généralement, c'eſt celui qu'on déſigne ſous le nom vulgaire, quoiqu'impropre, d'*hydrophobie* ou d'horreur de l'eau; mais les autres accidens, qui ajoutent à l'infortune de celui qui eſt affligé de ce mal, ſont rapportés de tant de façons, qu'à peine peut-on s'imaginer que ce ſoit au même genre de maladie qu'ils appartiennent.

Je commencerai l'hiſtoire de celle-ci par le récit des nombreuſes obſervations que les malades ont fournies. Nous chercherons enſuite les raiſons pour leſquelles un mal ſi terrible, ſi menaçant, & en même tems ſi commun, ſe joue ſous tant de formes différentes, & paroît ſi ſouvent ſous un maſque emprunté.

La morſure du chien enragé reſſemble à la morſure ordinaire, & ne ſe guérit pas avec moins de facilité. Il s'écoule quelquefois un long eſpace de tems avant que le mal ſe découvre; on a des exemples de deux, trois & ſix mois, d'un an même; & les Auteurs prétendent que la rage a mis encore quelquefois un terme plus long avant de ſe déclarer. Galien l'a vu ne paroître qu'au bout d'un an (1). Je me ſouviens de l'avoir vu, après onze mois; mais communément on s'en apperçoit dans l'eſpace de trente ou quarante jours, quelquefois plutôt; dans les jeunes gens, par exemple, c'eſt ordinairement en quinze ou ſeize jours que le mal ſe déclare.

Voici quels ſont les premiers indices qu'on en a. On ſent, dans la partie qui a été mordue, une douleur qui gagne inſenſiblement, & s'étend aux parties voiſines; tout le corps eſt dans l'inertie & la langueur; l'anxiété s'empare de l'eſprit; il eſt triſte & troublé pendant le ſommeil, par des ſonges inquiets. Le malade ſe plaint d'abattement, & ſur-tout d'oppreſſion à la poitrine; ſon pouls eſt intermittent; il éprouve des ébranlemens nerveux, des ſueurs froides, des nauſées & des maux d'eſtomac; il a de la répugnance pour tous les alimens. Quoique la chaleur ſoit conſidérable & la ſoif brûlante, il a la plus grande peine à avaler quelques alimens que ce ſoit, mais ſur-tout les liquides. Ces ſymptomes vont en croiſſant, & les jours ſuivans, la grande douleur & la diffi-

(1) *Comment. 2, in lib. Prorrhetic. Hippocr.*

culté qu'il éprouve pour la déglutition, lui font contracter une telle aversion pour toute espece de liquide, que leur seul aspect suffit pour le faire tomber en convulsion, & le réduire à l'extrêmité; car il ne lui est pas possible d'en avaler la plus légere goutte. Cette horreur de l'eau a toujours passé pour le signe le plus constant de la rage, & pour celui qui la distingue spécialement des maladies qui reconnoissent une autre cause ; car il est extrêmement rare de l'observer dans d'autres cas.

La fievre s'allume en même tems. Elle est accompagnée d'un pouls vif & petit. Le malade perd le sommeil ; il a la voix rauque, il crache sur les assistans l'écume qui s'amasse dans sa bouche ; tout son corps entre en convulsions, mais principalement les muscles de la poitrine & les érecteurs de la verge, d'où naît un priapisme habituel. Pendant cette scene tragique, qui est ordinairement suivie de la mort en deux ou trois jours, le délire s'empare de lui, avec les symptomes de rage les plus terribles : il fait tous ses efforts pour nuire, de quelque maniere que ce soit, à ceux qu'il trouve, & ne respecte, dans sa fureur, ni ses parens, ni ses meilleurs amis. Le plus souvent, c'est moins une fureur proprement dite, qu'un certain genre de mélancolie. Il se dévoue tellement à une mort, qu'il regarde comme assurée, son esprit y est tellement préparé, qu'il exhorte souvent les assistans à ne pas se donner des peines inutiles pour lui. Il s'emporte quelquefois aux menaces, prie de ne pas l'accabler davantage, jusqu'à ce qu'enfin sa respiration devenant de plus en plus courte, il expire au milieu des convulsions les plus terribles.

Plusieurs des Anciens ont fait mention de cette maladie, spécialement Dioscoride, Galien, Aëtius, Paul d'Egine; mais aucun n'en a fait une description si détaillée que Cœlius-Aurélianus [1]. Il avoit lu les écrits des Grecs, & sur-tout ceux de Soranus, de la secte des Méthodiques, & il nous a rendu, en un latin barbare, & assez obscur, ce qu'il avoit recueilli avec beaucoup de peines & de soins sur les symptomes de ce mal. On peut voir les noms des Modernes qui ont écrit sur cette matiere, dans les observations très-exactes de Stalpart Vander-Wiel (2), & il faut ajouter à cette liste le savant Docteur Lister (3).

Pour jetter quelque jour sur la nature d'une maladie aussi abstraite, il est bon de remarquer quelques phénomenes étonnants qui ont coutume de l'accompagner; ils sont quelquefois sujets à varier; mais on les observe tous jusqu'à un certain point chez ces infortunés.

Ils ont, par exemple, tous cela de commun, que les objets extérieurs font sur les organes de leurs sens des impressions désagréables : chaque sens éprouve sa douleur; le moindre attouchement les blesse; le moindre bruit les fatigue; si l'on ouvre, si l'on ferme une porte, on les voit tressaillir, comme si la maison étoit prête à s'écrouler; la lumiere affecte si désagréablement leurs yeux, qu'ils marquent une aversion & une crainte singuliere, dès qu'un objet blanc vient à frapper leur vue. Par la même raison, toutes

---

(1) *De morb. acut.* Lib. 3.

(2) *Observ. Rarior.* Cent. 1, obs. 100.

(3) *Exercitat. Medicin.*

les membranes internes acquierent une ſenſibilité ſi exquiſe, que les ſenſations ordinaires, les ſenſations naturelles dont elles ont contracté l'habitude, leur deviennent abſolument intolérables. L'air froid fatigue leur poumon; l'urine, en ſortant, affecte déſagréablement les voies ordinaires; ils regardent de travers, froncent le ſourcil; la fureur, la rage, l'horreur ſont peintes ſur leur viſage, ou bien la triſteſſe & les larmes dont il eſt couvert, annoncent leur déſeſpoir. Dès l'inſtant que cette fievre s'eſt emparée d'eux, juſqu'à celui de leur mort, on ne leur voit pas fermer l'œil.

Lorſque la manie vient ſe joindre à ces ſymptomes ordinaires, la force des muſcles augmente prodigieuſement; les convulſions ſont quelquefois ſi violentes, qu'on a vu un homme attaché à ſon lit par les liens les plus forts, les briſer d'un ſeul coup, & mourir paralytique immédiatement après, comme ſi un effort auſſi conſidérable, eût procuré ſubitement à toutes les fibres du corps une diſtraction propre à en opérer la rupture.

Quant à l'hydrophobie, le malade ne paroît avoir, au commencement, aucune horreur de l'eau; il ne ſemble point redouter la vue des liquides; on diroit même qu'il y trouve un certain plaiſir: la ſoif le preſſe, il cherche à boire; mais bientôt il eſt tout étonné de ne pouvoir le faire; il étudie, il eſſaie tous les moyens d'en venir à bout; il s'efforce d'attirer la boiſſon au moyen d'un tuyau, & s'écrie bientôt qu'il lui eſt impoſſible; ſi on lui en demande la raiſon, il répond: *La boiſſon ne peut aller plus loin, elle m'étrangle; enſeignez-moi quelqu'autre moyen.*

Faiſons des remarques qui nous conduiront à découvrir la cauſe de ces accidents terribles. La rage eſt, dans le chien, l'effet de la fievre la plus violente; elle ſe communique avec bien plus de promptitude dans le tems des grandes chaleurs, quoique le froid très-rigoureux puiſſe être compté auſſi au nombre des cauſes de cette maladie. Le chien ne ſue jamais; d'où il s'enſuit que lorſque ſon ſang eſt entré en fermentation, il ne peut pas, comme chez les autres animaux, ſe purifier, en dépoſant ſes parties nuiſibles à la ſuperficie du corps. Le plus grand effort donc des parties ſalines & actives qu'il contient, doit ſe porter aux organes qui fourniſſent une ſortie plus facile & plus ordinaire aux humeurs ſurabondantes, & les glandes ſalivaires ſont celles qui ont le plus d'analogie aux miliaires, même dans l'homme. Auſſi le chien enragé rejette-t-il alors beaucoup plus de ſalive que dans aucun autre tems; elle eſt très-écumeuſe, à raiſon de la ténuité & de la chaleur des particules dont elle eſt imprégnée.

Dans cet état, les yeux du chien indiquent aſſez la fievre dont il eſt attaqué. Il court çà & là tout éſſoufflé; ſe jette ſur tous ceux qu'il trouve; ſa langue pend à moitié hors de ſa gueule, toute couverte de la bave qui en diſtille; il a les yeux gros & larmoyants; il n'eſt tenté ni de boire ni de manger. On trouva dans le cadavre d'un chien mort de la rage, la partie antérieure de la dure-mere, à l'endroit où elle ſoutient le cerveau, à-peu-près au deſſus des orbites, toute enflammée, & attaquée de petits ulceres qui en avoient rongé la ſubſtance, & percé même la pie-mere. On en faiſoit ſortir, par l'expreſſion, une matiere tenue légérement teinte de ſang.

On observe tous les jours que les parties des liqueurs qui sont en fermentation, ont la propriété de communiquer le mouvement à d'autres liqueurs de la même espece, si le mêlange s'en fait en certaine proportion; de même ici la salive qui, de tous les sucs connus, est celui qui entre le plus aisément en fermentation, excitée par les parties ignées qu'un sang très-échauffé lui communique, ne peut guere, au moyen d'une plaie, se mêler au liquide nerveux d'un autre animal, sans lui procurer une agitation & un mouvement considérable analogue à la fermentation. Nous croyons en avoir donné la preuve dans l'*Introduction* de cet Ouvrage. Ce trouble nerveux interrompt la secrétion qui doit se faire dans le cerveau, gêne la circulation du sang; delà, la fievre, le délire, les convulsions, &c.

Quant au délire, qui tient tantôt à la manie, & tantôt à la mélancolie, il faut rapporter cette différence à la diverse constitution des malades, qui les rend plus ou moins enclins à l'une ou à l'autre de ces affections.

Ne voyons-nous pas l'ivresse produire chez l'un une gaieté sans bornes; chez l'autre, la tristesse, la méchanceté, la fureur; chez celui-ci, le comble du ridicule & de l'absurdité. C'est cependant la même cause qui agit, mais en poussant à son plus haut degré la disposition naturelle de celui qui est ivre. Les Chasseurs distinguent très-bien eux-mêmes deux sortes de rage dans le chien. Ils appellent l'une *mordante*, l'autre *morose*.

En un mot, ce mal n'est qu'une fievre du genre de celles qui attaquent principalement les nerfs, & elle prend sa cause dans l'efficacité d'une matiere ignée externe, qui se mêle au fluide nerveux. Elle eſt ſuivie du délire, qui, ſelon la diſpoſition naturelle, ſe manifeſte tantôt par des ſymptomes de fureur, tantôt par ceux du déſeſpoir, & ſouvent par un mêlange bizarre des uns & des autres.

Car nous ſavons par expérience, que ces deux maux ſe ſuccedent alternativement, & que la manie eſt ſouvent la ſuite de la mélancolie.

La manie, en effet, ne préſente que l'image d'une mélancolie portée à ſon plus haut période. La débilité des eſprits augmente, de jour en jour, les terreurs paniques; l'imagination ſe crée, ſans ceſſe, de nouveaux monſtres & de nouveaux ſujets de crainte. L'ame ſéduite par ces illuſions, excite dans le corps les mouvemens que la vue de ces objets a coutume de produire dans l'ordre naturel. On voit tous les jours dans les fievres, même les plus ordinaires, de ces phénomenes qui avertiſſent les aſſiſtans que les malades vont entrer en fureur, lorſqu'ils diſent, par exemple, qu'ils apperçoivent ces objets d'horreur qui néceſſitent l'ame à ſe porter aux mouvemens les plus impétueux.

L'hydrophobie, comme je le prouverai tout-à-l'heure, n'eſt rien moins que la partie eſſentielle de ce délire, quoi qu'on ſe perſuade communément le contraire.

On doit conclure de la deſcription que nous avons donnée, que l'inflammation participe à tous ces cas; qu'elle eſt accompagnée d'une tenſion extrême des membranes nerveuſes, & que leur ſéchereſſe communique au fluide qui les abreuve, une très-grande force & une très-grande élaſticité. Elles acquiérent, en conſéquence, une ſenſibilité bien plus exquiſe que dans l'état naturel; en ſorte que l'impreſſion des objets extérieurs, au lieu de la ſenſation légere & agréable qu'ils ont coutume de produire, en fait éprouver une qui eſt déſagréable, & même douloureuſe. Pendant ce tems les choſes ſe peignent à l'imagination d'une maniere ſi vive & ſi tumultueuſe, que l'ame, dans le trouble & l'étonnement dont elle eſt ſaiſie, détermine, ſans ordre, les eſprits aux organes du mouvement, & les muſcles agiſſent ſans apparence de raiſon.

On trouve la preuve de ceci dans l'ouverture des cadavres. Ils ont préſenté les vaiſſeaux du cerveau étonnamment diſtendus, le ſinus longitudinal gorgé d'un ſang fluide, & non d'un ſang concret & coagulé, comme on l'obſerve dans la plupart des maladies de la tête. On a vu le cerveau lui-même & la moëlle épiniere deſſéchés, le péricarde preſque dans le même état, le poumon & les arteres farcis de ſang, qui ſe coaguloit difficilement, même à l'air libre; tous phénomenes qui concourent à prouver que le mal a ſon principal ſiege dans les eſprits animaux.

Nous avons dit que la partie eſſentielle de ce délire ne conſiſtoit pas dans l'hydrophobie; car les malades pris de la fievre & de la ſoif, ſouhaitent toujours ardemment la boiſſon, tant qu'ils ont la liberté de la déglutition; mais bientôt ils éprouvent une difficulté d'avaler quoi que ce ſoit, de ſolide ou de liquide, & cette difficulté devient inſurmontable.

Ils ont encore plus de peine pour les liquides. Voici la raiſon de ce phénomene. Il faut rapporter cette fievre au genre des ſpaſmodiques, ou des nerveuſes. Dans un ſpaſme violent tous les nerfs éprouvent de la diſtraction, mais plus ſpécialement

ſpécialement les muſcles qui ſervent à la déglutition. Leur action s'anéantit, & de-là l'impoſſibilité de rien faire parvenir à l'eſtomac. Vouloir perſuader à quelqu'un dans cet état de boire, c'eſt entreprendre de lui perſuader qu'il eſt néceſſaire qu'il ſe faſſe bien du mal. Quand une fois le malade a éprouvé cette impoſſibilité, il redoute autant les liquides qu'on lui offre, qu'une arme qu'on préſenteroit contre ſa poitrine, & il ne fait pas moins d'efforts pour empêcher qu'on ne les approche de ſa bouche. Les liquides offrent un plus grand obſtacle à la déglutition que les ſolides, parce que les principaux agens de cette fonction, comme la partie poſtérieure de la langue, le voile du palais en ſa partie inférieure, la portion haute de l'œſophage, en joignant leurs forces & leurs actions, embraſſent bien plus efficacement un corps ſolide que des liquides, dont la ſubſtance s'écoule de toutes parts. Outre cela, l'épiglotte qui, pendant la déglutition, doit recouvrir la trachée-artere, eſt preſſée & aſſujettie bien plus efficacement par les ſolides que par les liquides. Lors donc que ces organes ſont en convulſion, il s'échappe une partie du liquide qui entre dans la trachée, & produit la ſuffocation; en ſorte qu'on peut dire que le nom de *duſcatapoſis*, ou difficulté d'avaler, eût mieux convenu à cette maladie que celui d'hydrophobie, ou horreur de l'eau.

Mais pour donner plus de force & plus de clarté à ce raiſonnement, il n'eſt pas inutile de remarquer qu'il eſt encore d'autres maladies, & ſur-tout du genre des nerveuſes, dans leſquelles on obſerve ce ſymptome terrible. Les Auteurs diſent qu'on l'a apperçu quelquefois dans les fievres malignes (1) ; on l'a vu à la ſuite de la mélancolie ordinaire (2) : je l'ai obſervé dans un violent paroxyſme hyſtérique pendant pluſieurs heures, juſqu'à ce que des ſecours appropriés euſſent calmé les convulſions des muſcles de la poitrine. Je me rappelle un autre cas dans lequel un paroxyſme de palpitation de cœur fut accompagné d'une ſi grande horreur de l'eau, qu'il ſembloit ne différer en rien d'une véritable hydrophobie (3).

---

(1) SCHENKIUS, *de Venen. anim.* SALMUTH, *Obſer.* Cent. 2, obſ. 52.

(2) *Ephem. German.* Ann. 1687.

(3) *Note du Traducteur.* * J'ai vu, au huitieme jour d'une fievre putride, ſurvenir une véritable hydrophobie ſpontanée à une jeune fille de 18 ans, avec tous les ſymptomes d'une rage moroſe. Elle refuſa conſtamment tout remede & tout aliment ſolide & liquide pendant quatorze jours entiers ; elle entroit dans une ſorte de fureur contre ceux qui lui préſentoient à boire : elle aboya même pendant deux ou trois jours. Il y avoit plus d'un an qu'elle étoit renfermée dans le Couvent où la ſcene ſe paſſoit; & quelques informations qu'on ait faites, il n'y a eu aucune preuve, aucun ſoupçon même de morſure de chien enragé. Cependant la fievre, qui avoit pris un caractere de malignité, parcourut ſes périodes, comme ſi cet accident n'y eût influé en rien, & au vingtunieme jour, preſque tous les ſymptomes avoient diſparu. Sa mere, qui n'avoit pu entrer dans le Couvent, la fit ſortir. Cette fille dévora, en entrant dans l'Auberge, une omelette copieuſe, & but beaucoup après. On l'emmena à ſept ou huit lieues chez ſes parents, où elle a été très-long-tems à ſe remettre. Je n'omettrai pas de dire qu'elle n'avoit jamais refuſé les lavements; & que comme c'étoit le ſeul ſecours que je puſſe employer, je lui en avois fait injecter cinq à ſix par jour, tantôt laxatifs, tantôt anti-ſpaſmodiques, & ſur la fin, d'analeptiques, ſelon les indications.

Il s'enſuit de cette obſervation, que la véritable hydro-

Il eſt arrivé, quelquefois, d'un autre côté, que la morſure d'un chien enragé a été ſuivie de tous les ſymptomes les plus effrayans, & juſqu'à la mort même, ſans qu'on ait apperçu la moindre trace d'hydrophobie. Un ſavant Médecin m'a aſſuré avoir vu, dans le Shropshire, trois malades dans la même année, qui, ſelon l'ordre ordinaire des choſes, trente ou quarante jours après la morſure, avoient été attaqués de tous les mouvemens extraordinaires du fluide nerveux dont nous avons fait mention juſqu'ici. Ils avoient été pris de la fievre, du délire, d'une oppreſſion conſidérable, de palpitations de cœur, de ſpaſmes, &c. Ils étoient morts le troiſieme jour, & aucun d'eux, durant cette ſcene mélancolique, n'avoit témoigné ni la moindre difficulté d'avaler, ni la plus légere horreur de l'eau.

L'hydrophobie ne préſente donc autre choſe qu'une convulſion locale, qui eſt preſque toujours de la partie, lorſque l'affection fébrile de tout le ſyſtême nerveux eſt montée à ſon comble. Quand elle n'auroit pas lieu, le ſpaſme des autres parties ſuffiroit pour donner une mort certaine; mais comme cette fievre nerveuſe ne s'obſerve guere avec une telle violence que dans la rage, & que ce n'eſt guere que dans ce cas qu'elle abolit la déglutition; c'eſt pour cela qu'on a cru ce ſymptome particulier au venin de la rage.

---

phobie peut exiſter indépendamment de la rage, ou peut-être, ce qui ſeroit une découverte bien plus importante, qu'il ſeroit poſſible de ſauver, par les lavements, bien des hydrophobes, qu'on laiſſe périr miſérablement, faute de pouvoir les faire boire.

Au milieu de tout ce concours de choses étonnantes, rien ne me frappe tant que le long intervalle de tems que met ce levain à se déclarer; mais, si, comme on l'a dit, cette salive vénéneuse agit comme un ferment sur le fluide nerveux, on concevra facilement qu'avant de produire un effet sensible, elle a dû nécessairement altérer, en quelque maniere, les fibres les plus solides du cerveau, dès que les membranes ont contracté cette tension extrême, cette aridité dont nous avons parlé. Or, le mal doit se déclarer à différens intervalles, en raison de la diverse constitution des fibres. Il peut arriver même que le ferment n'ayant pas assez de force, & la constitution de celui qui le reçoit en ayant beaucoup, il ne s'ensuive aucun danger, s'il n'arrive point d'accident qui le détermine. C'est ainsi que nous avons déja remarqué combien la chaleur de l'atmosphere contribue à provoquer & à rendre plus furieux le délire qui suit la morsure de la tarentule.

C'est pour cela qu'on a vu quelquefois ce malheureux état, se déclarer tout-à-coup, à raison d'une cause occasionnelle à laquelle on ne s'attendoit pas.

Il est bon de rapporter ici l'histoire malheureuse arrivée en Ecosse, il y a quelques années. J'en tiens la relation d'un Savant, homme d'esprit, & proche parent de l'infortuné qui en est le sujet.

Un jeune homme est mordu par un chien enragé, le matin de ses nôces. La journée entiere se passe à se divertir, à boire, & à danser, selon la coutume; le lendemain matin on le trouve attaqué d'un délire furieux & enragé, sa nouvelle épouse cruellement déchirée par ses mains ; le ventre de celle-ci pendu aux dents de ſon mari, & ſes inteſtins autour des bras enſanglantés de ce malheureux.

Le violent exercice, l'excès du vin, peut-être auſſi les premieres & vives jouiſſances d'une paſſion effrénée, avoient communiqué une telle chaleur au ſang & aux eſprits, une telle efferveſcence au venin, qu'en vingt-quâtre heures, il s'étoit porté à un degré de cauſticité auquel il parvient rarement, même après un intervalle de pluſieurs jours.

L'expérience quotidienne nous fait voir que dans les affections nerveuſes ordinaires, chaque paroxyſme eſt augmenté par le concours des différentes choſes qui ſe paſſent dans le corps, ou par l'action de celles qui ont lieu à l'extérieur.

On peut même aſſurer, avec confiance, que dans certaines maladies dans leſquelles le ſang eſt infecté d'un levain vénéneux, où les parties ſolides même ſont rongées, & dans leſquelles le venin a pénétré juſqu'à la ſubſtance des os, il arrive quelquefois que ce ferment eſt concentré à l'intérieur, & qu'il affecte dans le corps humain une marche ſourde, juſqu'à ce qu'il vienne à produire ſes derniers effets, comme on l'obſerve principalement dans la maladie vénérienne.

Ne nous étonnons donc plus qu'un venin dont les degrés de violence ſont ſi différens, & dont l'action peut être augmentée ou diminuée par le concours de tant d'incidents étrangers, produiſe des ſymptomes ſi variés dans le même genre de maladies convulſives, que quelquefois même il n'ait pas l'activité ſuffiſante pour mettre obſtacle à la déglutition, mais bien pour y en apporter dans la ſuite.

Je vis, il n'y a pas long-tems, un soldat, d'un tempérament très-robuste, & qui étoit pris, chaque mois, d'une anxiété considérable, à laquelle se joignoient la palpitation de cœur & la difficulté de respirer. Il avoit éprouvé, depuis six semaines, la morsure d'un chien enragé. Après qu'il eut été saigné, qu'il eut pris des bains chauds, & qu'il eut fait usage de la poudre de *lichen*, mêlée au *poivre* & à d'autres médicamens volatils, administrés dans le tems de l'oppression de poitrine, les paroxismes diminuerent chaque mois, & s'évanouirent enfin.

Un homme, dont le témoignage n'est pas suspect, me rapportoit un cas singulier de ce genre. Une femme de condition, de la Province d'Yorck, est mordue au doigt indicateur, par un chien enragé. Au bout d'un mois, la partie blessée devient douloureuse, & la douleur gagne le bras en peu de tems. Elle se renouvelle chaque mois, la veille de la pleine lune, & dure l'espace de trois jours. Au bout de cinq mois, elle devient hydrophobe, & elle périt au troisieme jour. Ce ne fut qu'à cette époque que ses amies se ressouvinrent de la morsure qu'elle avoit essuyée.

Je ne me persuaderois pas aisément que la lune n'eût aucune espece d'influence sur ces sortes d'accidens. J'ai essayé, dans un autre endroit, de développer le méchanisme de son action sur le corps humain (1) : comme on ne peut réfuter ni infirmer la preuve que j'ai donnée de cette assertion, & que c'est sur le fluide nerveux spécialement que s'exerce l'empire de cet astre, je ne vois pas qu'on ait lieu de douter

(1) Voy. le *Traité de l'influence du Soleil & de la Lune.*

que le même agent ne puiſſe produire le même effet dans une maladie qui affecte peut-être ce fluide d'une maniere plus grave que toute autre.

En parcourant attentivement les hiſtoires nombreuſes de ceux qui ont été attaqués de ce mal, j'ai remarqué que la moitié d'eux au moins avoient été pris des ſpaſmes, avant-coureurs de l'hydrophobie, ou au tems de la pleine lune, ou le jour qui la précede. Or, comme l'action de cet aſtre conſiſte principalement dans l'influence qu'il communique à des cauſes internes d'une très-grande activité, il eſt à préſumer auſſi que ces cauſes doivent avoir difficilement lieu, ſans le concours externe de ce même agent.

Mais il eſt tems, pour remplir le but que nous nous ſommes propoſé, d'en venir à la curation, & d'expoſer les moyens par leſquels on peut prévenir les ſymptomes de cette cruelle maladie; car tous les Auteurs s'accordent à la regarder comme incurable, dès qu'on s'eſt apperçu des premiers veſtiges de l'hydrophobie; il eſt aiſé de le conclure de la deſcription que nous en avons donnée; car que préſente-t-elle autre choſe que les triſtes & inutiles efforts de la nature opprimée par un venin ennemi?

On doit d'abord donner la premiere attention à la partie bleſſée. Les anciens Médecins, d'accord, en cela (1), avec les Modernes (2), conſeillent tous d'agrandir la plaie, au moyen d'une nouvelle inciſion, ſi elle eſt pratiquable. On y applique des ventouſes, le fer chaud &

---

(1) GALEN. *de Theriac. ad Piſon.* Lib. I, cap. 16. ÆTIUS, Lib. VI, cap. 24, & CELS. Lib. V, cap. 27.

(2) HILDAN. *Obſ.* Cent. 2, obſ. 87.

des médicamens attirans, propres à entretenir, pendant plusieurs jours, l'écoulement des humeurs par cette issue.

Je ne puis m'empêcher de rejetter, comme inutile, une méthode aussi sévere ; car tout cet appareil n'a d'autre but que de tirer le venin de la plaie ; mais, comme je l'ai déja démontré, ce venin affecte d'abord le fluide nerveux, de sorte que le mal est déja porté trop loin, pour être susceptible d'un semblable traitement.

Il me paroît donc qu'il suffit de dilater un peu la plaie, au moyen de la section, parce qu'un écoulement continu, par cette issue, ne peut être désavantageux. On peut aussi appliquer, pour digestif, l'onguent basilicum noir, en ajoutant quelque peu de mercure précipité rouge.

Mais il arrive souvent que la plaie est si peu considérable, qu'elle est déja cicatrisée, avant qu'on ait eu recours au Médecin ; c'est pour cette raison, & parce qu'il importe assez peu de la traiter, ou de l'abandonner à elle-même, que dans l'ouvrage que j'ai publié, il y a quelques années, en anglois, sous le titre de *Moyen assuré pour guérir la morsure du chien enragé*, je n'ai fait aucune mention des applications externes. D'ailleurs, si celui qui entreprend cette cure, s'imaginoit que c'est à cette premiere partie du traitement qu'il doit le plus d'attention ; il seroit nécessairement découragé de n'avoir souvent que la seconde à mettre en œuvre. Il se persuaderoit bientôt que celle-ci ne peut être efficace sans l'autre : mais je puis assurer, en toute vérité, que la méthode que je propose a toujours été suivie du succès, qu'on ait appliqué des remedes extérieurs, ou qu'on les ait omis, pourvu qu'elle ait été employée avant l'hydrophobie déclarée. Sans parler des expériences nombreuſes que d'autres en ont faites, ſoit à Londres, ſoit dans les Provinces, j'ai eu occaſion, pendant trente ans, de la mettre en uſage plus de cent fois, & je n'ai d'autre ſouhait à former, que celui de trouver un préſervatif auſſi aſſuré contre toute autre eſpece de maladie : mais il eſt tems de rendre raiſon de cette méthode.

Avant néanmoins que de l'expoſer, je ne dois pas paſſer ſous ſilence l'énumération de celles qui ont été précédemment miſes en uſage pour ce mal : il en réſultera que, de tous tems, ceux qui en ont entrepris la cure, ſe ſont propoſé la même intention, quoique les moyens dont ils ſe ſont ſervis, n'aient pas été toujours également propres à la remplir.

Ces formules confuſes d'antidotes, de thériaque, priſes, tant dans les Anciens que dans les Modernes, méritent, à peine, qu'on y faſſe attention. Ce fameux ſpécifique de foie de chien enragé, que Pline (1) dit bien plus efficace rôti que bouilli, ne préſente qu'un aliment déſagréable, & un remede inutile. Galien (2) obſerve qu'on n'en doit eſpérer aucun avantage ; & je me ſouviens d'avoir vu mourir de la rage un enfant qui avoit cependant dévoré, avec avidité, ce prétendu remede.

Parmi ces ſpécifiques, cependant, il en eſt deux ou trois qui méritent quelque recommandation, & qui ſont établis ſur des fondemens raiſonna-

(1) *Hiſt. Nat.* Lib. XXIX, cap. 5.

(2) *De Facult. Med. ſimpl.* Lib. 2, c. 11.

bles. En premier lieu, les cendres d'écrevisses d'eau-douce; on les prépare, en exposant l'animal vivant sur une lame de cuivre, & le faisant calciner au feu de sarments de Bryonne blanche. Galien prétend (1) que ces cendres n'ont jamais manqué leur effet; & avant lui, Dioscoride avoit déja assuré qu'on pouvoit avoir confiance en ce remede (2); on donnoit cette poudre calcinée à très-forte dose. Le malade en prenoit une & deux cuillerées entieres, & en continuoit l'usage à cette dose pendant quarante jours, soit qu'il prît ce remede seul, soit qu'il y associât une petite dose de racine de gentiane ou d'encens mâle.

Un autre remede, c'est l'éponge de Cynnorodon ou de rosier sauvage : elle passe pour un antidote si fameux contre la morsure du chien enragé, & contre le venin de tous les autres animaux, que le P. Bocconi [3], qui a publié un Traité complet de ses vertus, dit qu'en Sicile on donne à cette éponge le nom de *Sanatados*, qui signifie Panacée.

L'alison, ou l'herbe à la rage, a reçu, parmi les Anciens, ce nom de son efficacité contre cette maladie. Il y en a deux especes : l'une, décrite par Dioscoride, qui est un *Leucoium* ; l'autre, par Galien, qui est un *Marrube* (4). On peut ajouter à ces plantes l'ail, l'aigremoine, l'oxylapathum.

Nous remarquerons maintenant que tous ces remedes sont des diurétiques très-efficaces; les

---

(1) *De Facult. Med. simpl.* Lib. 3, cap. 34.
(2) *De Theriacâ*, cap. 2.
(3) *Museo di piante rare.* Obs. 2.
(4) *Fab. Columns. Phythobasanon.* Pag. 27.

deux premiers ſont tirés du *Regne animal*; l'autre, du *végétal.* Car, comme Raïus (1) l'obſerve, l'éponge du cynorrhodon eſt une tumeur qui naît ſur cette plante, comme la noix de galle ſur le chêne; ſi on la coupe, on la trouve pleine de vers blancs dont elle forme le nid; ces inſectes y reſtent tout l'Hiver, juſqu'à ce que la chaleur du Printems, en leur donnant des ailes, les ait transformés en mouches, qui déſertent leur premier domicile.

Or, tous les inſectes abondent en ſel diurétique. Aucuns n'en contiennent un plus actif que les cantharides; ce qui a engagé Baccius (2), d'après Rhazès & Jean Damaſcene, à aller encore plus loin; car il en conſeille l'uſage en ſubſtance, pendant pluſieurs jours, contre la rage. On prépare cet antidote (c'eſt le nom qu'ils donnent à cette compoſition); on le prépare, dis-je, en faiſant deſſécher ces mouches qui ont d'abord infuſé dans du petit-lait de beurre; on les mêle enſuite avec des fleurs de lentilles & du vin, pour en former des trochiſques d'un ſcrupule, dont il faut prendre un chaque jour. Quoiqu'il s'enſuive de l'uſage de ce remede, le piſſement de ſang, il n'eſt pas moins propre à prévenir l'hydrophobie; & ce ſymptome lui-même, s'il eſt ſurvenu, cede à une copieuſe boiſſon de lait. Le P. Bocconi (3) dit que dans la haute Hongrie, on donne, dans ces cas, juſqu'à cinq cantharides à un homme, & que la doſe pour les animaux eſt bien plus conſidérable encore.

---

(1) *Hiſt. plantar.* T. 2, p. 147.
(2) *De venen.* p. 89.
(3) *Muſeo di fiſica oſſervaz.* 21.

J'ajouterai à ceci qu'Aétius (1), qui avoit compilé soigneusement, dans les livres des Anciens, les plus amples collections de médicamens, dit avoir connu un bon Vieillard qui guérissoit les enragés, & ne se servoit pour cela que de l'oseille ordinaire. Il lavoit la plaie avec la décoction de cette herbe; il appliquoit le marc en cataplasme, & en conseilloit la boisson. Le malade rendoit, au moyen de cela, des urines troubles, & en tres-grande abondance.

Il paroît évidemment de ceci que, de tous tems, les remedes qui ont eu le plus de célébrité contre le venin de la rage, ont été du genre de ceux qui provoquent un flux d'urine abondant.

Je crois donc, d'après un examen attentif, qu'on peut établir une méthode de curation facile, propre à retarder la fievre, & à éloigner de la tête du malade tout le danger dont il est menacé, en procurant un cours aisé & abondant aux urines; & voici cette méthode.

On fait tirer neuf ou dix onces de sang du bras. Après avoir lavé, & fait sécher du *lichen cendré terrestre*, on en prend une demi-once en poudre; on la mêle avec deux dragmes de poivre noir aussi pulvérisé. On divise le tout en quatre doses égales, dont on donne une au malade à jeun, pendant quatre jours de suite, dans une livre de lait de vache chaud. Le cinquieme jour, on le met dans un bain froid d'eau de riviere ou de fontaine, à son gré, & on le réitere, pendant un mois, chaque matin, aussi à jeun. On lui lave tout le corps; il faut avoir attention de ne lui point faire plonger la tête

(1) *Lib.* VI, *cap.* 24.

dans l'eau, & qu'il n'y reste pas plus d'une minute & demie, s'il est trop foible. On réitere encore ce bain, trois fois par semaine, pendant l'espace de quinze jours.

Cette poudre fut rendue publique pour la premiere fois dans les *Transactions philosophiques* (1), par M. Dampier, dans la famille de qui elle étoit conservée, depuis plusieurs années, comme un secret héréditaire. En 1721, je conseillai de lui donner place dans la Pharmacopée de Londres, sous le nom de *Poudre antilisse* : depuis j'ai cru qu'il y avoit quelque chose à changer dans les proportions, & que c'étoit assez d'une partie de poivre sur deux de lichen, tandis qu'auparavant le mêlange avoit été recommandé à doses égales. Il étoit alors trop échauffant; aussi n'en donnoit-on que deux ou trois prises, & je n'ai pas hésité, depuis cette réforme, d'en faire prendre quatre jours de suite.

Le lichen, comme tous les médicamens dont nous avons parlé jusqu'ici, est au nombre des diurétiques chauds. On ajoute le poivre, afin que le lichen tienne mieux à l'estomac ; car il est par lui-même fastidieux, & propre à donner des nausées.

La vertu de cette plante (2) mérite si fort d'être connue, que je ne crois pas inutile d'en donner ici la description. Ray, qui est le premier, à ce qu'il me semble (3), qui en ait fourni une exacte, la rapporte au genre des lichens ; mais je crois qu'elle a été décrite avec plus

(1) N°. 237.

(2) *Voy*. Tab. IV.

(3) *Catalog. plantar. Angliæ*, Ann. 1670, & *Hist. plantar.*

d'exactitude, par notre fameux Botaniste Dillen (1). Il la range dans la classe des mousses, & lui donne le nom de *Lichnoïdes digité, cendré, à feuilles de laitue sinueuse*. Elle paroît d'une substance qui tient le milieu entre le fungus & la mousse, par sa mollesse spongieuse & le duvet qui la recouvre. Elle ne s'éleve que très-peu au dessus de terre, entre les petites bruyeres ; elle croît à l'ombre, dans les broussailles, près des racines & des troncs d'arbres, où l'on voit communément les herbes rampantes & mousseuses. Cette plante naît par-tout, & on nous l'apporte souvent d'Amérique, avec le quinquina.

Ses feuilles sont petites ; elles ont deux ou trois pouces de long sur un de large, & sont partagées en différents segments ; quelquefois on n'en trouve qu'une, quelquefois plusieurs pliées les unes dans les autres : à leur extrêmité se trouvent de petits corps durs, oblongs, que les Botanistes appellent *pétales*, & qui paroissent être des capsules séminales. Ces feuilles desséchées ont une couleur cendrée, plus foncée à la partie supérieure qu'à l'inférieure : elles sont veinées dans toute leur longueur, & se terminent par de petites fibres blanches qui forment les racines de la plante.

On trouve notre Lichen en toute saison, mais principalement à la fin de l'Automne, au tems de ces pluies fréquentes qui annoncent le retour de l'Hiver. Comme c'est alors que cette plante a le plus de vigueur, c'est alors aussi qu'il convient le mieux de la cueillir.

Je l'ai soumise à la distillation. Quatre onces de cette plante ont donné une once, cinq dragmes,

(1) *Histor. muscorum.*

un ſcrupule & deux grains d'eau acide; deux dragmes, un ſcrupule & ſeize grains d'huile plus peſante que l'eau; enfin, une once deux dragmes, un ſcrupule & quinze grains de charbon contenant ſon ſel fixe.

Mais pour terminer cette digreſſion, & en revenir à la guériſon du mal, pour la rendre plus efficace & plus aſſurée, j'ai cru devoir ajouter l'uſage du bain froid. Perſonne juſqu'ici ne s'eſt aviſé de le conſeiller dans ce traitement, de la maniere dont nous le faiſons. On ne voit pas qu'aucun des Anciens en ait recommandé l'uſage avant les ſignes d'hydrophobie; & la pratique reçue parmi nous, d'envoyer, le plutôt poſſible, à la mer la plus prochaine, celui qui a été mordu, de l'y plonger trois ou quatre fois, doit être néceſſairement inſuffiſante pour prévenir un mal qui ne ſe déclare guere qu'au bout d'un mois; car ſi ce moyen pouvoit être de quelque avantage, ce ne ſeroit que par un uſage répété & continué long-tems. Auſſi, ai-je vu périr, miſérablement, pluſieurs enragés, pour qui on avoit pris cette précaution. Le poids de l'eau qui ſe fait ſentir ſur toute la ſuperficie du corps, la conſtriction que le froid procure aux fibres de la peau & à leurs pores, ſuffiſent pour expliquer les effets ſalutaires du bain. Il ſe forme ainſi un obſtacle à la diſtenſion des vaiſſeaux qu'excite la raréfaction tumultueuſe des liqueurs en fermentation, & le flux d'urine, qui eſt provoqué durant pluſieurs jours, détourne tout le danger dont le venin auroit pu menacer les fibrilles nerveuſes. Si l'on prétend que le poids de l'eau ſalée, qui eſt plus conſidérable que celui de l'eau commune, peut ajouter ici quelque efficacité, elle ne peut être que bien légere, lorsqu'on n'y plonge le corps que deux ou trois fois ; & d'ailleurs, ce poids est bien compensé par le froid de l'eau des citernes, qu'on a coutume de choisir pour cet usage, froid qu'on sait être infiniment plus considérable que celui de l'eau de mer.

C'est ainsi que j'ai donné à l'immersion dans l'eau, l'efficacité de prévenir la maladie, sans risquer de procurer des défaillances au malade. Les Anciens, au contraire, n'évitoient presque jamais cet inconvénient en administrant le bain. Car Celse (1), qui en a le premier fait mention, & qui paroît même avoir eu dans ce remede, une confiance unique, conseille de contenir le malade dans l'eau, s'il ne sait pas nager, de maniere à le forcer d'en avaler, & de l'y plonger, & l'en retirer ainsi alternativement. Mais s'il sait nager, il veut qu'on l'y retienne de force, afin qu'il en avale aussi. Qu'est-ce que toute cette manœuvre, sinon le menacer de suffocation, & lui rendre alternativement la faculté de respirer. Cette méthode hardie étoit certainement fondée sur l'autorité des Médecins Grecs, dans le riche fonds desquels cet Ecrivain Latin avoit puisé & rédigé en un petit volume, le meilleur systême de Médecine, qui ait jamais vu le jour.

Quoi qu'il en soit, au commencement du dernier siecle, le fameux Van-Helmont (2), après avoir éprouvé en Flandre, l'efficacité de cette pratique, fit tous ses efforts pour l'accréditer. Il avoit vu un vieillard hydrophobe, guéri par l'immersion dans l'eau de la mer. On l'y rete-

(1) CELS, *Lib.* 5, *cap.* 27.
(2) *Ortus Medicinæ. Demens idæa.*

noit

noit pendant quatre minutes; & après l'en avoir retiré, on l'y plongeoit encore deux autres fois, mais chacune l'espace d'une minute. Il ressembloit à un mort, lorsqu'on le retiroit de l'eau; mais après l'avoir réchauffé, il vomissoit celle qu'il avoit avalée, & l'on voyoit renaître ses forces & l'usage de ses sens.

Le même Auteur rapporte une histoire mémorable d'une manie à laquelle on remédia, par l'immersion dans l'eau douce; d'où il paroît conclure qu'il importe peu que l'eau soit douce ou salée. Il remarque, fort à propos, qu'il faut bien prendre garde de ne pas laisser pour morts ceux qui paroissent suffoqués sous les eaux, & il cite, à ce sujet, l'exemple de deux personnes rendues à la vie & à la santé, après avoir resté une demi-heure entiere sous les eaux. Je me rappelle, à cette occasion, d'avoir oui dire à un Médecin de beaucoup d'esprit, qu'il avoit arraché du tombeau un homme qui passoit pour mort, après avoir resté trente minutes submergé dans une riviere, & qu'on se préparoit à ensevelir, ayant perdu toute espérance.

On raconte l'histoire de gens qui ont resté submergés & suffoqués pendant plusieurs heures, & qui cependant ont été rappellés à la vie (1); ce qui doit encourager, en pareille occasion, à mettre tout en usage, les secours appropriés étant tous à portée, & d'une facile exécution. Le premier est de souffler de la fumée de tabac dans les intestins, tâcher ensuite de rappeller la chaleur, en communiquant au corps de vives secousses, en faisant de bonnes frictions dans le

(1) Voy. *Dissertation sur l'incertitude des signes de la mort*. Paris, 1742.

lit avec des linges chauds ; en un mot, en insistant sur toutes les voies propres à rétablir le mouvement du sang ; & l'on ne doit perdre courage que, lorsqu'après avoir épuisé toutes ces ressources pendant l'espace d'une heure entiere, il ne paroît aucun indice de retour à la vie. Si, au contraire, il y en a quelque apparence, on employera, avec succès, les esprits & les sels volatils : il ne faut pas même oublier la saignée, dès que le sang a repris assez de chaleur, pour que les veines se gonflent, & qu'on puisse en tirer (1).

Mais pour terminer cette digression, que je ne crois pas inutile, & en revenir à l'hydrophobie, si l'on veut absolument y adopter l'immersion dans l'eau, il faut mettre ce secours en usage, dès les premiers indices du mal, avant que la fievre soit parvenue à son comble. Car si vous différez jusques-là, il n'est pas dans la Nature de moyen propre à y remédier ; & j'ai observé même qu'à ce période, le bain ordinaire est plus nuisible qu'avantageux.

Des Médecins, jaloux de leur réputation, permettront peut-être, plutôt qu'ils ne prescriront, des épreuves de ce genre. Il est certain néanmoins, qu'on tente, tous les jours, des

(1) *Note du Traducteur.* * La mort des noyés n'est point due, comme on l'a cru long-tems, à l'eau qui entre dans la poitrine, & qui les suffoque. M. Duchemin de l'Etang, Médecin du Roi, dans un petit Mémoire sur la cause de leur mort, imprimé l'année derniere, a prouvé, par les usages connus de l'épiglotte, l'impossibilité de cette admission. Il attribue leur mort à la coagulation du sang figé, pour ainsi dire, par la fraîcheur de l'eau ; & il est bien certain que les secours qui réussissent en pareil cas, ne tendent qu'à rendre la fluidité à ce principe de la vie. Ce Mémoire est dans le nombre des petites Pieces fugitives qui méritent d'être conservées.

méthodes de curation plus dangereuſes ; & dans ces cas, on ne ſait ſi la mort du malade eſt due au mal ou au remede. Mais alors, c'eſt par le danger de la maladie qu'il faut eſtimer l'inconvénient du remede. Si celui-ci eſt moindre, non-ſeulement il eſt raiſonnable de l'employer ; mais ce ſeroit manquer d'humanité, comme dit Celſe, que de ne pas ſaiſir, avec une certaine hardieſſe, l'occaſion de rendre un ſervice auſſi eſſentiel. Il faut, dit-il, employer les remedes avec une louable témérité.

Cette maniere d'agir eſt moins cruelle, ſans doute, que l'indignité d'étouffer un malheureux entre deux matelats, comme on l'a pratiqué chez nos voiſins, & même parmi nous. Un grand ſecours dans ces extrêmités, c'eſt l'immerſion ſimple dans l'eau, ſi on peut la mettre en uſage avant cette ſcene affreuſe, & qu'elle ait produit ſon effet ſans aucun danger de ſuffocation. Car, quoiqu'il ſoit beaucoup plus à propos d'employer la méthode preſcrite immédiatement après la morſure ; ſi, par malheur, on l'a négligée, on n'en éprouve pas moins l'effet, lorſqu'on y a recours au bout de deux ou trois jours, avant, toutefois, que l'hydrophobie ſe ſoit déclarée, & pourvu que l'anxiété & l'oppreſſion le permettent encore.

Avant de quitter cette matiere, je remarquerai que j'ai appris de Van-Helmont, que la conſtriction & la compreſſion que l'eau froide opere ſur tout le corps eſt un remede efficace, non-ſeulement dans le délire qui accompagne les maladies aiguës, mais encore dans celui des chroniques. Le Docteur Willis (1) rapporte

(2) *De delirio & phreneſi.*

dans ses écrits, l'histoire d'un femme robuste qui, après avoir resté sept ou huit jours dans le délire, fut enlevée, par son ordre, au milieu de la nuit, & jettée dans la riviere toute nue. Elle y nagea pendant plus d'un quart-d'heure, sans le secours de qui que ce soit, & ayant été rapportée dans son lit, elle s'endormit, sua prodigieusement, & vint à bout ainsi de recouvrer la santé, sans aucun autre remede.

Il est inutile d'accumuler ici de pareils exemples. Ceux de nos Médecins qui s'appliquent au traitement de ces maladies, savent, par leur expérience journaliere, que c'est là le point essentiel, non-seulement pour rendre la santé à ceux qui sont attaqués de pareils accidents, mais encore pour en prévenir le retour.

Je ne lis pas avec plaisir, dans les *Transactions Philosophiques* [1], la note d'un Savant, qui, sur la recommandation que nous faisons du bain froid, tâche de donner la préférence au bain chaud. Car le bain froid, dit-il, ferme les pores, que le bain chaud ouvre au contraire. Mais il n'auroit pas dû ignorer que cette constriction momentanée que les pores éprouvent dans l'eau froide, est suivie d'une chaleur qui les relâche, les ouvre, & provoque de cette maniere la sueur, sans que les vaisseaux éprouvent aucune distension par la chaleur inflammatoire; mais je me persuaderai difficilement qu'il puisse se trouver un bain chaud ou froid, assez efficace pour laver & corriger une tête obsédée de notions si contraires aux loix de la méchanique.

Mais, pour ne rien ajouter de plus, on n'a qu'à parcourir la théorie que Bellini a donnée

---

(1) N°, 443.

de la mélancolie & de la manie, & l'on y trouvera aisément la raison de cette efficacité surprenante, dont est suivie l'application facile d'un secours propre à détourner le plus grand de tous les maux dont les hommes soient menacés.

Quant aux autres méthodes de remédier à l'hydrophobie, je dois avouer ici que je n'ai jamais été assez heureux pour éprouver le moindre succès des tentatives que j'ai faites à cet égard. Dès que l'horreur des liquides s'est emparée du malade, le bain n'est plus d'aucune efficacité. J'ai fait faire des saignées copieuses; j'ai donné toutes sortes d'opiates pendant trois ou quatre heures; j'ai employé à fortes doses les sels volatils, l'assa-fœtida, la racine de valériane sauvage, & d'autres anti-épileptiques; j'ai mis en usage ce fameux remede apporté des Indes, composé de musc & de cinabre; j'ai appliqué des emplâtres épispastiques; j'ai essayé de rafraîchir avec le nître & les émulsions orgées: tous ces secours ont été inutiles, parce qu'ils ont été employés trop tard. Cependant, j'avois combattu avec assez d'avantage ce terrible symptome d'hydrophobie, qui est le plus désespérant, & j'avois rendu aux malades la faculté de boire; mais au bout de vingt-quatre heures, ils étoient enlevés par la fievre & les convulsions; ce qui prouve la vérité de ce que nous avons dit, & qu'il ne faut négliger aucun genre de secours jusqu'à la fin. Quelque triste que soit la perspective, on auroit tort de s'abandonner au découragement, parce qu'un malade peut être sauvé par un moyen qui n'aura pas réussi sur cent autres. J'ai une Lettre du savant Boerrhaave, dans laquelle, avec son exactitude & sa précision ordinaires, il raconte deux cas d'hydrophobie. En suivant, dans le premier, la méthode indiquée dans les *Mémoires de l'Académie des Sciences* [1], il fit appliquer des vessies pleines d'eau froide sur la tête du malade, & les y fit contenir long-tems: il lui prescrivit ensuite, toutes les quatre heures, un clystere d'eau chaude, d'oxymel simple & de sel marin: la liberté d'avaler succéda à ces moyens; de sorte que le malade prit, sans peine, de la petite biere, de la décoction de fleurs de mauve, de celle de sureau, de tamarins; mais de quelque espérance dont ces premiers succès eussent donné lieu de se flatter, il mourut en convulsions au bout de quelques heures, l'esprit rassis cependant, & en pleine connoissance.

Le second malade fut plus heureux; car, quoiqu'il eût la plus grande aversion pour les liquides, qu'il eût la bouche tournée & pleine d'écume, qu'il poussât des rugissemens horribles, & qu'il eût tous les autres symptomes de la rage la plus furieuse; cependant, en lui donnant de fortes doses de nître, auxquelles on entremêloit le laudanum & le diacode, en lui bassinant la tête avec du vinaigre & de l'eau-rose, lui tenant, pendant une heure entiere, matin & soir, les pieds dans l'eau chaude, à laquelle on avoit ajouté du sel & du vinaigre, en lui conciliant la liberté du ventre, au moyen des tamarins & du sirop-rosat, lui faisant injecter fréquemment des clysteres d'eau nitrée, & boire quelques verres de limmonade, on vint à bout de lui rendre la santé la plus parfaite.

Il faut cependant observer ici que ces remedes furent employés quatre jours entiers, avant que la crainte de l'eau se fût manifestée; ce qui

(2) Ann. 1699, p. 49.

contribue, ſans doute, à modérer conſidérablement la violence de la maladie; & ce n'eſt pas ſans raiſon que je ſerois porté à croire, d'après ma propre expérience, comme je l'ai déja dit, que la méthode que j'ai recommandée, employée à tems, ne pût prévenir l'hydrophobie.

Pour conclure, en un mot, s'il reſte encore quelque lueur d'eſpérance dans cette extrêmité, je crois qu'elle ſeroit due à une copieuſe ſaignée faite juſqu'à défaillance, à l'uſage des nitreux, à une ample boiſſon de délayans, de rafraîchiſſans & d'acidules; le tout employé avant que les ſpaſmes aient fait perdre aux vaiſſeaux & aux fibres leur élaſticité naturelle. Mais lorſque tout ceci a été inutile, il arrive communément, comme diſent les Grecs, de ces cas déplorables, que la mort elle-même fait l'office de Médecin, en terminant la maladie.

(*) ADDITION DE L'ÉDITEUR.

TOUS les Médecins ſavent maintenant, ou doivent ſavoir que le mercure, tant à l'intérieur qu'à l'extérieur, mérite la préférence ſur tous les autres remedes qu'on peut propoſer, & que c'eſt le ſeul prophylactique ſur l'efficacité duquel on puiſſe compter. J'ai eu occaſion d'en faire une douzaine d'expériences heureuſes dans le même village. On prétend que quand la maladie eſt déclarée, ce ſpécifique n'eſt pas ſuivi d'autant de ſuccès.

C'eſt, depuis peu, que ce remede a été publié. On prétend qu'il n'eſt que renouvellé, & que

Paumier en avoit déja fait mention. Il est étonnant que ce venin affectant principalement la salive, on n'eût pas pensé au mercure, n'eût-ce été que par une raison d'analogie, dans un tems, sur-tout, où l'on a été convaincu que c'étoit par les glandes salivaires que devoit se faire l'excrétion du virus vénérien.

On a oublié dans les *Essais anti-hydrophobiques*, publiés par ordre du Gouvernement, sous le nom de M. Baudot, de dire de quelle maniere le mercure doit être employé. On fait prendre intérieurement le turbith minéral, le mercure doux, la panacée & le cinabre, à leur dose ordinaire. On les réitere cinq à six fois, en laissant quelques jours d'intervalle. Plusieurs sont dans l'usage de leur associer le camphre, & cette méthode ne peut être qu'utile dans une maladie où le genre nerveux est si violemment affecté. On fait aussi des frictions avec la pommade mercurielle ordinaire, dont on emploie deux ou trois gros. On les réitere tous les trois ou quatre jours, comme pour la vérole, & on en fait de huit à douze.

On donne des bols anti-spasmodiques faits avec le camphre, le laudanum, l'assa-fœtida, le sel de succin, le castoreum, &c. Lorsqu'on a la liberté de placer des lavemens, je suis persuadé qu'on ne peut en éprouver que beaucoup d'avantages.

QUATRIEME ESSAI.

SUR LES MINÉRAUX ET LES VÉGÉTAUX *VENIMEUX.*

QUELQUE variété qu'on obſerve parmi les poiſons, ſoit végétaux, ſoit animaux qui agiſſent à l'intérieur ſur le corps humain, ils n'ont pas moins de rapports, & dans leurs effets eſſentiels, & dans leur maniere d'opérer. Cette efficacité pernicieuſe dont ils ſont doués eſt fort analogue à celle du danger communiqué à l'extérieur par un aiguillon, ou par une dent venimeuſe; & la principale différence de ces poiſons vient de ce qu'on contracte les uns à l'extérieur, & que les autres exercent leur cauſticité ſur l'eſtomac & les inteſtins; mais dans l'un & l'autre cas l'économie animale eſt léſée de la même maniere.

Il y a différentes drogues venimeuſes, dit Dioſcoride; mais les phénomênes qu'elles produiſent dans le corps ſont communs à pluſieurs d'elles, & different peu les uns des autres (1).

---

(1) *Alexipharm.* p. 399.

Ceux qui tirent leur origine des minéraux font de tous les plus actifs & les plus dangereux. L'assemblage de leurs parties est plus compacte. Ils ont une gravité plus considérable que les sucs des végétaux ; ce qui augmente l'action des premiers, & les forces en vertu desquelles ils nuisent. De-là vient que les plantes déleteres ont un effet tout différent dans les différens sujets, de maniere qu'elles sont quelquefois sans danger, & servent même à la nourriture de quelques-uns, comme nous l'avons observé ailleurs (1); parce que, sans doute, ces animaux ont dans l'estomac assez de force pour vaincre, & diviser ces substances corrosives ; peut-être aussi leur sang tire-t-il quelque secours avantageux de l'admission de ces parties chaudes & actives. Mais la malignité des minéraux est au dessus des efforts salutaires de la Nature ; au moins, autant que j'ai pu le reconnoître, le danger qu'ils procurent est commun à tous les animaux ; ils leur sont également pernicieux.

Nous donnerons, parmi eux, la premiere place au sublimé corrosif. Cette préparation n'est autre chose qu'un mêlange de mercure avec le sel ordinaire. On se sert dans ce procédé, de nitre & de vitriol, selon les différentes méthodes, dont celle de Tachenius (2) mérite la préférence. Mais ces sels n'entrent point dans la composition du sublimé corrosif. On les emploie pour donner plus de facilité à l'opération, parce que tandis qu'ils s'unissent à la partie alkaline du sel, ils mettent son acide en liberté ; & ce qui prouve bien qu'ils ne se mêlent point au

(1) Voy. l'*Introduct.*

(2) *Hyppocrates Chymicus*, cap. XXIV.

mercure, c'eſt l'expérience par laquelle, après avoir ſublimé le mercure avec les mêmes doſes de nitre & de vitriol, ſans l'addition du ſel, on voit qu'il n'a acquis aucun degré ultérieur de peſanteur, ni contracté aucune qualité nuiſible.

Les effets de ce poiſon ſont des douleurs énormes d'inteſtins, l'élévation du ventre, le vomiſſement des matieres épaiſſes, écumeuſes & ſanglantes; des ſelles ſanguinolentes, une chaleur & une ſoif intolérables, des ſueurs froides, des tremblemens, des ſpaſmes, & d'autres ſymptomes, tels qu'on les va voir dans l'hiſtoire ſuivante (1).

On donna à un gros chien une dragme de ſublimé avec un peu de pain. Au bout d'un quart-d'heure, il fut pris de vomiſſemens énormes. Il rendoit, avec des efforts conſidérables, une matiere épaiſſe & écumeuſe, qui paroiſſoit, de plus en plus, ſanguinolente. Les ſelles furent de la même qualité; enfin, comme terraſſé par tous ces ſymptomes, il parut s'endormir tranquillement, & il mourut le lendemain matin.

A l'ouverture du bas-ventre, on trouva entre le foie & l'eſtomac une grande quantité de ſang extravaſé; il y en avoit auſſi dans la duplicature de l'omentum, près de l'eſtomac. Ce viſcere & les inteſtins parurent extrêmement tuméfiés, & remplis d'une mucoſité ſanguinolente & écumeuſe: à l'extérieur, ils avoient une couleur livide, étoient d'un rouge foncé à toute leur ſuperficie interne, & tout étoit enflammé juſqu'au rectum; après avoir levé la membrane fibreuſe de l'eſtomac, on apperçut entr'elle & la

(1) WEPFER, *de Cicutâ aquaticâ*, p. 300.

nerveuſe du ſang grumelé en divers endroits; & on en vit de même çà & là dans les inteſtins.

Baccius avoit obſervé préciſément les mêmes ſymptomes, les ſignes évidents de l'éroſion inflammatoire, & les inteſtins ulcérés, chez un jeune homme qui avoit avalé du ſublimé avec ſes aliments [1].

Voyons donc comment il peut ſe faire qu'il réſulte un composé auſſi dangereux de ſubſtances qui ne le ſont pas par elles-mêmes. Le ſel n'eſt pas nuiſible. Quant au mercure, quoiqu'il ait été mis au rang des poiſons par Dioſcoride, Pline & Galien, on ſait maintenant qu'on l'emploie à l'intérieur dans pluſieurs maladies, & qu'on le compte au nombre des remedes dont la ſûreté & l'utilité ſont bien reconnues; je ne parle pas ſeulement du mercure allié au ſoufre, mêlé au ſucre, mais du mercure crud, & qui n'a ſubi aucune correction, aucune prétendue mortification.

Pluſieurs Médecins Arabes l'avoient obſervé. Avicenne (2) dit qu'on ne ſe trouve aucunement incommodé, après avoir avalé une doſe, même conſidérable, de mercure. Son poids lui fraie aiſément une route par tout le corps; c'eſt ce qui avoit encouragé à en donner juſqu'à des livres entieres dans la paſſion iliaque, & ſouvent avec ſuccès, ſans que ſon avantage fût balancé par aucun mauvais ſymptome qu'on pût attribuer à ſa peſanteur.

On s'eſt convaincu depuis que ce minéral,

(1) BACC. *de Venen.* p. XXI.

(2) *Canon. Med.* Lib. IV. Ceux qui avalent du vif-argent, dit-il, n'en ſont point incommodés; car il ſe fraie même une iſſue par la région inférieure.

administré, soit à l'intérieur, soit à l'extérieur, quoiqu'à une moindre dose, peut parcourir très-promptement les intestins, en vertu de son poids, & que lors même qu'il y en seroit resté, il ne se manifeste aucun effet qu'on puisse attribuer à quelque qualité maligne ou corrosive.

Je me rappelle d'en avoir trouvé moi-même une certaine quantité dans le périnée du cadavre d'un pendu que j'avois pris pour disséquer. Les os cariés de ce sujet indiquoient assez qu'on avoit pu lui conseiller l'usage de ce remede, & qu'il avoit subi des frictions ; mais l'endroit où ces parties de mercure s'étoient amassées, ne présentoit aucun indice d'érosion.

Fallope (1), Brassavolus (2), & d'autres Médecins célebres ont éprouvé son efficacité contre les vers. Ils n'ont reconnu aucun inconvénient dans l'usage qu'ils en ont fait faire, à ce dessein, non-seulement aux adultes, mais même à des enfans de la plus foible constitution.

Ce ne sont pas les seuls cas où l'on peut attendre quelques secours de ce liquide & de sa gravité : que l'on considere attentivement l'état présent de l'économie animale, & les changements qui peuvent lui survenir par l'effet des liqueurs trop visqueuses qui restent en stagnation dans les vaisseaux capillaires ; qu'on imagine, après cela, combien l'action & l'impétuosité de la circulation doit augmenter, lorsque le sang entraînera avec lui dans son cours des globules de mercure, & de quelle efficacité ce secours peut être pour déboucher les canaux obstrués, on comprendra facilement alors que

(1) *De morbo Gallico*, cap. LXXVI.

(2) *De morb. Gallic.* p. 599.

ce remede, administré avec prudence & avec précaution, doit avoir les succès les plus heureux dans des maladies très-graves & très-dangereuses, qui auroient résisté aux ressources ordinaires de la Médecine.

Je n'en dirai pas davantage là-dessus. Le savant Cheyne a exposé, de la maniere du monde la plus complette, le méchanisme de ces effets. Mais s'il faut considérer tous les remedes essentiels comme des glaives à deux tranchans, c'est sur-tout dans l'administration du mercure que le Médecin doit apporter une très-grande prudence ; son usage exige plus de précaution que n'en emploient d'ordinaire ceux qui s'en servent le plus familiérement.

Car il faut avouer que si ce minéral, à raison de sa gravité spécifique, peut rendre les services les plus essentiels, il pourroit nuire aussi, dès qu'il s'en seroit insinué une portion un peu considérable dans les interstices des ligamens nerveux ; il en résulteroit des symptomes très-graves, des spasmes, des paralysies, des contractions. Et c'est ce qui arrive fréquemment à ceux qui travaillent aux glaces, à tous les ouvriers sujets à respirer des atomes de mercure, à ceux même qui en ont eu les mains enduites quelque tems, comme nous aurons occasion de l'observer dans le moment.

Non-seulement cela ; mais on sait encore, par expérience, que dans certains cas, on a été incommodé de trop fortes doses de mercure crud, très-long-tems après en avoir fait usage, & qu'il a produit tout-à-coup, au moment où on s'y attendoit le moins, des agitations très-alarmantes.

Je me rappelle deux cas de ce genre, l'un

desquels eut une funeste issue. Après avoir introduit dans le corps une très-petite dose de mercure pendant plusieurs jours de suite, il survint une salivation abondante, plus de deux mois après en avoir cessé l'usage. Il n'y a pas long-tems que j'eus occasion de voir une jeune Dame qui, après avoir avalé, en trois jours consécutifs, environ six dragmes de mercure, saliva pendant trois semaines entieres. Au bout de six mois, le flux recommença, & fut très-abondant, l'espace d'un mois entier; & au bout de deux autres mois, il reparut de nouveau, & avec plus de violence encore. A chaque retour, la poitrine étoit vivement affectée, comme il arrive ordinairement dans la salivation mercurielle. Telle est l'efficacité avec laquelle ce minéral agit, quelque pur & simple qu'on l'emploie.

Tout ceci nous apprend avec quelles précautions nous devons mettre en usage ce remede équivoque, & ne rien négliger pour lui procurer, dans le corps, une liberté entiere. Il n'est aucun moyen plus propre à y réussir, que de l'employer, en lui associant des purgatifs ou de ces substances propres à le faire passer par les voies de la transpiration, ou par celle des urines; car ce qu'on appelle l'alkaliser, ne doit pas être compris sous le nom de *préparation*.

Quant au sublimé corrosif, il est certain que c'est l'addition des parties salines qui communique au mercure sa qualité nuisible, ou, pour mieux dire, les molécules mercurielles faisant les parties salines participantes de leur gravité, en augmente la force corrosive, les rendent plus efficaces & plus pénétrantes. Voici vraisemblablement le méchanisme au moyen duquel tout ceci s'opere.

Les parties conſtituantes du mercure, quelque atténuées qu'elles puiſſent être par l'action du feu, qui les diviſe & les ſépare, au point de les faire élever ſous l'apparence de fumée, n'en conſervent pas moins leur ſolidité & leur peſanteur. En vertu de cette extrême ténuité, qui ſuppoſe peut-être les molécules élémentaires les plus ſimples, il leur eſt facile de s'inſinuer dans les pores & les interſtices des cryſtaux ſalins. Ces cryſtaux, compoſés d'atomes diverſement combinés & arrangés par la ſublimation, forment de petites lames, douées d'une vertu inciſive; mais cette vertu n'auroit pu s'exercer d'une maniere bien énergique, à cauſe de la légéreté & de la ſolidité de leurs parties, ſi le mercure, ſans rien changer à leur aiguillon, ni à leur figure, ne leur ajoutoit un nouveau poids. C'eſt ce qui établit mieux leur action; c'eſt ce qui empêche leur diſſolution, qu'opéreroient les ſucs de l'eſtomac. Ceux-ci n'ont aucune priſe ſur ce mêlange, & ne peuvent opérer la décompoſition des parties qui le conſtituent; l'entrée des interſtices où ils pourroient s'inſinuer, leur eſt fermée par les globules mercuriels qui les occupent, & qui y ſont fortement adhérens.

En un mot, les cryſtaux, qu'on peut regarder comme autant de petits traits aigus, en perçant & bleſſant les tuniques de l'eſtomac, enlevent leur mucoſité naturelle, cauſent de l'irritation dans le genre nerveux; de-là le vomiſſement, les ſpaſmes, & les douleurs d'entrailles. Les vaiſſeaux ſanguins tiraillés par le même agent, communiquent l'inflammation à tout le voiſinage; le ſang croupit dans ſes canaux; de-là, ces ulceres, dont le nombre compenſe la petiteſſe,

petitesse, & qui ne laissent pas que d'amener assez promptement la gangrene.

La nature du sublimé corrosif étant telle que nous venons de dire, examinons comment il se peut faire que le même composé, soumis à une nouvelle sublimation avec le mercure, à la proportion de trois parties de mercure sur quatre de sublimé, car il ne pourroit en enlever une partie égale, comment il se peut faire, dis-je, sur-tout si on réitere trois ou quatre fois l'opération, que non-seulement il perde en entier sa nature corrosive, mais encore qu'il devienne un excellent remede qui mérite la plus grande confiance dans certains cas? Je ne me rappelle pas d'avoir encore trouvé la véritable solution de ce phénomene dans aucun de ceux qui ont écrit sur la chymie.

Il faut remarquer que l'action des crystaux salins dépend principalement de leur poids & de leur solidité, & qu'ils se subdivisent toujours, de plus petites en plus petites parties, à chaque sublimation. Les globules mercuriels, pour les raisons qu'allegue l'Auteur de la *Théorie des fievres* que nous avons déja cité, plutôt & plus facilement enlevés qu'aucun autre sel, abandonnent facilement les interstices de ceux dans lesquels ils se sont insinués. Dans ces entrefaites, les lames crystallines viennent à se rompre, & se séparent, de plus en plus, par l'action du feu. De-là une nouvelle combinaison, quoique la proportion des parties minérales aux parties salines soit beaucoup plus considérable; ce qui fait que le mercure doux est beaucoup plus pesant que le sublimé corrosif; celui-ci ne contenant qu'une partie de mercure sur deux parties de sel, tandis que le mercure doux, qui eſt bien préparé, en contient une doſe égale. Les fragmens des ces cryſtaux réunis ſous de moindres molécules, & figurés tout autrement qu'ils ne l'étoient, n'ont plus qu'une pointe ſi petite, qu'elle ne peut être enfoncée bien avant, ni faire une bleſſure aſſez profonde pour qu'elle ſoit ſuivie d'un grand danger. Ils peuvent encore chatouiller & pincer les membranes ſenſibles de l'eſtomac, mais modérément, & de maniere ſeulement à produire l'excrétion des humeurs qu'elles contiennent, à exprimer celles des glandes, & à en procurer l'évacuation par haut ou par bas, ſelon que le degré d'irritation qu'ils ont communiqué, eſt plus ou moins conſidérable.

C'eſt ainſi qu'en adouciſſant ce poiſon, on le convertit en émétique, ou en purgatif. Il peut arriver même, dans les tempéramens très-robuſtes ſur-tout, ſi les viſceres ſont mis, de quelque maniere que ce ſoit, à l'abri des pointes du médicament; il peut arriver, dis-je, que les effets de l'irritation qu'il cauſera ſoient ſi légers, qu'à peine tombent-ils ſous les ſens, & produiſent-ils quelque agitation dans le corps. Alors quelques globules mercuriels, preſque entiérement délivrés des parties ſalines, dans le long trajet des inteſtins, entrent dans le ſang, portant encore avec eux quelques aiguillons. Là, abandonnés à leur propre mouvement & à leur peſanteur ſpécifique, ils atténuent toutes les humeurs contre nature, & agiſſent principalement ſur celles qui, contenues dans les plus petits vaiſſeaux, ſont devenues ténaces & viſqueuſes; ils les rendent plus fluides, plus méables, plus diſpoſées à une facile ſecrétion. L'action de toutes les glandes du corps eſt ainſi provoquée, & elles ſe débarraſſent des humeurs dont le cours étoit trop ralenti : comme celles qui ſéparent la ſalive ſont les plus nombreuſes, les plus amples, celles dont l'entrée eſt la plus facile, elles éprouvent auſſi les premieres l'action du fluide mercuriel. L'humeur qu'elles ſéparent eſt très-compacte & très-viſqueuſe, enſorte qu'il doit s'en accumuler une très-grande quantité, avant qu'elle puiſſe forcer ſes conduits excréteurs pour s'ouvrir une iſſue ; diſpoſition qui rend l'effet du mercure beaucoup plus ſenſible encore ſur ces organes : or, la ſalivation dure juſqu'à ce que les parties actives du minéral ſe ſoient frayées une iſſue hors du corps, ou par cette voie, ou par quelqu'autre des émonctoires de la machine.

Comme la ſeule différence qu'il y a entre le mercure doux & le ſublimé corroſif, conſiſte principalement dans leur plus ou moins grande intenſité d'action, c'eſt au même titre qu'on différencie auſſi les diverſes préparations de ce médicament ; quoiqu'il y en ait pluſieurs, l'effet qu'elles produiſent ſur le corps, eſt varié ſelon la combinaiſon des globules de mercure avec différents ſels, ſelon que leurs pointes ſont plus ou moins émouſſées & énervées par l'action du feu, ou par celle des eſprits ardents, quelle que ſoit enfin leur maniere d'agir ; de ſorte qu'on a beau orner ces remedes de titres magnifiques, leur prodiguer les noms d'arcanes, de panacées, de poudres principales, &c. nous n'y verrons rien de merveilleux ni d'admirable, que les avantages que la raiſon nous promet des procédés même les plus ſimples & les plus uſités.

D'après ces raiſonnemens, on n'en eſt pas moins autoriſé à conclure que la méthode la plus sûre d'exciter la salivation, est l'usage des mercuriaux à l'intérieur; car il faut attribuer les inconvénients qui la suivent, & qui peuvent, à juste titre, effrayer, à l'usage externe de ce minéral, parce que, ainsi que nous l'avons déja dit, les globules minéraux intimément mêlés aux sels dans toutes les préparations destinées pour l'intérieur, sont plus spécialement destinés, par la vertu stimulante de ceux-ci, aux organes des secrétions, jusqu'à ce que le sang se soit absolument débarrassé de ce fardeau insolite. Dans les liniments mercuriels, au contraire, nous ne savons jamais certainement si quelques molécules plus pesantes les unes que les autres, ne se sont point nichées dans l'interstice des fibres, ou dans les cellules osseuses : aussi trouve-t-on, par le calcul & la comparaison faite d'une dose de mercure à l'intérieur, suffisante pour provoquer la salivation, & de celle destinée au même objet, employée en liniments extérieurs, que dans ce dernier cas, le poids paroît beaucoup plus considérable que dans l'autre; de sorte que le trouble qui peut résulter dans l'économie animale, de l'usage de ce remede, est d'autant plus à craindre, & dans la même proportion.

Cette curation par le mercure à l'extérieur, est donc principalement recommandable pour les tempéraments forts & robustes; & les circonstances où cette méthode de liniment est le mieux adaptée, sont les ulceres, les tumeurs, & les cas où il est question de purifier tout le corps; mais alors il vaudroit peut-être encore mieux employer le mercure en liniments à petite dose, & ne pas exciter une abondante salivation, mais provoquer d'autres secrétions, comme l'urine, la sueur, à l'aide d'une copieuse boiſſon de délayants, & même, ſi l'occaſion le permet, avec quelques remedes laxatifs; car il eſt hors de doute qu'on a complété des guériſons par cette méthode, ſans que la bouche ait été en aucune maniere ulcérée. Cette méthode, enfin, peut toujours procurer du ſoulagement, pendant quelque tems, & en rétabliſſant les forces du malade, le mettre en état de ſoutenir enſuite un traitement plus ſévere.

Il faut encore obſerver que, comme la plus ancienne maniere d'adminiſtrer le mercure, n'a d'abord conſiſté qu'à l'employer en liniments & en emplâtres, tous les préjugés & toutes les plaintes du vulgaire, au ſujet de ce minéral, n'ont pris leur ſource que dans cette méthode extérieure. Ce ſont les Arabes qui ont introduit, les premiers, l'uſage du mercure, pour la maladie vénérienne (1). Comme ils employoient, depuis long-tems, les onguents mercuriaux, pour la galle & la lepre, ils donnerent occaſion aux Médecins Italiens d'en éprouver l'efficacité contre une maladie nouvelle, dont la contagion ſe répandoit, & qui affectoit principalement la peau. On ſait que ce n'étoit pas avec grande réſerve qu'ils appliquoient leurs liniments. Ils inſiſtoient ſur des frictions continuelles pendant des douze, quinze, & même trente jours de ſuite (2); de ſorte qu'on ne doit pas être bien étonné, s'ils ont quelquefois vu ſuccéder des ſymptomes terribles à une méthode de curation auſſi ſévere, & qui, ſelon quelques

(1) J. B. MONTANUS, *Tract. de Morb. Gallic.* p. 482, & FALLOP. *de eod. morb.* cap. LXXVI.

(2) NICOL. MASSA, *de morb. Gallic.* Tr. IV, cap. 2.

Auteurs (1), avoit été pouſſée ſi loin, dans certains cas, qu'on avoit trouvé le mercure, en raclant les os de ceux qui en étoient morts, c'eſt-à-dire, de ceux qui avoient ſuccombé tout à la fois à la violence de la maladie, & à celle du Médecin.

Il y a pluſieurs hiſtoires du même genre, & on a des exemples même où l'on a vu ſortir le mercure chez un homme vivant, par une tumeur en ſuppuration, ou bien ouverte avec le cauſtique. On prétend même avoir vu découler, avec le ſang, quelques dragmes de mercure par l'ouverture faite à une veine (2). (3).

---

(1) » J'ai tiré de l'argent-vif de l'os corrompu d'un ſujet » qui avoit été frictionné dix fois par des Empiriques, » ſans que le mercure fût ſorti une ſeule. « ANT. GAL. *in Lib. de ligno ſancto non permiſcendo.*

(2) *Ephem. German.* Decur. 3. Ann. 5. Obſ. 172.

(3) *Note du Traducteur.* * Du tems de M. Méad, le grand Boerrhaave avoit déja annoncé, dans ſa *Chymie*, le ſublimé corroſif, comme une des préparations mercurielles les plus propres à guérir radicalement la maladie vénérienne, ſans gêner le malade, ſans l'aſſujettir & ſans l'expoſer aux inconvéniens des autres méthodes. M. Van-Swieten lui a donné plus de publicité encore, en annonçant des ſuccès opérés par ſon moyen, & en indiquant la maniere de l'employer. Cette méthode eſt preſque la ſeule dans laquelle on puiſſe être ſûr de la quantité de mercure qu'on donne au malade, & dont on peut modérer ou augmenter l'activité à ſon gré. C'eſt celle dans laquelle le mercure vraiment ſoluble, peut pénétrer dans les plus petites filieres de la machine humaine, pour y altérer & détruire le virus vénérien.

Les effets de la cauſticité que produit le ſublimé corroſif, ſont dûs, comme l'a très-bien dit notre Auteur, à l'admixtion des molécules ſalines. Il étoit donc néceſſaire de chercher le moyen d'émouſſer les pointes de cet acide du ſel marin, & de diminuer l'effet irritant qu'il auroit

Après avoir parlé des propriétés & des effets du mercure, je joindrai quelques recherches ſur un autre poiſon minéral, dont la ſtructure

---

pu produire ſur des membranes ſenſibles. L'acide végétal eſt ce correctif, & mieux encore l'eau diſtillée, qui n'échauffe & n'irrite pas comme les liqueurs ſpiritueuſes, & qui eſt une menſtrue très-propre à la ſolution de l'acide marin, ſans qu'il abandonne pour cela le mercure, ni que celui-ci ſe précipite ; car ces deux ſubſtances ſont unies de maniere que leur mêlange eſt ſuſceptible de la plus grande diviſion, ſans être expoſé à ſe décompoſer dans de l'eau pure ; car celle qui contiendroit des matieres terreuſes, calcaires, par exemple, pourroit faire précipiter le mercure, parce que l'acide du ſel marin auroit plus d'affinité avec elles qu'avec lui.

La méthode d'adminiſtrer le ſublimé corroſif eſt trop connue, pour s'arrêter ici à la détailler ; mais il eſt certain qu'elle exige des mains ſages & prudentes, & des connoiſſances chymiques dans celui qui l'emploie. Il eſt bon encore qu'il ſoit débarraſſé de certains préjugés, & qu'il ne croie plus, comme on l'enſeignoit encore, il n'y a pas long-tems, que la ſalivation eſt néceſſaire pour établir la ſûreté de la guériſon de la vérole ; .... que le mercure n'agit dans nos corps que d'une maniere méchanique conſéquente à la configuration de ſes globules & à ſon poids ; .... que conſervant toujours ſa peſanteur ſpécifique dans l'état même le plus diviſé, il enfile plus naturellement la route des inteſtins que celle des veines lactées, &c. &c. Les gens raiſonnables n'ont pas beſoin de grands efforts de phyſique pour ſe convaincre qu'une raiſon de parité tirée de l'action du mercure crud avalé par ceux qui en exploitent les mines, ou qui ſont attaqués de la paſſion iliaque, adaptée à l'action du même minéral, donné ſous la forme de ſublimé, eſt une raiſon très-diſparate. Je croirois volontiers, avec M. de Horne, que le ſublimé agit à raiſon du ſoufre du mercure, dont la vapeur bienfaiſante enchaîne le virus vénérien, ou le décompoſe ; & la combinaiſon du mercure avec les acides peut être regardée comme la cauſe occaſionnelle du développement de ce ſoufre. Dans une brochure très-bien écrite, où l'on trouve l'*examen des principales méthodes*

N 4

ni l'action, ne sont pas sans analogie avec le mercure, je veux dire l'arsenic.

On trouve la plus grande confusion dans ce que les différens Auteurs rapportent au sujet de ce minéral composé. Elle vient, en partie, de ce qu'ils n'ont pas distingué l'arsenic des Anciens, du nôtre. Rien de plus erroné que tout ce qu'ont écrit, sur ce minéral, Agricola, Mathiol, Schroder, Wepfer lui-même, à chacun desquels on avoit une très-grande confiance, dans le tems où nous donnâmes, pour la premiere fois, cet ouvrage au public. On trouvera ici la description exacte de l'un & de l'autre arsenic, non-seulement d'après les Ecrivains modernes d'Histoire Naturelle, mais spécialement d'après les expériences qu'a bien voulu me communiquer un très-savant Chymiste, M. Hampe, Médecin de S. A. R. le Prince de Galles.

L'arsenic des Grecs, *arsenicon*, n'est autre chose que ce que les Latins ont appellé *auripigmentum*, & que nous nommons *orpiment*.

On le tire en Grece & en Hongrie, de mines particulieres, & il ne se trouve confondu avec aucun autre minéral. Sa texture est foliée ou composée de diverses lames; il a une qualité sulfureuse très-remarquable; on la reconnoit à

d'administrer le mercure, [Paris, 1769] cette conjecture est suivie & appuyée sur l'analogie des effets du sublimé, avec ceux de l'antimoine & de l'émétique. On y voit un jugement très-impartial de chacune des méthodes, fondé sur l'analyse chymique des différentes préparations; d'où il résulte que celle du sublimé corrosif a paru mériter la préférence à l'Auteur, sans qu'il lui en veuille attribuer une exclusive, parce que chacune des autres peut avoir ses avantages, ses exceptions, & même ses cas privilégiés.

la propriété qu'il a de s'enflammer, & à celle de produire du vrai cinabre, si on le mêle au mercure sublimé. En le faisant fondre tout simplement, on le réduit en une masse de cinabre, qu'on nomme *sandaracque*. Son régule, quoiqu'absolument semblable au régule du véritable arsenic, ne produit cependant aucuns mauvais effets. Hoffman (1) en donna une forte dose à un chien, qui n'en fut point incommodé, par la raison que ces parties métalliques ne s'unissent qu'avec le soufre, & presque pas avec le sel.

Cette disposition de parties a fait, de ce minéral, une matiere plus propre à la Peinture qu'à la Médecine. La couleur qui en résulte a considérablement flatté les Alchymistes, qui s'exercent à chercher la transmutation des métaux, & ils se sont imaginés que c'étoit le véritable agent propre à opérer le grand-œuvre. C'est ainsi qu'ils nomment l'art de faire de l'or. Ils avoient conçu cette espérance folle, d'après d'anciennes énigmes conçues en vers sybillins [2], dans lesquels M. Leibnitz, cet homme d'une science si universelle, a cru reconnoître la description de l'arsenic (3). (4) Quoi qu'il en soit,

---

(1) *Observ. Phisico-Chym.*

(2) » Εννέ α γραμματ' εχω, τετρασύλλαβος ειμὶ, νοειμε.
» Αι τρεῖς αι Πρωται, δύογράμματ' ἔχουσιν εχάση.
» Η λοιπὴ δε ταλοιωὰ, καὶ ἐισις ἄφωνατα πέντε.
» Του παντος δ' αριθμου ἑκατόνταδες εισι δὶς ἑπτα.
» Αἱ τρεῖς τρὶς δεκάδες, καῖ δ'ις τρία. Lib. 1.

(3). Voy. *Miscellan. Berolin.* T. 1, cap. 2.

(4) *Note de l'Editeur.* * Voici l'explication du Logogryphe Grec.

il eſt certain que les grandes idées qu'on a eues à cet égard, au ſujet de ce minéral, remontent juſqu'au tems de Caligula, c'eſt-à-dire, qu'elles ſont bien plus anciennes que toutes ces compoſitions ridicules qu'on a depuis attribuées aux oracles.

Car cet Empereur ambitieux fit fondre, au rapport de Pline (1), beaucoup d'orpiment, à deſſein d'en tirer de l'or; il en obtint même une certaine quantité, comme il arrive dans toutes ces ſortes d'expériences; mais le profit n'équivaloit pas à la dépenſe.

A Schneebergh en Miſnie, on trouve un genre de minéral ſingulier, de couleur griſe, aſſez peſant, qu'on nomme *cobalt.* Quand on l'a brûlé & calciné dans des fourneaux faits exprès, il s'en évapore une fumée blanche qui, condenſée au bout d'un long tuyau, forme une poudre blanche & très-fine, qui ne reſſemble pas mal

---

» J'ai neuf lettres, je ſuis de quatre ſyllables; devinez-» moi.

» Les trois premieres ſyllables ont chacune deux lettres.

» La derniere ſyllable contient le reſte des lettres du » mot: il y a dans ce mot cinq conſonnes.

» Si vous aſſemblez les nombres que forment ces con-» ſonnes, vous aurez deux fois cent & ſept, trois fois » trois dixaines & trois fois trois «.

Les conditions du Logogryphe ſe trouvent remplies dans le mot Grec *Arſenicon.* Au reſte, M. *Leibnitz* n'eſt pas le premier ni le ſeul qui ait cru voir dans les cinq vers ſybillins un emblême du grand-œuvre, dans lequel on a toujours fait jouer à l'arſenic un grand rôle. Cardan avoit fait mention dans ſon ouvrage, *De rerum varietate*, de l'interprétation qu'on donnoit à ces cinq vers: ſelon lui, l'arſenic paroiſſoit aſſez clairement déſigné. Un autre Auteur, poſtérieur à Cardan, crut qu'on avoit voulu parler du *κασσίτερος*, ou de l'*étain.*

(1) *Hiſtor. Natur.* Lib. XXXIII, cap. 4.

à des fleurs chymiques. Cette fumée, mêlée en due proportion avec des cendres de ſarment, ſe ſublime, & donne l'arſenic blanc cryſtallin (1).

La terre métallique vitrée qui reſte après cette opération, mêlée en juſte proportion avec des cendres de ſarment calcinées, forme ce qu'on nomme le *ſmalte* ; & le cobalt eſt composé de trois parties d'arſenic ſur une partie de cette terre.

L'arſenic nouvellement ſublimé & bien purifié, offre un corps blanc & tranſparent comme un métal vitreſcible; expoſé à l'air, il perd cette couleur éclatante, prend une teinte laiteuſe, & devient tout-à-fait opaque. Il ne s'enflamme point; mais l'action du feu le fait évaporer en une fumée blanche, dont l'odeur reſſemble à celle de l'ail; & il ne reſte aucun réſidu terreux. Il donne, tant par la ſublimation que par la précipitation, un régule ſemi-métallique. Celui qui eſt le produit de la premiere méthode eſt foliacé, léger & ſpongieux; mais celui qu'on obtient par la précipitation eſt peſant, quoique diviſé par feuillets; & c'eſt le biſmuth. On peut obtenir ainſi le régule ſans l'addition du fer, au moyen ſeulement de la liqueur noire qui réſulte du mêlange du nitre & du tartre, de la même maniere qu'on obtient le régule d'antimoine; mais cette opération exige un Chymiſte bien attentif & très-expert.

L'arſenic blanc ſe diſſout entiérement dans l'eau. Si on en fait bouillir une partie ſur quinze parties d'eau de pluie ou d'eau diſtillée, après que celle-ci eſt évaporée, il reſte un ſel dont

(1) *Annot. ad Nerii, art. vitrar. Germ.* & *Philoſ. Tranſact.* N°. 293.

la ſurface eſt triangulaire, & dont les cryſtaux ſont octogones. Lorſque ces cryſtaux ſont mis en poudre, ou diſſous par l'ébullition, on y découvre, au microſcope, des globules métalliques, abſolument ſemblables à des globules mercuriels ; ce qui confirme la propoſition de Kunkel (1), qui dit que l'arſenic eſt, pour la plus grande partie, du vrai mercure ; de ſorte qu'on pourroit définir l'arſenic, un *ſel volatil métallique.*

On prépare l'arſenic jaune en ſublimant l'arſenic blanc avec un dixieme de ſoufre ; il n'a pas la même tranſparence que l'arſenic blanc ; il n'en eſt cependant pas abſolument privé, & il a aſſez de reſſemblance avec le verre métallique jaune.

Le rouge n'eſt diſtingué du jaune que par cela ſeul qu'il contient une plus grande quantité de ſoufre, qu'on y mêle une plus grande quantité de ſoufre, & une ſorte de cobalt rouge, qu'on nomme *Kupfer-nickel.*

Dès qu'on connoît la compoſition de ce minéral, on comprend aſſez facilement de quelle maniere il peut nuire ; il le fait à peu près comme le ſublimé corroſif ; car, comme dans celui-ci les ſels mêlés aux globules de mercure forment des cryſtaux doués d'une qualité inciſive ; de même dans l'arſenic, les particules métalliques qui conſtituent le régule, communiquent aux corps ſalins la ſolidité & la force en vertu de laquelle l'eſtomac & les inteſtins ſont ulcérés de maniere à contracter la gangrene.

Wepfer rapporte, ſur cette matiere, des faits

---

(1) *Chymical Philoſophy confirmed by experiments.*

qui mettent la chose hors de doute. Je me contenterai d'en citer un.

Un chien, à qui on avoit fait prendre de l'arsenic blanc mêlé à de la graisse, mourut le lendemain. On trouva la partie supérieure de l'estomac rouge & enflammée de toutes parts; ses tuniques étoient amincies; son fonds étoit enduit d'une écume fétide & de restes de graisse mêlés; les intestins grêles étoient tellement corrodés, qu'on les trouva percés en trois endroits; deux des ulceres avoient assez de capacité pour admettre une feve, & le fonds de l'estomac présentoit un ichor jaunâtre & sanguinolent.

Les choses étant ainsi, on a lieu d'être surpris, sans doute, de la raison qui a pu engager les Auteurs à prescrire, comme un préservatif contre la peste, une amulette composée d'un minéral aussi corrosif, pour l'appliquer sur le scrobicule de l'estomac. Ces pratiques, qui peuvent paroître au moins indifférentes, ne sont pas cependant exemptes de danger. Leonard de Capoue (1) rapporte l'histoire d'un enfant qui fut enlevé par des vomissemens & des déjections terribles, à la suite d'une petite blessure qu'il avoit reçue à la tête par un peigne enduit d'huile où l'on avoit infusé de l'arsenic. Quand les pores du corps sont ouverts par l'effet de l'exercice & de la chaleur, les influences nuisibles s'y font sentir avec plus de facilité. A la suite de l'application de cette amulette, Craton (2) avoit observé l'ulcere du poumon; Versazcha (3), des douleurs horribles & des défaillances; Diemer-

(1) *Meertezza*, *de medicamenti*, p. 82.

(2) *Epist.* 168.

(3) *Obs.* 66.

brœck (1) & le Docteur Hodges (2), la mort même.

Voici ce qu'il y a de vrai dans tout cela, & l'erreur qui a pu donner lieu à ce préjugé. Peut-être quelques Médecins Arabes, dans un tems de peste, avoient conseillé, comme un préservatif, un sachet de ce qu'ils nommoient *Darsini*, ce qui dans leur langage signifie cannelle. Mais quelques Interpretes Latins, en retenant ce mot dans leur traduction, comme il est souvent arrivé, n'auront pas compris la force du terme, & trompés par la ressemblance des sons, auront substitué celui d'arsenic, comme si *Darsini* eût été synonyme de zarnich. L'autorité du premier Interprete aura pu répandre l'erreur au loin, & elle aura été ensuite accréditée par d'autres qui, pour philosopher & faire des raisonnemens là-dessus, auront dit, par exemple, que ce remede agissoit, en attirant à lui les émanations arsenicales de l'air, & les détournant ainsi du corps; car on attribuoit communément la peste à ces émanations.

Nous avons assez parlé de ces deux poisons tirés du *Regne minéral*, pour être dispensés d'entrer dans de plus grands détails sur les autres poisons qui appartiennent au même regne : car, quels qu'ils soient, ils ont de l'analogie avec ceux-ci, & leur usage est suivi d'un danger plus ou moins considérable, selon la force & l'efficacité que les parties métalliques communiquent aux salines. Mais comme il peut se faire, ainsi que nous l'avons remarqué, que les plus dangereux de ces poisons minéraux soient mitigés par la rupture des crystaux salins, de mê-

(1) *De peste Histor.* Annot. 99.
(2) *De peste Londin.* p. 239.

me les minéraux les moins malfaiſans peuvent le devenir, ſi on les mêle avec les ſels, comme nous le voyons arriver à diverſes préparations d'argent, de fer, d'antimoine.

Je ne dois pas oublier d'ajouter une remarque très-utile. On ſait, par expérience, que la fumée du plomb eſt nuiſible aux Ouvriers qui travaillent ce métal, qui le mettent en fuſion, aux Plombiers, à ceux qui jettent les balles au moule. Un ſavant Médecin de mes amis me rapportoit derniérement, qu'il avoit appris d'un très-habile Ouvrier, qui s'en étoit aſſuré pluſieurs fois par l'expérience, que le danger qui accompagne la fuſion du plomb récent, eſt bien moindre que celui qui accompagne la fuſion du vieux plomb. Cet Ouvrier lui dit qu'il avoit eu ſous ſes ordres des Ouvriers occupés, pendant pluſieurs années de ſuite, à fondre du plomb récent, & qu'ils n'en avoient jamais éprouvé le moindre accident. Il attribuoit cette différence à la qualité corroſive que les parties ſalines de l'air communiquent à ce métal, lorſqu'il y reſte long-tems expoſé.

La fumée d'un minéral n'eſt autre choſe qu'un nombre de parties de toute ſa ſubſtance, très-diviſées & très-ſéparées, de ſorte que les effets qui naiſſent de leur abus, non-ſeulement doivent avoir beaucoup de conformité avec ceux qui réſultent de l'abus même de la ſubſtance minérale; mais ils doivent être encore bien plus pernicieux, parce qu'on ne ſe précautionne point contr'eux. D'ailleurs, ces parties qui ont ſouffert une très-grande diviſion, ont bien plus de facilité à s'inſinuer ou dans le poumon, par la reſpiration, ou dans l'eſtomac, au moyen de la ſalive, ſans parler de l'impreſſion immédiate &

très-fâcheuse qu'elles produisent sur les esprits, lorsqu'elles sont admises par l'organe de l'odorat.

J'avois un jour une liqueur transparente dont un très-habile Chymiste m'avoit fait présent. Elle avoit une pesanteur considérable, & cependant une si grande volatilité, qu'elle s'évaporoit entiérement à l'air libre, sans le concours d'une chaleur extérieure. Elle étoit extrêmement corrosive, au point que le bouchon de crystal du flacon qui la contenoit, fut bientôt altéré, de maniere à ne pouvoir plus être tiré. Ses parties étoient si déliées, que si on mettoit sur la même table une chandelle à une certaine distance du flacon, la fumée ne tardoit guere à se joindre à la flamme, & elle n'étoit alors pernicieuse que pour celui qui se trouvoit auprès de la chandelle; elle n'affectoit aucun autre des assistants. J'ai su la composition de cette eau infernale; mais il est à propos que des instruments de mort de cette espece demeurent inconnus, & il me suffit de remarquer ici qu'elle étoit le résultat d'une combinaison de parties salines & de parties métalliques.

DES

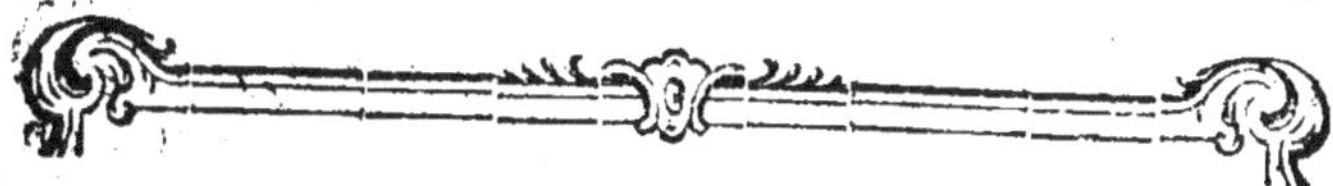

DES POISONS VÉGÉTAUX.

DEs poiſons minéraux, nous paſſons à ceux tirés du Regne végétal. Les plus fameux ſont l'aconit & la ciguë. Celle-ci eſt de deux eſpeces, notre ciguë ordinaire, & la ciguë aquatique, que Ray appelle *Cicutaria paluſtris tenuifolia*.

Nous ne ſavons pas quelle a été la ciguë des Anciens, celle dont on ſe ſervoit à Athenes pour empoiſonner : il y a grande apparence que c'étoit plutôt une drogue compoſée qu'une ſimple. L'hiſtoire de la mort de Socrate, telle que la raconte Platon (1), ſon diſciple, ſi toutefois il n'a mieux aimé emprunter le ſecours de la fiction, que s'appuyer uniquement ſur la vérité du fait ; cette hiſtoire, dis-je, paroît prouver que ce breuvage étoit compoſé de ſucs anodins mêlés à quelques autres de nature corroſive. Théophraſte (2) dit que Tharſias, célebre Médecin, avoit découvert un remede propre à procurer la mort ſans douleur. Il étoit préparé avec des ſucs de juſquiame & de pavot, & produiſoit ſon effet à très-petite doſe.

Peut-être cet extrait avoit-il la propriété de faire perdre la vie, avec les mêmes ſymptomes dont fut affecté ce Philoſophe à ſa mort. Il eut le regard fixe ; ſes jambes devinrent peſantes & inſenſibles ; enfin, le froid s'en empara, & gagna juſqu'aux ſources de la vie.

(1) *Phædon, verſ. fin.*
(2) *Hiſt. Plantar.* Lib. IX.

Ce qui m'autorise encore plus dans ce sentiment, c'est ce qu'on rapporte des anciens Marseillois, qui conservoient chez eux, dit-on, un genre de poison singulier, où il n'entroit que la ciguë. Le Magistrat en accordoit une dose à quiconque pouvoit alléguer une raison légitime de souhaiter la mort. Cette coutume leur venoit des Grecs, & spécialement de l'Isle de Ceo. Valere-Maxime (1), en avoit observé un exemple remarquable ; une femme de condition qui, au bout de quatre-vingt-dix ans passés dans la tranquillité & le bonheur, demanda la permission de terminer ainsi sa carriere, crainte de s'exposer, en la poussant plus loin, à quelque revers, & à quelque changement dans la félicité dont elle avoit joui jusques-là.

La ciguë aquatique, au moins dans nos climats froids, a beaucoup plus de violence que l'autre. Wepfer, dans son savant Traité, a décrit le funeste effet de sa virulence sur des enfans qui, par mégarde, en avoient mangé les racines. Ils ressentirent dans l'estomac une grande douleur & beaucoup de chaleur. Ils furent pris d'horribles convulsions, resterent sans connoissance, les yeux tournés, regorgeant le sang par les oreilles, les mâchoires tellement serrées, qu'il ne fut pas possible de les écarter. Ils firent de vains efforts pour vomir ; on les vit sanglotter fréquemment ; le ventre se tuméfia, mais surtout aux environs du scorbicule ; & après que la mort eut terminé cette scene fatale, ils rejetterent, par la bouche, une grande quantité d'écume verte.

---

(1) *Lib.* 2, *cap.* 18. Voy. ÆLIAN. *Hist. rar.* Lib. 3, cap. XXXVII.

Les mêmes obſervations avoient été faites à la Haye par Stalpart Van-Derwiel, ſur deux hommes qui moururent de l'effet des mêmes racines (1).

Le même Auteur ayant fait ſur un chien l'épreuve de ce poiſon, on lui trouva l'eſtomac dans un état de conſtriction, très-reſſerré à l'un & à l'autre orifice, & ſa ſurface interne toute tachetée de points livides.

On voit par-là que ce végétal eſt compoſé de parties âcres, chaudes, corroſives, qui mettent en raréfaction les ſucs gaſtriques, irritent les fibres nerveuſes, & produiſent ainſi tous ces violens ſymptomes. Car lorſqu'une vive douleur & une irritation violente ſe font ſentir, l'ame, comme frappée du coup, détermine avec abondance le fluide nerveux à la partie affectée, pour détourner, de quelque maniere que ce puiſſe être, la cauſe de la ſenſation déſagréable. Si la force ſtimulante n'eſt pas tout-à-fait extraordinaire, la contraction des fibres de l'eſtomac & des muſcles du bas-ventre produit le vomiſſement; mais dès que ce tiraillement douloureux excede les efforts de la Nature, le vomiſſement n'a point lieu, les fibres entrent dans un état ſpaſmodique qui ferme l'orifice de l'eſtomac, de maniere à mettre obſtacle au retour des matieres nuiſibles, à les y fixer même par les efforts que fait ce viſcere pour s'en débarraſſer. L'infection ſe communiquant promptement au moyen du ſyſtême nerveux, tout le corps en eſt bientôt affecté; les vaiſſeaux ſanguins ſe rompent & ſe déchirent dans les efforts convulſifs; le ſang

(1) *Obſerv.* Cent. 1, obſ. 43.

ſort par les oreilles, par les narines, & par d'autres endroits du corps.

C'eſt cette contraction univerſelle des muſcles qui fut cauſe qu'un des enfans dont parle Wepfer, étant à l'agonie, éjaculoit ſon urine à la hauteur de cinq à ſix pieds, au grand étonnement de tous les aſſiſtans.

L'aconit n'a pas une maniere d'agir différente; c'eſt la même choſe que notre napel. Ses effets reſſemblent ſi fort à ceux de la ciguë, qu'il me paroît inutile de les rappeller ici. On trouve dans Wepfer (1) à ce ſujet pluſieurs expériences qui mettent la choſe abſolument hors de doute. Les obſervations très-exactes de cet Auteur ſur divers animaux, celles qu'il a faites ſur différens venins végétaux, le ſolanum, la noix vomique, le marron d'Inde, concourent toutes à prouver que le danger de ces ſubſtances n'eſt dû qu'au tiraillement, à la légere inflammation de l'eſtomac, & à l'affection du fluide nerveux, & l'on peut conclure de-là que les poiſons végétaux, quelque différence qu'on obſerve dans leurs qualités, donnent cependant la mort au même titre, & que quelques degrés de plus ou de moins forment, peut-être, tout ce qui les diſtingue des poiſons minéraux.

Il n'y a pas lieu d'être ſi fort étonné que les ſymptomes dûs aux végétaux, quelque diſtance qu'il y ait de leur virulence à celle des poiſons minéraux, puiſſent néanmoins ſe rapporter au même genre, & ne ſoient diſtingués que par leur efficacité; car lorſque les molécules ſolides des minéraux cauſent l'éroſion des tuniques de l'eſtomac, elles produiſent une gangrene par-

---

(1) *Pag.* 176 & *ſeq.*

faite, & donnent la mort d'un seul coup, au lieu que les sels des plantes, qui sont moins actifs, causent de plus légeres irritations, dont la sensation désagréable excite les fibres sensibles des animaux à se contracter, & la convulsion devient universelle.

Aussi les poisons minéraux ne passent pas l'estomac, & ceux tirés du regne végétal, dans certains cas, vont jusques dans le sang, précisément de la même maniere que nous voyons certains remedes produire, sur le champ, leur irritation, & exciter le vomissemenr, tandis que cette même irritation, un peu adoucie & mitigée, passe jusqu'aux intestins, & permet les évacuations par le bas.

Nous pouvons, d'après cela, former quelques conjectures sur la nature de ces poisons dont certains peuples d'Afrique & des Indes se servent pour donner la mort avec tant de succès, dit-on, & tant de justesse, qu'ils sont les maîtres d'en avancer, ou d'en retarder le moment à leur gré. Ils les composent, sans doute, du suc épaissi de quelques fruits, ou de quelques plantes corrosives qui enflamment les visceres, & produisent ces petits ulceres, dont les mauvais effets ne se font sentir qu'à la longue. Ceux qui en sont les victimes périssent de langueur.

Je me persuaderois cela d'autant plus volontiers, que je tiens d'un habile Chirurgien qui avoit vécu en Guinée, que l'antidote dont les Negres se servent pour guérir ceux qui ont été empoisonnés, vient des feuilles d'une herbe qui purge par haut & par bas. De cette maniere, l'estomac est bientôt débarrassé des molécules corrosives qui s'étoient attachées à ses parois,

Mais je ne crois pas qu'en variant la dose du poison, ils puissent prédire, d'une maniere certaine, le moment de la mort, peut-être pas même le jour de la semaine, ou du mois où elle arrivera, & je n'ai vu encore personne qui m'ait assuré avoir vérifié le fait. Il faut avouer, cependant, qu'après des épreuves réitérées & une exacte observation, un homme qui se seroit rendu expert en cette matiere, pourroit former, au moins, des conjectures très-vraisemblables.

Les Anciens avoient attribué à leur aconit la même diversité d'agir, & la maniere de le préparer avoit été mise au nombre des secrets & des mysteres, comme nous l'apprenons de Théophraste (1). Ce poison, dit-il, doit être diversement préparé, selon le tems au bout duquel on veut donner la mort, comme un ou plusieurs mois, une année même. Au reste, Théophraste en fait mention comme d'une opinion vulgaire ou fabuleuse, à laquelle lui-même n'ajoutoit aucune foi.

Il est clair que le traitement commun qu'exigent les poisons admis dans l'estomac, consiste principalement à les faire rejetter par le vomissement, le plutôt qu'il est possible, & à préserver les tuniques de l'estomac de l'action irritante de ces parties acrimonieuses.

On satisfait à la premiere indication, en faisant avaler au malade beaucoup de lait chaud & d'huiles d'amandes douces. Quant à la seconde, s'il est question d'un poison végétal, il faut d'abord procurer le vomissement. Ensuite, par un usage abondant de délayants, d'huileux

(1) *Hist. plant.* Lib. IV, cap. 16.

& de corps gras, on en émousse promptement l'acrimonie. Mais si c'est un poison minéral, il exige une curation particuliere, pour laquelle je crois qu'on peut suivre la méthode que voici : nous avons vu que leur effet pernicieux dérivoit de la jonction des molécules métalliques aux parties salines. En les séparant, on fera donc évanouir leurs qualités malignes. On obtient cet effet, selon Kunckel (1), en faisant boire abondamment une lessive préparée avec la solution de sel de tartre dans l'eau; car ce sel, en s'unissant aux crystaux corrosifs, les *mortifie*, comme disent les Chymistes, après quelques momens d'effervescence, & les délivrant ainsi des globules métalliques, les mettent absolument hors d'état de nuire.

Cette pratique est fondée sur une fameuse expérience rapportée par le même Auteur, & que voici : on frottoit pour la galle la tête d'un jeune enfant avec un liniment & une pommade où entroit le sublimé corrosif. Il survint une tumeur si considérable, une inflammation, une douleur si âcre, que le nez en étoit affecté, & les yeux prêts à s'obscurcir. Dans cette extrêmité, le malade eut le bonheur d'être vu, par hasard, d'un habile Chymiste, qui lui fit bassiner la tête avec une forte lessive, & au bout de quelques heures, cette fomentation avoit déja considérablement diminué ces symptomes menaçants.

Ce que ce remede, appliqué à l'extérieur, a produit, il n'est pas déraisonnable de l'attendre de son admission dans l'estomac, & on peut le

(1) KUNCKEL, *Chymical Philosophy confirmed by experiments.*

regarder comme un antidote assuré contre le plus funeste de tous les poisons.

(*) ADDITION DE L'ÉDITEUR.

LA chaleur du climat contribue à augmenter l'acrimonie des plantes, & telle qui est remede dans un climat tempéré, est un poison dans les pays chauds. La pêche n'est pas, en Perse, au nombre des fruits délicieux, & il peut bien se faire que la ciguë qui guérit nos cancers & nos rhumatismes, soit de la même espece que celle qui a empoisonné Socrate ; mais la nôtre est adoucie par la température du climat. Il y a quelque chose d'analogue dans le regne animal : nos serpents des Alpes ne sont pas venimeux, comme ceux de la Lybie & du reste de l'Afrique.

Au reste, nous ne comptons plus au nombre des venins les deux plantes dont il est fait ici mention, la ciguë & le napel. M. Storck les a tirées de cette classe, pour les placer dans celle des remedes les plus efficaces, de même que le stramonium & la jusquiame. Il n'est personne aujourd'hui à qui les expériences de ce bienfaiteur de l'humanité soient inconnues, & il seroit superflu de les rapporter ici.

Une des différences entre les poisons végétaux & les minéraux ne consisteroit-elle peut-être pas en ce que le feu semble corriger l'activité des seconds ? Un Auteur moderne a prétendu que M. Méad s'étoit trompé, en disant que les poisons tirés du regne minéral surpassent tous les autres en force & en malignité. Cet Auteur se fonde sur ce que ni les Indiens, ni les Caraïbes n'ont jamais employé de venins minéraux, pour empoisonner leurs fleches, mais presque toujours des sucs végétaux, & quelquefois des sucs animaux. Mais il y a plus d'une réponse à faire à cette objection : d'abord, les propriétés des plantes & des substances animales ont été plutôt connues que celles des minéraux : ceux-ci se traitent avec moins de facilité : il faut, la plupart du tems, le secours de l'art pour en extraire les principes malins ; ne fût-ce même que le plus simple des procédés, la séparation de la base terreuse qui contribueroit à diminuer l'activité corrosive, si on n'en dépouilloit le minéral ? Mais cette opération même exige des connoissances, & les Sauvages qui ont excellé dans l'art des empoisonnemens, ne se sont guere occupés de chymie. La plupart des poisons minéraux sont volatils, & s'évaporent facilement, au lieu qu'il faut, pour enduire des traits, quelque chose d'onctueux, de fixe, en sorte qu'une substance minérale n'auroit pu servir à empoisonner des fleches, sans le concours de quelque matiere de l'un des deux autres regnes, qui lui eût donné du corps & de la consistance. Enfin, je crois que les poisons minéraux sont plus dangereux à l'intérieur qu'à l'extérieur. Ils ne tuent guere qu'en s'insinuant par l'odorat, la respiration ou la déglutition, tandis que ceux des deux autres regnes exercent plutôt leur action, introduits dans le sang même. Nous avons vu que le venin de la vipere, l'un des plus actifs, peut être admis impunément dans l'estomac ; c'est donc à tort qu'on a relevé la proposition de M. Méad comme une erreur.

Les végétaux lactescents & les somniferes, sont ceux de tous qui ont le plus de virulence; les acides en sont le correctif; & réciproquement le lait animal paroît être le secours le plus approprié contre la violence des symptomes produits par les poisons minéraux, & sur-tout par les acides.

CINQUIEME ESSAI.

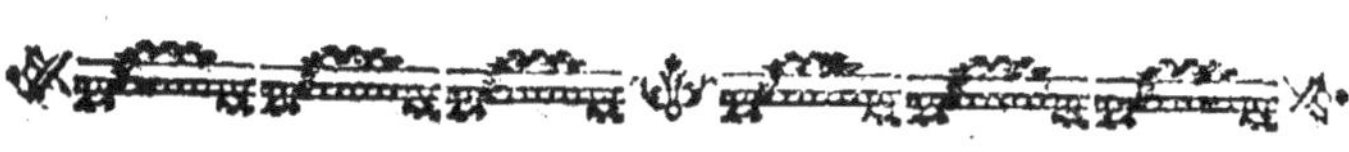

SUR L'OPIUM.

LES Anciens ayant remarqué qu'il ne falloit souvent qu'une dose médiocre d'opium, pour donner la mort, n'ont pas hésité à le ranger dans la classe des poisons. Ils lui ont assigné la premiere place parmi ceux dont le danger consiste dans une qualité stupéfiante, & qu'on nomme *narcotiques*. Nous éprouvons, tous les jours, cependant que, pris à très-petite dose, il ne le cede presque à aucun autre remede, par les bons effets dont son usage est suivi. Mais il est inutile de nous mêler ici dans cette controverse, qui a pour objet de rechercher jusqu'à quel point les poisons peuvent devenir des remedes salutaires, puisqu'on sait de reste, que souvent les remedes eux-mêmes se convertissent en poisons. Mais de quelque maniere qu'on s'y prenne pour résoudre cette difficulté, il n'en sera pas moins utile & convenable à notre sujet, de rechercher la maniere d'agir de cette fameuse drogue. Il faut espérer même qu'en s'occupant, avec soin, & de sa nature & de sa maniere d'agir, on en rendra l'usage & plus sûr & plus utile.

Pour réussir dans ce dessein, après quelques notions préliminaires, dont on suppose le Lecteur instruit; comme la principale vertu de ce remede consiste à procurer le sommeil, il est question d'abord de définir ce que c'est que sommeil, c'est-à-dire, pour éviter toute confusion & toute équivoque dans les termes, qu'il faut d'abord fixer la différence qui existe entre le corps animal considéré pendant la veille, & le même considéré pendant le sommeil. Car nous supposons l'histoire de l'opium, & la maniere de le préparer, comme des objets assez connus.

En premier lieu, personne n'ignore que pendant le sommeil, toutes les actions sont interrompues. Pendant la veille nous marchons, nous parlons, nous faisons tel ou tel mouvement; & tandis que nous sommes livrés à un sommeil doux & tranquille, nous ne faisons rien de tout cela. Un homme qui veille produit divers mouvemens, dûs à la contraction volontaire de certains muscles; celui qui dort, au contraire, n'éprouve que la contraction des muscles dont l'action n'est pas soumise à la volonté, ou celle de ceux auxquels les esprits se déterminent si facilement & si constamment, que cela se fait par habitude, & sans le concours du raisonnement. Tel est le mouvement du cœur & des muscles de la poitrine.

Les fibres motrices des membres ont donc une sorte de relâchement, ou au moins un état de tranquillité, pendant lequel tous les muscles antagonistes sont en équilibre, & où l'action étant égale de part & d'autre, aucun d'eux ne l'emporte sur son correspondant. Le grand dessein de la Nature, en procurant le sommeil, est de rendre la force & le ton aux parties qui ont éprouvé une certaine distraction par le travail. Aussi, lorsque nous nous disposons au sommeil, nous choisissons naturellement la situation la plus convenable à des membres fatigués, celle qui s'adapte le mieux aux intentions de la Nature.

Pendant le ſommeil, non-ſeulement le corps eſt en repos, & l'action de la plupart des organes ſuſpendue ; mais encore ce qui penſe en nous ſe repoſe, c'eſt-à-dire, pour prévenir toute équivoque, qu'il y a ſuſpenſion de ce genre de penſées qui nous appliquent durant la veille, auxquelles nous faiſons attention, dont notre eſprit s'occupe. Car, quoiqu'il y ait des penſées dans les ſonges, elles ſont imparfaites & ſans ordre, la plupart du tems vaines & languiſſantes ; ce qui s'accorde aſſez bien avec l'idée que nous avons donnée du ſommeil ; d'autres fois, elles ſont vives & produiſent une impreſſion très-forte ; ce qui déſigne un ſommeil troublé & interrompu, comme chacun l'éprouve de tems en tems.

Il s'enſuit que le mouvement du fluide artériel, toutes choſes d'ailleurs égales, doit être beaucoup plus tranquille & mieux ordonné pendant le ſommeil que pendant la veille.

Car, outre les divers changemens auxquels le mouvement du ſang eſt expoſé dans ce dernier tems, en conſéquence des affections de l'ame, la ſeule contraction des muſcles qu'exigent les différens exercices du corps, donne à ce fluide plus ou moins d'impétuoſité, plus ou moins d'accélération durant le ſommeil ; au contraire, l'action conſtante & uniforme du cœur & des muſcles de la poitrine, lui communique une impreſſion plus douce & plus égale.

On peut conclure, avec raiſon, de tout ceci, que l'influx des eſprits animaux ſur les organes, & ſon reflux ſur le cerveau n'ont pas lieu chez ceux qui dorment, ou au moins qu'ils ſont très foibles, c'eſt-à-dire, que pendant le ſommeil, le mouvement de ce fluide eſt ou nul, ou extrêmement ralenti. Car, pour qu'il ſoit porté du cerveau aux différentes parties, & rapporté des différentes parties au cerveau, il ſe fait une ſecrétion continuelle de ce fluide, deſtiné à être tranſporté enſuite par ſes canaux particuliers. Les eſprits alors s'accumulent en abondance, pour ſuffire aux différens offices qu'ils ont à remplir pendant la veille.

C'eſt ainſi que nous pouvons conſidérer le tems de la veille, comme un tems de dépenſe, qui met à contribution toute l'économie animale, & le ſommeil comme un tems de reſtauration, pendant lequel les forces ſe réparent; & on en peut dire autant, non-ſeulement du liquide nerveux, mais de toutes les autres parties, ſoit ſolides, ſoit fluides. Car l'action long-tems continuée, fatigue inſenſiblement les organes; les vaiſſeaux, les fibres diſtractiles dans les frottemens perpétuels qu'ils éprouvent, perdent, chaque jour, quelque choſe de leur ſubſtance, & ces pertes ne peuvent ſe réparer que par l'abſence de la tenſion. D'ailleurs, un cours du ſang plus uniforme & mieux ordonné, eſt bien plus propre à la nutrition & à l'accroiſſement, qui ſe fait par appoſition des parties aux vaiſſeaux, qu'un mouvement impétueux & interrompu; plus propre à opérer le déchirement, & à entraîner avec lui quelques débris des parties ſolides.

Les choſes étant ainſi, on comprend aiſément que les ſubſtances deſtinées à produire dans les fluides & dans les parties muſculaires du corps, une diſpoſition pareille à celle que nous avons décrite, ſeront propres auſſi à concilier le ſommeil. Par la même raiſon, ſi quelque choſe empêche ce qui pourroit troubler cette tranquillité du corps, la ſubſtance propre à éloigner cet empêchement méritera d'être comptée au nombre des cauſes du ſommeil, en rétabliſſant l'économie animale dans ſon premier état de ſanté, dans lequel le ſommeil & la veille doivent ſe ſuccéder alternativement.

On voit, par-là, la raiſon pour laquelle l'exercice trop long-tems continué, nous donne une plus grande diſpoſition au ſommeil. C'eſt qu'il épuiſe les eſprits nerveux, d'un côté; il empêche leur influx ſur les organes du mouvement, d'un autre; il avertit l'ame de n'en plus déterminer à ces lieux, à cauſe de la douleur & de la ſenſation déſagréable qui accompagnent la tenſion des parties violemment exercées; ce qui doit lui faire ſouhaiter que le repos & le relâchement ſuccédent.

La pente au ſommeil, qu'on éprouve après avoir trop mangé ou trop bu, tire ſon origine d'une cauſe différente. Ses effets cependant ont un tel rapport avec les médicamens opiatiques, qu'ils méritent une attention particuliere.

Comme la faim & la vacuité entiere de l'eſtomac eſt une ſenſation très-déſagréable, de même, lorſqu'on ſatisfait l'appétit, il en ſuccede une tout-à-fait contraire. Or, il n'eſt point de douleur qui ne vienne de quelque irritation dans la partie affectée. Cette irritation, accompagnée de la contraction des membranes qui en ſont le ſiege, ſollicite un influx bien plus abondant du fluide nerveux; mais lorſqu'une partie éprouve une ſenſation agréable, il ſe fait une ondulation plus douce, & un reflux plus agréable du fluide nerveux vers le cerveau : l'ame, toute occupée de cet objet, s'embarrasse peu de déterminer les esprits animaux aux organes du mouvement; c'est-à-dire, que l'état de relâchement des fibres musculaires, & la disposition du fluide nerveux, sont telles qu'il est nécessaire pour procurer le sommeil.

C'est delà que vient cette fatigue dont nous nous plaignons après les grands repas.

Mais si vous êtes surpris qu'un sentiment agréable de l'estomac produise autant d'effet sur l'ame; remarquez, d'un autre côté, combien une sensation fâcheuse de ce viscere jette de trouble dans l'économie animale, chez quelqu'un qui ait pris seulement trois grains de safran des métaux; avec quelle facilité & quelle impétuosité extraordinaire les esprits sont poussés à l'estomac & aux muscles du bas-ventre, pour servir à faire rejetter ce corps étranger & incommode, & à faire cesser cette sensation désagréable.

Les effets qui succedent au sentiment délicieux que cet organe a éprouvé, sont précisément contraires à ceux que produit l'affection douloureuse; cependant l'épreuve de la souffrance, & celle de la volupté contraire, sont deux sources fécondes, desquelles dérivent quantité d'actions dans l'économie animale. Les changements qui arrivent dans la machine à cet égard, sont causes de beaucoup d'effets qui nous surprennent, & qui nous surprendroient moins, si nous faisions un peu plus d'attention au méchanisme qui les produit : il n'est pas étonnant que ces effets soient plus marqués à l'estomac que par-tout ailleurs; car cette partie, en vertu d'une sage prévoyance de la Nature, est douée d'un sentiment si exquis, que plusieurs Philosophes

phes ont été portés, par cette raiſon, à y placer le ſiege de l'ame.

Il ne faut pas encore oublier ici que l'eſtomac diſtendu par les aliments, comprime le tronc de l'aorte deſcendante, & cauſe par-là un gonflement & une plénitude plus conſidérable dans les vaiſſeaux des parties ſupérieures; delà, l'oppreſſion du cerveau, la diminution de l'influx des eſprits animaux dans les nerfs; delà, l'engourdiſſement & l'aſſoupiſſement : telle eſt la cauſe de ces rougeurs qu'on apperçoit ſur le viſage de ceux qui ont trop bu ou trop mangé : elles ſont plus ſenſibles encore chez ceux qui ont la texture des vaiſſeaux lâche & débile, comme ceux qui ſont attaqués de phtiſie ou de conſomption.

Il eſt donc facile de rendre raiſon de ce penchant au ſommeil, qui accompagne la plénitude de l'eſtomac, ſans avoir recours, pour cette explication, au nouveau chyle qui vient d'entrer dans le ſang, quoique nous ſoyons forcés d'avouer que la tenſion qu'il procure, doit être comptée au nombre des cauſes les plus remarquables de cet effet; mais c'eſt une cauſe qui ne peut agir immédiatement après le repas; elle n'eſt guere ſenſible qu'après un intervalle de deux ou trois heures ; de ſorte qu'il faut attribuer à quelque agent plus prompt cet aſſoupiſſement ſubit qui ſuccede au repas, ainſi que cette vigueur qui eſt communiquée ſi promptement par les aliments propres à reſtaurer.

Venons en maintenant à l'opium. Six onces de cette ſubſtance, ont fourni deux onces d'eſprit volatil alkalin, ſemblable à celui qu'on retire de la corne de cerf; cinq dragmes, un ſcrupule & ſeize grains d'huile fétide; deux onces, deux dragmes, un ſcrupule & quatre grains de matiere charbonneuſe, abſolument deſtituée de ſel.

Il faut donc rapporter l'efficacité de l'opium à un ſel volatil alkalin, mêlé intimément avec une ſubſtance huileuſe ou ſulphureuſe. Voyons quelle eſt ſon action, & quels ſont les effets qu'il produit, d'abord dans l'eſtomac, puis dans le ſang, lorſqu'il a paſſé les premieres voies.

Nous venons d'aſſigner pour cauſe de l'aſſoupiſſement qui ſuccede au repas, le ſentiment agréable qu'éprouve l'eſtomac & la diſtenſion de ſes membranes. La premiere affecte l'ame, la ſeconde le corps; car l'ame ſe livre tellement à cette ſenſation délicieuſe, qu'elle néglige tout autre objet, & ne s'occupe plus d'autres penſées, c'eſt-à-dire, qu'elle eſt diſpoſée au repos, & pendant ce tems, les vaiſſeaux cérébraux qui ſont trop pleins, empêchent que le fluide nerveux ne ſoit porté aux organes.

Ceux qui prennent une doſe médiocre d'opium, ſur-tout s'ils n'en ont pas contracté l'habitude par un long uſage, ſe trouvent dans un état de tranquillité, dont le ſentiment eſt ſi délicieux, qu'il leur ſemble être, comme ils diſent, ravis au ciel. Ils ne dorment pas toujours; ce qui dépend de la repréſentation trop vive des images agréables qui s'offrent à leur eſprit, & qui, ſemblables aux ſonges, occupent l'ame, & ne permettent pas le ſommeil; mais au moins ils ſont privés de toute eſpece de ſouci; ils ſont dans un état de paix & de tranquillité, qui prévaut au ſentiment de quelque bonheur que ce puiſſe être.

C'eſt ainſi donc que l'action de ce médicament produit, mais avec beaucoup plus d'intenſité, les mêmes effets qu'une médiocre plénitude de l'estomac opere sur ce viscere ; car il n'est aucunes substances qui causent un sentiment plus agréable sur les fibres sensibles des organes de l'animal, que celles qui ont des parties volatiles, mais tellement disposées, que leur activité soit un peu modérée par la jonction de quelques parties lubréfiantes & huileuses. En raréfiant les liqueurs propres de l'estomac, & imprimant une douce titillation à sa tunique nerveuse, elles produisent une plénitude agréable, & ne présentent à l'ame que des idées tranquilles & délicieuses.

Les choses étant ainsi, on comprendra aisément d'où viennent les autres qualités de l'opium, quel est le méchanisme par lequel il appaise les douleurs, modere les évacuations trop copieuses, &c. Ce qui n'a pas lieu seulement à raison de la sensation agréable que l'ame éprouve, & qui la détourne des objets contraires, mais encore parce que toutes les fois que la trop vive contraction de quelque partie produit de la douleur, le relâchement amené par l'opium énerve en même tems, & rend nulle toute la force stimulante qui agissoit.

Par la même raison, comme souvent les évacuations excessives sont accompagnées d'irritation dans les organes, il suffit de lever cette irritation pour arrêter le flux des humeurs ; car la vertu incrassante de ce médicament consiste en ce que le sentiment du tiraillement importun, qui fatiguoit les membranes du poumon ou des intestins, étant diminué, l'humeur âcre s'y accumule avec plus de facilité, jusqu'à ce qu'elle vienne à être expulsée, au moyen de quelque nouveau trouble excité dans l'économie animale. Car qu'il n'y ait point d'irritation, ou que l'ame ne s'en apperçoive pas, c'eſt préciſément la même choſe. Tous ces effets ſont bien plus marqués encore, lorſque les parties d'opium ſe ſont mêlées au ſang; elles le raréfient, diſtendent tous les vaiſſeaux, & principalement ceux qui parcourent le cerveau; mais plus cette raréfaction eſt grande, plus elle met obſtacle à l'influx du liquide nerveux ſur les parties, parce que les petits tuyaux par leſquels il eſt tranſmis, ſe trouvent comprimés par les gros vaiſſeaux qui preſſent ſur eux.

De-là cette difficulté de reſpirer qu'éprouvent ordinairement ceux qui ont uſé de ce remede; car c'eſt un ſymptome qui ſuccede toujours à la raréfaction du ſang dans le poumon.

On voit évidemment par-là combien l'action de l'opium a d'analogie avec celle des autres eſprits volatils; elle n'en differe que par le degré d'efficacité, en ce qu'elle produit, à petites doſes, ce que les autres ne produiſent qu'à une doſe beaucoup plus conſidérable.

On en a la preuve dans ceux qui ſe ſont accoutumés à prendre beaucoup d'opium, comme il arrive en Turquie & en Perſe, où il n'eſt pas extraordinaire de le voir donner juſqu'à une & deux dragmes. Son effet ne differe pas de celui de l'ivreſſe, de ſorte que chez ces Peuples on dit communément : *Il a pris de l'opium*, comme on dit chez nous, *il a bu trop de vin* (1) (2).

---

(1) *V.* BELON. *Voyag.* Liv. 3, ch. 15.

[2] *Note du Traducteur.* * Tous les Orientaux, & les Turcs même, ſe ſervent à la guerre d'*amphion* ou d'*opium*, pour ſe procurer un courage artificiel. C'eſt ſans doute un phénomene très-curieux, qu'une drogue qui donne la

Il n'y a pas d'autre raiſon qui leur faſſe ſupporter une quantité auſſi exorbitante de ce médicament, que celle en vertu de laquelle nos buveurs ſont en état de ſupporter beaucoup d'eau-de-vie, lorſqu'ils en ont contracté l'habitude inſenſiblement & par degrés. Ils commencent par une doſe modérée, & l'augmentent toujours, juſqu'à ce qu'ils aient atteint celle que leurs forces leur permettent de ſoutenir. Galien (1) raconte qu'une femme d'Athenes s'étoit accoutumée, par degrés inſenſibles, à prendre de la ciguë, de maniere qu'elle n'en étoit point incommodée, même en en prenant une quantité conſidérable.

Un exemple frappant, & qui a encore plus trait à notre ſujet, c'eſt l'hiſtoire que fait Nicolas Fontanus (2) d'un homme qui, après avoir eſſuyé la peſte, & ne pouvant récupérer le ſommeil dans ſa convaleſcence, avoit pris, à ce deſſein, pendant quelque tems, de la ciguë avec aſſez de ſuccès. Attaqué enſuite de la fievre & de l'inſomnie, il chercha en vain à ſe procurer le ſommeil avec des doſes réitérées d'opium; il n'en éprouva aucun ſoulagement, la

---

tranquillité, priſe à une doſe modérée, communique une ſorte de fureur brutale, donnée à une doſe plus conſidérable. On en trouve l'explication dans la théorie de notre Auteur.

Le *punch* des Anglois, le *kerchen-waſſer* des Allemands, le *brandevin* qu'on donne en France aux Soldats, avant l'inſtant d'une affaire, ſont une preuve que, dans tous les climats, les hommes ſe reſſemblent, & que ce qu'on doit entendre par *courage*, eſt une choſe peut-être très-difficile à définir.

[1] *Medicam. ſimp.* Lib. 3, cap. 18.

[2] *Reſp. & cur. Med.* P. 102.

Nature s'étant accoutumée à un remede plus actif; il fut obligé, pour y parvenir, de recourir de nouveau à la ciguë (1).

Ce qui confirme encore tout ceci, c'eſt l'obſervation que Profper Alpin (2) avoit faite chez les Egyptiens. Comme nos buveurs ſont tout languiſſants, lorſque la liqueur à laquelle ils ſont accoutumés leur manque, de même en Egypte, ceux qui ont contracté l'habitude de l'opium, reſtent ſans force, quand cette drogue leur manque, & on ne peut la leur reſtituer, & les rendre à leur premiere gaieté, qu'en ſubſtituant une ample boiſſon de vin de Crete, qu'on a ſoin de rendre plus violent encore, en y faiſant infuſer du poivre & quelques aromates chauds.

N'oublions pas de remarquer qu'on ſait, par expérience, qu'il faut une doſe quadruple d'opium pour produire quelque effet ſur les maniaques; car chez ceux qui ſont attaqués de cette maladie, l'ame eſt abſorbée par de vaines illuſions, ou livrée à des affections vives d'amour ou de haine, dont elle eſt difficilement

---

[1] *Note du Traducteur.* * Perſonne n'ignore l'hiſtoire du fameux Mithridate, Roi de Pont, qui, à force de s'être habitué aux poiſons de toutes les eſpeces, dans la crainte de la mort, ne put trouver en eux un ſecours propre à le délivrer d'une vie que le comble du malheur lui avoit rendue à charge. C'eſt ainſi que l'abus journalier du thé, du caté, du tabac, &c. nous privent, dans bien des cas, des reſſources avantageuſes qu'ils nous offriroient. L'habitude des remedes, en général, eſt une des plus dangereuſes qu'on puiſſe contracter; & la ſeule qui ſoit exempte de péril, c'eſt celle de s'accoutumer indifféremment à tout.

[2] *Medic. Ægyptior.* Lib. 4, cap. 1.

distraite par la vue d'objets agréables, qui, dans tout autre tems, attireroient son attention; & c'est de cette attention de l'esprit que dépend en grande partie l'opération médicinale de cette drogue. On sait, d'ailleurs, que les maniaques supportent, avec une constance étonnante, la faim & les injures de l'air (1), & qu'ils ont une force de muscles excessive; ce qui prouve le degré de consistance de leur sang, & l'union intime de ses globules, de sorte que les parties spiritueuses de l'opium ne peuvent opérer si facilement, chez eux, cette séparation des parties, cette raréfaction qu'elles ont coutume de produire dans les corps d'une constitution ordinaire.

On peut tirer de cette théorie quantité de vues utiles pour la pratique de la Médecine, & elles se présentent volontiers à quiconque est un peu au fait de l'économie animale; mais il y a deux remarques particulieres qui ne sont pas à omettre. La premiere, que les Médecins ne connoissant pas assez, sans doute, la raison pour laquelle cet excellent remede modere quelquefois les fluxs excessifs, tombent dans l'erreur, en l'adaptant, par une mauvaise méthode, à ces évacuations qui ne sont accompagnées ni de spasmes, ni d'irritations douloureuses; comme, par exemple, ces diarrhées colliquatives qui accompagnent les fievres étiques. Car dans ces

[1] *Note du Traducteur.* * Je crois avoir vu autrefois, dans une des cours de l'Hôpital de la Salpêtriere, une vieille femme folle qui, depuis trente ans, étoit exposée, sans coëffe & vêtue très-légérement, aux différentes injures de l'air, & les avoit supportées, sans en avoir paru, en aucune maniere, incommodée.

cas, il n'eſt propre qu'à augmenter le danger; parce qu'il augmente le relâchement des fibres, & que ſes parties ſubtiles cauſent une nouvelle raréfaction & une chaleur plus conſidérable dans des humeurs, déja prodigieuſement atténuées.

D'un autre côté, on comprend que par la même propriété qu'il a d'arrêter les contractions convulſives des nerfs, & de modérer les évacuations qui en dépendent, il n'a pas moins de ſuccès, dès qu'il eſt queſtion de rétablir celles qui doivent avoir lieu dans l'état naturel, lorſqu'elles ſe trouvent arrêtées par l'effet de quelque violente contraction. C'eſt ainſi que les opiatiques ſervent, dans les douleurs néphrétiques, à faire ſortir l'urine arrêtée par les calculs & les graviers, & qu'ils aident auſſi quelquefois la nature pour l'éruption des regles, la ſortie du fœtus & des lochies, quand la matrice eſt affectée d'une maniere ſpaſmodique.

Concluons donc que ce ſeroit à tort qu'on rangeroit l'opium dans la claſſe des poiſons, puiſque ſon uſage n'eſt dangereux qu'autant qu'on en a pris une doſe trop conſidérable; car alors il enflamme l'eſtomac, communique au ſang un degré de raréfaction, qui ne permet preſque pas aux vaiſſeaux de reprendre leur ton naturel; ce qui doit néceſſairement amener les ſymptomes d'apoplexie, &c. &c.

Pour mettre la choſe dans un plus grand jour, je fis avaler, de force, à un chien, une demi-dragme d'opium diſſoute dans l'eau bouillante. Il la vomit preſque ſur le champ, avec une grande quantité d'écume viſqueuſe. En lui tenant la tête aſſujettie, je vins à bout de lui en faire retenir trois ou quatre doſes, en laiſſant, entre chaque, un quart-d'heure d'intervalle.

Quand il en eut avalé à peu près deux dragmes, autant que je le pus conjecturer, il resta éveillé pendant près d'une heure; ensuite il parut s'assoupir; mais les spasmes le réveillant bientôt, il fut pris d'un tremblement universel; il secouoit la tête, & avoit peine à la soutenir. Sa respiration devint courte & difficile; il perdit d'abord l'usage des jambes de derriere; puis celles de devant refuserent aussi leur ministere, & elles resterent roides & dures comme du bois. Comme il ronfloit très-haut, je m'apprêtois à lui donner une plus forte dose encore de cette solution, pour accélérer sa mort, au moment où la foiblesse de tous ses membres ayant augmenté de plus en plus, il rendit le dernier soupir.

J'ouvris son estomac; il étoit extraordinairement distendu, & cependant je n'y trouvai que de l'eau & de l'opium; on y voyoit nager quelques particules d'écume muqueuse; mais la tunique intérieure de ce viscere étoit aussi nette que si on l'eût bien lavée, après l'avoir raclée & en avoir exprimé toutes les glandes. On voyoit par-ci, par-là, quelques rougeurs, comme dans l'inflammation commençante. Le pylore étoit en constriction, tous les vaisseaux sanguins du cerveau gorgés de sang; celui qui étoit contenu dans la partie supérieure du sinus longitudinal parut tout concret & grumelé, comme celui qu'on observe chez les apoplectiques; mais il n'y en avoit point du tout d'épanché entre les membranes, ni dans les ventricules.

Quant à la méthode curative qui convient dans ces cas, outre les secours qu'on tire du vomissement, de la saignée & des cantharides; les acides & les sels lexiviels sont les remedes ſur leſquels on doit faire le plus de fonds. Ils agiſſent en contractant les fibres ; & par leur qualité diurétique, ils contribuent encore à vuider les vaiſſeaux. J'ai encore employé, avec beaucoup de ſuccès, la mixture de ſel d'abſynthe & de ſuc de limons à doſes répétées. C'eſt ſur ces fondemens que Van-Helmont préparoit ſon laudanum cydonié, & Starkey ſes pilules pacifiques. Les Anciens regardoient l'excellent vin comme un antidote dans ces cas. Il ne peut être utile ici qu'en tant qu'il réſout les parties réſineuſes de l'opium, attachées aux tuniques des inteſtins, & qu'il en rend l'expulſion plus facile, au moyen des ſecours propres à concilier de la contractilité aux fibres muſculaires (1).

Ajoutons, à ce que nous venons de dire, quelque choſe ſur un autre poiſon qui, quoique d'un genre différent, pourroit avoir plus de rapport aux narcotiques, qu'à tous les autres.

Ce poiſon ſimple conſiſte dans l'eau diſtillée des feuilles du laurier-roſe, (*lauro-ceraſus*) ou de celles du laurier ordinaire. Il y a quelques années qu'on en reconnut le danger en Irlande, après en avoir mêlé à l'eſprit-de-vin, pour lui donner une couleur plus agréable.

Deux femmes, qui en avoient pris une doſe

---

[1] *Note du Traducteur.* * Rien de plus utile, dans ces cas, que les acides. Ils ſont propres à rendre au ſang le degré de conſiſtance que l'opium lui a ôté, en le diſſolvant ; car ce n'eſt pas d'une autre maniere qu'une trop forte doſe de cette drogue peut empoiſonner. Ce n'eſt qu'en produiſant une trop grande raréfaction ; & il faut qu'elle ſoit bien conſidérable, puiſqu'on trouve dans les cadavres des Turcs reſtés ſur le champ de bataille, tout leur ſang encore liquide & diſſous, deux ou trois jours après leur mort.

assez médiocre, périrent en peu de tems. Ce végétal ne passoit pas pour être mal-faisant. Un habile Médecin du canton, frappé de cet événement imprévu, fit, à cette occasion, sur des chiens, diverses épreuves, dont la plus grande partie furent suivies du même effet (1).

D'après ces observations, mais plus spécialement encore, d'après celles que m'a communiquées le Docteur Nicholls, & dont il avoit déja rendu compte dans ses *Préludes anatomiques*, je donnerai ici une courte description des phénomenes qui se sont présentés dans le cadavre des animaux tués par ce poison.

Immédiatement après avoir avalé la drogue, tous les chiens qu'on soumit à cette épreuve, furent pris de tremblemens & de contractions spasmodiques dans tous les membres, suivis, sur le champ, d'une paralysie universelle; de sorte que ni les piquures, ni les scarifications ne purent exciter chez eux ni sentiment ni mouvement.

Les membranes internes ne présenterent aucune marque d'inflammation: pour les veines, elles étoient extrêmement pleines & distendues, mais d'un sang si fluide, que la lymphe même en étoit entiérement colorée.

La même eau injectée dans les intestins, sous la forme de lavement, produisit, en très-peu de tems, les mêmes effets.

Pour mieux connoître encore l'action de ce venin, le Docteur Nicholls en prépara une grande quantité, & le *cohoba*, comme disent les Chymistes, en le distillant trois fois avec de nouvelles feuilles, pour le rendre plus actif. Il obtint, par ce procédé, une dragme d'huile à peu

---

[1] *Transact. Philosop.* N°. 418 & 420.

près semblable à celle d'olives, & qui alloit au fond de six livres d'eau. En secouant un peu le vase, elle se mêloit de nouveau à l'eau.

Deux onces de ce mêlange ayant à peine passé l'œsophage, tuerent, en une demi-minute, un chien d'une grandeur médiocre (1).

Je ne vois pas de démonstration plus évidente de ce que j'ai avancé, dans cet Essai, touchant l'action des poisons, que j'ai dit s'exercer principalement sur les nerfs & sur le fluide qu'ils renferment ; je ne vois pas, dis-je, de démonstration plus évidente que celle qu'on peut tirer de cette liqueur, qui, au premier coup d'œil, ne paroît pas devoir être si nuisible. En effet, qu'une liqueur qui ne paroît douée d'aucune qualité particuliere, admise dans l'estomac, ou injectée dans les intestins, donne aussi promptement la mort, sans aucun indice d'inflammation ou de corrosion, certainement cela ne peut s'expliquer autrement que par une action immédiate sur les esprits animaux.

Si les conjectures que j'ai hasardées dans l'*Introduction*, sur la nature du fluide nerveux, ne sont pas absolument destituées de fondement ; je croirois volontiers que la matiere élastique qui entre dans sa composition, éprouve dans les membranes une certaine répulsion, de la part des particules actives contenues dans cette eau ;

---

[1] *Note du Traducteur.* * On trouve sur les bords de la Mer-Noire, dans le voisinage de Trébisonde, un miel plus rouge & plus pesant que le miel ordinaire. Ceux qui en ont mangé, au rapport de Pline, suent prodigieusement, se couchent à terre, & ne demandent que des rafraîchissans. Les abeilles, dit-il, le ramassent sur la plante *ægoletron*, qui est un laurier-rose à fleurs jaunes, qui n'est distingué du nôtre que par la couleur. PLIN. *Hist. Nat.* Lib. XXI, c. 13.

comme nous voyons, tous les jours, dans les expériences ſur l'électricité, divers corps ſe repouſſer, lorſqu'ils ſe rencontrent. Dans cette répulſion, les nerfs des membranes les plus voiſines perdent entiérement leur action, & la paralyſie gagne, de proche en proche, les autres organes. Quand elle eſt devenue univerſelle, l'animal périt, parce qu'un obſtacle ſubit intercepte la circulation; mais le ſang conſerve ſa fluidité dans les veines.

Nous aurons occaſion, dans l'Eſſai ſuivant, de diſſerter un peu plus amplement ſur cette matiere; nous ajouterons ſeulement ici que l'efficacité mortelle de ce venin eſt due principalement à l'huile peſante dont nous avons fait mention, & qui abonde dans ce végétal. Le Docteur Nicholls a fait une autre expérience, avec l'huile rouge, qu'on tire, par la diſtillation, des amandes ameres, après qu'on en a tiré l'huile douce. Quoique cette premiere conſerve la ſaveur & la douceur amygdaline, il n'en a fallu que dix gouttes, mêlées à une once d'eau commune, pour tuer de même un chien, dans l'eſpace d'une demi-heure.

En méditant ſur tous ces objets, il me parut qu'il étoit poſſible de donner à nos aſſertions un nouveau jour & un nouveau degré de confirmation. Pour cela, je voulus voir ſi les ſubſtances propres à déterminer, par leur qualité irritante, une grande quantité d'eſprits dans les membranes, & à contrarier l'action de cette liqueur qui les repouſſe, ſi ces ſubſtances, dis-je, contribueroient à rendre une nouvelle force à l'animal languiſſant. Je donnai donc à un petit chien une once de liqueur de laurier très-concentrée. Il fut pris, ſur le champ, de ſpaſmes violens, ſuivis, en peu de tems, d'une paralyſie univerſelle. Lorſqu'il parut prêt à expirer, on lui préſenta, ſous les narines, un flacon d'eſprit de ſel ammoniac très-concentré, & on lui en fit avaler, en même tems, une petite doſe. L'effet en fut très-prompt : l'animal reprit ſes forces ; & après en avoir continué l'uſage pendant quelque tems, ſes jambes ſe raffermirent au point qu'il marcha deux heures après, & qu'il put même recouvrer enſuite une ſanté parfaite.

La nature de ce poiſon eſt ſuffiſamment indiquée par ſon antidote ; & il y a lieu de croire que ce ſpécifique auroit la même efficacité contre pluſieurs autres poiſons du même genre, qui, ſans produire l'inflammation, amenent la ſtupeur, & interceptent le mouvement du fluide nerveux.

J'ai cru d'autant plus important d'ajouter ici cette remarque qu'on ſait, par expérience, que les noyaux de certains fruits, & ſpécialement ceux des ceriſes noires, donnent, par la diſtillation, une eau qui, par ſon goût & ſon odeur, differe peu de celle qu'on tire du laurier ou des amandes ameres. Si cette eau eſt forte, ſi elle a plus de poids que l'huile la plus peſante, il eſt certain qu'elle eſt capable de produire tous ces mauvais ſymptomes. J'ai même oui parler de quelques expériences qui ſemblent mettre la choſe hors de doute; de ſorte que je crois qu'il eſt plus à propos de bannir ces eaux de nos Pharmacies : elles ne paroiſſent douées d'aucune vertu médicinale; d'ailleurs, on s'en ſerviroit plus volontiers pour les enfants, à qui il faut peu de choſes pour les affecter, étant déja très-diſpoſés aux ſpaſmes & aux convulſions, que rien n'eſt plus propre à produire que ces ſortes d'eaux.

SIXIEME ESSAI.

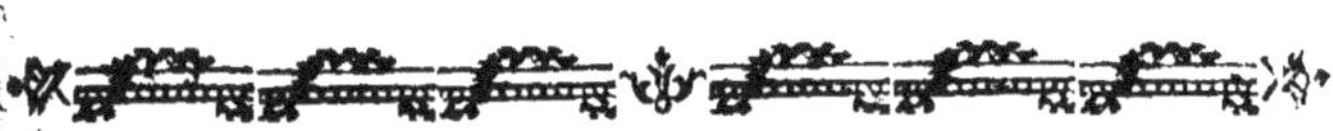

SUR LES EXHALAISONS VÉNÉNEUSES,

Produites par la Terre, l'Air & l'Eau.

OUTRE les divers genres de poiſons dont nous avons fait mention juſqu'ici, il en reſte encore beaucoup d'autres qui peuvent affecter le corps d'une maniere inſenſible, je veux dire, les exhalaiſons vénéneuſes qui alterent la pureté de l'air, & qui s'introduiſent dans nos corps, au moyen de la reſpiration.

Cette maniere dont leur action vénéneuſe s'exerce dans le corps, eſt aſſez connue, & ſe préſente aſſez naturellement. Auſſi les Auteurs ne manquent guere l'occaſion d'en parler : mais s'il eſt queſtion d'expoſer la raiſon méchanique en vertu de laquelle ils produiſent un danger ſi certain, ils ont coutume de la rapporter à l'action connue de quelques poiſons ſur l'eſtomac. La malignité de ces exhalaiſons, diſent-ils, vient des particules d'arſenic ou de mercure qu'elles contiennent. Étant de nature corroſive, elles ne peuvent être admiſes dans le corps, ſans endommager & détruire les ſolides & les fluides.

Il faut convenir que les exhalaiſons de ces

minéraux ſont vraiment dangereuſes, & que l'air infecté de leurs atomes eſt un air peu convenable à la reſpiration. Mais conclure de-là que ce ſoit la ſeule ſource d'où toutes les vapeurs pernicieuſes de l'air tirent leur malignité, ce ſeroit adopter un ſyſtême téméraire & dénué de fondement. Car ſi l'on y fait attention, l'on verra ſortir de la terre des exhalaiſons mortelles, capables d'infecter l'air, & cependant d'une nature ſi différente de celles qui agiſſent ſur l'eſtomac, que les ſubſtances mêmes dont elles émanent, peuvent être avalées impunément.

Les Latins déſignoient ces petits nuages vénéneux & ces exhalaiſons par le nom commun de *Mephitis* (que je rends par celui de *Moſfette* (1).

Ce mot, dont l'origine eſt Syriaque, mais adapté à la langue Étruſque, comme beaucoup d'autres, ſignifie *ſouffler*, ou *pouſſer* (2). Les Anciens font mention de quantité d'endroits céle-

---

[1] *Note du Traducteur.* * Le mot de *mephitis*, dans Virgile & les Auteurs Latins, ſignifie proprement une *puanteur qui s'éleve d'une terre corrompue & ſoufrée.* Méphitis étoit le nom de la Déeſſe des odeurs fortes & déſagréables. C'eſt ce que dit Servius, ſur ce paſſage du VIIe. Livre de l'*Enéide.*

Nemorum quæ maxima ſacro
Fonte ſonat ſilvam quæ exhalat opaca Mephitim.

Au lieu de rendre ce mot par une périphraſe, j'ai cru qu'il valoit mieux le rendre par celui de *moſſette*, dont on ſe ſert en Italie pour déſigner les exhalaiſons pernicieuſes & ſoufrées qui émanent de la terre, dans preſque toute la partie méridionale de cet Etat, mais ſur-tout de Cumes à Pouzolls, & qui rendent l'air de ces contrées ſi pernicieux.

[2] SCALIGER. *Conject. in Varron.*

bres

bres par ces exhalaiſons pernicieuſes. Tel étoit auprès d'Hiérapolis le cloaque dont parlent Cicéron & Galien, mais plus ſpécialement encore Strabon, qui en avoit été témoin oculaire (1).

Il y avoit un autre antre de cette eſpece près de Carachiſcar en Cilicie. Pour expliquer la cauſe de ſa puanteur mortelle, on s'aviſa de l'attribuer aux exhalaiſons de la bouche des dragons que les Poëtes avoient donnés à Typhon, & c'eſt pour cela qu'on l'a appellé le *Lit de Typhon*. Pomponius-Mela (2) a décrit cet antre, & il exiſtoit déja du tems d'Homere; car l'Arima, où il a placé le tombeau de Typhon, n'étoit autre choſe, ſuivant la remarque d'Euſthatius, qu'une montagne de Cilicie.

Actuellement encore ces exhalaiſons ne ſont pas rares; quoiqu'on les rencontre plus fréquemment dans les mines, dans les foſſes, & dans d'autres lieux profonds, quelquefois cependant elles ſe promenent ſur la ſurface de la terre, principalement dans les endroits qui contiennent des mines ou des feux ſouterreins, comme en Hongrie & en Italie. Celle-ci, au rapport de Séneque, a toujours été fort ſujette à ces ſortes d'émanations (3).

Comme j'ai eu l'occaſion d'obſerver beaucoup de choſes intéreſſantes au ſujet de la moffette la plus fameuſe de ce pays, j'en donnerai la deſcription la plus exacte qu'il me ſera poſſible, & j'examinerai la raiſon méchanique du danger qu'elle produit. Je n'oſerois pas aſſurer que

[1] *Lib.* XIII.
[2] *De ſitu orbis.* Lib. I, cap. 13.
[3] *Quæſt. nat.* Lib. VI, cap. 28.

cette raiſon convînt également à tous les lieux ſujets à ces exhalaiſons, mais je crois, au moins, qu'elle eſt commune à pluſieurs, & que quand les ſymptomes ne ſe rapportent pas tout-à-fait, c'eſt que la ſimple qualité nuiſible s'eſt trouvée compliquée de quelque accident particulier; & dans ces cas, il paroît des ſymptomes extraordinaires, ou des obſervations frappantes, à l'ouverture des cadavres, qui mettent bientôt en évidence ce que l'exhalaiſon pernicieuſe a pu ajouter de malignité.

Du tems de Pline (1) on connoiſſoit déja cette fameuſe moffette, ou du moins ſi c'eſt d'une autre qu'il a parlé, elle avoit beaucoup d'analogie à celle-ci par ſa ſituation & par ſes effets. Elle eſt diſtante de Naples d'environ trois milles, près du Lac d'Agnano, dans le chemin qui conduit à Pouzzols. On l'appelle communément *la grotta de cani* (la grotte des chiens), parce que ce ſont volontiers des chiens qu'on ſoumet à ces funeſtes épreuves, quoique cette atmoſphere empoiſonnée ſoit également mortelle pour d'autres animaux, comme Charles VIII, Roi de France, l'éprouva ſur une âneſſe. Elle ne fut pas moins pernicieuſe à deux eſclaves qu'on y fit entrer, la tête baiſſée contre terre, par ordre de D. Pedro de Tolede, vice-Roi de Naples (2).

C'eſt au déclin d'une petite colline qu'eſt ſituée cette caverne, qui a huit pieds de haut, ſur douze de long & ſix de large. La terre y exhale une fumée ſubtile qu'il eſt aiſé de diſtinguer à l'œil. Elle ne vient pas de différentes

[1] *Nat. Hiſt.* Lib. II, c. 93.

[2] *Di capoa delle Moſet.* P. 37.

ſources dont l'éruption ſe faſſe tantôt d'un côté, & tantôt d'un autre; mais elle ſort d'une maniere continue, & ſe répand uniformément çà & là ſur toute la ſurface du pavé. Ce qu'elle a de ſingulier, & qui la différencie des autres vapeurs, c'eſt qu'elle ne s'éleve & ne ſe diſſipe point dans l'air; mais peu de tems après avoir monté, elle retombe ſur terre, enſorte qu'on pourroit en meſurer la hauteur par les différentes nuances qui colorent les parois de la caverne. Elles ſont d'un verd obſcur dans la partie occupée par l'atmoſphere vénéneuſe, mais au deſſus elles ſont de la même couleur que la terre ordinaire, à dix pouces de hauteur. Il ne m'eſt arrivé aucun accident, & il n'en arrive jamais à aucun animal, lorſque ſa tête eſt élevée au deſſus du cercle coloré dont nous venons de parler. Mais ſi, comme il arrive ordinairement, on y retient de force un chien, ou quelqu'autre animal, ou qu'il ſoit trop petit pour pouvoir élever ſa tête au deſſus des exhalaiſons vénéneuſes, il ſe trouve comme frappé tout-à-coup, & privé de mouvement. Il eſt pris de ſyncopes, de convulſions, de tremblemens; & de tous les ſignes extérieurs de la vie, il ne lui reſte qu'une pulſation du cœur & des arteres preſque imperceptible : encore ces ſignes ne ſubſiſtent-ils pas long-tems; pour peu qu'il faſſe de ſéjour dans cette atmoſphere, il meurt bientôt comme ceux qui ſont étranglés. Que ſi on le retire à tems, & qu'on le rende à l'air libre, il ſe remet aſſez promptement, plus promptement encore, ſi on le plonge dans le lac prochain, qui, en reſſerrant les fibres de la peau, agit à la maniere du bain froid, & rétablit le cours du ſang qui étoit interrompu,

Pour jetter quelque jour ſur l'origine de cette vapeur mortelle, conſidérons les phénomenes qui ont accompagné les expériences qu'on a faites dans cette grotte (1). Si l'on plonge dans cette atmoſphere un flambeau allumé, il s'éteint ſur le champ ; le piſtolet ne peut y prendre feu. Si l'on y place un thermometre de maniere que le mercure en ſtagnation ſe trouve abſolument enveloppé de la vapeur, il ne monte ni ne deſcend, & n'éprouve rien de différent de ce qu'il éprouvoit à l'air libre.

Dans cette hiſtoire courte, mais aſſez exacte de cette grotte, j'ai choiſi les phénomenes particuliers qui diſtinguent les exhalaiſons peſtiférées de ces antres des vapeurs ordinaires & non dangereuſes, & je crois qu'on en peut tirer des indications pour expliquer leurs effets & la maniere dont elles agiſſent.

Pour ne pas perdre de tems à réfuter les opinions des autres, il me paroît, en premier lieu, qu'on doit lever tout ſoupçon de poiſon ordinaire; car ſi cet air étoit doué d'une efficacité corroſive, les animaux qu'on en retire ne ſe remettroient pas auſſi promptement, dès qu'ils ſont hors de la grotte, ſans qu'il reſte aucun veſtige de danger, aucun ſymptome qu'on puiſſe attribuer à l'inſpiration de cet air empoiſonné. D'ailleurs, ces émanations corromproient, juſques à un certain point, la partie ſupérieure de la grotte, où l'on reſpire cependant un air pur & très-propre aux uſages de la vie. Les corps ne contracteroient pas un tel degré d'infection, ſans qu'il en reſtât quelques indices dans les cadavres. On n'y trouve rien de changé, rien

(1) *Addiſſon's remarks on Italy*. p. 130.

d'extraordinaire ni dans les fluides, ni dans les solides, si l'on excepte le sujet de quelques petites observations que j'ai été dans le cas de faire.

Pour pouvoir donc comprendre en quoi consiste son efficacité mortelle, il faut remarquer que la respiration a une double utilité. La premiere consiste en ce que tandis que le sang passe par le poumon, l'air, par son élasticité, distend les vésicules pulmonaires, brise & divise les molécules du sang, prévient la trop grande cohésion de leurs parties, qui mettroit un obstacle à la secrétion des différentes humeurs qui doivent en dériver chacune en sa place (1). La seconde utilité de la respiration vient de ce que l'air communique au sang, & quelle qu'en soit la nature, il est certain que c'est une des conditions nécessaires au soutien & à la conservation de la vie.

J'ai démontré ailleurs, que l'air fournit un principe de vie qu'il communique au sang dans le poumon (2). Il est d'observation que la même quantité d'air ne peut suffire long-tems à la vie, lors même qu'elle ne seroit privée d'aucune des qualités qui rendent ce fluide propre à gonfler le poumon, ou à mettre le sang en mouvement. On en a la preuve dans les expériences du Docteur Halles; car dans les diverses observations qu'il a faites sous l'eau dans sa machine à plongeurs, il a reconnu qu'il respiroit un air beaucoup plus dense, & que la respiration se faisoit beaucoup plus difficilement. Voici la raison de ce phénomene : c'est que lorsqu'une quantité d'air beau-

---

(1) Voy. MALPIGHI, *De pulm.* & BELLINI, *Opusc.*
(2) *Traité de la peste.*

coup plus considérable qu'à l'ordinaire, est admise par la respiration, les parties vitales de l'air sont admises en plus grande quantité aussi, & conséquemment une respiration moins fréquente suffit pour soutenir la vie.

Telle est la condition de l'air dans notre caverne. Il n'y a pas d'altération notable ni dans sa gravité, ni dans son élasticité; car cette vapeur, comme je l'ai déja dit, n'abaisse point le mercure dans le barometre. Nous sommes donc en droit de conclure qu'il y a dans cet air quelque qualité particuliere, dont l'admission dans le poumon intercepte le commerce du sang avec l'esprit vital dont nous avons parlé.

Et, comme nous l'avons dit, ce n'est pas une substance vénéneuse, proprement dite, qu'on trouve ici. La terre d'où sort cette fumée, ne présente qu'une couleur verdâtre d'un goût acidule, qui ressemble, ainsi que l'a observé Léon de Capoue, à celui du phlegme de vitriol, ensorte qu'on pourroit considérer cette vapeur onctueuse comme une émanation vitriolique sublimée par l'effet d'une chaleur souterreine.

Or, pour que cette substance déliée se dégage de l'air, afin de se mêler au sang, & que les vésicules du poumon se distendent, il faut nécessairement que l'influx des esprits nerveux se fasse avec liberté. Il paroît donc vraisemblable que ces molécules vitrioliques, en exerçant leur force de répulsion sur les parties élastiques de ce fluide, empêchent l'abord des esprits; ce qui met les fibres dans un état d'inertie & de relâchement complet (1).

Il ne doit paroître ni bien extraordinaire, ni

(1) *Cinquieme Essai*, à la fin.

bien étonnant que l'action des esprits soit si subitement interrompue par l'interposition d'un fluide aussi pesant ; car nous voyons tous les jours avec quelle promptitude le mouvement des nerfs est excité , ou rappellé , lorsqu'on présente à l'odorat quelques sels volatils qui sont presque toujours de nature alkaline , & conséquemment si fort opposés aux parties vitrioliques , qu'ils se combattent mutuellement , & entrent en effervescence avec la plus grande facilité.

En un mot , ce qui donne encore plus de poids à ce raisonnement, c'est ce qu'on observe dans le poumon des grenouilles qui périssent dans cette grotte. Leurs vésicules, qui sont plus apparentes que dans aucun autre des animaux, se trouvent absolument affaissées , & privées d'air (1). Si quelqu'un est jaloux de pousser en ce genre ses connoissances plus loin , il peut se procurer , à l'exemple de Léon de Capoue (2) , une moffette artificielle. Car, en jettant de l'eau forte ou de l'esprit de nitre sur de l'antimoine, du bismuth, ou toute autre substance métallique bien pulvérisée , il s'ensuit une effervescence qui produit une fumée très-épaisse , dans laquelle un flambeau s'éteint , comme dans cette grotte , & où les animaux périssent de suffocation plus ou moins lentement. Les funestes effets des exhalaisons souterreines qui sortent des mines ou des fosses profondes , l'action de la fumée qu'exhalent les charbons renfermés dans un poële , tout cela peut s'expliquer de la même maniere, ce sont autant de vapeurs de nature

(1) LEON. *di Capoa* , *Mofet.* pag. 40.
(2) *Ibid.* p. 128.

acide qui s'élevent des ſubſtances minérales (1): Chez les animaux morts dans la grotte, on a trouvé les véſicules du poumon affaiſſées, les eſprits nerveux n'ayant plus fournis à leur tenſion. On lit auſſi dans les *Mémoires de l'Académie des Sciences de Paris* (2) l'hiſtoire de la diſſection du cadavre d'un homme qui étoit mort ſuffoqué par la vapeur du charbon dans une chambre baſſe, attenante au four d'un Boulanger. Le cerveau ſe trouva abſolument deſſéché, les muſcles des bras & des jambes étoient relâchés, au point qu'ils paroiſſoient ne plus tenir aux parties auxquelles ils ont leur attache naturelle.

Mais il faut obſerver que, dans certains cas, les parties minérales ſont quelquefois mêlées d'une ſi petite quantité d'eau, que loin d'éteindre les flambeaux, elles prennent feu, au contraire, comme la poudre à canon, & s'enflamment, dès qu'on en approche la lumiere. Nous en avons un exemple célebre dans nos *Tranſactions philoſophiques*; & cette expérience, qui conſiſte à tirer du feu d'un mêlange de limaille de fer & d'eſprit de vitriol, prouve, on ne peut mieux, la vérité de notre aſſertion (3).

J'eſpere donc avoir démontré la raiſon pour laquelle on peut contracter la mort par l'odorat, ſans avoir inſpiré rien de vénéneux par lui-même. Il n'eſt peut-être pas plus difficile de ſaiſir pourquoi le moindre degré de ces qualités nuiſibles, produit des ſymptomes qui, au premier aſpect, paroiſſent entiérement différens de ceux

(1) *Tranſact. Philoſ.* N°. 411 & 429.

(2) Ann. 1710, pag. 17.

(3) N°. 442.

dont nous avons parlé précédemment, & qui, cependant, ſont de la même nature, & ne ſont pas moins funeſtes. Nous trouverons encore la raiſon pour laquelle l'air corrompu par divers miaſmes, contracte une nature méphitique, lorſqu'il eſt ſurchargé de parties épaiſſes & aqueuſes après les grandes chaleurs, & combien de maladies épidémiques tirent leur origine de cette diſpoſition, celles, ſur-tout, qui ſont accompagnées de ſymptomes graves & extraordinaires, qui les font ranger dans la claſſe des malignes.

On ne doit pas oublier ce que dit Hippocrate, au ſujet de la conſtitution de l'air, qui précede les fievres peſtilentielles. Il avoit obſervé qu'elles naiſſent toujours après les chaleurs exceſſives qui ont été accompagnées de pluies & de vents du midi (1). Galien enſeigne poſitivement qu'il n'eſt aucune température de l'air plus propre à produire & à entretenir la peſte, que celle dont les qualités participent principalement du chaud & de l'humide (2); & à la durée d'une pareille conſtitution, on peut aſſez bien évaluer quelle ſera la durée de la peſte qui la ſuit. Lucrece (3) étoit dans la même opinion. Nous le voyons dans la belle deſcription qu'il nous a laiſſée de la peſte d'Athenes. Ces maladies, dit-il, doivent leur origine, ou à la corruption de l'air, ou aux exhalaiſons qui s'élevent de la terre, lorſqu'elle a contracté une

[1] *Epidem.* Lib. 2 & 3.

[2] *De temperam.* Lib. 1, c. 4, & *Comm. in epid.* Lib. 3.

[3] *Ubi putrorem humida nacta eſt,*
Intempeſtivis pluviis que & ſolibus icta.
LUCR. *Lib.* VI, *v.* 1098.

putridité humide à la ſuite des pluies fréquentes & des grandes chaleurs. L'hiſtoire générale de la plupart des maladies épidémiques confirme cette opinion, & la confirmeroit encore plus, ſi le préjugé d'un poiſon occulte n'eût ſouvent mis des obſtacles à la recherche des cauſes évidentes.

On voit ceci aſſez clairement dans les pays les plus ſujets aux fievres malignes. C'eſt ainſi que l'on obſerve communément dans les Indes orientales, que la ſanté ne périclite point dans les étés ſecs, quelque chauds qu'ils puiſſent être, mais que les fievres les plus dangereuſes paroiſſent, dès que les pluies ont ſuccédé aux grandes chaleurs.

On a fait la même obſervation en Afrique. Car, au rapport de Jean Léon (1), ſi le mois de Juillet & le mois d'Août ſont pluvieux, on voit bientôt regner la peſte & des fievres peſtilentielles, dont on ne guérit jamais bien parfaitement.

Pour peu qu'on ait fait d'attention à ce que nous avons dit ſur l'uſage de la reſpiration, & qu'on ait jetté les yeux ſur les théorêmes de Bellini, on ſaiſira facilement la raiſon de tous ces phénomenes.

Cet homme illuſtre a démontré que les fievres malignes & peſtilentielles reconnoiſſent, parmi leurs principales cauſes, un ſang tenace & gluant, qui produit d'abord un embarras dans les vaiſſeaux capillaires, & qui enſuite diſſous, en partie, par l'action de la chaleur, entre en

---

(1) *Hiſtor. Africæ*, Lib. 1, c. 1. *Voy.* Purchas, *Pilgrim.* Lib. VI, c. 1. DAPPER, *Deſcr. Afric.* p. 127.

fermentation, & se convertit en une masse inégalement visqueuse & gluante.

Or, on conçoit aisément qu'un air chaud & humide tout à la fois, manque de l'efficacité nécessaire pour diviser & fluidifier le sang artériel dans le poumon. Lors donc qu'il aborde aux organes secrétoires, au lieu d'y déposer la liqueur qui leur est propre, il ne pousse dans leurs orifices que des parties visqueuses qui y produisent insensiblement des obstructions. Ces obstacles qu'elles font naître ne peuvent être surmontés que par l'impétuosité du sang & l'agitation que la chaleur lui communique. Alors cette mucosité glutineuse est emportée avec le sang dans le torrent de la circulation, le trouble, à la maniere des fermens, & en altere les qualités naturelles.

Je n'ignore pas qu'on peut évoquer l'autorité d'Hippocrate, pour prouver que l'air, dans ces sortes de maladies, a un poison caché. C'est en ce sens, principalement, qu'on veut expliquer le *to theion*, le *quid divinum* d'Hippocrate (1). Mais Galien, son plus fameux interprete, l'a rendu d'une toute autre maniere. Car il veut que ce mot ne signifie autre chose, que la constitution manifeste de l'air qui domine, comme Hippocrate lui-même (2) l'a décrit dans ses *Aphorismes*, & comme nous nous en occupons maintenant. Aussi, Minadous (3) remarque-t-il judicieusement que, dans aucun des livres épidémiques d'Hippocrate, il n'est fait la moindre mention de venin ni de poison, considéré comme cause

(1) Voy. *Progn. & Galen. Commentar.*

(2) *Sect.* 3, *Aphor.* 2.

(3) *De febre malignâ*, Lib. 1, cap. 8.

de ces maladies malignes; & quant à l'influence des Dieux sur nos maux, le sage Hippocrate (1) enseigne ailleurs, qu'il n'est aucune maladie qu'on doive plutôt rapporter aux Dieux qu'une autre; car chacune d'elles a sa cause naturelle, & qu'il est souvent très-facile de reconnoître (2).

C'est peut-être nous écarter de notre sujet, que de nous occuper plus long-tems de ces réflexions. Je ne laisserai cependant pas passer cette occasion, sans avertir les Médecins de se tenir sur leurs gardes, & de ne donner, dans ces cas, qu'avec la plus grande réserve, des remedes qui, sous le titre imposant d'*alexipharmaques*, produisent des chaleurs dans l'estomac, mettent le sang en effervescence, & feignant d'appaiser le combat qu'on suppose entre les

(1) *De aëre, aquis & locis, & morbo sacro.*

(2) *Note du Traducteur.* * Le grand *Fernel*, qui avoit apporté en Médecine une maniere de voir philosophique, n'avoit pas encore osé secouer le joug des *qualités occultes* d'Aristote. Dans son Livre, *De abditis rerum causis*, il les a embellies par la teinte mathématique sous laquelle il les présente, & par l'élégance de son style. Descartes n'avoit pas encore paru: il fit le premier pas & le plus hardi vers la recherche de la vérité. Ses erreurs frayerent la route au grand Newton: mais on peut dire qu'en Médecine, c'est vraiment Sydenham qui en a été le restaurateur, & qui a appris aux Médecins à oser penser par eux-mêmes. Sans lui, nous regarderions peut-être encore la fievre comme la maladie, & non comme l'effort salutaire de la Nature, que le Médecin doit respecter, étendre ou modérer, selon les circonstances. C'est lui qui a démontré dans les différentes constitutions de l'atmosphere, les causes des diverses épidémies, c'est lui qui a apprécié ce mot de *malignité*, & qui a eu raison de dire, qu'il avoit été plus fatal à l'humanité que l'invention de la poudre à canon.

esprits animaux & la malignité du mal, communiquent à contre-tems, à la nature, que ces Médecins imaginent la plus foible, des secours dont elle est la victime. Delà naissent de nouveaux troubles, de nouveaux phénomenes, & l'on n'est parvenu qu'à interrompre & intervertir l'ouvrage de la Nature, qui aime à se débarrasser, par des évacuations critiques, de ce qui l'incommode.

Il faut avouer néanmoins qu'il y a plusieurs maladies malignes qui se répandent par contagion. Or, la contagion est un poison. Mais la cause d'une maladie, & la maniere dont elle se propage, different absolument. Je me suis fort étendu ailleurs sur cette différence (1); je ferai seulement remarquer ici que, lorsque la fievre se communique d'un corps malade à un corps sain, cela arrive plus communément dans les derniers tems de la maladie, c'est-à-dire, comme on peut le voir dans l'hydrophobie, dans ce tems où le sang étant en fermentation, détermine une plus grande quantité de ses parties actives dans les glandes qui se présentent les premieres, & où les secrétions se font le plus constamment. L'haleine du malade répand, dans l'atmosphere, ces molécules empoisonnées qui s'insinuent bientôt dans le poumon d'un homme sain, ou pénetrent les pores de sa peau, mettent son sang en fermentation, & lui font éprouver les mêmes symptomes, la même agitation qu'éprouvoit le corps d'où le miasme est sorti.

Les nourritures mal-saines, les fruits qui n'ont pas acquis un degré de maturité convenable, agissent, pour la production des maladies

(1) Voy. le *Traité de la peste*.

malignes & peſtilentielles, à peu près de la même maniere que l'air corrompu & ſurchargé de vapeurs nuiſibles. Car les humeurs que de pareils alimens fourniſſent au ſang, étant déja altérées par elles-mêmes, le rendent peu propre aux ſecrétions & à la nutrition; & il ne faut pas s'étonner, qu'outre les ſymptomes familiers à ces maladies, on obſerve encore à la peau des puſtules dégoûtantes, des inflammations, des ulceres, qu'on ne peut rapporter qu'à cette cauſe.

C'eſt par cette raiſon que la peſte ſuit ſouvent la famine, & que cette calamité commence toujours chez les pauvres, dont la maniere de vivre eſt moins conforme aux loix de la ſanté. On obſerve en Turquie & en Afrique, où la peſte eſt endémique, que tandis qu'elle fait un ravage étonnant parmi les habitans, elle épargne les étrangers, qui s'y trouvent en grand nombre, pourvu qu'ils évitent ſoigneuſement tout commerce avec ceux qui en ſont infectés.

Nous avons été conduits inſenſiblement à parler de l'air & des exhalaiſons empoiſonnées, à l'occaſion de la grotte du chien, parce que les effets qu'on y obſerve, nous ont paru propres à développer les phénomenes qui dépendent de ces vapeurs. Nous ſommes obligés de convenir que l'air élémentaire eſt ſujet à d'autres altérations abſolument indépendantes de celles dont nous venons de faire mention, & qui n'en ſont pas moins pernicieuſes aux animaux. Il n'eſt pas queſtion ici de celles qui reconnoiſſent une cauſe mercurielle ou arſenicale. Nous nous en ſommes occupés dans l'Eſſai précédent. Ce que nous avons expoſé ſuffit pour expliquer toutes les altérations de l'air qui dépendent de quelque changement dans ſes propriétés connues. Il eſt plus à propos de dire quelque choſe de l'inſalubrité d'un autre fluide analogue à celui dont nous avons traité, & qui, lorſqu'il vient à s'altérer, n'expoſe pas les animaux à de moindres inconvénients, à de moindres dangers.

Je veux parler ici de l'eau, ce fluide que les divers uſages de la vie rendent abſolument néceſſaire, non-ſeulement parce qu'il fournit la boiſſon naturelle aux animaux, mais encore parce qu'il ſert à préparer les viandes & les différentes ſubſtances dont ils ſe nourriſſent, enſorte qu'on pourroit, avec raiſon, le conſidérer comme le véhicule de tous leurs aliments. Mais ſi aux propriétés que ces uſages exigent de l'eau, il s'en joint d'étrangeres, on ne doit point être étonné des changemens qui en peuvent réſulter dans le corps où elle eſt admiſe. C'eſt ainſi qu'à Paris une partie de la Ville eſt abreuvée avec l'eau d'Arcueil (1), qui eſt ſi graveleuſe, qu'elle

(1) *Note du Traducteur.* * Il eſt vrai que l'eau d'Arcueil rend ceux qui en boivent ſujets aux maladies calculeuſes: cependant il y a moins de gens attaqués de la pierre à Paris que le Docteur Liſter ne l'a voulu inſinuer; & parmi ceux qui le ſont, il s'en faut de beaucoup que ce ne ſoit qu'à l'effet de l'eau d'Arcueil qu'on doive l'attribuer. Sans entrer ici dans l'énumération de toutes les cauſes qui peuvent produire cette maladie, il ſuffira de remarquer que les quartiers où l'on boit l'eau d'Arcueil, ne ſont pas les ſeuls qui ſoient expoſés aux calculs; d'ailleurs, on ne doit point évaluer le nombre de ceux qui ont contracté la pierre à Paris, par le nombre de ceux qu'on y taille annuellement. La facilité que préſentent les Hôpitaux, y attire beaucoup de pauvres du dehors; & l'habileté des Chirurgiens de cette capitale n'y amene pas moins de riches, qui aiment mieux payer chérement des ſecours aſſurés, que de confier une pareille opération aux Chirurgiens de leurs Provinces, qui y ſont moins exercés. Il peut arriver cependant qu'on imite, en cela, le

dépose une croûte sur les canaux des fontaines, qui en sont obstrués au bout d'un certain tems. Aussi le Docteur Lister (1) a observé que les Parisiens sont très-sujets au calcul de la vessie. De même, qu'une eau soit saturée de quelqu'autre substance, de particules métalliques, salines, par exemple, emportées dans le torrent de la circulation, elles se déposeront sur telle ou telle partie, en raison de leur gravité relative, de la capacité des vaisseaux, & de mille autres circonstances de cette nature; c'est ainsi que les substances minérales & les sels nitreux qui abondent dans les eaux de neige des Alpes, ont coutume d'obstruer les glandes de la gorge, & que les tumeurs énormes qu'elles produisent, sont si communes, qu'à peine voit-on quelques-uns de ceux qui usent de ces eaux, n'y être point sujets (2) (3).

---

luxe de ces délicats raffinés qui n'estiment que les mets qui leur viennent de l'étranger à grands frais, tandis qu'ils en négligent quelquefois de plus exquis, par la seule raison de la facilité avec laquelle ils pourroient se les procurer.

(1) Voy. LISTER, *Voyage to Paris.*

(2) *Quis tumidum guttur miratur in Alpibus?*

Qui est-ce qui est étonné de rencontrer le gouêtre parmi les habitans des Alpes? JUVEN. *Sat.* XIII.

(3) *Note du Traducteur.* * Les Auteurs, qui se répetent tous les uns les autres, n'ont pas manqué, sur le témoignage de Juvénal, de donner de gros cols à tous les habitans des Alpes. On sait la petite histoire du Curé qui, voyant entrer dans son Eglise un étranger qui n'avoit point de gouêtre, dont lui Pasteur, & tous ses Paroissiens étoient décorés, craignit que les brocards des railleurs du village, à ce sujet, ne donnassent quelques distractions pendant le prône, dit gravement à son peuple : *Ne nous moquons jamais, mes chers Freres, des défauts de la nature.*

Ces

Ces raifons avoient engagé les Anciens à fe déterminer, dans le choix des eaux, par leurs pefanteurs fpécifiques. On jugeoit que la plus lé-

Ce propos, qui d'ailleurs a bien fa moralité, a paru fort plaifant. Si la fcene s'eft paffée dans le Tirol, on la place indifféremment dans un village des Alpes; & voilà qu'à Paris & à Londres, on croit fermement que tous les habitans des Alpes font auffi reconnoiffables à leurs gouêtres énormes, que les Lapons à leur groffeur ramaffée, à leur nez plat & écrafé, &c. &c.

Je fuis né à peu de diftance de la premiere de ces montagnes fameufes. J'habitois, en écrivant ceci, un pays qui eft au-delà, & je dois ce témoignage à la vérité, que les gouêtres n'y font guere plus communs que dans la plupart des Provinces de la France. Le Valromey, le Bugey, le pays de Gex, celui de Vaud, la Savoie, la Suiffe, n'en préfentent pas plus qu'on n'en voit ailleurs; & cependant, dans ces Provinces, la plupart des fontaines doivent leurs fources aux eaux de neiges fondues. La ville de Geneve eft feule au milieu de tous ces Cantons, où l'imputation de Juvenal fe juftifie. Il eft certain qu'on y rencontre beaucoup de gouêtres, fur-tout parmi les femmes: mais ne font-ils dûs qu'aux eaux de neiges? Elles n'arrivent au Lac qu'après avoir déja été filtrées à travers les terres & les graviers, qu'après avoir été battues par le choc du torrent qui les y précipite, corrigées encore par la chaleur que le Soleil leur communique, & par les mouvements de flux & de reflux auxquels le Lac eft fujet. On fait à Geneve une confommation étonnante de laitage, fous toutes les formes; on y mange beaucoup de pâte & de farineux; on y boit trèspeu de vin. Je laiffe aux fameux Médecins de cette République à décider fi l'obftruction de la glande tyroïde de leurs Concitoyennes, celle des glandes du méfentere de leurs Concitoyens, annoncée par leur teint blême & décoloré, ne date pas plutôt de ce régime empâtant, que des eaux dont ils font ufage. Il eft certain, au moins, que cette diverfité de régime apporte beaucoup de différence; car, à Montmélian & à Chambery, où l'on vit à la Françoife, on remarque fort peu de gouêtres; dans le Fauffigny & dans le Chablais, ils font affez rares;

gere étoit à préférer, comme moins surchargée de parties hétérogenes.

Les fontaines empoisonnées ont sûrement quelques corpuscules corrosifs, mêlés à l'eau. Lorsqu'ils sont privés de leur véhicule, ils produisent sur les visceres, une impression aussi fâcheuse, que si on les avoit avalés sans être étendus dans l'eau ; à moins que, passant dans les secondes voies, à l'aide de leur véhicule, ils n'exercent leur malignité sur les organes les plus intimes. Pline fait mention d'une fontaine rouge, qu'on trouve en Éthiopie (1), d'où l'on tiroit le *minium*, ou le cinabre naturel, & dont les effets pernicieux se faisoient sentir sur le cerveau principalement. C'est de cette fontaine dont Ovide a dit :

> A peine par cette eau la soif est réprimée,
> Que le délire affreux, la brutale fureur
> Saisissent tout-à-coup ; d'autres fois opprimée,
> La Nature succombe à la morne stupeur (2).

Il est inutile de s'appesantir plus long-tems sur cet objet : car les poisons dont nous avons fait mention jusqu'ici, peuvent, chacun en particulier, communiquer aux eaux leur nature pernicieuse. On a plusieurs exemples de fontaines d'arsenic, de mercure, &c. dont on peut voir

---

c'est en Maurienne où ils sont le plus fréquents ; & il est tout naturel de croire que la crudité des eaux & le mauvais régime, qui n'est point corrigé par l'usage du vin, y contribue souvent chez les pauvres, qui y sont les plus sujets.

(1) *Hist. Nat.* Lib. XXXI, cap. 2.

(2) *Si quis faucibus hausit,*
Aut furit, aut patitur mirum gravitate soporem.
OVID. *Metamorph.* Lib. XX.

la collection dans le savant Baccius (1), & dont chaque genre est décrit dans les *Transactions philosophiques* (2).

Mais ce que nous avons observé au sujet de l'air, on en peut dire autant au sujet de l'eau. Elle est exposée à certaines altérations, qui n'étant pas d'ailleurs absolument véneneuses, ne laissent pas, à raison des effets qui en sont la suite, de mériter une très-grande attention.

Elle est d'autant plus essentielle ici, qu'on commet tous les jours, à Londres, les plus grands abus à cet égard. On a coutume de choisir les eaux les moins pures, des eaux d'étang, des eaux de puits, pour faire la biere & les autres liqueurs destinées à la boisson des citoyens. Il est vrai que cette sorte de liquide tire la teinture du malt avec plus d'efficacité que l'eau de riviere ; mais ce n'est pas une raison pour en préférer l'usage, si l'on n'y est nécessité d'ailleurs. Car on ne peut rapporter cette qualité qu'aux particules minérales & aux sels alumineux dont elle est imprégnée.

Un Auteur moderne (3), en examinant l'origine de cette maladie que nous appellons *scorbut*, & à laquelle Pline (4) & Strabon (5) donnent indifféremment les noms de *stomacace* & de *scelotyrbe*, a comparé tout ce qu'on en a écrit dans ces derniers tems, avec ce qu'en ont dit, en premier lieu, les Ecrivains des pays où elle a commencé ses ravages, comme Olaüs

(1) *De Thermis*, Lib. VI.

(2) N°. 8.

(3) D. S. H. *Scelera aquarum, or A suplement to M.* Graunt, *on the bills of mortality.*

(4) *Lib.* XXV. *cap.* 3.

(5) *Geograph.* Lib. V.

Magnus, Balduinus Ronſſæus, J. Wierus, Salomon Albert, & il a reconnu que, dans tous les tems & dans tous les lieux, les Auteurs ſe ſont conſtamment accordés à attribuer cette maladie à l'uſage des eaux mal-ſaines & ſtagnantes. Comparaiſon faite des lits de terre graveleuſe qui ſe trouvent aux environs de Londres, de Paris, d'Amſterdam, il démontre que cette maladie eſt toujours plus répandue, en raiſon directe de la mauvaiſe qualité des eaux; de ſorte qu'il eſt hors de doute que tous ces ſymptomes compliqués & compoſés, qu'on rapporte généralement au ſcorbut, ne ſoient dûs aux qualités perverſes de cet élément.

Hippocrate lui-même, qui a décrit cette maladie, ſous le titre de *magni ſplenes*, dit, dans un autre endroit, que le ventre & la rate ſont néceſſairement indiſpoſés par l'uſage des eaux ſtagnantes.

Si l'on veut s'occuper un peu plus pertinemment des cauſes de ces effets pernicieux, il faut faire attention que le gravier eſt compris dans le genre des terres minérales, que les molécules & les ſels minéraux dont les eaux ſe chargent, en paſſant ſur ces différentes couches, ne peuvent être digérés par les forces humaines, ainſi que l'a obſervé l'illuſtre D. Liſter (1). Ce n'eſt donc pas ſeulement, comme il conclut, du côté des concrétions calculeuſes qui peuvent ſe former dans les reins, dans la veſſie & dans les articulations, qu'on a à redouter leurs mauvais effets;

(1) *De fontib. medic. Angliæ*, P. 2, pag. 75. Elles contiennent, [ces eaux] divers foſſiles, divers ſels métalliques que nous ne pouvons ſurmonter, & que le feu même ſurmonte difficilement.

elles peuvent encore, ſelon qu'Hippocrate l'a obſervé, occaſionner des duretés ſquirrheuſes dans la rate. Ce n'eſt pas tout; elles peuvent, à raiſon de leurs parties corroſives, piquer & tirailler les fibres ſenſibles de l'eſtomac & des inteſtins, &, par ce moyen, troubler & pervertir la digeſtion des aliments. D'ailleurs, ſi elles parviennent dans le ſang, il n'eſt pas étonnant qu'elles obſtruent les canaux deſtinés à la tranſpiration inſenſible; & c'eſt à un ſemblable méchaniſme qu'eſt dû l'effet dont Sanctorius (1) nous a inſtruit; ſavoir, que la trop grande peſanteur de l'eau dont on fait uſage, convertit la matiere de la tranſpiration en une ſorte d'ichor, qui ſéjourne dans les canaux excrétoires, & produit la cachexie.

Il eſt aiſé d'imaginer les inconvénients qui doivent en réſulter. Je ne parle pas ſeulement des douleurs dans les membres, des taches livides, des petits ulceres qui défigurent la peau, & qui ſont l'effet d'une matiere âcre, retenue dans le ſang, mais encore de quantité de ſymptomes nerveux, qu'on rapporte à l'hyſtéritie ou à l'hypocondriaciſme, & qui n'ont pas une autre origine. Car, Sanctorius a remarqué que ces vents, ſi communs & ſi étroitement liés à cet état, ne ſont autre choſe que la matiere de la tranſpiration, encore brute & mal digérée (2).

Si les perſonnes robuſtes, & qui font beaucoup d'exercice, s'apperçoivent moins de ces incommodités, ſur-tout dans leur jeuneſſe, je ſais, par expérience, que les perſonnes délicates, & prin-

(1) *Med. ſtatica.* §. 2, aph. 6.

(2) *Ibid.* §. 3, aph. 13.

lement celles du ſexe, ne ſauroient donner trop d'attention à cet objet.

Ce ſont ces raiſons qui ont engagé Pline à condamner l'uſage des eaux qui dépoſent une croûte épaiſſe ſur les vaſes dans leſquels elles ont bouilli (1), & c'eſt précisément le défaut de nos eaux de puits. On peut s'en convaincre, en jettant les yeux ſur nos théieres. Auſſi dans les tems plus reculés, où l'on cultivoit, avec beaucoup plus de ſoin, la partie diététique de la Médecine, l'examen des eaux paroiſſoit un objet ſi important, qu'Hippocrate (2), dont nous avons ſur cette matiere le meilleur Traité qui ait encore paru, n'a pas héſité à rapporter non-ſeulement les maladies, mais encore les tempéraments des divers Peuples aux différences qui s'obſervent dans les eaux qu'ils boivent, & dans l'air qu'ils reſpirent.

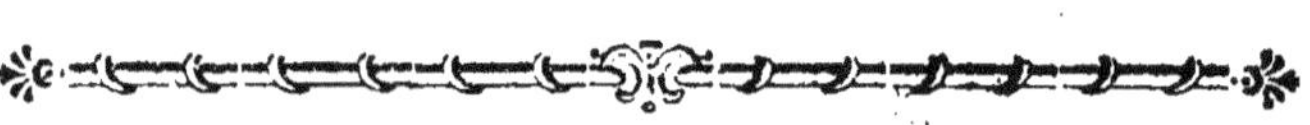

(*) *ADDITION DE L'ÉDITEUR.*

IL ſeroit, ſans doute, trop long de diſſerter ici, en particulier, ſur chacun des poiſons dont notre Auteur ne fait pas une mention ſpéciale. Il faudroit ajouter pour cela un Supplément plus conſidérable que l'Ouvrage même. Les ſubſtances propres à nous nuire ſont multipliées, & ſe peuvent diverſifier de tant de manieres différentes, qu'entreprendre de donner, en détail, l'hiſtoire des phénomenes que produit cha-

(1) PLIN. *Hiſt. Nat.* Lib. XXXI, cap. 3.
(2) *De aëre, aquis & locis.*

cune d'elles, selon les circonstances avec lesquelles elle peut se combiner, seroit la matiere de plusieurs volumes très-intéressants, surtout si l'on y joignoit la méthode curative adaptée à chaque cas particulier.

Je crois néanmoins que, lorsqu'on possédera bien la théorie & la pratique indiquées dans les différents Essais de notre Auteur, on aura sur cette matiere toutes les connoissances vraiment utiles. Car il n'est pas de substance vénéneuse qui ne puisse se rapporter à celles dont il a traité.

Les poisons tirés du Regne animal produisent, à peu près, les symptomes de la morsure de la vipere, & cedent au même traitement. Les poisons minéraux agissent tous comme le sublimé corrosif, l'arsenic, &c. L'action stupéfiante de l'opium, les accidents causés par la liqueur du laurier-cerise, sont des modeles de la maniere d'agir des venins végétaux.

L'alkali volatil paroît être le spécifique des premiers. Le lait, les adoucissants, les tempérants, les acides, différemment combinés suivant les circonstances, sont les secours qui réussissent le mieux contre les poisons des deux autres especes.

Je n'ajouterai ici que deux mots sur les inconvénients de la plupart des remedes.

Ceux qui ont le plus d'activité, ne différant des poisons, comme nous l'avons dit, que par une nuance équivoque que la dose peut fixer, il me semble que les Médecins ne sauroient être trop réservés quand ils les prescrivent. Je parle ici des drastiques & des remedes chymiques très-concentrés. Les premiers produisent des superpurgations; les autres coagulent, ou dissolvent le ſang, ſelon leur différente nature. Les acides, comme le ſuc de citron, l'épine-vinette, &c. moderent les évacuations exceſſives cauſées par les purgatifs réſineux. Les acides minéraux ſont le ſpécifique des remedes qui ont produit des ſymptomes de diſſolution; & les alkalis remédient à ceux qui ont diminué, à un point trop conſidérable, la chaleur, le mouvement & la fluidité du ſang. Ces principes ſont la baſe de tout ce qui concerne la matiere immenſe des poiſons.

Les vieilles drogues, celles qui ſont éventées, altérées, falſifiées, ſubſtituées par équivoque, par ignorance, ou par témérité, de la part de celui qui les adminiſtre, ſont autant de poiſons propres à produire des épiphénomenes qui déroutent le Médecin, & lui font prendre pour ſymptome de la maladie ce qui n'eſt qu'accident pharmaceutique. Les viſites des drogues & des boutiques d'Apothicaires ont, ſans doute, leur utilité dans les grandes Villes; mais c'eſt dans les petites & dans les campagnes où elles en auroient une bien plus eſſentielle encore, parce que le défaut de connoiſſance, d'occaſion, de fortune, de moyens, produiſent dans cette partie de l'art de guérir une multitude d'abus auxquels on donne trop peu d'attention ſans doute. Il me paroît que la prudence exige d'un Médecin, qui ne peut pas aſſez compter ſur l'exécution de ſes formules, de n'en donner que de très-ſimples, d'éviter les remedes chymiques & compliqués. J'oſe aſſurer que cette maniere de pratiquer la Médecine n'eſt pas la moins marquée par ſes ſuccès.

Fin de la premiere Partie.

TABLE

TRAITÉ
DE
LA PESTE.

SECONDE PARTIE.

* INTRODUCTION DE L'ÉDITEUR.

TOUTES les maladies violentes & extraordinaires ont été considérées par les Anciens, comme des phénomenes surnaturels, dont les Dieux se servoient pour punir les crimes des hommes. Dans le grand nombre de celles qui ont affligé l'humanité, aucune n'a exercé des ravages plus considérables & plus rapides que la peste. Aussi n'est-il pas étonnant qu'elle ait été mise au premier rang de celles qui tiroient une origine plus spéciale du Ciel. Elle a souvent suivi la famine & la guerre, deux autres fléaux presque aussi terribles, & dont la réunion se trouvoit toujours, après l'effet, avoir été annoncée par l'apparition de quelque météore extraordinaire (1) : cette physique morale a passé de mode.

Notre Auteur prétend, dans la premiere partie de son Traité, que cette maladie, endémique à

(1) *In cœlo numquàm spectatum impunè comætem.* CLAUDIAN. *Poëm.*

Smyrne & en Turquie, n'eſt point naturelle à nos climats, & qu'elle y eſt toujours apportée de ces régions. La plupart des Modernes la regardent, au contraire, comme le dernier degré des fievres malignes, & il eſt certain qu'il ne paroît guere de différence que dans l'intenſité des ſymptomes, qui ſont montés à leur plus haut degré dans la peſte. Les cauſes que notre Auteur lui aſſigne ſont celles qui agiſſent dans nos climats pour la production de nos fievres épidémiques. Enfin, le traitement propoſé pour la peſte, eſt celui qui réuſſit tous les jours dans ces autres maladies.

Il y eut en France, en 1320, ſous le regne de *Philippe-le-Long*, une ſorte de peſte, ou du moins une maladie que les Hiſtoriens ont qualifiée de ce nom, & qui cauſa une mortalité prodigieuſe. On l'attribua à l'empoiſonnement de tous les puits du Royaume, fait par les lépreux & les Juifs, de concert avec les Rois de Tunis & de Grenade. Le P. Daniel raconte ce fait comme une choſe très-probable, ſans faire attention que la vraiſemblance ne permet guere d'imaginer que deux Rois euſſent pu ourdir une pareille conſpiration avec quelques mendiants & quelques vagabonds, ſans que ce projet eût échoué. D'ailleurs, les lépreux étoient renfermés dans des maladreries, d'où ils ne ſortoient guere. Ils étoient même bannis de la ſociété eccléſiaſtique, puiſqu'il y avoit dans chaque Hôpital une Chapelle, & un Deſſervant qui leur adminiſtroit les ſecours ſpirituels ; & les Juifs qui reſtoient, étoient-ils en aſſez grand nombre pour exécuter un pareil projet ? Je veux enſuite qu'ils euſſent empoiſonné les puits & les citernes ; mais les ſources, dont l'eau ſe renouvelle, celle des ruiſſeaux & des rivieres, ont toujours abreuvé les deux tiers du Royaume, ſur-tout dans un tems où preſque tous les lieux qui exiſtoient, étoient ſitués ſur les bords de quelque eau courante : enſuite, ſeroit-il poſſible qu'on n'eût pas ſu de quelle ſubſtance délétere ces Paſtoureaux ſe ſeroient ſervis, puiſqu'ils furent la plupart appliqués à la queſtion, avant que d'être brûlés vifs ? Auroit-on voulu dérober des horreurs à la poſtérité ? Mais le P. Daniel ne laiſſe pas ignorer qu'il entroit dans ce poiſon des hoſties conſacrées (1) ; ce qui eſt bien plus ſcrupuleux. Le fait de la mortalité n'eſt pas équivoque, il eſt atteſté par tous les Auteurs contemporains, & les ſymptomes qui ſe préſenterent, furent ceux de la peſte. On n'aimoit pas les lépreux ; on haïſſoit les Juifs, que *Philippe-le-Bel* avoit chaſſés, au grand contentement de la Nation, & qu'elle vit, avec peine, revenir ſous *Louis-Hutin* ; enfin, la pieuſe fureur des Croiſades rendoit odieux tout ce qui

---

(1) *Hiſt. de France du P.* Daniel, Edit. *in-fol.* T. 2, p. 14 & ſuiv.

avoit l'empreinte du Mahométiſme. Il n'en fallut pas davantage pour perſuader au peuple que l'épidémie peſtilentielle étoit l'effet du complot des Rois de Grenade & de Tunis, avec la plus vile populace du Royaume.

Nous liſons beaucoup d'hiſtoires de batailles ou de ſieges, où la corruption des cadavres, dans le premier cas, & la famine, dans le ſecond, ont corrompu l'air, & en ont altéré les principes conſtitutifs, au point de produire de véritables peſtes, qui ne différoient en rien de celle qui vient de Conſtantinople, & qui n'étoient pas moins contagieuſes.

Il me ſemble donc que les conditions requiſes, pour la production de la peſte, exiſtent dans nos climats. Mais la propreté & notre maniere de vivre, nos bons réglemens de police y forment autant d'obſtacles. Qu'on ſoit auſſi négligent à Paris qu'à Conſtantinople, certainement ce fléau s'y fera bientôt reſſentir ; & réciproquement, il ne faudroit pas dix ans au Magiſtrat reſpectable, à qui la capitale de la France eſt redevable de l'harmonie, de l'abondance & de la ſalubrité qui y regnent, pour bannir, à jamais, la peſte de Conſtantinople.

Comme les cauſes qui produiſent cette calamité en Turquie, ont plus d'activité qu'elles n'en auroient chez nous, il n'eſt pas étonnant que la maladie qui y a pris naiſſance, ſoit plus violente auſſi. On prétend que la vérole nous vient d'A-

mérique.

mérique. Il eſt certain que depuis elle a bien acquis, au moins, le droit de naturalité parmi nous; mais celle qui arrive en droiture de ſon pays natal, eſt toujours plus rebelle. Je comparerois volontiers la peſte des Turcs, au pian des Negres; & je croirois que la peſte de Conſtantinople doit être à la peſte de France, comme le pian de la Martinique eſt à la vérole de Paris.

Mais, nous, qui déplorons le fataliſme & la négligence des Turcs, pourquoi ne pas jouir de tout l'avantage dont la nature a doué le pays que nous habitons. Nos cimetieres, nos boucheries, nos hôpitaux, au milieu des villes, ſont encore des diminutifs du canal où les Turcs jettent toutes leurs immondices. C'eſt delà que partent les exhalaiſons putrides qui alterent la pureté de l'air, & qui cauſent nos peſtes. Quand viendra le tems où tous ces projets, dignes de la ſageſſe des Philoſophes & de l'humanité du Gouvernement, auront leur pleine exécution? Je me perſuade que les hommes atteindront alors à la longévité des Patriarches, ſur-tout ſi la frugalité des particuliers répond aux ſoins du Magiſtrat pour la ſalubrité de l'air.

Notre Auteur, en relevant l'erreur de quelques Médecins François, qui avoient voulu faire de la peſte de Marſeille, une maladie nerveuſe, donne probablement dans une autre, en niant que la terreur & le découragement ſoient propres à déterminer la contagion, & à rendre le mal plus grave. Voici un fait qui date de la derniere peſte de Marſeille, & qui me paroît propre à prouver combien le courage & la réſolution ſont capables d'éloigner le danger. Dans le déſordre & dans la conſternation générale où l'on étoit, on laiſſa amaſſer, dans un endroit de la ville, un nombre infini de corps morts qui exhaloient une odeur infecte, & contribuoient à augmenter la progreſſion de la maladie. Le Gouverneur de la place s'en apperçut. Comme un généreux *Décius*, il ſe dévoua à la mort; il prend avec lui quatre-vingt Grenadiers, tire lui-même le premier cadavre, & le met dans une foſſe immenſe qu'il avoit fait creuſer, préſide à toute cette opération, excitant, par ſes diſcours & par ſon exemple, ces généreux Militaires. Huit Grenadiers périrent dans leurs fonctions; le ſoir il y en avoit ſoixante-dix-neuf de morts; un ſeul ſurvécut de quelques jours, & ne réchappa pas. Pour le Gouverneur, comme il avoit fait le ſacrifice de ſa vie, & qu'il s'étoit mis par-là au deſſus de toute altération d'eſprit, il n'eut pas la moindre incommodité. Ce qui prouve bien que la maladie reconnoît pour cauſe une détérioration de l'eſprit vital, puiſque ceux qui conſervent leurs nerfs dans leur intégrité, échappent à la contagion, tandis que ceux chez qui l'eſprit eſt abattu, engourdis par la crainte, y ſuccombent.

Diemerbrœck fournit encore un exemple qui

vient à l'appui de ce ſentiment. Ce ſavant Médecin, dans les trois peſtes qu'il eut à combattre, réunit toujours la fermeté ſtoïque & la réſignation chrétienne à l'exercice généreux de ſa profeſſion : auſſi il prodigua ſes ſoins aux peſtiférés pendant le cours de ces trois épidémies, ſans avoir éprouvé la moindre attaque.

Tout ce qui a rapport au traitement politique de la peſte, ſoit pour la prévenir, lorſqu'elle regne dans un état voiſin, ſoit pour l'étouffer dès ſes commencemens, dans celui où elle s'eſt une fois introduite, ſoit enfin pour en borner les progrès, ſi elle en a déja fait ; tout cela, dis-je, eſt expoſé dans notre Auteur, avec la plus grande exactitude, & dans le plus grand détail. Ces préceptes, à cet égard, ne ſauroient être trop connus de tous ceux qui, en pareil cas, auroient l'autorité en main, parce que le premier pas décide quelquefois du ſort d'un Royaume entier. D'ailleurs, ces précautions admiſes avec quelques tempéramens, ne pourroient être que très-utiles dans toutes ces épidémies ſi meurtrieres, & dans leſquelles la Médecine n'appelle pas aſſez ſouvent la police à ſon ſecours.

Enfin, la curation de la peſte elle-même eſt conforme au caractere reconnu de ce mal; & quoique M. Méad n'ait fait qu'eſquiſſer en grand les indications qu'on doit ſe propoſer, & la maniere de les remplir, il n'en eſt pas moins vrai que ſon Traité contient un abrégé très-complet & très-inſtructif de tout ce qu'il eſt eſſentiel de ſavoir pour combattre ce terrible ennemi du genre-humain. Je finirai ces remarques en formant le même vœu que mon Auteur : il a ſouhaité que ſon Traité devînt, par l'abſence de ce fléau, abſolument inutile à l'Angleterre; je ſouhaite que cette Traduction que j'en offre à ma Patrie, ne ſoit jamais pour elle qu'un objet de prévoyance. A Dieu ne plaiſe que mon travail devienne jamais néceſſaire à la poſtérité !

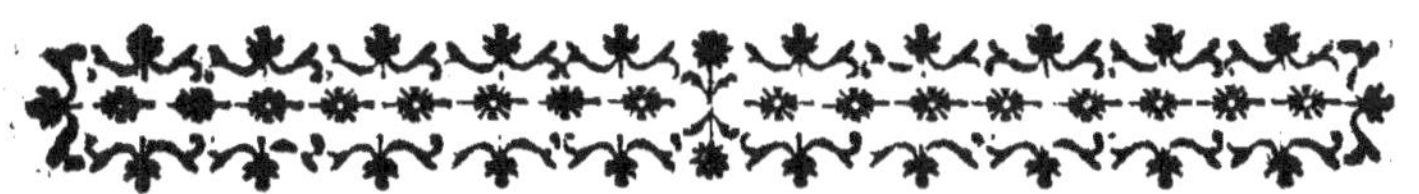

ÉPITRE
DÉDICATOIRE,
A
JACQUES CRAGGS,
Écuyer, Miniſtre & Secrétaire d'État.

J'AI l'honneur de vous adreſſer les conſeils que j'ai rédigés, par votre ordre, ſur les précautions qu'on peut prendre contre la peſte. Dès que vous eûtes bien voulu me notifier qu'en l'abſence du Roi, les illuſtres Membres du Parlement avoient trouvé à propos, pour l'utilité commune, de publier des conſeils propres à préſerver notre Patrie du terrible fléau qui ravage aujourd'hui la France, je me chargeai volontiers de cette tâche, quoique je n'ignoraſſe pas le peu de tems que j'avois pour la remplir. Auſſi n'ai-je guere eu que celui de parcourir les divers articles des précautions qui ſont à prendre, ſans qu'il m'ait été poſſible de les ſuivre entiérement en détail.

Dans le premier Chapitre je m'occupe du moyen de préſervation, qui conſiſte à ſoumettre à l'examen de la Quarantaine tout ce qui nous arrive de l'étranger. Vous n'ignorez pas, vous qui connoiſſez par-

faitement l'histoire de l'Europe, que les conseils que je donne à cet égard, sont absolument conformes à ce qui se pratique ordinairement dans les pays limitrophes. Je ne fais qu'y ajouter quelques préceptes. Dans le second Chapitre, supposant la maladie parmi nous, je traite de la maniere d'y remédier. Peut-être que la méthode que je propose a peu de rapport à celles qui ont été jusqu'ici admises en Angleterre, ou pratiquées dans d'autres pays; mais je me flatte, au moins, qu'on la trouvera fondée en raison.

L'objet de mes vœux les plus sinceres, c'est que les sages précautions qu'a déja prises, & que pourra prendre, par la suite, le Gouvernement, soient suivies d'un si grand succès, qu'elles empêchent ce fléau de s'introduire dans notre Patrie, & que tous les conseils qui concernent la maladie même, puissent devenir par-là absolument inutiles. La prudence exige, cependant, qu'on ait toujours sous la main les secours propres à combattre un ennemi aussi dangereux.

Daignez agréer cet Essai, & le témoignage public que je me fais un plaisir de rendre à votre zele pour le bien d'un Etat que vous gouvernez si heureusement, & permettez que cette occasion me fournisse celle de vous assurer de l'attachement & du respect avec lequel je suis,

Votre, &c. R. MÉAD.

25 Novembre, 1720.

DISSERTATION
SUR
LA PESTE.

PRÉFACE.

MON premier objet, en écrivant ce Traité, fut d'abord de tracer une méthode au moyen de laquelle notre Patrie pût être préservée du fléau de la peste (1); aussi ma Dissertation fut courte, & écrite d'un style très-concis. Le Parlement ayant ensuite rendu un Arrêt qui ordonnoit la quarantaine, en conformité des préceptes qui y sont indiqués, on en fit, dans la même année, sept Editions, sans y rien changer du tout. J'ai cru depuis devoir y faire quelques additions, persuadé que je donnerois plus de clarté encore à la méthode que j'ai prescrite, si je joignois à une description plus étendue de la maladie elle-même, quelques exemples des heureux succès dont nos conseils ont été suivis, toutes les fois qu'on a pu les mettre en usage.

(1) Voyez la *Dédicace* de l'Ouvrage.

Je ne pouvois guere me dispenser d'ajouter un Chapitre sur la curation de la peste, quand j'eus reconnu, en parcourant les différentes méthodes proposées par les Auteurs, combien ils s'étoient écartés de leur but, en prescrivant, sous le nom spécieux d'antidotes, de spécifiques, d'alexipharmaques, une multitude de remedes inutiles, & souvent pernicieux. J'ai fait cette addition avec d'autant plus de confiance, que l'analogie que j'ai découverte entre la peste & la petite-vérole, me fournit une excuse suffisante d'avoir osé écrire sur une maladie que je n'ai jamais connue par expérience.

La petite-vérole est effectivement une sorte de peste. Née & nourrie sous le ciel brûlant de l'Egypte, comme toutes les autres maladies pestilentielles, elle s'est ensuite répandue dans toute l'Europe & l'Asie par la voie du commerce réciproque des Nations, mais sur-tout au moyen de cette fameuse guerre avec les Sarrasins, qui a occupé la fin du onzieme & le commencement du douzieme siecle, sous le nom de *Guerre sainte* (1). Dès ce tems, les premieres semences de cette maladie étoient restées cachées dans les habits & les meubles, jusqu'à ce qu'une nouvelle occasion, comme la chaleur & l'humidité de l'atmosphere, ait contribué à la répandre, & à lui donner plus de force. La rougeole est encore une peste d'un autre genre, & qui doit son origine au même ciel.

Je viens de retoucher ce petit Ouvrage pour la seconde fois; car, quoique je n'aie eu aucune raison de changer les conseils que j'ai donnés pour prévenir, ou pour arrêter la contagion;

(1) Voy. HUET, *de rebus ad eum pertinentibus*, p. 23.

cependant j'ai eu çà & là quelques additions à faire, quelques raisonnements à étendre, & pour parler le langage des Peintres, j'ai eu quelques ornements à ajouter au tableau; j'ai eu un nouveau lustre à donner à mes couleurs.

Je vais renfermer en peu de pages, ce que contenoit la longue Préface de la derniere Edition.

Je n'aurois jamais cru qu'il eût été nécessaire de m'arrêter si long-tems à prouver que ce mal est contagieux, après les funestes exemples qui n'ont que trop instruit de sa nature les différentes contrées de l'Europe. Je n'ai pas été médiocrement surpris des efforts réitérés de quelques Médecins François, pour établir l'opinion contraire, tandis qu'ils avoient sous les yeux les preuves les plus sensibles de contagion; preuves au dessus de tous les raisonnements. Mais ce qui m'a le plus étonné, c'est que le Docteur Chicoyneau, & d'autres Médecins qui ont fait les premieres observations sur la peste de Marseille, en publiant leurs remarques sur ces observations, aient affecté de s'appesantir sur l'histoire d'un homme qui fut attaqué de la maladie, après avoir enséveli le cadavre d'une jeune femme qui en étoit morte, & auquel personne n'avoit osé toucher. Il est singulier de les voir avancer, avec assurance, que la peste que celui-ci contracta, n'étoit due qu'à l'amour insensé dont il brûloit pour cette femme, & à une diarrhée opiniâtre qu'il avoit éprouvée précédemment (1) : je ne doute pas que ces circonstances n'aient pu contribuer effectivement à rendre la maladie plus grave, & cet homme plus

(1) *Observ. sur la peste de Marseille*, p. 38. 39, 40.

susceptible de la contagion. Mais qu'elle n'ait pas eu lieu, c'est ce que je ne me persuaderai pas facilement, tandis que j'ai tant de motifs de croire le contraire. Je ne vois pas qu'ils aient eu plus de raison de nier la contagion dans un autre exemple qu'ils citent : une femme de condition fut prise de la maladie, en voyant rompre une tumeur pestilentielle chez une servante : ils prononcent hardiment que ce n'est qu'à l'effroi qu'elle en conçut qu'on doit attribuer la peste dont elle fut attaquée ensuite de ce spectacle (1).

Ce qu'il y a de vrai dans tout ceci, c'est que ces Médecins s'étoient fortement attachés à l'opinion que cette peste avoit pris naissance à Marseille ; qu'elle y avoit été l'effet de l'abus journalier des mauvais aliments ; & ils s'étoient tellement dévoués à cette hypothese, que la démonstration la plus évidente ne la leur auroit pas fait abandonner ; c'est ce qui arrive toujours à ceux qui aiment mieux exercer leur esprit, & se livrer à des conjectures, que de suivre les routes qui peuvent les conduire à la découverte des mysteres de la Nature.

Je n'ignore pas combien ils s'imaginent que leur sentiment s'est fortifié par les expériences que M. Deidier (2) a faites sur la bile de ceux que la peste avoit enlevés : il en résulte que les chiens à qui on en a introduit dans les veines ou dans des plaies artificielles, ont éprouvé les différents symptomes de la peste ; il est arrivé même qu'elle a produit des bubons, des anthraxs pestilentiels ; mais un de ces chiens, trois

(1) *Observ. sur la peste de Marseille*, p. 113.

(2) Voy. *Philosoph. Transact.* N°. 370.

mois auparavant, avoit mangé de la chair de pestiférés, & avoit avalé des plumaceaux enlevés sur des ulceres pestilentiels, sans en avoir éprouvé aucun mal : cela prouve évidemment, ajoutent-ils, que la peste n'est point l'effet de la contagion; mais que c'est la corruption de la bile qui lui donne naissance dans le corps humain (1). Cette corruption, selon eux, est due à l'usage des aliments mal-sains : la bile corrompue épaissit le sang; c'est delà que dérive la peste, & elle peut être encore plus grave, si, à cette premiere cause, viennent se joindre l'intempérie de la saison, la terreur & le désespoir qui s'emparent des esprits.

Ces essais sont ingénieux, il en faut convenir, mais bien peu propres à établir l'opinion que leurs auteurs voudroient accréditer. Voici tout ce qu'on en peut conclure : c'est que les hommes communiquent la contagion aux chiens avec moins de promptitude qu'ils ne la communiquent à d'autres hommes; mais la bile d'un corps pestiféré est tellement corrompue, que si on la mêle au sang d'un chien, elle est capable de lui donner promptement la peste.

Ce n'est pas une raison pour décider que le vrai siege de cette maladie soit dans la bile, & que les autres humeurs soient absolument exemptes de contagion. Il n'y a pas lieu de douter, au contraire, que toute la masse du sang étant corrompue, les humeurs qui en dérivent ne participent toutes au venin.

Ce que je dis est confirmé par les expériences qu'a publiées le Docteur Couzier (2). Il a dé-

(1) *Journal des Sçavants*, 1722, p. 279.

(2) *Dissertation sur la contagion de la peste*. Toulouse, 1724.

montré que, non-seulement le sang de ceux qui étoient morts de la peste, mais encore leur urine, suffisoit pour communiquer la maladie à un chien à qui on en introduisoit dans les veines. J'ose bien assurer encore que si, au-lieu de bile, de sang, d'urine, on avoit introduit de la sanie d'ulceres pestilentiels, on auroit obtenu le même effet. Nous en avons dans l'inoculation de la petite-vérole, un exemple assez évident.

Quant à l'observation du chien qui mangea impunément de la chair, & avala du pus de pestiférés, ces Médecins auroient dû faire attention qu'il y a plusieurs poisons qui produisent leur effet immédiatement dans le sang, & que ceux de ce genre peuvent être avalés, sans causer aucun trouble dans l'estomac. La salive du chien enragé, & le venin de la vipere, en sont des preuves (1). Aussi le Docteur Deidier, quelques mois après ses premieres expériences, s'assura, par de nouvelles, que les chiens pouvoient avaler, sans danger, la bile des pestiférés (2).

Voici, au moins, à mon avis, ce qu'on peut conclure de tout ceci. Puisque dans la peste, la corruption du sang & des humeurs est telle, que les chiens eux-mêmes, quoique moins disposés que les hommes à la recevoir, ne laissent pas de la contracter, si l'on introduit, dans leur sang, la plus petite partie du miasme empoisonné, ce n'est pas sans fondement qu'on peut supposer que les émanations pestilentielles qui sortent d'un corps corrompu, peuvent être funestes au corps sain où elles s'introduisent, & produi-

(1) Voy. *nos Essais sur les poisons.*

(2) *Transact. Philosoph.* N°. 372.

ſent, dans ce dernier, le même degré de putréfaction.

Lorſque nous aſſurons que ces Médecins François ont eu devant les yeux des preuves évidentes de contagion, nous n'entendons pas parler ſeulement des exemples qu'ils ont cités eux-mêmes, mais encore de la maniere dont la peſte fut apportée à Canourgue, ville du Gévaudan, & dont MM. Lemoine & Bailly ont fait l'hiſtoire (1). Quelle ténuité ne faut-il pas ſuppoſer dans ce venin, puiſqu'à Marvèges, plus de ſoixante perſonnes ſont ſubitement frappées de la peſte, dans un temple où entre un homme qui ſortoit d'une maiſon infectée? Voici comment la peſte de Marſeille ſe communiqua à Canourgue. Un forçat de galere, employé à la ſépulture des cadavres, s'échappe dans le Bourg de St. Laurent de Rivedolt, éloigné à peu près de trois milles de Correjac; il rencontre un de ſes parens qui y demeuroit, & lui fait préſent d'une chemiſe & d'une paire de guêtres, qu'il avoit apportées de Marſeille. Celui-ci, de retour chez-lui, meurt le lendemain ou le ſurlendemain. Trois de ſes fils & leur mere ſont enlevés en même tems. Un autre de ſes fils, qui demeuroit à Canourgue, vint pour rendre les derniers devoirs à ſes parens: il emporte une couverture, dont il fait préſent à ſon beau-frere. La femme de celui-ci eſt à peine couchée, qu'elle voit périr ſon enfant à ſes côtés; elle meurt elle-même le lendemain; ſon mari eſt emporté le ſeptieme ou huitieme jour; & leurs parens, en héritant de leurs biens, héritent auſſi de leur maladie.

---

(1) *Lettre de Meſſieurs le Moine & Bailly.*

Tout cela prouve assez clairement combien peu sont excusables ces Médecins François qui ont mis tant d'opiniâtreté à soutenir qu'il n'y avoit pas de contagion. C'est cette opiniâtreté qui m'a engagé à insister un peu plus sur les preuves du contraire, de peur que l'autorité de gens qui ont parlé de la peste avec le ton de l'expérience, ne contribuât à accréditer l'erreur dans une matiere aussi essentielle. Cette erreur renverseroit absolument tous les préceptes & les conseils que j'ai donnés sur l'observance de la quarantaine. Car si l'on n'admet pas de contagion, rien de plus inutile que toutes les précautions & les soins que j'ai si fort recommandés. Mais bien convaincu, par les preuves les moins équivoques, que la peste est une maladie contagieuse, je persiste dans le conseil que j'ai donné, de faire observer la quarantaine strictement, & je suis très-persuadé qu'il n'y a rien là qui puisse préjudicier au commerce. Car les réglements qu'on a faits à cet égard, ne different pas beaucoup de ceux qui sont établis dans les ports d'Italie, & dans d'autres endroits; & je présume même, que le plus grand tort que nous pourrions faire à notre commerce, seroit de montrer, à cet égard, moins d'exactitude & de rigidité que nos voisins.

Mais pourquoi insister davantage sur cet objet, puisque du sein même de la Faculté de Paris, il s'est élevé un homme très-savant, qui a prouvé par les raisonnements les plus invincibles, & par les exemples les moins équivoques, la réalité de la contagion (1)?

(1) M. ASTRUC, *Dissertation sur la contagion de la peste*. A Toulouse, 1724, *in*-8°.

En un mot, plus j'y réfléchis avec attention, & plus j'ai lieu de me persuader que les moyens que j'ai indiqués pour prévenir ici la contagion, ou pour l'en bannir, sont les mieux adaptés, soit à ce dessein, soit à la nature de la maladie. Il est bien certain que l'autorité, à cet égard, doit être tempérée & contenue dans de justes bornes, qui ne lui permettent pas d'empiéter, pour cela, sur la liberté des peuples. Mais comme tous mes conseils n'ont d'autres vues que l'utilité publique, & que ma conscience peut me rendre ce témoignage agréable, que tous mes travaux n'ont eu d'autre but, que de pouvoir être de quelque utilité aux hommes, dans un tems de calamité aussi funeste, je serois au désespoir que mes conseils eussent fourni le moindre prétexte à la sévérité ou à la vexation.

Je soutiens, d'ailleurs, que rien de ce que j'ai dit ne peut me donner une pareille crainte. Quel inconvénient, en effet, d'accorder à ceux qui seront choisis, pour composer la Chambre de Santé, le degré d'autorité qu'on accorde à d'autres Magistrats, dès qu'ils seront tenus, comme ceux-ci, de rendre compte de leur conduite. Je laisse le soin de ces réglements à ceux qui sont plus versés dans l'administration publique. J'ose assurer seulement qu'en suivant les vues que je trace, les malades seront traités avec beaucoup plus d'humanité; & la patrie aura moins à redouter des progrès de cette cruelle maladie, que si l'on employoit toute autre méthode, admise précédemment, ou ici, ou ailleurs.

L'Edit reçu & homologué au Parlement d'Angleterre, est certainement très-sévere. Une famille pestiférée est retenue prisonniere dans sa maison; & l'entrée & la sortie en sont interdites à tout autre qu'à ceux qui ſont autoriſés publiquement à donner des ſoins aux malades, & à leur rendre les devoirs de l'humanité. Toute une famille eſt ainſi expoſée à la contagion la plus certaine. Un pareil décret n'eſt guere moins cruel que celui qui les condamneroit au dernier ſupplice, comme je le démontre dans la Diſſertation même.

La méthode employée en France ne manque pas non plus d'inconvénients; car c'eſt au déſavantage des malades qu'on les accumule en ſi grand nombre dans les hôpitaux. C'eſt le moyen d'étendre la contagion, & de lui donner de nouvelles forces. Les malades eux-mêmes ſont expoſés aux néceſſités les plus urgentes, & le moindre de leurs maux n'eſt pas de ſuccomber à l'action de ce fatal ennemi du genre-humain. Des calamités bien moins fâcheuſes excitent les eſprits à la pitié & au ſoulagement des miſérables; n'eſt-il pas étonnant que ce mal, le plus atroce de tous, ſemble produire un ſentiment contraire? Soit que les ſcélérats, retenus, dans d'autres occaſions, par la crainte du ſupplice, appréhendent moins, dans la confuſion qui regne alors, de s'abandonner aux plus grands excès, par l'eſpoir de l'impunité, ſoit que le ſpectacle continuel des miſeres & des calamités endurciſſe les hommes, & les rende inſenſibles aux ſentiments de l'humanité; quoi qu'il en ſoit, il eſt certain que dans une pareille occaſion, où chacun devroit concourir à diminuer & à ſoulager la miſere publique, on obſerve préciſément le contraire, & que l'on voit alors des exemples de dureté & de rigueur, inouis dans des tems moins malheureux. Diemerbrœck rapporte qu'il a vu le ſoin des hôpitaux confié à des hommes ſi barbares,

barbares, que plusieurs malades mouroient par leur négligence. Leur inhumanité même alloit jusqu'à étouffer les agonisants, ou ceux dont les ulceres dégoûtants paroissoient devoir être trop rebelles : aussi se trouvoit-il des malades qui aimoient mieux rester à l'air, sous quelques couvertures légeres, que de tomber dans des mains aussi cruelles (1).

Ces lignes circonscrites en France avec tant de sévérité, & dont il n'est permis à qui que ce soit de passer les bornes, ne sont pas non plus sans inconvénient. Car, dès qu'on n'a plus la liberté de sortir des lieux infectés, la contagion, le tumulte & la confusion comblent l'infortune de ces Villes malheureuses aux habibitants desquelles il auroit encore resté la ressource de la fuite. Une maniere d'agir aussi sévere paroît un attentat à la liberté des Citoyens, & l'on ne croiroit pas qu'on pût se déterminer à renverser ainsi, de fond en comble, cette prérogative à laquelle tous les hommes ont un droit si naturel.

Considérant de tous côtés de pareils inconvénients, ce n'est pas une petite satisfaction pour moi de voir que mes conseils en sont exempts, & n'en sont pas moins propres pour cela à arrêter la contagion. Quand le nombre des malades a augmenté, je suis d'avis qu'ils restent dans leurs maisons ; mais je n'ajoute pas des ordres cruels pour y retenir de force toute une famille. J'aurois pu, sans doute, prescrire à ceux qui habitent les maisons infectées, ou que leur état oblige de les visiter souvent, de porter sur eux un morceau de drap de quelque

(1) DIEMERBRŒCK, *de la Peste*, pag. 120.

couleur éclatante, ou quelqu'autre marque distinctive qui avertît les autres d'éviter leur rencontre, ou de ne pas s'arrêter trop longtems avec eux. J'ai oui dire effectivement qu'on avoit mis ce moyen en usage dans plusieurs endroits. Je conseille seulement d'enlever les malades de leurs propres maisons, au commencement sur-tout, lorsqu'il n'y a pas encore d'empêchements, & qu'eux-mêmes le desirent. Car on n'a peut-être jamais oui dire que la peste ait pris naissance ailleurs que chez les plus pauvres du Peuple. On ne soumettroit donc à ce réglement que ceux dont la misere ne pourroit que doubler l'infortune, en restant chez eux. Mes conseils, à cet égard, se réduisent au soulagement des pauvres, qui trouvent dans les hospices où on les place, & plus d'aisance, & de meilleurs aliments que dans leurs maisons. Quand on les transporte à tems, on ne court point le danger que peuvent imaginer ceux qui n'ont égard qu'à la violence de la maladie, puisque tous les jours on use avec succès de la même pratique dans la petite-vérole. Quoique j'aie souvent observé combien l'inhumanité des gens chargés du soin des malades dans les hôpitaux, est préjudiciable à ceux-ci, on n'a rien de pareil à redouter dans le cas dont je parle, parce que c'est dès les commencements du mal, que je conseille ce transport, dans un tems où la barbarie n'a pu s'autoriser d'une longue suite de malheurs, & où les cœurs n'ont pu encore s'endurcir par le spectacle réitéré des funérailles. Au contraire, les ministres de santé ont alors plus d'indulgence, plus de soins; ils pensent qu'ils sont intéressés, non-seulement en vue de l'utilité publique, mais encore par l'amour de leur propre conservation, à s'oppoſer, de bonne-heure, aux progrès d'un mal contagieux, & à l'étouffer dès ſa naiſſance. Cette méthode d'exportation n'eſt pas ſeulement favorable aux malades ; il en réſulte encore un avantage évident pour ceux de leurs voiſins & de leurs proches qui n'ont pas encore été atteints de la contagion. Car les pauvres étant obligés de travailler pour gagner leur vie, s'ils ne ſont pas entretenus aux dépens du public, dès que la peſte les a attaqués, ils ſont bientôt abandonnés de leur famille ; les riches craignent de les employer, & la faim conſume, en peu de tems, le reſte de leur vie, ſi la violence de la peſte ne la termine plutôt.

Cette obſervation, que la peſte commence toujours ſes ravages chez les plus pauvres, eſt cauſe qu'en parlant de l'exportation des malades, je n'ai d'abord établi pour cela aucune différence à raiſon de celle des fortunes. Je le fais ici, afin de prévenir tout ſujet de plainte, & j'indique la méthode qu'on pourroit employer, ſi, par un revers extraordinaire, la peſte venoit à attaquer les riches les premiers ; & dans ce cas, je n'ai rien conſeillé que je ne vouluſſe bien éprouver moi-même ; car ayant contracté ce mal, j'aimerois beaucoup mieux être exilé de ma propre maiſon, & en ſavoir ma famille exempte, que d'entraîner avec moi le déſaſtre & la ruine de ceux qui ſeroient confinés dans le même domicile. Cette maniere de traiter les familles infectées eſt certainement beaucoup plus conforme à l'humanité, au moins autant que le peut permettre la nature d'un fléau terrible, qu'il eſt queſtion de réprimer promptement. Je la préfere donc à toutes celles qu'on a miſes en uſage juſqu'ici. Car, en la ſuivant, il n'eſt queſtion que de mettre, dès les commencements, quelques familles à l'écart, tandis que ſi l'on propoſe de conſigner les maiſons affectées, il faudra les mêmes ſoins, la même vigilance pendant tout le cours de la maladie. Je ſuis perſuadé que ſi la méthode que je propoſe eſt miſe en uſage, on ne verra peut-être pas dix familles infectées. J'ai quelquefois vu la contagion bornée à une ſeule, comme les exemples que j'en apporte en font foi.

Quant à la circonſcription d'une ligne autour des lieux infectés, j'ai cru qu'on pouvoit admettre cette précaution, dont nous avons des exemples, & je l'ai conſidérée comme un moyen peut-être d'éviter de plus grandes rigueurs; car on a pourvu à ce que chacun eût la liberté de ſortir, aux conditions ſeulement de paſſer trois ſemaines dans un lieu aſſuré; de ſorte que perſonne n'eſt obligé de reſter dans l'endroit infecté, s'il n'y eſt retenu par ſa mauvaiſe fortune.

Mes conſeils à cet égard, ne ſont pas ſi généraux qu'ils ont coutume de l'être pour le reſte, parce que la choſe ne peut s'exécuter que difficilement dans les grandes villes; c'eſt pour cela qu'on a ajouté des bornes à ces préceptes, au moyen de ces mots : *Autant qu'on le pourra.*

Comme il arrive qu'un trop grand relâchement dans l'exécution de ces ordres, menace les Provinces voiſines de la contagion, il arrive de même que la ville affligée, n'en tire aucun avantage; car lorſque tous ceux qui en ſont ſortis auront ſubi la qurantaine, & en porteront, avec eux, des certificats authentiques, ils banniront tout ſoupçon de contagion; ce qui réuſſira mieux à rétablir la ſûreté du commerce, qu'aucun autre moyen qu'on pourroit imaginer.

Dans la derniere peste qui ravagea Londres, ce défaut de précaution avoit multiplié les difficultés pour la sortie de la ville; chacun redoutoit, en Province, que la contagion ne lui fût communiquée par les voyageurs; on craignoit de coucher dans les Auberges, & d'y contracter la peste, qu'on y supposoit toujours apportée par quelque autre.

Cette négligence fut cause encore que la maladie ayant considérablement diminué de sa premiere violence, se répandit de tous côtés en Angleterre, tandis qu'elle n'avoit guere subsisté à Londres que l'espace d'un an : elle se porta de Cantorbery & du Kent, jusqu'à Douvres; & passant par les Provinces de Suffeck, Hamshire, Dorsetshire, Essex, Suffolck, Norfolck, Camdbridge, Northampton, Warvick, le Comté de Derbishire, elle parvint jusqu'à Newcastro.

Comme, dans le cours de l'ouvrage, j'ai eu la plus grande attention à rendre mes préceptes conformes à la nature de la peste, de même je n'ai rien négligé pour en faciliter l'exécution dans la pratique.

Mais il est tems de finir ce préambule ; je le terminerai par des notes qui viennent de me tomber entre les mains, & qui conviennent parfaitement à mon sujet. On ne m'en a fait part qu'après que mon Livre a été achevé; de sorte que n'ayant pu les mettre à leur véritable place, j'ai préféré de les joindre ici en entier. Ces notes renferment l'abrégé de tous les Edits donnés par le feu Roi, pour prévenir ou pour bannir la peste, lorsque la partie d'Allemagne de sa domination en fut attaquée en l'année 1712. Je les tiens de M. Backmeister, qui fait à Hanovre les fonctions de Secrétaire du Roi pour les affaires germaniques, & qui étoit dans le cas de rédiger tous les Edits qui y avoient relation. J'ai prié ce Seigneur de me les communiquer, parce que j'étois extrêmement empressé de connoître le rapport que pourroient avoir mes avis, avec des conseils du succès desquels j'avois beaucoup oui parler. J'eus lieu d'être bien flatté, quand je vis combien ils avoient d'analogie, d'autant plus que la peste avoit été absolument bornée aux Villes & aux Bourgs dont il est fait mention au commencement de ces notes.

» A Hanovre, le 10 Février de l'an de grace 1722 «.

» La peste qui attaqua ce pays en 1712 & » 1713, se répandit principalement dans les » lieux suivants «.

VILLES.

LUNEBOURG.
ZEEL.
HAARBOURG. *bis.*

BOURGS.

NIENFELDT.
HOLDENSTEDT.
MELLE.
BIENENBUTTEL.
ACHEM.
TREBEL.
BRINCKEM.
GOLDENSTEDT.
FALLINGBOSTEL.

» Dans le dernier de ces Bourgs, la peste fut » apportée de Hambourg, par trois ouvriers » qui s'en étoient enfuis, & qui étoient entrés » de nuit dans un grenier, où on les trouva

» morts le lendemain matin, avec tous les indi-
» ces de la peste. On mit le feu au grenier, &
» le mal ne fit aucun progrès «.

» Dès qu'un Bourg étoit attaqué de la contagion, on formoit une ligne, pour interdire à ses habitants tout commerce avec le voisinage «.

» On avoit soin de fournir abondamment les malades ainsi reclus. On leur envoyoit un Médecin, quelques Chirurgiens, un Ministre pour leur donner les secours spirituels, une garde-malade, des ensevelisseuses, &c. Toutes les précautions étoient renfermées sous deux titres : le premier, de séparer exactement les malades de ceux qui ne l'étoient pas ; le second, de nettoyer, avec la derniere exactitude, les maisons infectées, pour enlever jusqu'au moindre soupçon de contagion «.

» Dès que quelqu'un étoit pris de la maladie, on lui ordonnoit de quitter sa maison, pour entrer à l'hôpital destiné à cet usage, & qu'on nommoit *Lazaret*. Ceux qu'on jugeoit sains dans la même maison, étoient forcés de se déshabiller & de coucher tout nuds pendant la nuit. On leur donnoit le lendemain d'autres vêtements, & ils passoient delà, pendant quarante jours, dans une autre maison qu'on leur assignoit. On brûloit les habits qu'ils avoient quittés auparavant. Il y avoit des gens préposés pour les faire changer, & pour les faire jetter au feu, si cela paroissoit nécessaire. On pratiquoit la même chose, lorsqu'au sortir du Lazaret, on conduisoit les convalescents au lieu de la quarantaine ; & enfin, après la terminaison complette de la maladie, on ne dispensoit pas de la quarantaine, les femmes qui

» avoient servi les malades, les Chirurgiens, les
» enterreurs, &c. «

» En Été, on faisoit des barraques pour les
» gens de la campagne, qui étoient obligés de
» quitter leurs maisons. La contagion passée, on
» les brûloit, lorsqu'elles ne pouvoient plus ser-
» vir à cet usage. Dès qu'une maison avoit été
» abandonnée pour cause d'infection, on en
» clouoit exactement la porte, & on y mettoit
» des sentinelles pour empêcher qu'on n'en pût
» rien enlever. A la campagne, si la maison étoit
» de peu de valeur, & que la chose se pût faire
» sans risque, on la brûloit, & le propriétaire en
» étoit dédommagé aux frais du public. A la
» ville, où il y auroit eu plus à craindre de ren-
» dre l'incendie général, on avoit des gens à
» gages, chargés de brûler, dans la cour, ou au
» devant de la maison, tous les effets propres à
» conserver les germes de la contagion; & lors-
» qu'on craignoit d'effrayer le voisinage par cet
» appareil, on les plaçoit dans les tombereaux
» destinés au transport des cadavres, & on al-
» loit les brûler au dehors de la ville. On avoit
» d'abord pris la coutume de cacher très-pro-
» fondément, sous terre, les meubles les plus
» précieux. Mais on avoit vu plusieurs fois la
» contagion renouvellée, au moyen des décou-
» vertes furtives qui s'en faisoient de tems en
» tems «.

» Avant qu'on acquittât, aux dépens du pu-
» blic, le prix des maisons & des meubles, on
» avoit vu les propriétaires mettre de côté bien
» des choses propres à renouveller la contagion;
» mais dès qu'on eut mis cet expédient en usage,
» & qu'on eut payé les effets au prix de l'esti-
» mation, on ne s'apperçut point que qui que

» ce fût, en eut rien caché, pour le dérober aux » flammes «.

» En Été, on confia la garde des troupeaux » à des bergers qui n'avoient point été attaqués » de la peste; mais en Hiver, on ordonna à ceux » qui étoient obligés, quoique sains, de quitter » leurs maisons, d'égorger les bestiaux qui y » étoient, & de les enterrer à dix pieds de pro- » fondeur «.

C'est ainsi que finit la préface de la premiere édition.

Je crois qu'il n'est pas hors de propos d'ajouter ici, que l'Édit du Parlement, du 8 Décembre 1720, dont j'ai déja fait mention, fut donné en conformité de mes avis; mais les deux derniers articles furent abrogés le 19 Octobre de l'année suivante. L'un concerne le transport des malades; l'autre, les lignes à former autour des lieux infectés.

Bien des gens s'imagineront peut-être qu'on a trouvé ces préceptes peu raisonnables, & que tel a été le motif qui a engagé à les réformer. C'est un soupçon dont je dois me laver, en rendant compte de la raison pour laquelle on a supprimé ces deux articles.

L'Edit de suppression, en effet, n'attaque point du tout le fonds des raisonnemens. Il s'exprime en ces termes : *il est à craindre que l'observation de ces regles ne paroisse un peu dure & fatigante aux Citoyens de ce Royaume.*

Voici ce qu'il y a de vrai. Quelques Membres distingués, soit parmi les Lords, soit dans la Chambre des Communes, qui se trouvoient alors opposés au parti de la Cour, craignirent qu'on ne confiât à des gens préposés par elle, une autorité dont il leur seroit trop facile d'abuſer. Car, ſous prétexte que leurs maiſons auroient été infectées, ils appréhenderent d'être mis hors de chez eux, & que la Cour ne fît ainſi garder à vue ceux qui auroient le malheur de lui déplaire.

Ces terreurs étoient deſtituées de fondement; mais ceux qui les éprouverent, ou qui les feignirent, eurent l'adreſſe d'exciter tant de clameurs à ce ſujet, que le premier Miniſtre crut devoir leur céder, pour obtenir leur ſilence; & quoique les bruits qui s'étoient élevés dans la Chambre des Communes, pour promulguer cette abrogation, euſſent été appaiſés, cependant elle fut promulguée par la Chambre-Haute, du conſentement de celle des Communes. Eſt-ce un zele ſincere pour le bien public, ou la paſſion des particuliers, qui ont été cauſe de la réformation de mon réglement? c'eſt-ce que je n'entreprendrai pas ici de déterminer. On a ſouvent vu les préjugés s'élever de front contre de meilleurs avis peut-être, & cela doit arriver toutes les fois que l'amour de la Patrie le cede à l'eſprit de parti. Je n'oublierai jamais le propos que me tint un ſavant Prélat, qui vivoit encore, & qu'un zele politique animoit, ſans doute, plus qu'un zele chrétien. Il s'étoit fortement oppoſé à la promulgation de la Loi. Il m'avoua cependant que celle qui concernoit la quarantaine, lui avoit paru très-ſagement propoſée; mais que ſes amis & lui y avoient reconnu combien les Miniſtres du Roi avoient été jaloux de ſaiſir cette occaſion de leur donner des preuves authentiques de leur animoſité.

Au reſte, rien ne contribua tant à en laiſſer venir les choſes à ce point, que la ceſſation de la peſte de Marſeille, & ſes progrès interceptés dans les Provinces. Je ne dois pas taire que cet événement heureux fut dû à une méthode semblable à celle que j'avois proposée, à quelques tempéraments près : car personne n'ignore que la contagion fut arrêtée au moyen des lignes que le Régent de France fit tracer, & qu'il avoit fait entourer de fossés, dont la garde étoit confiée à des troupes. Par ces sages précautions, non-seulement il borna les progrès du mal dans sa Patrie; mais encore il l'empêcha de se communiquer aux nations voisines, qui lui furent redevables d'avoir été préservées d'une des maladies les plus terribles qui aient jamais affligé l'Europe.

Au reste, quelque séveres qu'aient pu paroître ces ordres, il faut se ressouvenir que chacun doit se considérer comme membre de la Société, & qu'à ce titre, pour concourir à l'utilité commune, il faut que chacun fasse, en particulier, quelques sacrifices; & dût-il même en éprouver un désavantage personnel, encore doit-il donner la préférence au bien général.

Le salut du Peuple est la premiere loi.

S'est-on jamais avisé de se plaindre de ce qu'on fait abattre la maison voisine de celle qui est en proie aux flammes, pour en préserver celles qui suivent, & sauver toute une Ville de l'incendie? Un homme raisonnable pense alors que le hasard auroit pu le faire habiter dans la maison de son voisin, son voisin dans la sienne, & qu'en pareil cas, il eût été bien aise qu'on eût fait pour lui ce que la circonstance exige qu'il fasse pour les autres.

Au reste, je crois n'avoir laissé dans ces préceptes, au moins avec les restrictions que j'y ai faites, aucune trace de dureté. J'ai eu dessein au contraire, de les conformer toujours aux ſentiments de pitié & de commiſération. J'ai même une ferme confiance que celui qui voudra bien examiner attentivement la nature de la maladie, & les y comparer, ſe perſuadera qu'ils ſont bons, qu'ils atteignent leur but, qu'ils ſont même les ſeuls qui puiſſent l'atteindre. Je ne doute pas que ſi jamais la peſte s'introduiſoit dans nos contrées [ce dont Dieu nous préſerve], la voix du Peuple ne fût en leur faveur, quelques illuſions qu'on ait pu faire ſur la perte imaginaire de la liberté, quelque averſion que puiſſent avoir les hommes pour la moindre gêne ſous l'autorité même des Gouvernemens les plus modérés.

DE LA PESTE EN GÉNÉRAL.

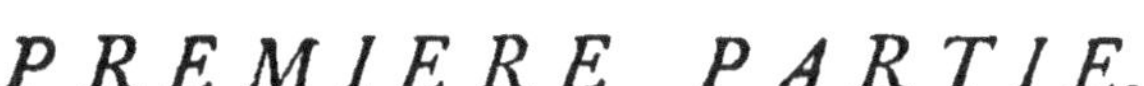

PREMIERE PARTIE.

CHAPITRE PREMIER.

De la nature & de l'origine de la Peste.

MON dessein, dans cette Dissertation, a été de publier les moyens que j'ai cru les plus propres à préserver ma Patrie de la contagion. Il n'est donc pas inutile de faire d'abord quelques recherches sur la nature de la peste, afin de mettre le Lecteur plus à portée d'apprécier le degré de solidité sur lequel ces préceptes sont fondés. Avant donc de les détailler en particulier, je commencerai par rechercher les causes dans lesquelles la peste prend sa source. J'examinerai ensuite celles qui la rendent si contagieuse.

Dès les tems les plus reculés, on regardoit la peste, ainsi que bien d'autres maladies, comme des fléaux envoyés du ciel, & dont les Dieux immortels se servoient pour punir les crimes des hommes. Aussi ne songeoient-ils qu'à appaiser leur colere : on faisoit des sacrifices, des lustrations (1).

Je sais qu'il y a bien des choses à alléguer en faveur de cette opinion. Les livres saints nous apprennent que Dieu a souvent exercé sa vengeance sur les hommes, en les affligeant de la peste. Il n'en est pas moins vrai que cette maniere de penser, puisée dans une source trop sublime peut-être, donne lieu à mille mauvais raisonnements. D'après cette idée, on néglige de faire des recherches sur les causes naturelles d'une maladie. Les hommes se persuadent qu'ils n'ont qu'à se résigner, avec soumission, aux décrets de la Providence, sans oser tenter aucun des secours auxquels le Tout-puissant a donné tant d'efficacité pour le soulagement des maux qui nous affligent (2).

Dans des siecles moins reculés, lorsque la Médecine commença à s'étayer de connoissances acquises par l'étude de l'histoire naturelle, Hippocrate s'opposa, avec vigueur, à ce préjugé, & soutint que c'étoit une erreur de reconnoître des maladies qui eussent une origine purement divine, qui vinssent immédiatement du ciel. Il assura qu'il n'en est aucune qu'on doive rapporter aux Dieux plutôt qu'une autre ; qu'elles

(1) CELS., *de Med. in præfat.*

(2) *Note du Traducteur.* * On compte le fatalisme des Turcs, au nombre des principales causes qui contribuent à perpétuer la peste à Constantinople.

en dépendent toutes également, & que chacune d'elles reconnoît des causes spéciales puisées dans la Nature même. Le soleil, le froid, ajoute-t-il, sont des choses divines, les vents de même, & il n'est pas moins essentiel pour cela qu'un Médecin soit au fait des phénomenes que leurs variations peuvent opérer sur le corps humain (1).

Ce que ce Prince de la Médecine prononce d'une maniere si générale, il l'a entendu de la peste, comme des autres maladies. On verra combien cette façon de penser est conforme aux vrais principes de la raison, lorsque nous en serons à rechercher en détail les causes de ce terrible fléau.

Pour entrer en matiere, nous commencerons par réfuter l'opinion de ceux qui prétendent que la peste ne differe d'une fievre ordinaire que par l'intensité de ses symptomes. Car, de même qu'il est évident que la petite-vérole & la rougeole constituent un genre très-distinct de maladie, à raison de quelques symptomes qui les différencient de toute autre, de même la peste est d'un tout autre genre que les autres especes de fievres. La peste a ses symptomes, qui ne lui sont pas moins essentiels que l'éruption ne l'est à la rougeole & à la petite-vérole, qui sont elles-mêmes, comme je l'ai déja dit dans ma *Préface*, des pestes d'un genre particulier.

Car, ainsi que la petite-vérole a coutume de purifier le corps, en produisant à sa superficie l'éruption des pustules, de même dans la peste, les humeurs se débarrassent du venin par des tumeurs, des parotides, des bubons, des an-

(1) *Lib. de morbo sacro, & de aëre, locis & aquis.*

thraxs, & toutes ces éruptions sont tellement propres & spéciales à la peste, que jamais elle n'existe sans être accompagnée de quelques-unes d'elles; quoique souvent, à raison de la foiblesse du malade, il succombe, avant que la Nature ait eu le tems de ménager une évacuation salutaire. Le poison mortel qui eût été chassé par ces tumeurs, se dépose sur les visceres, les ronge, & produit la gangrene.

C'est toujours une circonstance fâcheuse quand ces tumeurs dans les glandes, quand ces anthraxs ne paroissent point. De même, dans les petites-véroles d'un mauvais caractere, & dans les tempéraments délicats, lorsque l'hémorrhagie, la diarrhée, ou quelqu'autre symptome de malignité précede l'éruption, le malade meurt souvent avant qu'elle ait eu lieu.

Les Médecins François, en distinguant, dans la peste de Marseille, cinq classes de malades différentes, à raison du degré de violence de la maladie, observoient chez tous des anthraxs & des bubons, excepté chez ceux de la premiere classe, qui étoient pris avec tant de violence, qu'ils étoient enlevés au bout de quelques heures, ou au plus tard, dans le premier ou le second jour; car ils périssoient dans le premier assaut de la maladie, au milieu des oppressions, des anxiétés, des lypothimies qu'ils avoient contractées avec la contagion. La gangrene s'emparoit, en même tems, de quelques-uns des principaux visceres, comme l'ouverture des cadavres l'a fait voir (1). Cette observation des Médecins François, confirmee, d'ailleurs, par tous les Modernes qui ont écrit sur la peste, prouve

(1) *Obs. & Réfl. touchant la peste de Marseille*, p. 47 & suiv.

évidemment

évidemment qu'au lieu d'attribuer l'éruption de ces tumeurs à la violence du mal, on doit savoir qu'elles manquent, au contraire, lorsque la maladie est à son plus haut degré. Leur éruption est facile, quand la maladie est moins dangereuse, & il n'est pas sans exemple qu'elle lui ait servi de premier indice. Cela nous est assuré non-seulement par les Médecins François, mais encore par d'autres Auteurs dignes de foi. Nous sommes donc en droit de conclure que ces éruptions n'appartiennent pas moins spécialement à la peste, ne la distinguent pas moins de toute maladie que la petite-vérole & la rougeole le sont par les pustules qui leur sont particulieres; & comme il arrive, dans la peste, aux malades de la premiere classe, de même dans ces deux autres maladies, souvent la violence de la fievre enleve les malades, avant que la Nature ait pu ménager quelque évacuation.

Ce malheureux état de peste, qui ne se manifestoit par aucun indice extérieur, causa de grands désastres; car les Médecins & les Chirurgiens préposés à l'ouverture des cadavres, ne trouvant aucune marque apparente de peste, déciderent affirmativement que la maladie étoit d'un autre genre, & ils persisterent dans cette opinion, jusqu'à ce qu'un d'entr'eux eût été la victime de sa négligence, & eût entraîné avec lui la perte de la moitié de sa famille. Sa fausse sécurité l'avoit rendu trop négligent sur ses propres intérêts.

C'est cette différence qui distingue principalement la véritable peste de ces fievres malignes exquises qui ont coutume de la précéder, & qui dépendent d'une singuliere altération de l'air, qui accompagne aussi la peste, comme nous le prouverons ailleurs. Car on voit les malades échapper de ces fievres, sans qu'il paroisse aucune tumeur externe, tandis qu'il s'en joint toujours même aux plus légers assauts de la peste. De sorte que le signe pathognomonique de cette maladie manquant à ces fievres, on n'est pas fondé à conclure qu'elles n'en sont que le premier degré. Il est plus vraisemblable qu'elles ont une nature différente; qu'elles ne sont point contagieuses, & qu'elles ne sont point tellement liées avec la peste, qu'on ne les voie souvent regner sans être suivies de celle-ci.

Je ne pense pas pour cela qu'il faille traiter de peste toute fievre qui produit des tumeurs en quelque partie du corps; car, de même que toute pustule qui s'éleve à la superficie du corps, ne suffit pas pour caractériser la petite-vérole, & que toute tumeur à l'aîne ne doit pas être, sur le champ, taxée de vénérienne, de même tout anthrax n'est pas pestilentiel, & la peste n'est pas la seule fievre qui se juge par une tumeur, ou par un abcès critique qui se jette, soit sur la parotide, soit sur quelque autre glande. Ces tumeurs, lorsqu'elles accompagnent la peste, different de celles qui accompagnent les autres fievres. Car, dans le premier cas, elles se manifestent beaucoup plus promptement que dans aucun autre. Mais ce qui distingue principalement la peste de ces autres maladies, c'est qu'elle est contagieuse, au lieu que les autres ne se communiquent point, ou du moins ne le font qu'en un degré médiocre.

Je connois donc, par ce moyen, son caractere distinctif; c'est la contagion. Ceci est fondé sur les observations les plus anciennes. Thucidide s'arrête beaucoup sur cet objet, dans la description qu'il nous a faite de la peste d'Athenes (1). Lucrece, qui a emprunté quantité de choses de celle de Thucidide, donne aussi beaucoup à la contagion (2). Aristote a cru que la chose méritoit d'être proposée dans un de ses problêmes. Il demande comment il se peut faire que ceux qui approchent des malades, contractent la peste auprès d'eux ? Mais un témoignage d'un plus grand poids encore, en pareille matiere, c'est celui de Galien, qui dit positivement qu'il est très-dangereux de rester auprès des pestiférés ; car cette maladie passe facilement d'un corps dans un autre, à peu près comme la galle. La chose est si évidente, que tous les hommes ont été dans la même opinion, excepté quelques novateurs, qui ont prétendu le contraire, on ne sait trop pourquoi. Ne doit-on pas être étonné, en effet, de voir élever des doutes sur ce caractere de la peste, qui la distingue tellement de toute autre maladie, qu'il suffit qu'une personne en soit attaquée dans une maison, pour qu'elle gagne bientôt toute sa famille ? C'est un

(1) Les offices mutuels de la société servoient à communiquer la contagion. Les hommes périssoient par troupeaux, comme il arrive aux brebis. Ce fut la contagion qui causa cette énorme mortalité : soit que la crainte s'étant emparée de quelques-uns, il y en eût qui périssent abandonnés & privés de secours, soit que le malade assisté communiquât son mal à celui qui vouloit l'en guérir, & c'est ainsi que les gens de bien sur-tout furent la victime de leur humanité & de leur vertu.

(2) De la peste en ce tems tel fut l'horrible sort :
Ce mal contagieux, en sa fureur extrême,
Sut plier à ses fins jusqu'à la pitié même :
En secourant son frere, on se donnoit la mort.

LUCRET. *Lib.* VI. *v.* 1234, 1241.

de ces effets de la peſte, reconnu dans tous les ſiecles, qu'on ne peut, à ce qu'il me ſemble, révoquer en doute ; & je ne connois pas de meilleur argument pour démontrer la contagion. On dit que la petite-vérole & la rougeole ſont contagieuſes, à cauſe de cette propriété qu'ont ces maladies de paſſer d'un ſujet dans un autre. Quand elles ſe ſont une fois emparées d'une maiſon, elles y attaquent la plus grande partie de ceux qui ne les ont pas encore éprouvées, pour peu qu'ils aient un accès libre auprès du malade. Le même argument ſert à démontrer la contagion de la peſte ; & c'eſt une fauſſe opinion que celle de ceux qui prétendent que c'eſt la terreur qu'inſpire le ſpectacle de pluſieurs malades dans une maiſon, qui rend ceux qui l'habitent, plus expoſés aux impreſſions de cette maladie. S'il en étoit ainſi, les enfans qu'on ſait n'être guere ſuſceptibles de ces appréhenſions, ſeroient certainement moins ſujets à la contagion, & l'expérience prouve précisément qu'ils le ſont davantage.

Nous ne diſſimulerons pas que bien des perſonnes ont ſoigné des malades avec beaucoup d'aſſiduité, ſans contracter pour cela la contagion ; mais on ne peut tirer delà aucune objection contre notre ſentiment ; car il n'eſt pas plus difficile d'expliquer comment, grace à la bonne conſtitution de leur tempérament, il ſe trouve des gens qui n'éprouvent pas la peſte, quoiqu'ils aient été expoſés à la contagion, qu'il l'eſt de dire pourquoi d'autres conſervent la ſanté dans un air vicié & corrompu. Diemerbrœck rapporte une obſervation étonnante, qui peut jetter ici quelque lumiere. Une partie d'une famille qui demeuroit dans une ville où la peſte n'étoit point, eſt priſe de ce mal, en même tems qu'une autre portion de cette même famille, qui habitoit une ville peſtiférée, fut attaquée de la contagion; ce qui n'auroit pu avoir lieu, ſi toute communication eût été interceptée entre les ſains & les peſtiférés, ſoit qu'elle ait eu lieu par lettres, ou de quelqu'autre maniere que ce ſoit (1). Evagarius rapporte un exemple à peu près ſemblable, dans la deſcription qu'il nous a laiſſée d'une peſte, & qui lui parut fort extraordinaire (2). Chez pluſieurs de ceux qui abandonnoient les villes infectées, la peſte ſe manifeſtoit, lorſqu'ils étoient dans une autre ville dont aucun des habitants n'en étoit attaqué. Mais pour une choſe auſſi évidente, il eſt inutile de multiplier les preuves, j'en trouve une foule ſous ma main, & j'aurai occaſion de m'en ſervir dans la ſuite de cet ouvrage, quand il ſera queſtion des voies au moyen deſquelles ſe contracte la peſte. Tout ce que je peux ajouter ici, c'eſt qu'en partant de ce principe, on peut expliquer tous les phénomenes de cette maladie, & que ſans lui on n'en viendra pas à bout, ſans compter toutes les autres difficultés qu'on auroit à ſurmonter.

Nous apprenons, par-là, pour quelle raiſon, lorſque la peſte commence ſes ravages dans une ville, le nombre des malades eſt toujours moindre, & la violence des ſymptomes beaucoup plus conſidérable. Car ſi ce mal n'étoit pas l'effet de la contagion, mais qu'il fût celui de quelque cauſe externe, née & entretenue inſenſiblement dans l'endroit, on auroit dû obſerver le con-

[1] *De peſte*, c. 4, Annot. 6.

[2] *Hiſt. Eccleſiaſt.* Lib. IV, cap. 29.

traire ; non-feulement il y auroit peu de malades ; mais la maladie feroit moins fâcheufe dans les commencements, jufqu'à ce que les caufes morbifiques euffent eu le tems de fe développer, & de parvenir à leur plus haut degré de malignité. On trouve, dans le même principe, la raifon pour laquelle il arrive fouvent que, dans une ville infectée de la pefte, il y a des citoyens qui ne la contractent point, pourvu qu'ils évitent, avec foin, tout commerce avec les peftiférés. Ce fut par ce moyen qu'à Cambridge, les Colleges furent préfervés de la derniere pefte qui ravagea l'Angleterre, & qu'à Rome, en 1656 & 1657, les couvents d'hommes & de femmes y furent exempts de celle qu'on y éprouva (1). A Naples, où les maifons religieufes négligerent cette précaution, elles ne furent point exemptes de la calamité commune (2). A Rome même, la contagion ne gagna pas les prifons (3), quoique la mal-propreté de ces lieux les expofe ordinairement encore plus à toutes fortes de maladies. Pour ne pas être taxé de prolixité fur ce chapitre, je n'ajouterai plus qu'un exemple. Je ne crois pas qu'il y ait d'autre maniere d'expliquer ce qu'on obferva dans la derniere pefte de Londres. Sur la fin de 1604, elle commença dans la paroiffe de *St. Giles's in the fields*, depuis Noël jufqu'au milieu de Février, qu'elle parut s'affoupir ; elle recommença dans la même paroiffe, jufqu'au mois d'Avril ; & après une affez longue treve, elle s'éleva encore du même lieu, & fe répandit dans toute la ville.

[1] GASTALDI, *de avert. & profig. pefte*, p. 117.

[2] *Ibid.* p. 118.

[3] *Ibid.* p. 117.

Mais poursuivons. Qu'on lise, avec attention, toutes les histoires de pestes, & les descriptions que les Auteurs en donnent, on en trouvera fort peu, de celles au moins qui ont quelque exactitude, où l'on ne rencontre ces caracteres distinctifs par lesquels cette maladie différe de tous les autres genres de fievres. Je ne disconviens pas qu'il n'y ait quelque chose à alléguer en faveur de l'opinion contraire, & le fait qui lui est le plus favorable existe dans nos climats (1); mais de pareils exemples sont très-rares, & je n'en conclus pas avec moins d'assurance, que la peste est une même & seule maladie (2).

---

[1] La sueur angloise, *la suette.*

[2] *Note du Traducteur.** La plupart des Modernes ne sont pas de l'avis de notre Auteur : ils regardent la peste comme le troisieme & dernier degré d'une même maladie, dont la fievre maligne forme le second, & la fievre putride le premier. Il est certain que dans toutes, il paroît que c'est le principe vital qui est singuliérement affecté, mais d'une maniere plus ou moins effrayante, selon le degré du mal. Les causes sont les mêmes : corruption de l'air & des aliments par l'effet de la chaleur & de l'humidité.... La contagion ne forme pas le caractere distinctif de la peste; nos fievres malignes & épidémiques sont contagieuses.... Ce ne sont ni les bubons ni les anthraxs, ils sont communs aux fievres malignes... La terreur seule ne produit pas le mal, mais il y a mille exemples qui prouvent que le découragement & la pusillanimité contribuent à augmenter les dispositions morbifiques, & à rendre ceux qui les éprouvent, beaucoup plus exposés à admettre la contagion.... La fievre des camps, celle des prisons, la suette, le mal de gorge gangreneux, les fievres pestilentielles dont nos anciennes Chroniques font mention, & qui ont existées dans des tems & des lieux où l'on avoit peu ou point de commerce avec l'Afrique & le Levant, ressemblent si fort par leurs symptomes, leur violence délétere, & le traitement qui leur con-

Cette vérité une fois démontrée, je tâcherai de faire voir qu'elle a toujours le même berceau, & qu'elle vient ordinairement d'Afrique, d'où nous sont venues déja deux autres maladies contagieuses, la petite-vérole & la rougeole. On voit naître par-tout les maladies épidémiques les plus meurtrieres, comme celles qui tirent leur origine des prisons, des camps, des villes assiégées. C'est dans le sens le plus étendu que les différens Auteurs les ont appellées *pestilentielles*. Mais la véritable peste, distinguée par ses symptomes essentiels, dont nous avons donné la description, & qui court d'un pays à un autre, vient d'Afrique, comme j'espere en fournir la preuve; elle naît & se fomente en Egypte ou en Ethiopie, & le commerce de ces pays avec les autres climats en établit la contagion.

Pline observe que la peste est toujours apportée des parties méridionales. Par ce dernier mot, & selon la façon de parler ordinaire, c'est l'Europe qu'il veut désigner (1). Les monuments les plus authentiques que fournit l'histoire, sur cette maladie, prouvent que dans tous les tems où elle s'est fait sentir, elle a toujours pris naissance en Afrique. Thucidide (2), dans son admirable

vient, à la peste proprement dite, qu'on croiroit que cette controverse n'est qu'une dispute de mots : en effet, la question se réduit à savoir si le nom de *peste* ne convient qu'à cette maladie qui nous est apportée du Levant par le commerce, & s'il faut donner seulement le nom de *fievres pestilentielles* à toutes les autres qui ont pris naissance dans nos climats: mais il est évident que le degré de violence & la diversité du lieu où ces maladies naissent, en constituent la différence la plus essentielle.

(1) *Hist. Nat.* Lib. VII.

(2) *Hist.* Lib. 2.

description de la fameuse peste d'Athenes, dit qu'elle avoit commencé dans la haute Ethiopie, delà, passé en Egypte, & qu'après s'être répandue dans la Perse, elle avoit fini par ravager la Grece.

Il n'est fait mention dans l'histoire ancienne, d'aucune peste dont le caractere ait été aussi terrible, que de celle qui se répandit dans l'univers en 543, sous l'empire de Justinien. La description qu'en fait Evagarius (1) est très-exacte; mais celle de Procope (2) est plus savante encore; & l'un & l'autre ont observé que sa premiere origine venoit d'Ethiopie ou d'Egypte.

Ces témoignages des Auteurs ont la plus grande conformité avec ce que nous rapportent les voyageurs & les commerçants qui ont été en Turquie. Ils assurent tous, en général, que la peste qui ravage fréquemment ces régions, y est presque toujours amenée des rivages de l'Afrique, en sorte qu'à Smyrne, & dans les ports de ces climats, on reconnoît le vaisseau même qui a apporté le mal. Et dans ces derniers tems, où nous avons eu avec la Turquie un commerce plus constant, toutes les pestes qui ont attaqué notre Europe, n'ont pas reconnu d'autres sources.

La derniere qui a eu lieu en France, venoit évidemment de Turquie, comme je le prouverai bientôt. De même, celle qui parut en 1709, d'abord à Dantzick, ensuite à Hambourg, à Copenhague, & qui se répandit dans toutes les villes du nord, avoit commencé à Constantinople, & s'étoit frayé une route par la Pologne. Celle qui a,

(1) *Hist. Ecclesiast.* Lib. IV, cap. 29.

(2) *De bello Persico*, Lib. 2, cap. 22.

en dernier lieu, affligé Londres, avoit, si l'on en doit croire le Docteur Hodges, la même origine : elle venoit de Hollande ; mais elle avoit été apportée de Turquie dans des balles de coton (1).

La plus grande mortalité qu'on ait observée, dans ces derniers tems, fut au milieu du XIVe. siecle. La peste allant d'un pays en un autre, en 1346 [2], parcourut l'Egypte, la Turquie, la Grece, la Syrie & les Indes orientales ; elle y exerçoit sa plus grande fureur, lorsqu'en 1347, quelques vaisseaux d'Orient la transporterent en Sicile, à Pise, à Gênes. En 1348, elle fit irruption dans la Savoie, la Provence, le Dauphiné, la Catalogne & la Castille. L'année suivante, elle se fit sentir dans la Grande-Bretagne, en Ecosse, en Irlande & en Flandres. A la fin de l'année, elle attaqua l'Allemagne, la Hongrie, le Danemarck ; & dans les lieux qu'elle visita, elle fit, dit-on, un tel ravage, qu'elle n'y laissa pas la moitié des habitans [3]. Comme l'Afrique éprouva aussi alors sa part de cette calamité, je ne doute pas qu'elle n'y eût pris naissance, plutôt que chez les Chinois. Ce dernier sentiment cependant est celui du D. Villani, qui le rapporte dans l'histoire de ces tems-là, sur l'autorité des Navigateurs Génois, qui prétendoient avoir observé à la Chine un globe de feu considérable, d'où ce fléau tiroit son origine, soit que ce météore eût fait éruption du sein de la terre, ou qu'il fût tombé du ciel [4]. Mais un pareil récit tient tellement du prodige, que je ne crois pas

(1) *Voy.* HODGES, *de Peste.*

(2) Voy. *Istorie di Matheo Villani*, Lib. 1, c. 2.

(3) VILLANI, *loc. citat.*

(4) MEZERAI, *Histoire de France*, Tom. I, p. 198.

qu'on y doive ajouter grande foi, d'autant plus qu'on ne connoît aucun autre exemple de peste qui soit venue de ces climats.

Ce qu'il est important de remarquer ici, c'est que les différentes Nations de l'Europe ont été plus ou moins affligées de la peste, en raison du plus ou moins grand commerce qu'elles ont eu avec l'Afrique, ou avec ces parties de l'Orient qui ont plus de communication avec elle. Cette observation sert à résoudre le problême qui consiste à demander pourquoi la population, autrefois si considérable parmi les Nations septentrionales, a si fort diminué de nos jours? C'est que dans ces tems reculés, elles n'avoient aucun commerce avec l'Afrique, & qu'elles étoient moins exposées à la peste qui naît de cette communication (1).

La Ville de Marseille, fondée par une colonie de Phocéens, a toujours été célebre par son commerce & par les grands voyages que ses habitants ont entrepris sur les côtes méridionales de l'Afrique; aussi dans tous les tems a-t-elle été fort sujette à la peste (2).

Un Auteur François, dans l'histoire qu'il a publiée de la derniere peste de Marseille (3),

(1) *Note du Traducteur.* Plût au Ciel que cette cause, assignée par notre Auteur, fût la seule dont on eût à redouter l'influence! Il y en a un si grand nombre d'autres, tant morales que physiques, qui concourent à diminuer la population en Europe, que je suis très-persuadé qu'une visite de la véritable peste d'Afrique, faite tous les vingt ans dans nos climats, seroit incomparablement moins funeste.

(2) HUET, *Histoire du commerce des Anciens.*

(3) *Relation de ce qui s'est passé à Marseille durant la derniere peste.*

en rappelle vingt autres qui y ont été observées, quoique cette Ville ait une situation très-agréable, & une exposition plus salubre, peut-être, qu'aucune autre Ville de France, & qu'elle soit moins sujette aux épidémies ordinaires. Quand l'histoire n'en feroit pas mention, on auroit une preuve de ces pestes précédentes dans l'ancienne pratique employée par ce Peuple, pour chasser la peste (1). C'étoit un usage adopté parmi eux de prendre un pauvre de la Ville qui s'offroit de plein gré. Il étoit nourri, pendant un an, aux dépens du Public, avec la plus grande délicatesse & la plus grande somptuosité. L'année révolue, on lui faisoit faire le tour de la Ville, revêtu d'habits sacrés, & entouré de fleurs; on le chargeoit d'imprécations, afin que tous les malheurs dont les citoyens étoient menacés, pussent retomber sur sa tête; après quoi, on le précipitoit dans la mer (2).

On trouve dans l'histoire de Procope, que j'ai déja citée, la preuve de l'efficacité que j'ai attribuée au commerce pour la propagation de la peste. Car il observe que c'est toujours des Villes

(1) Voy. *Serv. Comm. in Virgil. Æneid.* Lib. 3, v. 37.

[2] C'étoit une sorte de sacrifice expiatoire semblable à celui du bouc émissaire des Hébreux. *Levitic.* XVI. Les malheureux qu'on dévouoit ainsi, étoient appellés Καθάρματα, *purgationes*, expiations. *V.* ARISTOPH. *in Plut.* v. 454, *& in equit.* v. 1133, *& Scholiast. ibid.* Suidas ajoute que lorsqu'on jettoit à l'eau ceux qui avoient été ainsi dévoués, on prononçoit ces paroles : *Sois notre victime d'expiation*; & je remarquerai, en passant, que St. Paul, dans la premiere *Epître aux Corinthiens*, ch. IV, v. 13, parlant de lui-même, dit : » Nous avons été pris pour les victimes de la société, & dignes d'être exceptés du nombre des hommes, pour servir d'expiation aux péchés du genre-humain «.

maritimes qu'elle se communique dans l'intérieur des Provinces, & on le voit assez par expérience.

Ce mal étant seul de son espece, & naissant toujours en Afrique, comme nous venons de le dire, il nous reste à chercher la raison pour laquelle il prend son origine & son accroissement dans cette région seule, & jamais dans aucune autre. Examinons attentivement ce qui n'est propre qu'à ce pays; nous y trouverons nécessairement les causes qui produisent ce fléau. Je vais donc rapporter en abrégé ce que nous savons du Caire & de l'Ethiopie, qui sont les deux magasins de peste les plus fameux. Tous les Voyageurs s'accordent à dire que, de toute l'Afrique, ces lieux sont les plus sujets à être dévastés par ce fléau.

Le Caire est très-peuplé. Les habitants sont pâles, misérables & défaits. Les villages sont étroits & resserrés. La Ville est située dans une plaine sablonneuse, au déclin d'une montagne qui la préserve des vents, & l'expose aux ardeurs brûlantes du Soleil. Elle est traversée par un grand canal qui reçoit ses eaux des débordements du Nil, & qui se desseche, lorsqu'elles se retirent. Le Peuple jette dans ce canal toutes sortes d'immondices, des animaux crevés, d'où résulte un limon d'une puanteur extraordinaire, & très-nuisible à la santé (1). Aussi la peste s'y fait sentir régulièrement chaque année, & ses ravages ne cessent que quand l'eau du Nil, remplissant le canal, entraîne avec elle le limon, les cadavres des animaux, & toutes les ordures qu'il contenoit, & que les vents froids qui vien-

[1] LE BRUN, *Voyage au Levant*, ch. 38.

nent à ſouffler, contribuent auſſi à rendre l'air plus pur.

Cette quantité monſtrueuſe de ſauterelles qui ravagent les fruits de la terre en Ethiopie, & qui y ont plus d'une fois amené la famine, eſt encore un nouveau ſujet de calamité pour ces climats, ~~parce que ſi les vents entraînent leurs cadavres dans la mer, ils ſont propres à exciter~~ la peſte (1). Car ce qui contribue à fomenter, & à accroître la putréfaction, c'eſt la grande intempérie de l'atmoſphere qui regne dans ces climats, où, dans une ſeule ſaiſon de l'année, on éprouve quatre mois de pluies continuelles (2). On a obſervé que la peſte s'y manifeſte plus fréquemment, lorſqu'il y a eu beaucoup de pluies pendant les chaleurs de Juillet & d'Août (3), lorſque la terre eſt, comme dit Lucrece, frappée à contre-tems de pluies & de chaleurs ſimultanées (4).

Si nous comparons ces effets de l'intempérie des ſaiſons dans les climats brûlants de l'Ethiopie, avec ce que les Médecins Arabes ont dit de la peſte (5), qu'elle prend ſa ſource dans les vapeurs qui s'élevent de la terre humectée, lorſque la chaleur & le ſilence des vents les favoriſent, nous ſaiſirons facilement la véritable cauſe de ce mal. En rapprochant ces obſervations les unes des autres, on peut conclure que la peſte naît de la putréfaction qui exiſte conſ-

[1] *Voy.* LUDOLF. *Hiſt. Æthiop.* Lib. 1, cap. 13. & D. AUGUSTINUS, Lib. 3, *de civitate Dei.*

[2] *Voy.* LUDOLF, *Ibid.* Lib. 1, cap. 5. & *Comment.*

[3] JOANN. LEO. *Hiſt. Afric.* Lib. 1.

[4] *Lib.* VI, *v.* 1160.

[5] RHAS. & AVICENN.

tamment dans ces climats, ſur-tout s'il ſurvient dans l'atmoſphere quelque altération propre à la porter à ſon plus haut degré, & que cette putréfaction naiſſe du Regne animal.

Il eſt évident que les corps de tous les animaux peuvent ſe convertir en une matiere propre à produire cette calamité. C'eſt ce qu'on voit arriver tous les jours dans ceux qui ſont attaqués de la peſte; leurs humeurs peuvent s'altérer au point de communiquer l'infection à d'autres. Il eſt aſſez vraiſemblable que les molécules volatiles qui abondent dans le corps des animaux, peuvent, par l'effet de la corrruption de l'air, telle qu'elle peut avoir lieu en Ethiopie dans les très-grandes chaleurs, ſe convertir, au moyen de la putréfaction, en une matiere analogue au miaſme peſtilentiel. Car dans nos régions, où nous jouiſſons d'un ciel beaucoup plus tempéré, elles acquiérent quelquefois un tel degré d'acrimonie, qu'il n'eſt aucune ſubſtance à laquelle la putréfaction en puiſſe communiquer un pareil : auſſi en exhale-t-il une émanation qui eſt on ne peut pas plus préjudiciable à ceux qui ſe trouvent compris dans la ſphere de leur influence. C'eſt ce qu'on voit dans ces humeurs déléteres & vénéneuſes qui ſe forment dans les cadavres qui pourriſſent. J'en ai rapporté un exemple très-frappant (1), & l'on en pourroit citer beaucoup d'autres, s'il étoit néceſſaire. Les hydropiques, & ceux qui ont des tumeurs cancereuſes, en fourniroient. Nous voyons même, dans nos climats ſeptentrionaux, des effets terribles de la pourriture animale, dans ces fievres qui attaquent les hommes raſ-

[1] *Eſſais ſur les poiſons.*

ſemblés dans les camps, dans les places aſſiégées, dans les priſons, quoique le degré de malignité qui les accompagne, ne ſoit pas, à beaucoup près, auſſi violent que celui de la peſte.

Dès les tems les plus reculés, on a tellement ſenti combien la putréfaction des cadavres eſt propre à produire la peſte, que les anciens Egyptiens ne rendoient un culte divin à l'oiſeau Ibis, qu'à raiſon de l'important ſervice qu'il rendoit, en enlevant & mangeant la plus grande partie des ſerpents qui y abondent; car on avoit obſervé que la putréfaction de leurs cadavres ne cauſoit pas moins d'accidents, après leur mort, que leur morſure n'en avoit cauſé durant leur vie (1).

Mais il n'eſt aucun genre de putréfaction qui, ſous le ciel tempéré dont nous jouiſſons en Europe, puiſſe acquérir l'efficacité requiſe pour produire la peſte; & nous apprenons, de l'obſervation conſtante des Médecins Arabes, qu'il faut, même dans les climats les plus brûlants, une certaine intempérie de l'air, ſoit pour procurer à ces ſubſtances nuiſibles une telle efficacité de corruption, ſoit pour diſpoſer davantage les corps à contracter la malignité qui en émane. L'une & l'autre de ces diſpoſitions doit être due principalement aux qualités de l'air dont nous avons fait mention, pourvu qu'elles agiſſent de concert, & pendant un certain tems.

Tout ce que nous venons de dire ici ſur l'ori-

[1] Cicéron, *de Nat. deor.* Lib. 1, §. 36, dit, en parlant de ces oiſeaux, qu'ils détournent la peſte de l'Egypte, en tuant & conſumant les ſerpents que le vent d'Afrique apporte des déſerts de la Lybie; ce qui fait que ces reptiles ne peuvent nuire, ni par leur morſure durant leur vie, ni par la puanteur qu'ils exhalent après leur mort.

gine

gine de la peste, est si évident, que je ne peux concevoir comment il se trouve des Auteurs qui rejettent absolument ces causes, & qui aiment mieux recourir à des qualités occultes, à la malignité de certains aspects des astres, à des émanations minérales d'arsenic, de bitume, & à d'autres idées qui n'ont de fondement que dans l'imagination qui les enfante.

Mon dessein cependant, n'est pas que ce que je dis ici, soit pris tellement à la lettre, qu'on me soupçonnât de vouloir exclure des causes de la peste les autres altérations auxquelles l'air peut être sujet. Il en est de moins évidentes que sa chaleur & son humidité; & lorsque celles-ci ont produit le mal, les autres peuvent très-bien contribuer à le rendre plus efficace. Je suis persuadé que cela arrive quelquefois ainsi. C'est ce qu'on observe parmi nous dans une autre maladie contagieuse, dans la petite-vérole, qui se propage ordinairement, & exerce ses ravages avec bien plus de violence, quand l'humidité se joint à la chaleur de l'air, mais qui souvent n'est pas moins funeste dans la constitution contraire, dans un hiver sec & froid. Mais produire une maladie, ou, lorsqu'elle est produite, lui ajouter des forces, sont deux choses très-différentes. Quoiqu'on ne puisse désavouer qu'il n'y ait dans l'air quelque chose de caché propre à favoriser la premiere éruption de la maladie, les Auteurs qui osent déterminer la nature spécifique de ces altérations, n'en sont pas moins repréhensibles, parce que nous n'avons aucun moyen de les connoître : car elles ne produiduisent à nos sens aucun indice direct qui puisse servir à les caractériser; & leurs effets, en ajoutant à l'efficacité de la peste, n'insinuent rien à l'esprit qui ſoit capable de l'inſtruire ſur leur nature ſpécifique.

Voici tout ce que nous ſavons de précis : la peſte, quelle que ſoit ſa cauſe, eſt de nature, lorſqu'elle eſt admiſe dans le corps humain, à altérer le ſang, de maniere que toutes les humeurs contractent une qualité corroſive, dont l'effet eſt, ou de détruire tout l'intérieur par l'inflammation & la gangrene, ou de produire, à l'extérieur, des bubons & des anthraxs, d'où ſort, par la ſuppuration, une matiere propre à propager la maladie. Nous allons voir dans le Chapitre ſuivant, de quelle maniere ſe fait cette propagation.

CHAPITRE II.

Des cauſes qui répandent la Peſte.

NOus nous ſommes juſqu'ici arrêtés ~~un peu plus long-tems~~ à rechercher l'origine de la peſte, afin de prévenir toutes les objections qu'on pourroit faire contre l'influence des cauſes qui paroiſſent la favoriſer, & contribuer à la répandre dans nos climats. C'eſt la contagion ~~qui eſt la principale~~. Ceux qui ont peine à comprendre l'efficacité de l'infection, qui ne peuvent imaginer la ſubtilité & l'extrême ténuité qui rend le miaſme contagieux ſi ſuſceptible de paſſer d'un ſujet dans un autre, ont coutume d'attribuer l'éruption de cette maladie à quelque qualité maligne de l'air, qu'ils ſuppoſent née dans le lieu où elle ſe manifeſte : d'autres, fortement perſuadés, ſur les raiſons les plus ſolides, que la peſte eſt d'une nature contagieuſe, ont abſolument nié l'influence de l'air ſur la propagation de cette maladie. L'un & l'autre de ces objets méritent reſpectivement qu'on les peſe, & qu'on les examine : d'un côté, la contagion innée & ſpéciale à cette maladie ; de l'autre, la force que l'intempérie de l'air ajoute à la contagion. Mon deſſein, dans ce Chapitre, eſt d'aſſigner les bornes de l'une & de l'autre de ces cauſes, & de rapporter à chacune les effets qui lui ſont dûs.

Pour y parvenir, je rappellerai à trois chefs principaux les cauſes propres à répandre la peſte ; ſavoir, la communication avec les malades, le tranſport des meubles infectés, & la corruption de l'air.

Il y a plusieurs maladies qui se communiquent; mais elles ne le font pas toutes de même. L'hydrophobie se contracte au moyen du mêlange de l'humeur vénéneuse de l'animal enragé, avec le sang de celui qui ne l'est pas, soit que ce mêlange se fasse au moyen de la morsure, soit de toute autre maniere. La gale se gagne par le seul contact. La maladie vénérienne, pour se propager, exige une fréquentation plus intime. La rougeole, la petite-vérole & la peste, se communiquent, pour peu qu'on approche de ceux qui en sont infectés. Dans ces trois dernieres maladies, il suffit, pour être exposé à la contagion, d'habiter sous le même toît, ou d'avoir quelque commerce avec les malades.

Nous avons dit dans la *Préface*, qu'on avoit communiqué la peste à des chiens, en insinuant dans leurs veines de la bile, du sang ou de l'urine de pestiférés. Ces expériences prouvent que dans cette maladie, toute la masse des humeurs est viciée, & portée au plus haut point de putréfaction. Il n'est donc pas difficile de comprendre comment il peut se faire que toutes les liqueurs, étant ainsi dégénérées, corrompent l'atmosphere par leurs émanations pernicieuses. Cela doit avoir lieu bien plus spécialement encore, quand les humeurs sont dans leur plus grande fermentation; c'est-à-dire, lorsque la fievre est à son plus haut degré; car on a observé de tout tems que les liqueurs, dans le moment où elles fermentent, tendent, par l'effet du mouvement intestin qui les agite, à faire évaporer une grande quantité de leurs parties les plus subtiles: ces molécules se portent en plus grande abondance sur les glandes du corps où il se fait des secrétions plus copieuses, & dont la quantité peut augmenter facilement. Telles ſont les glandes qui ſe déchargent dans la bouche; telles ſont celles de la peau; ce ſont elles qui communiquent à l'air une plus grande quantité de particules contagieuſes, qui venant à paſſer dans le corps de l'homme ſain, agiſſent à la maniere des ferments ordinaires, & produiſent dans ſes humeurs les mêmes mouvements tumultueux qui ſe paſſoient dans celles du peſtiféré.

Ces émanations s'introduiſent dans le corps de deux manieres, ou par la reſpiration, ou par les pores de la peau, mais ſur-tout par cette derniere voie.

L'air que nous reſpirons communique quelque choſe de particulier au ſang. Je regarde cela comme très-certain.

Ce qui le démontre, c'eſt que le même air ne peut long-tems ſuffire aux uſages de la reſpiration, quoiqu'il puiſſe encore enfler le poumon, & faire circuler le ſang. Ce que m'a rapporté le ſavant Halley, confirme encore cette vérité. S'étant enfoncé ſous l'eau à une certaine profondeur, dans ſa machine à plongeurs, il s'apperçut que dans cet air, beaucoup plus denſe que celui auquel nous ſommes habitués, il reſpiroit plus rarement que ſur terre; ce qui prouve, d'une maniere aſſez vraiſemblable, que le principal avantage de la reſpiration eſt de porter dans le ſang quelques parties ſubtiles; car le poumon admettant à la fois une plus grande quantité d'air, admettoit auſſi un plus grand nombre de ces molécules ſubtiles, & conſéquemment il n'étoit pas beſoin, pour entretenir la vie, d'une reſpiration ſi fréquente.

Quant aux pores de la peau, on ſait qu'il en émane continuellement une très-grande quantité d'humeurs, sous le nom de *sueur* & de *transpiration*. N'est-il pas vraisemblable que les mêmes ouvertures servent à livrer passage aux atomes les plus subtils, qui pénetrent ainsi jusqu'à l'intérieur de nos corps ? La chose se démontre par l'effet des onguents & des bains chauds : leur efficacité n'est due qu'à l'admission de leurs parties les plus déliées qui passent ainsi dans le sang.

On s'imagine communément que c'est le sang seul qui contracte le danger de ces émanations pernicieuses ; mais je crois qu'il y a dans le corps un autre fluide qui, dans les maladies, est affecté au moins aussi vivement ; je veux dire le fluide nerveux, les esprits animaux ; car ce liquide étant le principal agent de tous nos mouvements & de toutes nos sensations, contribuant, autant qu'il le fait, aux secrétions & à la circulation du sang, ne peut guere éprouver d'altérations considérables, sans qu'il en résulte de grands troubles dans l'économie animale ; car il n'est guere possible que toute la masse du sang contracte un si énorme degré de corruption, en aussi peu de tems qu'en mettent à se manifester les symptomes les plus fâcheux. Ceux des pestiférés de Marseille qui formerent la premiere classe, étoient presque tous des Crocheteurs qui avoient été employés à porter & à serrer des hardes infectées de la contagion dans le Lazaret de Marseille : ils succomberent à la premiere attaque du mal, presqu'en s'appercevant qu'ils étoient malades ; le frisson, le tremblement, la cardialgie s'emparoient d'eux : ils étoient pris de vomissements, de vertiges, de pesanteurs de tête, de langueurs, d'anxiétés universelles : leur pouls devenoit petit & inégal, & ils périssoient au bout de quelques heures.

Des effets aussi prompts & aussi terribles sont nécessairement dûs à quelques corpuscules d'une activité extraordinaire, qui venant à se mêler à un fluide très-subtil, en alterent les propriétés. Ce fluide tres-subtil, c'est le liquide nerveux.

De quelle maniere spéciale peut-il être ainsi altéré ? C'est ce que nous n'entreprendrons pas d'examiner dans un plus grand détail. Il est un voile qui couvre à nos yeux les loix par lesquelles cet univers est gouverné ; celles en vertu desquelles s'attirent ou se repoussent mutuellement les divers corps qui nous environnent ; la raison pour laquelle les différentes molécules de matiere subtile cherchent à se rapprocher ; pourquoi elles agissent avec tant d'activité les unes sur les autres, sur-tout dans le corps animal, dont la structure est si délicate, & qui, de tous les ouvrages de l'Auteur de la Nature, est peut-être le plus compliqué. Mais n'est-il pas permis de proposer là-dessus quelques conjectures. Notre grand Newton, dont les découvertes admirables surpassent la portée des esprits les plus relevés, reconnoît dans l'univers un fluide subtil, très-élastique, répandu par-tout, & dont la force & l'efficacité sont très-considérables. Il lui attribue la réfraction & la réflexion des rayons de la lumiere ; ce sont les vibrations de cette matiere qui communiquent la chaleur aux corps ; & celle-ci, en les parcourant, produit beaucoup d'effets, dont la plupart dépendent de cette action réciproque.

Maintenant, il est très-probable que les esprits animaux sont une liqueur subtile secernée dans le cerveau, & destinée à être portée dans les nerfs.

Il n'est pas moins vraisemblable qu'il est de la

nature de ce fluide de conſerver, ſous le même volume, une quantité conſidérable de cette liqueur élaſtique; ce qui lui communique une très-grande force pour agir, une très-grande efficacité. Cette liqueur eſt ſuſceptible des plus grandes altérations, par l'approximation ou le mêlange de quelques autres corps que ce ſoit, parce qu'ils ſont toujours d'une nature très-différente de la ſienne. C'eſt ainſi que nous voyons du mêlange de divers eſprits chymiques naître une très-grande fermentation, & réſulter un compoſé abſolument différent des premiers.

Si une fois donc on reconnoît dans ces émanations volatiles qui ſortent du corps des peſtiférés, le degré de chaleur, & les autres qualités qu'on remarque dans les humeurs d'où elles dérivent, on comprend facilement de quelle maniere, admiſes dans le fluide nerveux d'un homme ſain, elles le troubleront au point de lui communiquer ſes qualités nuiſibles, & de le rendre impropre aux uſages de l'économie animale: mais nous nous occuperons plus amplement ailleurs de cet objet.

Voilà une des cauſes qui ſervent à étendre & à propager la peſte une fois déclarée. Mais il en eſt une d'un autre genre, dont j'ai déja fait mention, & qui y contribue encore plus. Ce ſont les meubles qu'on apporte d'un lieu infecté. La premiere agit d'homme à homme, porte l'infection d'une maiſon à une autre, peut-être d'une ville à une autre ville, ſi elles ne ſont pas bien éloignées. Mais celle-ci tranſporte la contagion aux régions les plus éloignées. Delà les frayeurs des Européens qui s'adonnent au commerce; delà s'eſt introduite la précaution de faire obſerver la quarantaine, pour éviter les accidents. Cette méthode, généralement admise, démontre qu'il est possible que la contagion soit amenée avec des marchandises ; & l'on ne se persuadera pas aisément qu'il y eût, à cet égard, un accord aussi général, si cette coutume n'étoit fondée sur les raisons les plus essentielles.

On ne manque pas d'exemples qui prouvent plus précisément encore que la peste a été apportée avec différentes marchandises, des lieux qui en étoient infectés. Je ferai mention de plusieurs dans le cours de cet Ouvrage ; mais je n'en citerai que trois pour le présent. Le premier, sera celui de la peste introduite à Rome, en 1656. Il est constant qu'elle vint de Naples, dans différentes marchandises, & dans des hardes, & qu'elle se déclara d'abord au Port Neptuno. Delà elle passa au Château de St. Laurent, où elle resta quelque tems, avant de faire son entrée à Rome (1). Ce qu'on raconte de l'invasion de la peste à Marseille, nous fournit le second exemple. Ces relations méritent qu'on y ajoute foi, ayant été rédigées avec la plus grande exactitude (2). Il est certain, d'après elles, que ce fléau fut amené du Levant dans des marchandises infectées ; car celui qui mourut le premier, étoit un des associés du vaisseau sur lequel étoient venues ces marchandises. Ceux qui avoient été commis à la garde de la quarantaine, pour ces effets, furent des premiers attaqués, & celui qui périt après eux, fut le Chirurgien nommé par le Magistrat pour l'examen de leurs cadavres.

Si l'on veut considérer tout ceci attentivement & sans préjugé, il y en a plus qu'il n'en faut,

---

[1] GUASTALDI, *de Peste*, p. 116.
[2] *Journal de ce qui s'est passé à Marseille.*

pour ne plus laisser de doutes à ceux qui croient que les marchandises ne peuvent communiquer la contagion : la chose est d'une évidence à ôter tout scrupule à cet égard. Car peut-être, avant l'arrivée de ces marchandises, avoit-on éprouvé à Marseille quelque fievre maligne, à laquelle on aura donné le nom de *pestilentielle* ; mais aucune n'aura vraiment mérité celui de peste, comme je l'ai déja démontré. Au contraire, il faut bien distinguer la véritable peste d'avec ces maladies, si l'on veut éviter l'erreur dans les raisonnements qu'on peut faire à ce sujet.

Peut-être, comme je disois, s'étoit-il élevé à Marseille quelque fievre maligne, avant que ces marchandises y eussent été débarquées. Peut-être alléguera-t-on un ou deux exemples de fievres accompagnées de quelque éruption, qui leur aura donné plus de ressemblance avec la peste. C'est ce que j'ai eu lieu d'observer à Londres. Mais on ne peut pas dire qu'il eût paru, avant ce tems, rien d'analogue à la véritable peste ; car il s'écoula six semaines entieres, depuis le jour que ces matelots s'étant mis au lit, avoient effrayé tout le monde sur les dangers de la peste ; il s'écoula, dis-je, six semaines, jusqu'à ce que le Magistrat fût averti de la mort de quelqu'un enlevé par cette maladie. Il me paroît inoui que dans un tems chaud, sur-tout, la peste ait accordé une si longue treve.

Celle qui a fait, cette année, de si énormes ravages à Messine, me fournit le troisieme exemple de ce genre. La relation autorisée & publiée à Londres, fait foi qu'un bâtiment génois, venant d'orient, aborda à Messine (1). Comme on

---

[1] Voy. *The London Gazette*, Jul. 23, 1743.

apprit qu'un des matelots, pour avoir fouillé dans des mannequins pleins de toiles de coton, qu'il avoit achetées à Patrass, dans le Péloponnese, où la fievre regnoit alors, en étoit mort dans la traversée, on eut grand soin de prescrire la quarantaine à tout ce qui composoit cet équipage. Mais, pendant ce tems-là, les balles de coton furent introduites clandestinement. Le pilote & quelques matelots périrent de la peste en trois jours; ce qui engagea à brûler le vaisseau. On cacha, pendant quelque tems, les toiles qui avoient été recélées; mais peu après, elles furent exposées en vente. Dès-lors, la maladie se déclara dans le quartier de la ville où elle s'étoit faite, & la contagion se répandit bientôt dans tous les autres.

Je ne crois pas hors de propos, pour confirmer les exemples que je viens de citer, de rapporter ici les effets que produisent les divers meubles dans la propagation de la petite-vérole: j'en tiens la relation d'un homme dont le témoignage ne peut être révoqué en doute. Cette maladie est souvent portée, comme une peste, de nos régions, jusqu'aux Indes orientales & occidentales: elle a même une fois passé des Indes orientales jusqu'au Cap de Bonne-Espérance, de la maniere que je vais le dire. En 1718, on y vit arriver un vaisseau parti des Indes orientales: trois enfants étoient morts de la petite-vérole dans la traversée. On renferme dans un coffre les linges sales qui avoient été à leur usage. Dès que le vaisseau a abordé, on les en tire, & on les donne à laver à des blanchisseuses du pays. A peine y ont-elles touché, qu'elles sont prises de la petite-vérole, qui se répand bientôt à plusieurs milles, & fait un tel ravage, qu'elle enleve la majeure partie des habitants.

Il y a bien des Auteurs à qui il a paru impossible de concevoir comment les germes de contagion peuvent être apportés avec des marchandises. Ils ont eu recours, pour expliquer la contagion, à des insectes, dont ils ont supposé que les œufs transportés d'un pays infecté, & éclos dans un autre, pouvoient, dans ce dernier, produire la maladie. Mais comme cette supposition n'est établie sur aucune observation, je ne crois pas qu'il soit à propos de s'en occuper; d'autant plus que si l'on est en droit de présumer, d'après nos conjectures, que la matiere de la contagion soit une substance active née de la putréfaction animale, il n'est pas bien difficile de concevoir comment elle peut se conserver dans les pores de ces corps lâches, sur-tout si elle y est pressée & ramassée en une certaine quantité.

Personne n'ignore combien de tems les aromates conservent leur odeur, quand on les laisse dans leurs propres enveloppes; & il faut faire attention que ceux dont elle est le plus marquée, comme le musc, la civette, sont des sucs tirés du regne animal, ainsi que la matiere dont nous parlons. Les substances qui conservent le plus long-tems l'odeur que ces aromates leur ont communiquée, sont aussi les plus propres à contracter & à propager la contagion, comme la peau des animaux, la plume, la soie, les poils, la laine, le coton, le lin, qui sont la plupart tirés du regne animal.

Il n'est rien de plus propre à donner une idée précise de l'infection que les émanations des corps odoriférants. Il en est qui communiquent promptement au fluide animal une vigueur étonnante ; d'autres les dépriment, & operent une prostration de forces. Ne peut-on pas en conclure, avec raison, que les molécules actives émanées de ces substances, n'agissent pas d'une autre maniere que les corpuscules pestilentiels, & que la contagion n'est autre chose que l'efficacité déterminée d'une substance volatile & nuisible que nous contractons par l'odorat ?

Nous avions assigné, pour la troisieme cause de la propagation du mal, le vice de l'atmosphere. Quelque bonne que soit la constitution de l'air, la maladie peut passer d'un corps malade à un corps sain. C'est ainsi que la peste gagne tous les passagers qui se trouvent dans un vaisseau, quoique le vent les ait jettés dans un air bien différent de celui d'où elle tire son origine. On en a un exemple bien mémorable dans la peste qui courut à Gênes en 1656. Onze personnes, pour éviter la contagion, s'embarquent sur une felouque, à dessein de gagner les côtes de Provence. A-peine ont-ils mis à la voile, qu'un d'eux meurt de la peste, & la communique à ses compagnons, qui y succombent les uns apres les autres. Comme on ne voulut leur laisser prendre terre en aucun endroit, ils furent obligés de rebrousser chemin, & quand la felouque fut de retour à Gênes, il n'y restoit plus qu'un seul homme. Il est vrai que quand l'air est bon, communément la contagion ne gagne pas (1), & que les molécules propres à l'étendre, sont bientôt dispersées & anéanties : mais aussi, quand il est vicié, les particules contagieuses, mêlées à celles qui sont le produit

[1] Toulon, *Traité de la peste.*

de la corruption locale, forment un tout d'une nature plus tenace & plus maligne encore ; la matiere de la contagion prend de nouvelles forces, & elle peut agir à une distance plus considérable du corps dont elle émane.

En général, l'Eté paroît beaucoup plus propre à fomenter & à étendre la contagion. C'est une chose qui ne paroîtra pas douteuse, si l'on fait attention qu'il n'est pas d'émanation qui ne se répande beaucoup plus, lorsque l'atmosphere a un certain degré de chaleur, que lorsque l'air est froid (1) ; mais dès que la mal-propreté, les grandes chaleurs & le silence des vents concourront, il n'est pas douteux que ces circonstances réunies, ne puissent servir à étendre la peste, dans quelque pays que ce soit, puisqu'elles suffisent dans d'autres pour lui donner naissance.

Hippocrate (2), en décrivant la fievre pesti-

---

[1] *Note du Traducteur.* * Notre Auteur veut parler d'un degré de chaleur modéré & humide ; car dans un tems très-chaud & très-sec, le sens de l'odorat a peu d'énergie, parce que les houppes nerveuses desséchées sont insensibles : il est probable, d'un autre côté, que la chaleur excessive sublime les émanations des corps odorants au dessus de notre portée. Les Chasseurs n'ignorent pas que dans le fort de la chaleur, les chiens n'ont point de nez : il y a plus, c'est que je crois l'ardeur brûlante du soleil plus propre à empêcher la putréfaction, que le grand froid, parce qu'elle déphlegme entiérement les corps. Nous en avons un exemple dans nos pendus d'Eté, & dans quelques-unes des momies qui nous viennent d'Afrique, & qui ne sont autre chose que les corps de quelques voyageurs ensevelis par les vents dans les sables brûlants de ces climats.

[2] *Epid.* Lib. 3. Quoique bien des gens aient prétendu que la constitution de l'air dont Hyppocrate fait ici la description, ne soit pas celle qui accompagne la peste,

lentielle du climat qu'il habitoit, accuſe la même conſtitution de l'air que celle dont les Médecins Arabes ont fait mention, & qui avoit précédé la peſte en Afrique. Mercurialis (1) en avoit obſervé une pareille à Padoue, & Gaſſendi (2) à Digne. D'ailleurs, ce que nous avons dit dans le Chapitre précédent ſur les qualités ſenſibles du mauvais air, ſuffit pour démontrer combien il eſt propre à favoriſer la propagation des maladies contagieuſes, en communiquant aux corps une plus grande diſpoſition aux maladies en général.

Il y a encore dans l'air d'autres qualités nuiſibles propres à contribuer à la propagation de la peſte, & qui ne méritent peut-être pas moins d'attention que ſa grande chaleur. Quelquefois elle eſt cauſe que la maladie s'aſſoupit dans les commencements. On voit à Smyrne, où la peſte eſt apportée tous les ans par quelque vaiſſeau, qu'elle y fait ordinairement rémiſſion vers le vingt-quatre de Juin, parce que le ciel étant ſec & ſérein dans ce tems, les vapeurs qui épaiſſiſſent la moyenne région de l'air au Printems, s'élevent alors, & ſe diſſipent. Cependant, la chaleur de l'air contribue tellement à introduire la contagion, que ſi quelque vaiſſeau peſtiféré aborde à Smyrne en Hiver, dans les mois de Novembre, Décembre, Janvier, ou Février, la maladie n'y fait preſque pas de progrès; au lieu que ſi elle y eſt apportée au mois d'Avril,

---

Galien eſt de ce ſentiment. *Lib. de temp.* Lib. I, c. IV, & *in Lib. de differ. febr.* c. .

(1) MERCURIAL. PRÆLECT. PUTAV. *de Peſtilentiâ.*

(2) *Hiſtor. Eccleſ. Dinienſis.*

ou un peu plus tard, elle y commence brusquement ses ravages, jusqu'à ce qu'elle soit dissipée à la date dont nous venons de faire mention.

Ce que nous avons dit précédemment des altérations inconnues de l'air, propres à fomenter la contagion, se peut appliquer aussi à nos climats. J'en trouve la preuve dans la derniere peste qui a affligé Londres. Elle resta confinée dans une ou deux maisons pendant les rigueurs de l'Hiver, & sa malignité ne se manifesta qu'au Printems, où la chaleur de la saison lui communiqua de nouvelles forces. L'Hiver suivant, la contagion fut supprimée au point que, quoique la moitié des paroisses fût encore infectée de la maladie au mois de Décembre, elle ne s'étendit pas davantage.

Il n'est pas douteux que l'altération de l'air n'ajoute beaucoup de malignité aux atomes contagieux. Autrement, il seroit très-difficile de comprendre pourquoi, lorsque la peste est introduite dans un lieu, elle n'y cesse jamais absolument, sans avoir fait des ravages considérables parmi les habitants; & c'est ce que l'on conçoit très-facilement, si l'on suppose ces qualités de l'air corrigées, & qu'il soit assez pur pour vaincre & surmonter entiérement la malignité de la peste.

D'un autre côté, jamais l'air ne peut avoir acquis un degré de corruption assez considérable pour répandre la peste à une certaine distance. Elle passe plus communément d'une Ville à une autre, ou parce que des malades y portent l'infection, ou parce qu'elle y est introduite par des meubles. Car il y a nombre d'exemples qui prouvent que la peste a ravagé certaines Villes,

villes, tandis que les villes & les bourgs voisins en étoient absolument exempts. C'est ce qui fait qu'elle passe quelquefois d'un endroit à un autre d'une maniere tout-à-fait extraordinaire. M. de Thou (1) rapporte que la peste d'Italie se fit sentir, dans la même année, à Vérone & à Trente, l'année suivante à Venise & à Padoue, & épargna Vicence, qui est entre deux, tandis que cette ville l'éprouva, à son tour, l'année d'après : preuve bien évidente que ce ne fut pas au moyen de l'air, que la contagion passa de Vérone à Padoue & à Venise ; car un air infecté eût répandu, d'une maniere égale, le même fléau sur tout son passage. On a encore eu, en dernier lieu, un exemple semblable en France. La peste de Provence passa, à plusieurs lieues, dans le Gévaudan. Il est vrai néanmoins qu'ordinairement elle se propage plutôt dans le voisinage ; ce qui dépend probablement de ce que les nécessités de la vie établissent un certain commerce entre voisins. La texture subtile des parties contagieuses élude les précautions même les plus séveres, & l'infection gagne encore au moyen de ceux qui, pour l'éviter, se réfugient dans le voisinage.

J'avoue qu'il seroit difficile de démontrer que, lorsque la peste est dans une ville, le voisinage n'ait jamais rien à redouter, sous prétexte que le nombre des malades ne peut augmenter au point que leurs exhalaisons contagieuses corrompent l'air, de maniere à être assez vicié pour pouvoir communiquer la contagion dans le voisinage, s'il y est porté par les vents. Ces particules contagieuses n'y parviendront-elles

(1) *Hist.* Lib. LXII.

jamais assez ramassées, pour qu'on ne soit pas en droit de tout appréhender de leur efficacité, l'air sur-tout étant tellement surchargé d'exhalaisons pernicieuses, qu'il n'y ait aucun quartier de la ville qui soit exempt de mal ? Car, lorsque ce fléau est monté à son comble de malignité, tous sont également pris, & ceux qui donnent leurs soins aux malades, & ceux qui s'en tiennent éloignés ; tandis qu'au commencement, l'attention de ne point communiquer avec eux manque rarement son effet. Je ne crois cependant pas que les choses soient ainsi ; car la plus épaisse fumée qui sort des cheminées à Londres, au cœur de l'Hiver, a certainement plus de densité que les miasmes contagieux de la peste la plus répandue, & avec cela, elle ne se porte pas au de-là de quelques milles.

Mais, pour finir sur l'article de l'*Air*, il est certain que dans nos climats septentrionaux, il ne peut jamais être vicié au point de produire, par lui-même, la peste, si elle n'est apportée d'ailleurs : ce qui fait voir l'erreur dans laquelle sont tombés des Auteurs célebres (1), qui ont prétendu que la peste se renouvelle parmi nous tous les trente ou quarante ans. Cette vaine opinion n'est fondée ni sur le raisonnement, ni sur l'expérience, & l'on ne sauroit trop secouer ce préjugé propre à entretenir des terreurs paniques parmi le Peuple. Car la peste ne naissant point chez nous, mais nous étant toujours apportée d'ailleurs, on ne peut assigner aucune période, aucun tems fixe pour son retour ; & quoique la peste ait pu se manifester effectivement trois ou quatre fois à pareil in-

(1) SYDENHAM, *de peste*.

tervalle, cette obſervation ne ſeroit pas, à beaucoup près, ſuffiſante pour en former une regle générale : d'ailleurs, nous avons des exemples de plus de quatre-vingt ans paſſés ſans l'apparition de cette calamité.

Notre climat eſt ſi peu diſpoſé à produire la peſte, que jamais, peut-être, il ne produiroit de lui-même aucun autre genre de maladies contagieuſes, même moins violentes, telles que la petite-vérole & la rougeole : car, avant l'expédition des Maures en Eſpagne, on ne ſe reſſouvenoit pas en Europe de les y avoir jamais éprouvées. Mais enſuite, comme nous l'avons dit dans la *Préface*, depuis la guerre qu'on eut à ſoutenir contre les Sarraſins, elles ſe répandirent au loin, & ſe propagerent dans tous les pays.

Mais tant s'en faut que la peſte ait ſes retours périodiques néceſſaires & fixés, qu'au contraire les autres maladies contagieuſes épargnent ſouvent nos climats ~~ſeptentrionaux~~, & que les plus violentes même y perdent beaucoup de leur férocité, à raiſon de la clémence de notre air.

Cette maladie qui provoque des ſueurs exceſſives, & dont j'ai parlé, *la ſuette*, a été nommée *Fievre éphémere angloiſe*, parce qu'on a cru vulgairement qu'elle avoit pris naiſſance en Angleterre; mais il eſt très-vraiſemblable qu'elle y a été apportée de quelque pays étranger ; & quoiqu'elle ne fût accompagnée ni de charbons, ni de bubons qui puſſent annoncer une véritable peſte, je crois néanmoins qu'elle en étoit une production réelle, altérée dans ſes ſymptomes primitifs, & radoucie par la ſérénité de notre air; car elle avoit encore bien des phénomenes qui lui étoient communs avec la peſte; la grande prostration de forces, l'anxiété, la chaleur d'entrailles excessive, tous symptomes qui ne sont propres qu'à la véritable peste. Mais ce qui prouve encore mieux sa nature pestilentielle; c'est qu'elle étoit aussi contagieuse.

Elle parut pour la premiere fois dans ce pays en 1485, & attaqua d'abord l'armée avec laquelle le Roi Henri VII, à son retour de France, campa dans la Principauté de Galles (1). Bien des gens prétendirent qu'elle venoit du fameux siege de Rhodes, formé trois ou quatre ans auparavant par les Turcs. C'est ce qu'on peut inférer de ce que le D. Caïus rapporte dans le Traité qu'il a publié sur cette fievre (2).

Les autres périodes auxquelles elle parut s'animer, furent les années 1506, 1517, 1528, & 1551; mais ce fut, sur-tout, en 1528, qu'elle fut la plus violente; ce qui engagea à lui soupçonner une origine commune avec la peste, parce que dans le même tems, ce dernier fléau se faisoit sentir très-vivement en Italie (3).

Un de nos Historiographes avoit déja proposé cette conjecture (4). On croit avoir observé que les autres retours de cette maladie ont toujours paru venir des côtes de Turquie; à moins que l'on n'aime mieux supposer qu'il en fût resté quelques semences cachées, énervées d'abord, & dispersées, puis mises de nouveau en action par le vice de la constitution de l'air. Mais il me paroît plus probable d'attribuer chaque retour à

---

(1) *Voy.* CAÏUM, *de febre ephem. Britann. And Lord Bacon's, Histor. of Henry* VII.

(2) *Pag.* 162, *edit. Lovan.*

(3) RONDINELLI, *contagion. in Firenze & summonte Istoria di Napoli.*

(4) Lord HERBERT'S, *Hist. of Henry* VIII.

une nouvelle contagion, parce que nous savons, à n'en pouvoir douter, que ce genre de maladie n'est pas spécial à notre Isle, & qu'on l'a vu, accompagné des mêmes symptomes, faire les plus grands ravages en Allemagne & dans d'autres pays. (1) (2)

Je n'hésite point à donner à cette maladie le nom de peste, mais d'une peste mitigée. Je sais que plusieurs milliers de personnes y ont succombé, mais par l'effet d'un mauvais traitement : ce qui prouve sa malignité, c'est qu'elle parcourt ses périodes plus rapidement que la véritable peste, puisqu'elle tue dans l'espace d'un jour : mais aussi, en employant à tems le traitement convenable, les malades sont rendus à la santé dans le même espace de vingt-quatre heures, après une copieuse évacuation par les sueurs ; ce qui a engagé un sage & savant Historien à considérer ce mal plutôt comme une agitation violente excitée dans l'économie animale, que comme une maladie opiniâtre & de nature à ne point céder à des secours intelligents ; & la raison qu'il en donne, c'est que si l'on entretient le malade dans une chaleur égale

(1) THUAN. *Histor.* Lib. 5.

(2) *Note du Traducteur*, * Il est une de nos Provinces de France où cette maladie regne quelquefois d'une maniere épidémique : elle n'y est pas, à proprement parler, éphémere, comme en Angleterre ; car elle s'étend quelquefois au 3e., au 5e., & même au 7e. jour ; ce qui prouve que la violence en est mitigée par l'air de ce climat, plus tempéré que celui d'Angleterre. M. Bellot, qui avoit vécu long-tems en Picardie, a écrit sur cet objet une très-bonne These : *An febri putridæ Picardis.* SUETTE *dictæ*, *sudorifera ?* Affirm. propugn. Paris. Lud. Flor. BELLOT, 26 *Novembris* 1733.

& tempérée, au moyen de quelques légers cordiaux, il est bientôt parfaitement rétabli (1). Ce qui mérite encore ici le plus d'attention, c'est que la sueur, qui est la crise naturelle & spéciale de cette maladie, a toujours été regardée aussi comme le souverain antidote de la peste. Quand elle survient à propos, le venin pestilentiel est chassé par les pores en si grande abondance, que les malades guérissent sans qu'il survienne de tumeurs à l'extérieur. Un Observateur, dont la prudence & la sagacité ne sont pas moins reconnues, nous apprend qu'après avoir sollicité une sueur artificielle, au grand soulagement du malade, & avoir considérablement par-là diminué la maladie, il avoit vu la nature en exciter elle-même une seconde encore plus abondante, qui completta la guérison (2).

Voici encore une autre preuve de mon opinion, & que je ne dois pas passer ici sous silence; c'est que cette même fievre reparut parmi nous au mois de Septembre 1713, & on l'appella la *fievre de Dunkerque*, parce qu'elle en avoit été apportée par le retour de nos troupes; mais elle tiroit probablement son origine de la peste qui avoit regné, quelques années auparavant, à Dantzick, & qui delà avoit parcouru différentes villes du Nord. La fievre se déclaroit chez nous par un très-grand mal de tête, suivi d'une sueur continuelle & excessive, qui ne finissoit qu'au bout de vingt-quatre heures. A Dunkerque, on observa les autres symptomes qui ont coutu-

(1) Lord VERULAM'S, *History of Henry* VII.
(2) *Voy*. SYDENHAM, *de peste*.

me d'accompagner les fievres, le vomiſſement, la diarrhée, &c. (2)

Mais, pour en revenir à notre objet, j'eſpere en avoir dit aſſez pour prouver que la peſte eſt un poiſon qui naît & s'accroît dans les contrées méridionales, d'où il ſe répand, au moyen du commerce, dans les autres parties du monde: il eſt plus fixé en Turquie, où il ſe fait une circulation continuelle de contagion, des hommes aux marchandiſes, & des marchandiſes aux hommes. Rien ne contribue tant à l'y perpétuer que la ſtupide négligence de ces peuples à cet égard. Quand l'inclémence de l'air ajoute de nouvelles forces à la contagion, elle y exerce des ravages affreux; la maladie ſe communique des uns aux autres; les marchandiſes qui ont une texture plus lâche & plus molle, contractent

(2) *Note du Traducteur.* * Je me rappelle que le célebre M. Petit nous faiſoit enviſager la ſuette comme une maladie d'une nature très-différente de celle de la peſte. La ſuette n'attaque que les perſonnes vives, fortes, & qui s'exercent à des travaux pénibles. Cette maladie ne reconnoîtroit-elle pas pour cauſe, nous diſoit-il, le *vis vitæ*, monté à ſon plus haut degré par la forte acrimonie de la matiere morbifique? Qu'on imagine, en effet, un miaſme âcre, irritant, qui développe l'activité de la vie autant que cela peut ſe faire; qu'il ſoit capable de fondre les humeurs; que léger, ſubtil, il ſe porte vers la peau, & on aura tout ce qui ſe paſſe dans la ſuette. On voit, en cela, qu'elle eſt bien différente des fievres malignes & de la peſte. Ces dernieres ôtent à l'eſprit vital ſon énergie; celle-ci développe, augmente, étend les forces vitales, &c. &c. La ſueur qui ſurvient, eſt tout à la fois criſe & ſymptome; comme criſe, elle juge la maladie; comme ſymptome; elle fait quelquefois périr le malade; tant ce ſymptome eſt grave. L'art conſiſte donc ici à modérer le ſymptome, de maniere qu'il ſerve de criſe.

l'infection ; on les emballe ainsi, & on les fait partir pour d'autres pays, où elles ne manquent pas de répandre les semences de la peste, dès qu'elles y voient le jour ; & bientôt la maladie s'y déclare, pour peu que la condition locale de l'air contribue à en développer le germe. Que si l'air est pur & sain, ces exhalaisons se divisent, se dissipent, & ne produisent aucun autre accident. Enfin, n'oublions pas de remarquer que l'air n'a presque jamais assez de force pour porter à une distance un peu éloignée ces miasmes pestilentiels, & que ce fléau ne s'étend jamais au loin, si l'on interdit de bonne heure, toute communication avec le voisinage.

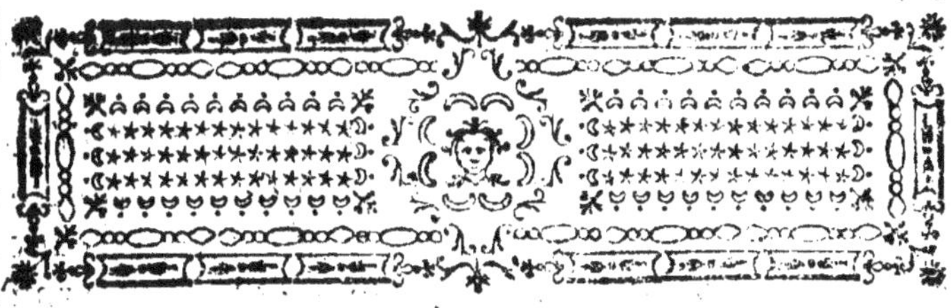

DES DIFFÉRENTES MÉTHODES DE PRÉVENIR LA PESTE.

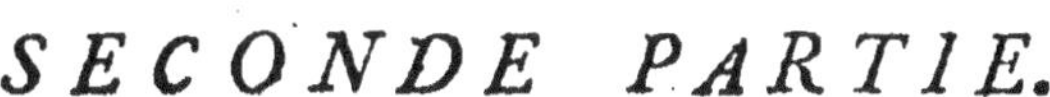

SECONDE PARTIE.

CHAPITRE PREMIER.

De la maniere de prévenir la Contagion.

C'EST une grande ſatisfaction pour nous de ſavoir que la peſte n'eſt point naturelle à nos climats. Cette aſſurance eſt auſſi un puiſſant motif d'émulation, qui nous engage à rechercher avec ſoin tous les moyens de nous en préſerver &, d'en défendre notre patrie.

Les précautions à indiquer à cet égard, ſe réduiſent à deux chefs : empêcher la peſte d'entrer dans notre Iſle ; & en cas que ce malheur ſoit arrivé, s'oppoſer à ſes progrès, & arrêter la contagion.

Quant à la premiere partie, on y a déja pourvu, en adoptant la méthode de faire obſerver la quarantaine à tous les vaiſſeaux arrivant de quelque ville ſuſpecte. Pour ce qui concerne la viſite qui s'en fait, voici ce que je crois devoir obſerver.

Il eſt à propos de bâtir de petits hôpitaux dans le voiſinage de chacun des ports du Royaume, dans les petites Iſles, autant que cela ſe pourra, où il ſoit facile de recevoir les navigateurs & les marchandiſes ſuſpectes; car la garde qu'on établit dans les vaiſſeaux mêmes, n'a d'autre utilité que de ſavoir ſi aucun de ceux qui compoſent l'équipage ne vient à mourir. En effet, ſi les ſemences de la contagion reſtent cachées dans les habits, & que le mal gagne ſourdement, les progrès lents qu'il fait ne peuvent devenir ſenſibles en quarante jours; & au bout de ce terme, ce n'eſt pas impunément que le rivage ſera expoſé à leurs émanations, plus abondantes peut-être qu'elles n'auroient été dans les commencements, à moins qu'on ne renouvelle la quarantaine à la mort de chacun de ceux qui compoſeroient l'équipage; ce qui ne finiroit probablement qu'à la mort du dernier.

Si donc un vaiſſeau eſt affecté de la contagion, que ceux des navigateurs qui n'en ſeront point attaqués, ſoient forcés de quitter leurs habits, & de les jetter à la Mer; qu'après s'être bien lavés & eſſuyés, ils en prennent d'autres, & entrent à l'hôpital, pour trente ou quarante jours. Ce conſeil eſt fondé ſur ce qu'il eſt poſſible qu'ils ſoient exempts de la maladie, & qu'ils traînent encore long-tems avec eux, la matiere de la contagion : c'est ainsi que la petite-vérole se contracte fréquemment auprès de gens qui ont donné leurs soins à ceux qui en étoient attaqués.

Il faut, s'il se trouve des malades, les séparer de ceux qui ne le sont pas, les faire entrer dans des maisons destinées pour cela, & après leur guérison, les laver, les essuyer, leur donner d'autres vêtemens. Il est essentiel d'enterrer ou de submerger tout ce qui a été à leur usage. Cela fait, on les conduit à la Maison de Santé, où ils restent pendant trente ou quarante jours.

Ma principale intention est qu'il ne reste absolument rien des habits des malades, parce qu'ils sont imbus de la contagion la plus exquise. Un Auteur très-ingénieux, dans la belle description qu'il nous a laissée de la peste qui regna à Florence en 1348, dit avoir vu deux porcs, qui, après avoir flairé & déchiré avec les dents les haillons du cadavre d'un mendiant, furent pris immédiatement après de convulsions, & périrent en moins d'une heure (1). Le savant Fracastor rapporte que, dans la peste de Vérone, une seule pellisse communiqua la contagion & la mort à vingt-cinq personnes (2). On trouve, dans Forestus, l'exemple de sept enfans qui périrent à Alkmaria, ville de la Hollande septentrionale, pour avoir joué sur des hardes venues d'une maison infectée de Zélande (3). M. Williams, Secrétaire de Robert Sutton, Ambassadeur en Turquie, avoit coutume de rapporter une histoire, qu'il tenoit d'un certain Bacha.

(1) Boccaio, *Decameron Giornata prima.*

(2) *De contagione*, Lib. 3, c. 7.

(3) *Observat.* Lib. VI. *Schol. ad obs.* 22.

Dans une expédition ſur les confins de la Pologne, où ce Seigneur avoit commandé, un des Janiſſaires, qui ſervoit ſous lui, meurt de la peſte. Un de ſes camarades achete la tunique du mort, qui étoit plus belle que la ſienne; il eſt bientôt pris de la maladie, & y ſuccombe en peu de tems. Cinq Janiſſaires, à qui elle paſſe ſucceſſivement, en ſont également les victimes. Le Bacha racontoit à M. Williams, que tous ces malheurs l'avoient engagé à faire brûler la tunique; & ſon deſſein, en lui faiſant cette hiſtoire, étoit de lui prouver que, parmi les Turcs, il s'en trouve à qui la liberté de penſer ne laiſſe pas les préjugés de la doctrine de Mahomet, au ſujet de la fatalité, comme le vulgaire les peut avoir.

S'il n'y a aucune maladie dans le vaiſſeau, je ne vois pas pourquoi on l'obligeroit à la quarantaine. Il ſuffira, dans ce cas, d'en expoſer les habits & les marchandiſes dans l'hôpital, pendant l'eſpace d'une ſemaine.

Le plus grand danger réſide dans ces eſpeces de marchandiſes qui ont plus d'aptitude que les autres à retenir les ſemences de la contagion, & à les fomenter. Telles ſont le coton, le chanvre, le lin, le papier, les livres, le linge, la laine, les plumes, les peaux, de quelque genre qu'elles ſoient. Il faut, pour tous ces effets, avoir une maiſon ſituée à quelque diſtance de l'hôpital des hommes, dans laquelle tous les ballots ſoient ouverts, & d'où ils ſoient enſuite expoſés à l'air libre, autant que faire ſe pourra, pendant quarante jours.

Peut-être trouvera-t-on le terme fixé par cette méthode un peu long; mais comme il nous eſt impoſſible de connoître préciſément l'eſpace de tems qu'il faut pour que le concours de l'air débarrasse des molécules contagieuses, les interstices de ces substances spongieuses, je crois que ce n'est pas par excès de précautions à cet égard qu'on péchera jamais.

C'est une longue & ancienne coutume qui a fixé cet espace de tems, & je ne vois aucune raison pour l'abréger, à moins qu'on ne trouve quelque moyen de s'assurer de l'époque précise où les émanations contagieuses peuvent être entiérement dissipées. On pourroit y parvenir, en retenant auprès d'elles quelques animaux, comme de petits oiseaux; car on a remarqué que dans les tems de peste, ils fuient la région infectée, & que la plupart de ceux qui sont renfermés dans des cages, périssent (1) : de sorte que si dans les commencements, les oiseaux exposés sur ces marchandises, ont contracté la contagion, on sera en droit de conclure qu'il n'y aura plus de danger à craindre, lorsqu'on aura réitéré cette épreuve, sans qu'il en soit arrivé d'inconvénient. J'avoue que cette méthode me plairoit infiniment; car je suis trop ému de pitié, quand je songe aux périls que courent ceux que l'appas d'un malheureux intérêt engage à manier & à développer ces marchandises. Je sais, à la vérité, qu'il y a différents genres de peste parmi les animaux, & que telle qui affecte une espece, épargne les autres; comme celle qui exerça, en dernier lieu, ses ravages sur les bœufs, & qui n'attaqua ni les hommes, ni les autres animaux; mais c'est une observation constante que la peste qui tue les hommes, n'est pas moins funeste à tous les autres animaux.

(1) DIEMERBROECK, *de peste*, Lib. 1, cap. 4.

Je ne dois pas omettre de rapporter ici ce que je tiens d'un homme digne de foi, & qui a le plus grand trait à mon sujet. En 1726, il aborda à Alexandrie un vaisseau qui avoit chargé différentes marchandises au Caire, tandis que la peste y couroit. Au moment où l'on défit deux ballots de laine, pour les exposer à l'air, deux Turcs employés à cette expédition, tomberent morts, & les oiseaux qui passerent au dessus périrent de même.

Quoique nous ne sachions pas précisément le tems qu'il faut pour que la purification ait lieu, la regle de la quarantaine ne me paroît pas inutile pour cela. Car au moins, cet examen détermine si les marchandises sont infectées, ou si elles ne le sont pas; car si elles recelent quelque germe de contagion cachée, il est presque impossible que ceux qui sont commis à leur garde n'en éprouvent les impressions; & quand cela arrive, il faut sacrifier les effets.

Tout le monde convient facilement qu'il faut développer les marchandises qu'on place dans le Lazaret: sans cela, à quoi bon les y accumuler? C'est la pratique reçue dans les différents ports d'Italie. On en use ainsi à Livourne, comme on peut s'en convaincre, en jettant les yeux sur la relation publique qu'on a donnée de la méthode qu'on y observe pour la quarantaine. Il en est de même à Venise: j'en ai devant les yeux un monument digne de foi, dans lequel sont rappellées les différentes méthodes employées dans cette ville pour la quarantaine, depuis l'an 1484, où l'on commença en Europe à mettre ce moyen en usage. On y déchire du haut en bas tous les cotons, tous les camelots, tous les chapeaux de castor, & des porte-faix, à bras nuds, y pratiquent tous les jours diverses ouvertures pour procurer à l'air un libre accès. Aucune de ces précautions n'est à négliger. Ce qui arriva, en 1695, dans l'Isle de Bermudes, en fournit une triste preuve. Le savant Halley m'a rapporté qu'on y avoit enterré un sac plein de coton, & qui étoit resté pendant un mois dans la maison où cela s'étoit fait, sans communiquer aucun mal à ceux qui l'habitoient; mais dès qu'on eut commencé à le vendre & à le débiter, le nombre des morts alla au point, que celui des vivants suffisoit à peine pour leur donner la sépulture. M. Halley tenoit ce fait de M. Tucker le Capitaine, frere du second Secrétaire de la Chancellerie.

Mais comme l'expérience journaliere démontre que, de tous les objets du commerce, il n'en est aucun qui contracte & transmette la contagion plus facilement que le coton, & que la Turquie est, pour ainsi dire, la pépiniere & le magasin de la peste; il me paroît très-raisonnable de soumettre à l'examen de la quarantaine tous les cotons qui viennent de cette partie du monde; car il peut se faire que dans la traversée, aucun des navigateurs n'ait été malade, & qu'avec cela, les semences de la contagion aient été renfermées dans le milieu des balles, en les formant; & alors il n'est aucun intervalle de tems qui puisse rassurer sur les craintes qu'on peut avoir.

D'ailleurs, il est démontré que le tems de la traversée de Constantinople à Marseille, ne suffit pas pour purifier entiérement les marchandises; ce qui résulte non-seulement de l'exemple que je viens de citer, mais encore de l'observation sur laquelle insistent, dans leur Requête au Conſeil, les Députés du commerce de Marſeille (1).

C'eſt le ſeul des ports de France où il ſoit permis de faire entrer les marchandiſes qui viennent de l'Orient; car il n'en eſt point de plus commode pour l'examen de la quarantaine, à cauſe de la quantité de petites Iſles dont il eſt environné. Les Négocians des autres ports de France, ſitués dans l'Océan occidental, jaloux d'une pareille liberté, préſenterent, en 1701, une Requête au Conſeil du Roi, dans laquelle ils expoſerent les motifs de leur demande. Les Députés de Marſeille inſiſterent beaucoup, dans leur réponſe, ſur les grands avantages du port de leur ville pour l'opération de la quarantaine; & pour les mieux faire valoir encore, ils obſerverent qu'on avoit vu ſouvent périr de la peſte ceux qu'on avoit chargés du ſoin de remuer ces effets. Si donc l'on eſt aſſuré que dans le trajet de Conſtantinople à Marſeille, les marchandiſes ne ſe purifient pas entiérement de la contagion qu'elles ont contractée, comment imaginer qu'elles le fuſſent arrivant chez nous, puiſque le trajet eſt encore plus long: d'ailleurs, il n'eſt pas ſans exemple d'avoir vu la contagion ſe conſerver pluſieurs années dans des marchandiſes. Alexandre Benoît rapporte, dans une relation fort exacte, que la peſte fut communiquée au bout de ſept ans, par un lit de plume qu'on avoit mis de côté pendant tout cet intervalle (2). On lit dans Théodore Mayerne, qu'un ouvrier occupé à tirer, à Paris, d'une muraille, des habits imbus de ſang & de pus de peſtiférés,

(1) *Mém. préſenté par les Députés du commerce au Conſeil du Roi*, p. 44, 45.

(2) ALEXAND. BENED. *de peſte*, c. 3.

fut

fût pris de la peſte, qui ſe répandit dans toute la ville, quoiqu'il y eût pluſieurs années que ces hardes n'euſſent vu le jour (1).

Ce qui rend le coton plus dangereux qu'aucune autre matiere, c'eſt la grande aptitude qu'il a à s'imbiber des émanations de tout genre, & à les conſerver. Voici l'expérience que je fis derniérement pour m'en aſſurer : je mis dans une cucurbite un paquet de coton auprès d'un morceau de chair pourrie, de maniere cependant qu'ils ne ſe touchoient point : le coton ſe chargea tellement des atomes putrides qui exhaloient de ce morceau de chair, que renfermé enſuite, pendant dix mois, dans une boîte, il en avoit encore toute l'odeur, & l'auroit conſervée probablement des années entieres ; que ſi au lieu d'un morceau de chair pourrie enlevée d'un corps ſain, on eût mis avec le coton, dans la même cucurbite, un morceau de chair de peſtiféré, je ne doute, en aucune maniere, que ce coton n'eût été très-propre à communiquer la peſte. L'expérience auroit eu ſûrement le même réſultat, ſi, au lieu de coton, on eût renfermé, avec la chair pourrie, de la laine, de la ſoie ou des poils ; car les ſubſtances animales ont la plus grande diſpoſition à recevoir les émanations volatiles qui exhalent des ſubſtances du même genre.

Mais comme il convient de pourvoir abondamment à toutes les néceſſités de la vie, ſoit pour les ſains, ſoit pour les malades ſoumis à la quarantaine, de même, on ne ſauroit punir trop

(1) Dans le petit Livre manuſcrit des *Conſeils contre la peſte*, préſenté au Roi & à ſon Conſeil par Théodore de Mayerne. 631.

ſévérement ceux qui paſſeroient les ordres qu'on leur a donnés à cet égard : bien plus, ſi l'on voit arriver un vaiſſeau parti d'un pays où la peſte faiſoit des ravages conſidérables, le meilleur parti ſera de jetter à la mer toutes les marchandiſes qu'il contient, & même de couler le vaiſſeau à fond, ſur-tout s'il y eſt mort quelqu'un de la peſte.

Il y a encore une précaution qui ne doit pas être paſſée ſous ſilence. Quoique la contagion ait paru ceſſer au commencement de l'Hiver dans une ville infectée, ce n'eſt pas une raiſon pour cela de croire qu'on puiſſe en ſûreté lier commerce avec elle ; car on a pluſieurs exemples de maladies qui ont paru ſe calmer pendant les rigueurs de l'Hiver, quoique les ſemences de la contagion ne fuſſent pas entiérement détruites : elles n'étoient qu'engourdies, & dans un état d'inaction, jusqu'à ce que le concours de la chaleur du Printemps vint leur communiquer une nouvelle vie, une nouvelle vigueur. C'eſt ainſi que la fameuſe peſte qui regna deux ans à Gênes, y enleva dix mille hommes dans le premier Eté, & à peine mille dans l'Hiver ſuivant. Le ſecond Eté vit périr près de ſix mille perſonnes. De même la derniere peſte de Londres, qui commença à la fin de 1664, fit rémiſſion pendant trois mois de biſes & de gelées, & ne reparut qu'avec les chaleurs du Printemps. Si l'on emballe des marchandiſes en un lieu infecté, fût-ce même dans le tems où la maladie paroît faire rémiſſion, ces effets ne porteront pas moins de danger dans l'endroit où ils ſeront tranſportés, qu'ils n'en auroient occaſionné dans celui où ils viennent.

Ce qui importe le plus, c'eſt de punir avec

la plus grande sévérité, ceux qui enlevent furtivement des habits d'un lieu infecté, pour les porter dans un autre. Cette indigne manœuvre contribue plus à propager la peste qu'aucune autre cause.

Voilà, je crois, les conseils les plus appropriés aux circonstances, & les objets auxquels il est important de donner la plus grande attention, pour tâcher de nous préserver du fléau qui désole les autres pays.

Quant à la méthode qui doit être observée pour la visite des vaisseaux, pour l'exécution des regles prescrites dans l'hôpital, c'est au Ministere public à faire les ordonnances relatives à cet objet. Mais il ne seroit peut-être pas inutile de prendre, à cet égard, quelques conseils d'un habile Médecin (1).

(1) *Note du Traducteur.* * Ce n'est pas dans cette occasion seulement qu'il seroit à propos que les Médecins fussent consultés par le Gouvernement. En général, le Magistrat, l'homme de police, n'est pas assez physicien, & peut, avec les meilleures intentions du monde, statuer les réglements les plus désavantageux à la santé de ses Concitoyens.

CHAPITRE II.

Des moyens d'arrêter les progrès de la Peste.

QUE si, par erreur dans les regles prescrites, ou par négligence de leur exécution, ce terrible fléau de la peste venoit à se répandre parmi nous, il nous reste à voir ce qu'il y auroit à faire dans ces circonstances fâcheuses.

Il n'est aucun mal auquel on puisse mieux adapter cette célebre maxime : *Prenez-vous y de bonne heure, principiis obsta*, qu'à la maladie dont il s'agit ; mais, par malheur, c'est une regle que ceux qui nous ont précédés, semblent avoir toujours méconnue dans leur pratique.

Il est certain que dans une ville où la peste se déclare, les familles qui en sont infectées ne doivent pas être moins empressées de confier leur malheur aux Magistrats, qu'on ne l'est de réclamer le secours de ses voisins, quand sa maison est en proie aux flammes. Mais qu'arrive-t-il ? C'est que la discipline sévere, autorisée par l'usage, ayant plutôt l'appareil d'un supplice, que la forme d'une précaution prise par humanité, les malades en conçoivent une telle frayeur, qu'ils n'oublient rien pour cacher leur état.

Les ordres donnés dans ces derniers tems se réduisoient à ceux-ci (1) : dès qu'une maison étoit prise de contagion, on la fermoit absolu-

(1) *Directions for the cure of the plague by the College of Physicians and orders by the Lord Mayor and Aldermens of London*, 1665.

ment : on en marquoit la porte d'une grande croix rouge, au dessous de laquelle on inscrivoit ces mots : *Domine, miserere nostri* : Seigneur, ayez pitié de nous. On y établissoit une sentinelle nuit & jour, pour empêcher que qui que ce fût n'y entrât, ou n'en sortît, à l'exception des Chirurgiens, des Médecins, des Gardes-malades, des Inspecteurs, de ceux enfin que le Gouvernement proposoit pour le traitement de la peste. Tout ceci s'observoit avec la plus grande sévérité pendant un mois entier, jusqu'à ce que toute la famille fût morte ou guérie.

Je ne crois pas qu'il soit possible d'imaginer une scene de malheurs & de miseres plus déplorable que celle que nous offre ce spectacle. Une famille entiere détenue & séquestrée dans sa maison, privée de tout commerce avec ses proches, dénuée de leur assistance, dans le tems où elle leur séroit du plus grand secours, abandonnée aux mains de ces femmes inhumaines que le seul appas du gain engage à se tenir auprès des malades, n'ayant devant les yeux d'autre spectacle que la triste perspective de ses maux, dont les foibles espérances sont troublées par les craintes & les anxiétés, réduite enfin à la cruelle alternative de ne savoir s'il lui est plus avantageux de succomber à son infortune, que de traîner un reste de vie languissante entre les morts & les mourants.

Si, comme tous les Médecins en conviennent, la crainte, le désespoir, le découragement sont propres à ajouter des forces à la contagion, dès qu'une fois elle a exhalé son souffle empoisonné, je ne peux m'empêcher de remarquer ici combien elle doit s'étendre, au moyen d'une méthode aussi sévere.

On ne peut alléguer d'autre excuse, en sa faveur, que celle dont on se sert ordinairement; savoir, l'utilité publique. On dira encore qu'elle met des obstacles aux progrès de la contagion; mais si nous examinons la chose attentivement, nous verrons qu'elle ne fait rien moins que cela. Car tandis que la contagion se fomente, s'éleve, s'accroît dans la même maison, en immolant chaque jour de nouvelles victimes, l'air intérieur de cette habitation se surcharge tellement d'atomes pestilentiels, que dès qu'il trouve une issue à l'extérieur, il communique bientôt l'infection. Ces clôtures exactes réunissent dans les maisons fermées autant de semences de peste, propres à être dispersées, tôt ou tard, çà & là. Car attendre un mois à dater de la mort du dernier malade, c'est n'avancer pas plus que de conserver l'infection dans des ballots de marchandises. Toutes les fois qu'on ouvrira cette boîte de Pandore, il en sortira un poison destructeur & fatal à l'humanité.

Ces précautions supposent dans ceux qui les mettent en usage une grande ignorance sur la nature de la contagion de la peste; aussi je ne crains pas d'assurer qu'on ne les a jamais pratiquées ici, sans en augmenter considérablement les progrès, & je ne doute point du tout qu'elles n'aient été également préjudiciables dans d'autres pays.

Doit-on s'étonner, après cela, des plaintes qu'ont dû exciter des ordres aussi déraisonnables, & de la frayeur qu'ont eu les citoyens de se voir ainsi emprisonnés chez eux? Il est arrivé delà qu'ils n'ont rien négligé pour cacher la maladie; ce qui n'a pas peu contribué à sa propagation. Quand ils se sont trouvés réduits à cette extrêmité, les uns, pour s'y soustraire, ont brisé les portes de leurs prisons ; d'autres se sont jettés par les fenêtres, ont corrompu les sentinelles, se sont portés même à les assassiner, pour s'échapper : aussi rencontroit-on la nuit ces malheureux courant çà & là, poussant des cris horribles, qui annonçoient la terreur & le désespoir, l'aliénation d'esprit même, soit par l'effet de la violence de la fievre, soit par celui de la frayeur communiquée à la vue de la mort de leurs amis & de leurs proches.

Au milieu de cette confusion, plusieurs s'échappoient & se réfugioient à la campagne chez leurs amis ; d'autres se faisoient de petites baraques en plein air, ou se retiroient dans les vaisseaux qui étoient sur le rivage ; & tandis que leur maison étoit exactement gardée de tout commerce avec le voisinage, le nombre de ceux qui se rétablirent parfaitement ne fut pas bien considérable. (1).

N'oublions pas de remarquer que toutes les fois que les clameurs populaires ont forcé le Gouvernement à se relâcher un peu de cette sévérité exercée envers les malades, la maladie a toujours fait rémission. La peste de 1636 avoit commencé avec la plus grande violence ; mais le Roi ayant laissé à chaque citoyen la liberté d'abandonner sa maison, on observa qu'il n'y eut pas le vingtieme de ceux qui la quitterent, attaqué de la maladie, & qu'il ne périt pas le dixieme de ceux qui le furent (2). Ce seul exemple auroit bien dû suffire pour faire connoître aux

(1) *A Journal of the plague in 1665, by a citiezen, London*, 1722.

(2) Voy. *Discourse on the cur. by* Tho. Cock.

Magiſtrats, de quels inconvénients pouvoient être ſuivis des ordres auſſi ſéveres; mais la peſte de 1625 en fournit un ſemblable. La contagion diminua dès qu'on eut ceſſé de clorre les maiſons. L'année étoit déja un peu avancée quand on les ouvrit, de ſorte que les approches de l'Hiver ne contribuerent pas peu à arrêter les progrès du mal; & cette diminution fut ſi frappante, qu'on fut généralement obligé de convenir que la liberté qu'on avoit rendue aux citoyens en étoit la principale cauſe. Ce fut au commencement de Septembre qu'il fut permis à chacun de rentrer dans les maiſons. On avoit compté 4218 morts dans la derniere ſemaine d'Août; la ſemaine ſuivante, il n'y eut que 3044 enterrements; & enfin, dans la quatrieme ſemaine, leur nombre fut réduit à 852 (2).

Les méthodes employées juſqu'ici n'ayant donc, en aucune ſorte, rempli leur but, qui conſiſte à découvrir les principes de l'infection, & à leur donner un frein, il eſt néceſſaire de mettre en avant d'autres conſeils, & j'eſpere qu'on trouvera ceux que je propoſe ici conformes à la nature du mal.

Je crois qu'il faut, en premier lieu, établir un Conſeil de ſanté, compoſé des premiers Miniſtres d'Etat, ſoit Eccléſiaſtiques, ſoit Civils, des Officiers municipaux, & de deux ou trois Médecins, auquel on attribuera un degré d'autorité ſuffiſant pour faire exécuter, avec équité & juſtice, les ordres qui en émaneront, & que, ſous quelque prétexte que ce puiſſe être, on n'exerce aucune violence contre aucun Citoyen, que lorſ-

(1) Voy. *The Shutting up houſes ſoberly debated.* ann. 1665.

que la néceſſité y forcera ceux qui ſeront commis à l'exécution des ordres donnés par le Conſeil de ſanté.

Le ſoin de reconnoître, dans chaque paroiſſe, le genre des maladies qui s'y rencontrent, au lieu d'être abandonné à de vieilles femmes ignorantes, comme on a fait juſqu'ici, doit être confié à des hommes d'une exactitude & d'une habileté reconnues. Leur office conſiſtera à viſiter les malades; dès qu'ils s'appercevront de quelque ſymptome extraordinaire, ſur-tout de taches livides, de bubons, d'anthraxs, ils en feront leur rapport au Conſeil de ſanté, qui y enverra d'habiles Médecins, pour examiner les cadavres ſuſpects, & faire une viſite exacte dans les maiſons voiſines, principalement ſi les gens ſoupçonnés ſont de médiocre condition, parce que c'eſt parmi eux ſur tout que la maladie naît plus facilement. Si, d'après leur rapport, on reconnoît la peſte, il faut, ſur le champ, ordonner la ſéparation des familles infectées, & intercepter la communication des malades aux ſains. Les bâtiments qu'on leur aſſignera, doivent être à trois ou quatre milles de diſtance de la ville. Les ſains, avant que d'être admis dans leurs nouveaux hoſpices, ſeront lavés, eſſuyés, & changeront d'habits. Il ſera aſſez à propos de ne remuer ces familles que de nuit, parce qu'alors les rues étant moins pleines de peuple, on riſque moins d'étendre la contagion. On aura grand ſoin auſſi de tranſporter les malades le plus commodément qu'il ſera poſſible, & ſans leur cauſer le moindre mal.

Cette méthode convient beaucoup mieux pour les pauvres & les gens du Peuple. Il eſt inutile de forcer les riches à entrer à l'hôpital; il ſuffira de leur ordonner de ſe retirer à leurs campagnes, pourvu toutefois qu'on ait attention d'intercepter tout commerce entre les malades & ceux qui ne le ſont pas.

Il faut, en même tems, permettre de quitter la ville à ceux des Citoyens qui n'ont aucun mal; je voudrois même qu'on exhortât à aller à la campagne; car l'air de la Ville ſe purifiera toujours davantage, à proportion que le nombre des habitants diminuera.

On ne doit épargner ni ſoins ni complaiſances auprès des malades les plus pauvres, & il ne faut pas s'imaginer qu'on coure beaucoup de riſques en les aſſiſtant, avec certaines précautions toutefois. Toutes les dépenſes doivent être faites aux frais du tréſor public, & l'on ne peut jamais regarder comme trop conſidérables celles qui ont pour objet de délivrer le Peuple de la plus grande des calamités.

Je trouve qu'on feroit très-bien de propoſer un prix pour celui qui auroit découvert les premiers veſtiges de la contagion; car il eſt certain que, lorſque ceux qui ont les ſecours en main, ſont une fois aſſurés de l'exiſtence du mal, on a fait le premier pas & le plus eſſentiel pour le traitement.

Quoique les méthodes reçues, ſoit en Angleterre, ſoit dans d'autres pays, aient été, généralement parlant, bien différentes des conſeils que nous avons propoſés juſqu'ici, ils n'ont pas moins, en leur faveur, des exemples qui témoignent les ſuccès dont ils ont été ſuivis, quand on les a mis en uſage.

En 1630, les Magiſtrats de la ville de Ferrare en Italie, voyant les funeſtes effets de la méthode admiſe parmi leurs voiſins, chez qui la peste faisoit des progrès, & qui, de peur de porter coup à leur commerce, dissimuloient le mal, & le concentroient ainsi dans leurs maisons, résolurent, si l'occasion s'en présentoit, de s'y prendre d'une toute autre maniere. Dès qu'il fut parvenu à leur connoissance qu'un particulier venoit d'être enlevé par la peste, on obligea toute sa famille à se retirer, où ceux qui la composoient, périrent tous, au nombre de sept : & quelle que fût la malignité du mal annoncé d'une maniere aussi terrible, il ne fit cependant pas d'autres progrès, ayant été, par cette méthode, étouffé dès sa naissance. Dans l'espace d'une année, on se trouva sept à huit fois dans le même cas, & sur le champ, on y remédioit de la même maniere. L'exemple de cette ville fut suivi avec tant de succès par les villes voisines, qu'on crut qu'il étoit de l'utilité publique de consigner, dans les *Annales des Ferrarois*, que le seul secret assuré contre la peste consiste à la découvrir de bonne-heure, & à la borner dès ses commencements (1).

Il ne faut pas oublier non plus l'exemple que fournit, en 1657, la peste qui regna à Rome, & dont nous avons déja fait mention. Le mal gagnant des pauvres aux riches, & s'annonçant avec les symptomes les plus effrayants, le Pape établit le Cardinal Gastaldi Directeur général de santé, & lui confia toute l'autorité du Sacré College, pour qu'il pût ordonner, sur le champ, tout ce qui lui paroîtroit le plus convenable. Il défendit donc, sous des peines très-graves, à aucun malade, & même à aucune personne de santé suspecte, de rester dans sa

(1) MURATORI, *Governo della peste.*

propre maiſon. On les tranſportoit promptement à l'hôpital bâti dans l'Iſle qui diviſe le Tibre. Quant à ceux qui avoient habité la même maiſon, on les plaçoit dans d'autres hôpitaux, à portée de la ville, d'où on les faiſoit paſſer dans l'Iſle, lorſque la maladie s'étoit déclarée. Le Cardinal, pendant ce tems, avoit grand ſoin de faire ſortir de la maiſon infectée tous les meubles, de les expoſer à l'air libre, & de laiſſer les appartements ouverts, afin de les purifier. Il fit obſerver ces réglements avec une ponctualité ſi ſtricte, que les gens même de la premiere condition y furent aſtreints comme les autres. Cela excita d'abord beaucoup de clameurs contre le Cardinal, à qui on rendit enſuite de publiques actions de grace, quand on vit que, par ce moyen, dans l'eſpace de deux mois, il eut délivré la ville du fléau qui l'affligeoit depuis deux ans. Ce qui mérite le plus d'attention, c'eſt qu'on avoit obſervé ſpécialement, avant ces réglements, que la maladie ne ſe déclaroit guere dans une maiſon, ſans attaquer tous ceux qui la compoſoient; au lieu que depuis qu'ils eurent été mis en uſage, à peine de ceux qu'on éloignoit des malades, y en eut-il cinq ſur cent qui en furent attaqués enſuite (1).

Je ne peux m'empêcher d'obſerver que la peſte de Marſeille fut d'abord, au moyen de ſemblables précautions, aſſoupie pendant quinze jours entiers, & qu'elle y auroit été abſolument détruite, ſans la fauſſe ſécurité des habitants, qui, après cette intermiſſion, ne voulurent pas reconnoître que la contagion exiſtoit

(1) CARD. GASTALDI, *de Avertendâ peſte*, cap. 10.

au milieu de la ville : au contraire, on reprochoit publiquement aux Médecins & aux Chirurgiens d'avoir contribué à entretenir des terreurs mal fondées (1). Il n'est pas étonnant que dans cette fausse confiance, chacun négligeant les précautions qu'auroit exigé la salubrité publique, la peste se soit renouvellée avec une violence qui n'ait plus reconnu de bornes.

Outre ces exemples tirés des pays étrangers, nous avons aussi des observations qui nous sont propres, & qui cadrent, on ne peut mieux, avec celles-ci. Dans la derniere peste qui affligea l'Angleterre, elle fut, sur le champ, arrêtée à Pool, dans la Province de Dorcester, par les mesures que prit le Magistrat, en confinant tous les malades dans des hôpitaux destinés à cet usage, situés à quelque distance de la ville, comme la tradition l'apprend sur les lieux. Le souvenir s'en est conservé par un fait très-mémorable arrivé à cette occasion.

On eut beaucoup de peine à trouver quelqu'un qui voulût donner des soins aux malades ainsi séquestrés, ensorte que toute la ville se réunit pour engager une jeune femme qui avoit été condamnée à être pendue, à s'en charger, & on lui promit de s'intéresser vivement pour lui faire obtenir sa grace. Elle échappa à la maladie ; & ayant ensuite négligé de réclamer la promesse que lui avoit faite la ville, le Major de la place la fit inhumainement exécuter ensuite d'une querelle qu'elle avoit eue.

Il faut observer, au reste, que comme notre avis n'est fondé que sur le principe de séparer

(1) *Journal de ce qui s'est passé à Marseille*, pag. 9, 10, 11.

les sains des malades, pour obvier à la contagion, il vaudra beaucoup mieux, peut-être, que les personnes bien portantes se retirent dans des baraques bâtie à la campagne & en plein air, que de transporter les malades. Cette méthode a réussi en France, dans un tems où aucune des autres n'avoit eu de succès. Si elle suffit pour arrêter la peste, c'est une démonstration bien évidente qu'on ne sauroit donner un meilleur conseil contre ce fléau, que celui d'éloigner les malades, quand on ne peut éloigner ceux qui se portent bien.

Dès qu'on aura mis à l'écart les familles infectées, je voudrois qu'on cachât profondément, sous terre, tous les meubles de leurs maisons. Je donne plutôt ce conseil, que de les brûler, parce que, dans un petit endroit sur-tout, la contagion pourroit se répandre, au moyen de la fumée. Mercurial, en effet, rapporte que la peste augmenta considérablement à Venise, après qu'on y eut brûlé, dans la ville même, une grande quantité de marchandises infectées (1). Un savant Médecin de mes amis m'a rapporté l'histoire suivante, qu'il tenoit d'un Apothicaire qui en avoit été témoin. A Shipton, petite ville située sur le Stour, dans la Province de Worcester, un pauvre mendiant se promenoit dans les rues, tout couvert de petite-vérole. Le peuple effrayé de ce spectacle, le fit conduire à un petit bâtiment sur le déclin de la colline prochaine, où l'on eut soin de lui faire donner tout ce qui étoit nécessaire. Il mourut quelques jours après. On le fit enterrer très-profondément, & l'on fit brûler ses vêtemens, & la maison où il

(1) MERCUR. *de pestilentiâ*, c. 21.

étoit mort. Tandis qu'on vaquoit à cette opération, un vent qui vint à s'élever, détermina la fumée sur un quartier de la ville. Quelques jours après, il y avoit déja huit personnes attaquées de la petite-vérole dans ce quartier-là. Tant la chaleur est propre à augmenter le danger des maladies pestilentielles, & à répandre la contagion.

Quant aux maisons elles-mêmes, il seroit à propos de les abattre, si cela se peut faire commodément, & qu'elles soient pour cela assez éloignées des autres, sinon on se contentera de les nettoyer à fonds, & de les reblanchir. Ce qui reste à faire, c'est de ne rien négliger pour éloigner toutes les causes propres à fomenter & à nourrir la contagion. Pour y parvenir, il faudroit que les Inspecteurs des pauvres, secondés de quelques autres personnes, fussent tenus de visiter les maisons des indigents, pour les faire purifier; qu'on transportât ceux qui sont trop à l'étroit, & chez qui la misere entretient la malpropreté, dans des hospices plus commodes; enfin, qu'on n'oubliât ni soins, ni exhortations, pour les engager à rendre leurs maisons plus propres, & à en bannir ainsi la mauvaise odeur qui y regne.

Cette pitié qu'on a des pauvres est une bonne œuvre qui porte promptement sa récompense; & quoi qu'il en coûte, on doit être peu sensible à cette dépense; car rien n'a un rapport plus particulier à l'origine de la peste, que l'air renfermé, épaissi par les vapeurs, & la crasse qu'exhalent les corps des animaux.

Nous avons, dans nos prisons ordinaires, des exemples frappants & analogues à la mal-propreté de ces maisons. Il y en a très-peu de ceux qu'on y renferme, qui échappent à ce genre de fievre qu'on nomme *Fievre de prisons*. Elle y est d'autant plus maligne, que la prison est plus étroite, & d'une plus mauvaise odeur. Il seroit digne de la sagesse de ceux qui président au gouvernement, de rendre ces prisons un peu plus aérées & plus propres, autant au moins que le peut permettre l'usage auquel elles sont destinées. Ce seroit un moyen qui contribueroit à la salubrité de la ville, & que semble exiger aussi l'humanité qu'on doit aux malheureux prisonniers.

Il ne faut pas oublier ici la sentence de mort rendue par le Châtelet d'Oxford en 1577 (1). Tous les Juges & les auditeurs qui y assisterent, au nombre de trois cents, périrent subitement par l'effet d'une vapeur empoisonnée, qu'on crut être une exhalaison méphitique. Mais un très-savant Philosophe a supposé, avec beaucoup plus d'apparence, qu'elle fut due à la quantité de prisonniers qui parurent à l'audience, puisqu'ils furent les seuls de tous qui n'en furent aucunement infectés (1).

Tandis qu'on veille ainsi à la propreté des maisons, que d'autres personnes soient chargées de veiller à celle des rues, à ce qu'on n'y laisse traîner ni la boue, ni des cadavres d'animaux, ni aucune autre ordure, & qu'on ait soin de les enlever chaque nuit. Que les lieux de décharge de toutes ces matieres soient à la plus grande distance possible de la ville. Il faut renfermer dans les hôpitaux les mendiants, les vagabonds,

(1) CAMDEN. *Annal. Regin. Elizabeth.*

(2) LOAD VERULAM, *Natural History*, Cent. 1, N°. 194.

& à

& à l'égard de ceux qui ne sont propres ni aux prisons, ni aux hôpitaux, il faut les retirer dans un hôpital d'incurables.

Ces regles devroient être observées en tout tems, avec le plus grand soin, dans toutes les villes nombreuses ; & c'est un reproche qu'on peut faire à la police de Londres & à celle de Westminster, que la négligence à cet égard ; négligence dont les premiers citoyens mêmes sont la victime.

Si les précautions que nous avons conseillées sont mises en usage de bonne heure, & avec succès, on n'aura besoin d'aucune méthode pour corriger l'air, pour faire observer la propreté dans les maisons, & les préceptes pour éviter la contagion seront absolument inutiles ; mais on y aura recours dans le cas malheureux où la peste étant déja trop répandue, il seroit impossible d'éloigner ces malades.

A l'égard de la purification de l'air, les Anciens & les Modernes ont été du même avis, d'allumer fréquemment de grands feux dans les villes infectées. Ce précepte est fondé sur une histoire de la plus haute antiquité, qui rapporte qu'Hippocrate fit cesser la peste qui affligeoit la Grece, en y faisant allumer de grands feux. Mais il faut observer qu'on ne trouve rien de semblable dans les ouvrages d'Hippocrate, & que cette histoire est plutôt appuyée sur le témoignage de Galien & de quelques autres Auteurs. Galien, en conseillant contre la peste l'usage de la thériaque, compare son action à celle du feu, & à cette occasion, il rapporte l'histoire de la maniere dont Hippocrate s'y prit pour traiter la peste qui avoit passé de l'Ethiopie dans la Grece. Il prétend qu'il avoit purifié l'air en faisant allumer de grands feux, dans lesquels on jettoit des herbes odorantes, des fleurs suaves, & des aromates du plus grand prix. Mais parmi les lettres faussement attribuées à Hippocrate, & plus anciennes cependant que Galien, on trouve un décret des Athéniens, en l'honneur d'Hippocrate, dans lequel il est fait mention des services qu'il leur avoit rendus, au sujet de la peste qui désoloit cette contrée; mais il y est dit seulement qu'il avoit envoyé dans les différents quartiers de la Grece plusieurs de ses disciples, suffisamment instruits des meilleurs moyens de dissiper la peste. Ce décret prouve que cette histoire de feux est absolument controuvée, puisqu'il en auroit fait mention. Il est probable qu'elle a été fabriquée après la mort d'Hippocrate; & c'est ce que l'on peut conclure des propres termes de Soranus: car il dit seulement qu'Hippocrate avoit prédit la peste, & qu'il défendit les villes de la Grece de cette calamité. Il est bien vrai que Plutarque rappelle cette pratique des feux, & qu'il annonce qu'un long usage l'avoit consacrée parmi les Médecins, puisque, pour mieux relever l'ancienne coutume où étoient les Egyptiens de purifier l'air, en brûlant de la résine & de la myrrhe, il les compare aux Médecins qui dissipent la contagion de l'air, dit-il, en allumant des feux de bois aromatiques, de genievre, de cyprès, &c. (1).

Voilà ce que l'antiquité la plus reculée nous apprend au sujet de cette méthode; d'où nous pouvons conclure que c'est un peu précipitamment qu'on a allégué l'autorité d'Hippocrate, & son exemple, pour prescrire des feux en pareil

(1) PLUTARCH. *de Iside & Osiride*.

cas. Ce n'eſt pas néanmoins que je vouluſſe abſolument révoquer en doute le fait tel que le cite Galien ; car il ne paroît pas, par cette hiſtoire, qu'Hippocrate n'ait eu de confiance qu'aux feux ſeuls, puiſqu'il leur avoit aſſocié des vapeurs aromatiques.

Mais ce fait n'étant pas ſuffiſamment autoriſé, je ne vois pas qu'il ſoit néceſſaire de s'y arrêter davantage. L'endroit cité de Plutarque contient ſeulement l'expoſition des Médecins partiſans de ce ſyſtême. Ils croyoient qu'on peut remédier, par ce moyen, à l'épaiſſiſſement & à la puanteur de l'air ; & il me paroit, en effet, que le feu eſt propre à corriger ces qualités nuiſibles que l'air pourroit avoir contractées par les vapeurs & les exhalaiſons empoiſonnées, & conſéquemment diminuer auſſi la diſpoſition que ces qualités pourroient lui donner à admettre la contagion.

Je crois que cette méthode auroit plus d'efficacité pour prévenir la peſte, & dès-lors qu'il vaudroit mieux la mettre en uſage avant qu'elle fût déclarée ; car dès qu'elle l'eſt une fois, on ſait que les chaleurs de l'Eté ſont propres à l'étendre, tandis qu'elle fait ordinairement rémiſſion pendant l'Hiver. Tout ce qui eſt propre à augmenter la chaleur, eſt donc propre auſſi à augmenter la malignité de la maladie ; & c'eſt ce qu'avoit remarqué Mercurial (1), qui dit que dans la peſte dont il fut témoin à Veniſe, les forgerons, & tous les ouvriers qui travaillent autour du feu, en furent attaqués avec plus de violence. Mais le bien qu'on doit attendre des feux qu'on allume pour la purification de l'air, eſt-il

[1] *De peſte*, cap. 22.

équivalent aux inconvénients qui en peuvent résulter? C'est à l'expérience seule à le déterminer. Les mauvais effets de cette méthode, dans la derniere peste de Londres, où elle fut mise en usage, suffisent pour ne pas engager à de nouvelles tentatives; car, après qu'on eut donné des ordres pour allumer des feux dans tous les carrefours, pendant trois jours entiers, dans la nuit qui les suivit, il ne périt pas moins de quatre mille personnes, tandis que, s'il en faut croire le D. Hodges, à peine en mouroit-il auparavant le double dans toute une semaine (1). On a fait, en dernier lieu, une expérience aussi funeste à Marseille; car, après ces feux, la peste fit des ravages encore plus considérables (2) (3).

---

[1] HODGES, *de peste*, p. 24.

[2] *Journal de la peste de Marseille*, p. 19, & *Relation historique de tout ce qui s'est passé à Marseille durant la derniere peste*, p. 77.

[3] *Note du Traducteur.* * Des feux médiocres allumés de distance en distance, dans les carrefours, ont pu échauffer l'atmosphere à un degré semblable à celui qu'exige la propagation de la peste, & se mêlant aux vapeurs contagieuses, contribuer à les répandre çà & là; mais il n'en seroit pas de même d'un feu très-considérable, comme celui causé par l'embrasement d'une forêt entiere: celui-ci communiqueroit à l'air un degré de chaleur & de sécheresse semblable à celui qu'on éprouve à Smyrne à la St. Jean, & dont l'effet est de diminuer la contagion: mais son plus grand avantage encore seroit de procurer, tout-à-coup, un courant d'air très-considérable, propre à enlever & à disperser au loin les miasmes pestilentiels qui, dissipés ainsi & corrigés, ne pourroient jamais produire de grands ravages dans les lieux où ils seroient portés. Nous avons un exemple de cette propriété du feu dans les fievres putrides, dans lesquelles il est souvent très-avantageux, en Eté, d'en allumer dans les chambres des malades, à dessein de corriger & de renouveller l'air.

Ce que nous venons de dire de l'abus des feux qu'on allume dans les carrefours, on doit le penser aussi des coups de canon qu'on a conseillés; mais cet avis a été donné sûrement avec trop de précipitation. L'air ne se corrige jamais mieux que quand il est renouvellé & rafraîchi. Aussi les Médecins Arabes (1), qui connoissoient parfaitement bien la nature de la peste, n'ont cru pouvoir donner au genre-humain de meilleur conseil contre ce fléau, qu'en recommandant le renouvellement de l'air, & le choix d'une habitation exposée à tous les vents, & qui puisse être rafraîchie par le voisinage d'une eau courante.

Le soin qu'exigent les maisons, consiste principalement à les maintenir dans la plus grande propreté; car elle contribue autant à prévenir la contagion, que la mal-propreté contribue à l'étendre. C'est là la raison pour laquelle c'est ordinairement parmi les pauvres que les maladies contagieuses commencent à se déclarer. On a observé que les Perses, dont le territoire est toujours entouré de la peste, n'en sont presque jamais attaqués. On sait d'ailleurs qu'ils sont tellement curieux de la propreté, que la plupart d'entr'eux regardent l'observance de ses loix comme l'article le plus essentiel de leur Religion, & qu'ils ne négligent aucun des moyens

---

qui s'est chargé & corrompu des émanations de leurs corps & de leurs excrétions. Le volume du feu, & celui du courant d'air qu'il doit produire, doivent être réglés sur le volume & le degré d'infection de l'air pestilentiel. Je ne crois pas que, dans une pareille circonstance, il y ait de meilleur ventilateur.

[1] RHAZÈS, *de re Medicâ*, Lib. IV, c. 24, & AVICENN. *Can. Med.* Lib. IV, c. I.

d'éloigner des maiſons & des villes les moindres immondices (1).

Le ſecond moyen de purification indiqué par les Arabes, conſiſte à maintenir les maiſons dans une température médiocrement fraîche ; & pour y parvenir, ils veulent qu'on jonche les planchers d'herbes rafraîchiſſantes, comme de roſes, de violettes, de lys aquatiques; qu'on les lave avec de l'eau & du vinaigre : tout cela convient, on ne peut mieux, au deſſein qu'ils ſe propoſent, & le vinaigre ſur-tout. Je crois qu'il ne ſeroit pas hors de propos de parfumer les maiſons avec la vapeur du vinaigre ſeul, ou mêlé avec le nitre, & cette vapeur s'obtient en en jettant ſur une tuile ou ſur un fer rouge. Il eſt bien vrai que ces avis ne reſſemblent guere à ceux qu'on trouve fréquemment chez les Modernes, qui conſeillent des fumigations aromatiques de benjoin, d'encens & de ſtorax. Je ne peux concevoir d'où elles peuvent tirer la vertu de réſiſter à la contagion, & de préſerver un endroit de ſes atteintes, qui ſont les deux ſeuls objets qu'on peut avoir en vue. J'imagine qu'on retireroit beaucoup plus d'avantages de la vapeur du ſoufre, dont la nature eſt acide, & que l'expérience a montré très-propre à mettre des obſtacles à la fermentation.

La vapeur des aromates chauds paroît en général très-inutile ; mais les émanations des minéraux venimeux étant accompagnées de très-grands dangers, je ne peux m'empêcher de blâmer hautement les fumigations de mercure, & celles d'arſenic : encore moins voudrois-je con-

(1) GAUDERAEU, *Relation des eſpeces de peſtes que reconnoiſſent les Orientaux.*

seiller à qui que ce fût de porter sur l'estomac de l'arsenic en amulette; cette pratique ayant souvent eu de très-mauvais effets, n'étant appuyée d'aucune bonne raison, & seulement fondée sur l'équivoque du mot *Darsini*, qui signifie *cannelle*, auquel on aura substitué, par mégarde, celui d'arsenic (2).

Après avoir ainsi pourvu à la propreté des maisons, voyons maintenant comment chaque particulier doit s'y prendre pour s'exempter de la contagion. Tout consiste à procurer aux humeurs du corps une disposition, en vertu de laquelle elles puissent éluder l'efficacité de la matiere contagieuse; mais comme il n'y a pas ici plus de préservatifs à espérer que contre la petite-vérole, ce qui reste à faire, c'est de mettre le corps dans un état moins accessible à la contagion. Le premier moyen est d'être en bonne santé; quand elle existe, & que le corps n'est affoibli par aucune évacuation excessive, nous résistons avec plus de force aux assauts extérieurs. Que le corps ne souffre d'aucune dépression des esprits, & que l'ame soit à l'abri de tout ce qui pourroit l'affecter vivement: car on voit tous les jours combien ces accidents contribuent à étendre la contagion de la petite vérole. On parviendra à se procurer un état différent, en prenant, avec modération, d'excellents aliments, en évitant les jeûnes, les veilles, les exercices trop violents. Tous les moyens propres à combattre l'inflammation sont propres aussi à donner des entraves à la contagion; s'ils ne viennent à bout d'en préserver entiérement, ils en diminuent au moins la violence. C'est à ce des-

[1] *Essais sur les poisons*, Ess. 3.

sein que les Arabes recommandent l'usage réitéré des acides, comme les grenades, les oranges d'Espagne, les limons, les pommes reinettes, &c. &c., mais sur-tout le vinaigre, qui sera plus agréable encore à l'estomac, en y faisant infuser des racines de gentiane, de galanga, de zédoaire, des baies de genievre, &c. toutes substances propres à corriger ce qui pourroit rendre le vinaigre moins convenable à l'estomac. Mais il seroit dangereux de prendre ces remedes seuls, ainsi que d'autres aromatiques, parce qu'ils feroient beaucoup de mal, en communiquant au sang une chaleur excessive.

L'usage des cauteres & des ulceres artificiels ne me paroît pas devoir être négligé. L'endroit auquel je donnerois la préférence pour les ouvrir, est la partie interne de la cuisse, un peu au dessus du genoux. Je ne vois non plus aucune raison de prescrire l'usage de fumer du tabac, que plusieurs ont recommandé contre la contagion (1).

Mais ces différents secours n'étant pas assurés, le meilleur de tous est la fuite. Il faut éviter les lieux infectés, fuir le commerce des malades, & celui même de ceux qui ne sont que depuis peu en convalescence : pour plus grande sûreté, interdire tout concours de citoyens. Les Magistrats même doivent pousser l'attention jusqu'à prévenir les assemblées inutiles, & engager les nouveaux convalescents, à rester quelque

(1) *Note du Traducteur* * Diemerbrœck raconte, dans son *Traité de la peste*, que durant les trois épidémies de ce genre qu'il traita en Hollande, il fumoit tous les matins sa pipe, après avoir renouvellé à son Créateur le sacrifice de sa vie.

tems chez eux, avant de paroître en public (1).

Quand nous conseillons de tenir toujours ceux qui sont en santé à quelque distance des malades, cela doit s'entendre, à plus forte raison, des cadavres, qu'il est essentiel d'éloigner des habitations le plus qu'il sera possible. Il faut les inhumer très-promptement, & avoir grand soin de les recouvrir de terre, sans y ajouter de la chaux vive, comme j'ai oui dire qu'on l'avoit pratiqué chez nos voisins ; car du mêlange de la chaux qui est en fermentation avec les humeurs d'un cadavre infecté de pourriture, il doit nécessairement résulter des vapeurs très-nuisibles qui s'élevent de terre, & qui corrompent l'air (2). Il faut conduire les morts de nuit

(1) *Note du Traducteur.* * La Religion offre, sans doute, en pareil cas, de grands motifs de consolation; mais il faut que le principe en soit dans le cœur. Tout l'appareil extérieur n'est propre qu'à augmenter l'effroi & je ne doute pas que, non-seulement en tems de peste, mais même dans les tems d'épidémies meurtrieres, les exhortations trop pathétiques, la distribution publique des Sacrements, les pompes funebres, le son des cloches, ne soient plus propres à augmenter la terreur, & à propager la contagion, qu'à ranimer l'espoir, & à borner les progrès du mal. Les hommes sains rassemblés s'empoisonnent réciproquement : à combien plus forte raison ceux qui sont malades doivent-ils éviter de se réunir ? Aussi nos hôpitaux font l'éloge des pieuses intentions de leurs Fondateurs; mais produisent-ils le bien qu'on s'en étoit promis ? Lorsqu on voit jusqu'à huit malades dans le même lit .... Je tire le rideau sur ces objets : c'est une matiere sur laquelle on risque toujours de rester en deçà, ou d'aller au delà de ce qu'on a voulu dire.

(2) *Note du Traducteur.* * Ces inconvénients n'auront lieu que pour les cadavres inhumés dans les Eglises, ou dans les cimetieres qui les entourent ; car il est essentiel de hâter leur destruction par ce moyen, quand les cime-

au lieu de leur ſépulture, & le plutôt poſſible, avant que le cadavre ait contracté un degré ultérieur de pourriture; car, avant ce tems, il n'en ſort aucune émanation, aucune vapeur que dans le fort de la chaleur du jour.

Il reſte encore quelques précautions à indiquer à ceux que leur état oblige de voir les malades. Je les renfermerai dans deux préceptes : le premier, de ne point avaler leur ſalive, pendant qu'ils ſont auprès des malades ; ils doivent, au contraire, avoir grand ſoin de la rejetter : l'autre, de n'inſpirer de l'air que le moins qu'ils pourront auprès de leurs lits. On ſent aſſez ſur quoi ſont fondés ces conſeils, ſi l'on ſe rappelle ce que nous avons dit des voies par leſquelles la contagion ſe communique à ceux qui ſont en ſanté. Mais comme il eſt ſouvent difficile de ſuivre bien ponctuellement ces précautions indiquées, on y pourra ſuppléer, en ſe lavant fréquemment la bouche avec du vinaigre, & portant ſous le nez une éponge qui en ſoit imbibée.

Je crois qu'on peut réduire à ces préceptes tout ce qu'on ſait de plus propre à arrêter les progrès de la peſte dans un endroit où elle eſt déja introduite. Si la plupart paroiſſent ſpécialement conſacrés à la ville de Londres, il n'y a que de légers changements à faire pour les rendre pratiquables ailleurs. Il nous reſte actuellement à examiner quels ſont les meilleurs moyens d'empêcher la peſte de paſſer d'une ville à une autre.

Celui qui réuſſiroit le mieux, mais qui eſt

---

tieres ſeront éloignés des habitations, comme ils devroient l'être en tous tems & en tous lieux.

impraticable dans les grandes villes, c'est de former des lignes & des circonvallations, & d'y apposer une garde qui ne permette à qui que ce soit la sortie d'une ville infectée, qu'il n'ait auparavant satisfait aux regles que nous avons proposées ; mais que la liberté d'en sortir ne soit pas absolument proscrite, comme on l'a fait en France, d'après la coutume admise chez les Nations étrangeres, parce que cette sévérité, je dirois presque cette rigueur, est absolument inutile. Il suffira, à ce qu'il me paroît, de faire passer vingt jours sous la tente, ou dans des bâtiments destinés à cet usage, ceux qui desireront sortir des lignes, après y avoir été examinés. On doit avoir grande attention à ce que personne ne vienne à enfreindre ces ordres, & l'on en viendra à bout, en punissant avec sévérité ceux qui l'auroient fait, ou même qui auroient tenté de le faire. Le meilleur moyen de s'en assurer est d'obliger tous ceux qui voyagent à avoir sur eux des passe-ports qui témoignent qu'ils ne viennent point d'un pays infecté, ou au moins, qu'avant d'en sortir, ils ont été soumis à l'examen, en vertu duquel on leur en a accordé la permission.

Cette maniere d'agir me paroît bien plus propre à empêcher la contagion de se répandre, que ces ordres impérieux qui forcent à rester dans le lieu infecté. Car, dès qu'il est question de courir les risques de la vie, la plupart des hommes feront tous leurs efforts pour se dérober en secret, & pour fuir, de quelque danger que leur fuite puisse être accompagnée, ou suivie, & il est bien difficile qu'il n'y en ait toujours quelques-uns qui réussissent dans leurs tentatives, comme nous l'avons vu arriver en

France, en dépit de toutes les précautions qu'on a pu prendre. Or, un ſeul homme qui s'échappe ainſi en cachette, traîne plus ſûrement à ſa ſuite la contagion, que vingt autres qui partiroient, après avoir été ſoumis à l'examen ; car de cette maniere, la malignité ſe développe plutôt. Partout où les hommes ſont raſſemblés & accumulés en grand nombre, la maladie exerce des ravages qu'on auroit peine à ſe perſuader. Nous en voyons un exemple dans l'hiſtoire que le ſavant Gaſſendi (1) nous a laiſſée de la peſte qui regna à Digne en Provence, en 1629. Elle y fut ſi terrible, que dans l'eſpace d'un Eté, de dix mille habitants, il en reſta à peine quinze cents. Il attribue principalement cette mortalité à l'obſervation ſtricte des défenſes de paſſer les lignes ; enſorte que qui que ce ſoit n'eut la liberté de ſe retirer à la campagne, tandis que dans le même endroit, une autre peſte enleva à peine cent & une perſonnes, parce qu'il y eut moins de contrainte.

Je crois donc qu'on peut, avec les précautions requiſes, accorder une certaine liberté de quitter les lieux peſtiférés. C'eſt un parti conforme à l'humanité, & qui ne peut qu'affoiblir la contagion. De cette maniere, les lignes tracées autour des villes infectées, & qui ſont deſtinées à donner des bornes aux progrès du mal, ne leur en cauſeront aucun, & leur ſeront, au contraire, d'un très-grand avantage; car la garde veille à la ſécurité de ceux qui fourniſſent la ville des choſes néceſſaires à la vie. Ils ſe préſentent alors avec moins de crainte qu'ils ne le feroient ſans cette précaution.

---

[1] *Notitia Eccleſiæ Dinienſis.*

Afin qu'aucun pourvoyeur ne puisse être retenu par un motif contraire, & n'hésite à porter des provisions dans les villes que leur grandeur empêche d'enceindre de lignes, le Magistrat doit y suppléer, non-seulement par des gardes placées, de distance en distance, hors de la ville, mais encore en faisant observer la discipline la plus exacte pour préserver de la contagion la banlieue & le territoire voisin.

Il est juste d'accorder quelque liberté au Peuple ; mais il ne faut pas permettre cependant, qu'on transporte au delà des lignes les moindres matieres propres à retenir & à fomenter la contagion. Car il y a plus de danger à faire passer dans le voisinage des marchandises empoisonnées, qu'il n'y en a à leur faire faire de grands trajets de terre & de mer. En effet, celles qui ont puisé la contagion en Turquie, lorsqu'on les empaquette, arrivent quelquefois dans un air si tempéré, qu'on n'a rien à craindre de leur part, quand on les y développe, pour les exposer en vente : mais dès que les conditions de l'air sont altérées au point de nourrir & de fomenter la peste, on a tout lieu de présumer que l'air des régions adjacentes ne jouit pas d'une meilleure.

Aussi la quarantaine doit être observée beaucoup plus strictement quand la peste attaque un Royaume voisin, que lorsqu'elle court dans des régions plus éloignées.

Ce que nous venons de dire au sujet des marchandises, est appuyé non-seulement sur la propriété qu'elles ont de répandre la contagion, comme nous l'avons prouvé, mais encore sur plusieurs exemples d'accidents fâcheux arrivés en tems de peste, pour avoir négligé cette précaution. Je n'en rapporterai que deux qui datent de la derniere qu'on a éprouvée. J'ai déja eu occasion d'observer que la peste a été à Pool. Elle y avoit été apportée avec les hardes d'un mendiant. De-là elle passa à Chamm, sur les confins du Comté de Derbishire, où elle fut introduite dans une boîte envoyée de Londres à un Tailleur. Cette boîte contenoit divers instruments de son métier. Comme cet exemple est une confirmation non-seulement de ce que j'ai dit touchant les marchandises, en les considérant comme causes de contagion, mais encore des conseils que j'ai donnés pour en arrêter les progrès d'une ville à l'autre, j'acheverai ce Chapitre par un détail plus circonstancié de cette histoire.

Un compagnon qui ouvre le premier cette boîte, se plaint que ce qu'elle contient est sale, & terni. On lui ordonne d'en faire sécher les effets au feu; tandis qu'il l'exécute, il est pris de la peste, & en meurt sur le champ. Toute la famille éprouve le même sort, à l'exception de la femme du Tailleur. De-là la contagion se répand dans le village & dans le reste de la Paroisse, qui n'étoit pas bien nombreuse, & où néanmoins elle enleve deux ou trois cents habitants. Quelque violente que parut d'abord cette maladie, le Ministre de la paroisse sut si bien la contenir, qu'elle n'en franchit pas les bornes. Je l'ai oui raconter au fils de ce Ministre & à un autre Gentilhomme. Il conseilla de transporter les malades dans des baraques qu'on fit aux dépens du Public; & en interposant l'autorité du Comte de Devonshire, il fit ensorte que le village ne manquât de rien. Il eut soin de n'en laisser sortir qui que ce fût; & par ce moyen, il délivra le voisinage du danger de la contagion.

Je crois qu'on peut rapporter à ces préceptes en général, tous les conseils propres à préserver de la peste. Donnons maintenant quelques directions pour la cure de ce mal.

CHAPITRE III.

Du Traitement de la Peste.

D'APRÈS ce que nous avons dit au commencement de cette Dissertation, il est évident que la peste & la petite-vérole ont beaucoup de rapport entre elles. L'une & l'autre sont une fievre contagieuse ; l'une & l'autre font une éruption à la peau. Mais comme il y a dans la petite-vérole deux sortes de pustules, qui ont divisé cette maladie en deux especes, dont l'une se nomme *discrette*, l'autre *confluente* ; de même on observe dans la peste deux éruptions différentes. Dans la petite-vérole bénigne on voit sur la surface de la peau des pustules relevées, pleines d'un pus louable ; dans la confluente, elles sont déprimées, & le pus qu'elles contiennent n'est qu'une sanie crue & indigeste. Il y a une différence encore plus sensible dans les deux especes de tumeurs qui accompagnent la peste. Quand la maladie est moins maligne, ces dépots se forment sur les glandes les moins dures qui sont placées à la superficie du corps, comme les inguinales, les axillaires, les parotides, les maxillaires. Les premiers phénomenes qui les annoncent sont un certain ramollissement, beaucoup de chaleur, la rougeur inflammatoire, & une vive douleur dans ces glandes. Si le malade entre dans une bonne convalescence, ces tumeurs, comme dans la petite-vérole bénigne, se terminent par une bonne suppuration qui ouvre une issue à la Nature. Mais dans la peste la plus maligne, on voit, à la place de ces tumeurs, ou avec elles, des anthraxs, des charbons. Leur éruption est annoncée par les phénomenes suivants : on apperçoit une petite tumeur dure qui n'a son siege dans aucune des glandes mentionnées ; elle est d'un rouge obscur, accompagnée d'une chaleur brûlante, d'une douleur vive, & d'une tache noire qui en occupe le milieu. Elle annonce un commencement de gangrene, qui s'accroît toujours en même proportion avec la tumeur.

Outre cette ressemblance dans les éruptions critiques, ces maladies ont encore beaucoup d'analogie, à raison de ces taches noires & livides qui accompagnent fréquemment la peste, & qui annoncent une mort prochaine. Elles ne sont pas d'un meilleur augure dans les petites-véroles. Il m'est arrivé même de voir des cas fâcheux, où chaque pustule présentoit les mêmes phénomenes. Outre cela, dans l'une & l'autre de ces maladies, lorsqu'elles sont au plus haut degré de malignité, le sang sort par la bouche, la vessie & les autres organes (1). Et nous pouvons ajouter que, dans l'un & l'autre cas, c'est la gangrene des visceres qui cause la mort. Telle a été l'observation constante des Médecins François, dans la peste de Marseille ; & j'ai eu souvent

[1] *Observ. & Réflex. sur la peste de Marseille*, p. 333.

occasion

occasion aussi de vérifier la même chose pour ce qui concerne la petite-vérole.

On peut déduire de cette convenance, de ce rapport, qu'il n'y a pas plus de fonds à faire sur les spécifiques & les antidotes pour la curation de la peste, que pour celle de la petite-vérole; mais que pour réussir à fixer le traitement de celle de ces deux maladies qui nous est la moins connue, nous avons des données dans la maniere dont nous traitons celle qui nous est la plus familiere.

En un mot, comme dans la petite-vérole, la majeure partie du traitement consiste à nettoyer les premieres voies, à modérer la fievre, à aider les évacuations naturelles, il est certain qu'on obtiendra le même succès, en suivant pour la peste les mêmes indications. La principale différence consiste en ce que la fievre qui accompagne la peste, est plus aiguë que dans aucune autre maladie. L'estomac & les intestins sont quelquefois pris de phlogose, & l'éruption qui se fait dans cette maladie demande des secours externes, que n'exigent point les boutons de la petite-vérole.

Lorsque la fievre est très-vive, la diete rafraîchissante, si avantageuse dans les petites-véroles, est ici absolument nécessaire; au contraire, quand le pouls est languissant & la chaleur modérée, c'est le cas de donner de légers cordiaux.

La disposition prochaine à la phlogose, dans laquelle se trouvent l'estomac & les intestins, rend le vomissement d'un usage moins sûr dans la peste que dans la petite-vérole. Il faut recommander les émétiques les plus doux, & surtout l'ipecacuanha; mais il est bien essentiel de s'assurer, avant de les prescrire, si l'estomac ou les inteſtins ne ſont point attaqués d'inflammation ; car s'ils l'étoient, ces remedes tueroient infailliblement le malade. Ils ſont d'ailleurs toujours utiles au commencement. Il ne faut donc pas négliger, dès que la maladie ſe déclare chez quelqu'un, d'examiner attentivement ſi ces parties ne ſont attaquées d'aucun ſymptome inflammatoire ; ſi elles le ſont, le vomiſſement doit être preſcrit ; ſinon, il eſt à propos d'adminiſtrer quelque léger émétique.

Quant aux exanthêmes, qu'ils ſoient du genre des anthraxs, ou de celui des tumeurs glanduleuſes, leur cure ne doit pas être confiée à la nature, comme celle des boutons de la petite-vérole ; il ne faut au contraire négliger aucun des ſecours extérieurs propres à les amener à ſuppuration.

Au reſte, l'un & l'autre genre de tumeurs exige, à pluſieurs égards, le même traitement. Dès qu'il en paroîtra, appliquez ſur la peau une ventouſe ſeche ; & quand elle ſera levée, recouvrez la tumeur d'un cataplaſme ſuppuratif, ou d'une emplâtre de gommes aromatiques.

Si ces tumeurs ne tournent pas à ſuppuration, comme il arrive ſouvent à l'anthrax, mais qu'on apperçoive tranſuder à travers les pores un ichor peu conſiſtant, que la tumeur ſoit molle, ou préſente quelque eſcarre noire, il ſera à propos d'y faire une inciſion ou cruciale ou longitudinale. Si une partie ſemble mortifiée, comme les anthraxs ont coutume de la faire paroître, il faut mettre en uſage les ſcarifications ; enſuite on arrêtera le ſang ; on épuiſera la tumeur avec le cautere actuel ; on panſera la plaie avec des plumaceaux & des bourdonnets imbibés du digeſtif ordinaire, fait avec le jaune d'œuf & la térébenthine, & trempés dans une mixture de deux parties d'huile de térébenthine, sur une partie d'esprit de sel ammoniac, ou de baume de térébenthine, le tout surmonté d'un cataplasme de thériaque de Londres.

Le lendemain, il sera très-utile de faire sur la plaie, quelques fomentations avec une teinture spiritueuse aromatique, afin de procurer au plutôt la chûte des escarres; quand elle a eu lieu, on panse la plaie comme un abcès ordinaire.

D'ailleurs, lorsque les tumeurs glanduleuses tournent d'elles-mêmes à suppuration, dès qu'elles sont suffisamment élevées, il faut ouvrir la peau de bonne heure, & ne pas attendre que la matiere elle-même se fraie une route par sa rupture; car la suppuration commence quelquefois très-profondément dans les glandes, & la gangrene s'y forme avant que le pus ait percé la peau: c'est une observation que les Médecins François ont souvent vérifiée à l'ouverture des cadavres.

Telle est la méthode qui paroît convenir au traitement de la peste qui parcourt ses périodes ordinaires; mais il y a beaucoup de cas dans lesquels les malades ne courent pas moins de dangers, quoiqu'on ait pourvu à tout au moyen de cette méthode. Ce seroit donc rendre un très-grand service à l'humanité, que de trouver quelque moyen plus efficace de procurer une nouvelle issue aux humeurs corrompues, & de détourner ainsi le péril que la nature, abandonnée à elle-même, ne peut éloigner entiérement. Quelques-uns conseillent, à ce dessein-là, & d'après l'expérience, disent-ils, des saignées & des sueurs copieuses.

Le Docteur Sydenham a éprouvé des succès

de l'une & de l'autre de ces méthodes, & il a fait sur toutes deux des remarques très-judicieuses : la premiere, c'est qu'il ne les faut employer qu'au commencement de la maladie, avant que la nature ait fait aucun effort spontané ; autrement on bouleverseroit tout, sans en retirer aucun bien ; on ne produiroit qu'une confusion inutile : la seconde, c'est qu'il ne faut espérer aucun avantage de ces évacutions, si elles ne sont très-abondantes ; car pour surmonter une si excessive malignité, il faut une méthode plus hardie que celle qu'on emploie communément.

Quant à la saignée, on m'a rapporté que quelques Médecins François l'avoient fait pratiquer si abondamment, que dès la premiere invasion du mal, on tiroit dix onces de sang, & ensuite trois à cinq toutes les deux heures. Ces Médecins prétendent avoir éprouvé de grands succès de cette maniere d'agir, qu'ils accompagnoient d'une ample boisson de tisanes rafraîchissantes. Peut-être que des saignées si excessives conviendroient moins à nos tempéraments qu'à ceux des François ; car communément on saigne beaucoup plus chez eux ; mais il est certain qu'en pareil cas, ce n'est que d'une évacuation de sang abondante qu'on doit espérer quelque avantage. On m'excusera si je ne détermine pas précisément quelle est la quantité qu'on en doit tirer ; car je suis sans expérience à cet égard : je me contenterai de dire qu'il vaut mieux, sans doute, ici pécher un peu par excès, que de livrer le malade à une mort certaine, pour avoir voulu lui épargner du sang (1).

La sueur est le second article du traitement

(1) *Note du Traducteur.* * Si l'on fait plus de saignées

proposé, & Sydenham veut qu'elle coule sans interruption pendant vingt-quatre heures. Ce qu'il a prescrit à cet égard est si exact, qu'à peine nous reste-t-il quelque chose à en dire : je remarquerai seulement que la thériaque, & les autres secours de ce genre, que l'estomac supporte avec peine, conviennent moins aussi pour provoquer les sueurs. Je conseillerai plutôt une infusion de racines de serpentaire de Virginie, &, à son défaut, de quelques aromates chauds faite dans l'eau bouillante, à laquelle on ajoutera un quart d'eau thériacale, & un peu de sirop de limons pour la rendre plus agréable. J'ai éprouvé de grands succès de ces boissons dans la fievre des prisons, qui approche le plus de la peste.

Il faut des expériences plus nombreuses pour déterminer les avantages de l'une & de l'autre de ces méthodes : en attendant, on ne risque rien d'en faire usage, dans ces cas sur-tout où la maladie abandonnée aux soins de la seule nature ne présente que peu de ressources.

---

en France que dans bien d'autres pays, il y a pour cela une raison fondée sur le tempérament des habitants, qui sont la plupart sanguins; tempérament entretenu par la salubrité de l'air, & la qualité excellente de nos aliments. Il s'en faut de beaucoup néanmoins qu'on donne aujourd'hui, à cet égard, dans le fanatisme de nos ayeux, qui comptoient leurs trophées par le nombre de saignées qu'ils avoient fait pratiquer dans une maladie, & dont le récit est quelquefois effrayant. C'est une regle parmi nous de ménager le sang dans les maladies malignes, où la prostration des forces ne s'accommode guere de ce secours; & au lieu de dire, comme notre Auteur, qu'il vaut mieux pécher ici par excès, nous sommes convaincus qu'il vaudroit mieux le faire par un peu plus de réserve : il en est de même des sueurs, qui soulagent presque toujours le malade, quand elles surviennent naturellement, & qui fréquemment le tuent, quand on les force par l'art.

TABLE

PREMIERE PARTIE.

De la Peste en général.

SECONDE PARTIE.

Des moyens propres à prévenir la Peste.

TRAITÉ
DE LA
PETITE-VÉROLE
ET
DE LA ROUGEOLE,

Par M. *MÉAD*, Médecin du Roi d'Angleterre;

AUQUEL ON A JOINT

LE LIVRE DE RHAZÈS,

Célebre Médecin Arabe,

SUR LE MÊME OBJET.

TROISIEME PARTIE.

AVERTISSEMENT DE L'ÉDITEUR.

TOUT ce qui tient à l'hiſtoire de la petite-vérole, à la nature & au traitement de cette maladie preſque inévitable, ſouvent dangereuſe, & quelquefois ſi meurtriere, a fait, dans ces derniers tems, l'objet des méditations profondes de quelques Philoſophes amis de l'humanité. Les Médecins ont réveillé leur attention ſur une matiere auſſi intéreſſante, depuis ſur-tout que la grande queſtion de l'inoculation a été ſoumiſe à leur examen & à leur jugement. N'avoit-on pas lieu d'attendre la déciſion la plus lumineuſe & la mieux motivée des ſages précautions priſes en France par le Gouvernement ſur un ſujet de cette importance. Mais qu'eſt-il arrivé? L'inoculation a eu le ſort de tous les grands remedes : des partiſans zélés, qui, pour en trop dire, laiſſent la conviction de ceux qui les écoutent en deçà de l'enthouſiaſme qui les ſéduit ; des adverſaires fameux, non moins outrés, toujours prêts à rejetter les faits, à infirmer les autorités qu'on leur oppoſe, toujours prêts à admettre tout ce qui peut favoriser le systême dont ils se sont déclarés les patrons, ou auquel ils se sont voués. C'est ainsi qu'ont paru successivement en Médecine, le mercure, l'émétique, le quinquina, loués, blâmés, élevés par les uns, rabaissés par les autres, & le tout fondé non-seulement sur des principes contraires, mais sur des observations contradictoires, faites & publiées dans le même tems par les Auteurs respectifs. On n'en peut conclure autre chose, sinon que les hommes de tous les lieux & de tous les siecles se ressemblent encore plus par leurs défauts que par leurs bonnes qualités ; que l'intérêt de la vérité leur est moins cher que celui de leurs passions ; que c'est de l'expérience & du tems que la bonne cause doit attendre son triomphe.

Je ne grossirai pas ici le nombre des redites qui ont eu lieu sur cette matiere. J'espere que le petit Traité de mon Auteur sera lu avec plaisir. Sa clarté, sa précision, son exactitude, sont frappantes ; & malgré sa brieveté, je n'hésite pas à le croire un des plus complets qui aient paru sur cet objet. Ce qu'il dit en faveur de l'inoculation, est frappé au coin du génie médicinal. Je me permettrai seulement d'y ajouter une réflexion bien naturelle, mais que je ne sache pas avoir vue en aucun endroit : c'est que la prudente hardiesse qui a engagé à tenter l'inoculation, est un des meilleurs arguments qui plaident pour elle. Ne faut-il pas, en effet, que des malheurs qui sont l'effet de la petite-vérole naturelle, comparés à l'espoir qu'offre l'inoculation, il ait résulté une différence bien énorme, pour qu'elle ait servi de motif à des Peuples entiers qui ont adopté cette pratique ?

L'utilité des évacuants, dans cette maladie, n'a jamais été mieux discutée que dans la Lettre que notre Auteur adressa à ce sujet au Docteur Freind, & par laquelle se termine cette troisieme partie de ses Œuvres.

Je ne dis rien ici du *Livre de Rhazès*, parce que je n'ai pu me dispenser d'y faire une Préface propre à venger mon Auteur du ridicule que sembloit prêter à son édition latine de Rhazès, M. Paulet, Auteur d'une *histoire de la petite-vérole* & d'une traduction françoise du *Livre de Rhazès*, d'après l'édition de Londres de *J. Channing*.

PRÉFACE.

IL y a déja quelques années que la partie la plus considérable de ce Livre fut composée, & je l'eus dès-lors achevé & publié, si des occupations plus importantes n'eussent donné de nouveaux intervalles à mes moments de loisir déja trop éloignés. Le Lecteur ne pourra que gagner à ce retard, & à l'interruption de mon Ouvrage. Tous les inconvénients qu'entraîne avec elle la vieillesse, sont compensés, du côté des Arts, par les connoissances & l'expérience qu'on acquiert tous les jours. Mais il est bon d'exposer en peu de mots ce qui m'engagea d'abord à entreprendre ce travail.

Le savant Freind donna, en 1717, une édition du premier & du troisieme Livre d'Hippocrate sur les maladies populaires, *auxquels il adapta neuf Commentaires sur les fievres. Le septieme traite de la* purgation dans la fievre putride qui succede à la petite-vérole confluente. *Il jugea à propos, pour confirmer son sentiment, d'ajouter quatre Lettres de différents Médecins qui lui avoient été adressées, parmi lesquelles il inséra une des miennes. En effet, après avoir, pendant plusieurs années, pratiqué la Médecine à l'hôpital de S. Thomas de Londres, j'observai, en 1708, dans une épidémie de petite-vérole qui paroissoit pestilentielle, que plusieurs malades qui avoient éprouvé un flux de ventre le neuvieme ou le dixieme jour de la maladie, & quelquefois plutôt, en réchappoient, contre toute espérance. Voyant donc que la plupart avoient le ventre très-res-*

ſerré dans tout le cours de cette maladie, je pris de-là occaſion d'éprouver, s'il n'étoit pas poſſible de leur procurer du ſoulagement, en plaçant quelque doux purgatif propre à faciliter une évacuation. La choſe réuſſit comme je l'avois imaginé, & je ſauvai de cette maniere pluſieurs malades qui avoient paru dans le plus grand danger.

J'étois dans ce tems-là lié de la plus étroite amitié avec le célebre Freind, & je l'ai été juſqu'à ſa mort. Comme nos converſations rouloient ſouvent ſur quelques ſujets de Médecine, je lui fis part de mes tentatives, & il les approuva. Peu de tems après, ce grand homme ayant à traiter, avec deux autres célebres Médecins, un jeune Gentilhomme que la petite-vérole mettoit dans le plus grand danger, il lui vint en idée d'eſſayer ma méthode. Les deux autres Médecins s'y oppoſerent d'abord opiniâtrément; mais au quatorzieme jour de l'éruption, les convulſions & le râlement annonçant la fin prochaine du malade, ils lui laiſſerent donner un doux purgatif, qui procura le plus grand ſoulagement. Freind vouloit le réitérer; ils n'y voulurent point conſentir, & la violence de la maladie entraîna le malade ſept jours après. C'eſt ce que ce Médecin raconte lui-même plus au long (1).

Il s'éleva enſuite différentes rumeurs à ce ſujet. Les avis de nos Médecins furent partagés, les uns approuvant, les autres blâmant le parti de Freind, qui craignant que ſa réputation n'en ſouffrît, crut devoir la mettre à couvert. Il me pria, en conſéquence, de vouloir bien conſigner dans une Lettre que je lui adreſſerois, ce que je lui avois déja dit à ce ſujet de

---

[1] V. *Freindii opera*, pag. 263.

vive voix. Je n'avois rien à refuser à un ami. Il fit part de ma Lettre à notre grand Radclive, homme de beaucoup d'esprit, Médecin d'une expérience consommée, & avec qui je n'étois pas moins lié d'amitié. Freind lui avoit communiqué le dessein où il étoit de publier sa défense; ensorte que Radclive me pria de lui permettre de joindre mon écrit à son Livre; ce que j'accordai sans difficulté. Mais quand il y en eut une partie d'imprimée, quelques amis de Freind le détournerent de ce dessein; il supprima son Ouvrage & le mien, & les garda chez lui, jusqu'au tems où il publia les Commentaires dont je viens de parler. Comme il pressoit beaucoup l'édition qu'il en fit, il songea à donner, en même tems, ma Lettre, que je retouchai. Elle avoit d'abord été écrite en Anglois; je la traduisis en Latin; j'y fis des additions, & lui donnai la forme qu'elle a aujourd'hui.

Il est très-rare qu'une nouvelle méthode de traiter quelque maladie que ce soit puisse être du goût de tout le monde. Cependant, non-seulement le Docteur Freind & moi nous l'avons suivie fidélement dès l'époque que j'ai citée; mais encore plusieurs autres Médecins, tant de la ville que de la campagne, à qui nous l'avions communiquée, en ont éprouvé les mêmes succès. Mais on rencontre par-tout des gens mal-intentionnés qui se plaisent à déprimer les Ouvrages d'autrui, s'imaginant qu'ils se couvrent de toute la gloire qu'ils enlevent aux autres. A peine le Livre de Freind eut-il paru, qu'ils prirent les armes, comme s'il eût été question du salut de la Patrie. Le premier qui se présenta sur les rangs fut Jean Woodward, Professeur de Médecine au College de Gresham, qui ayant débuté par faire son apprentissage chez un Marchand Toilier, voulut ensuite jouer le rôle de Philosophe, parce qu'il avoit fait quelques collections de coquillages, de pierres, de minéraux, & de quelque autres fossiles, & qui, enfin, après s'être allié à la famille d'un Médecin, vint à bout d'obtenir, par le crédit de quelques amis, des degrés en Médecine : homme grossier, plein de faste, & rongé de jalousie! Dans son Livre de l'État de la Médecine, écrit en langue vulgaire, il s'est emporté contre le Docteur Freind & ses amis, & contre moi sur-tout. Ce n'est ni avec le raisonnement ni avec l'expérience qu'il nous a attaqués; ces secours lui manquoient également; mais, en revanche, il s'est dédommagé du côté des injures & des mauvais propos, qui lui sont très-familiers. Mais ne rappellons pas ici la mémoire d'un fameux libelle qui est déja tombé dans l'oubli. Freind, sur le champ, couvrit de ridicule son méprisable Auteur. Je n'en eus fait ici aucune mention, si l'arrogance & l'envie de la vaine gloire dont cet Ecrivain est possédé, ne m'y eussent forcé. Je ne m'en suis occupé que pour faire connoître au Public le premier Auteur de cette méthode, & le peu de fondement de toutes les déclamations de son adversaire.

Pour ce qui regarde ce Livre-ci, j'ai plutôt recherché, dans la courte exposition de chacun de mes préceptes, la clarté, que les ornements du style. Au sujet des remedes purgatifs, j'ai indiqué quelques précautions, ajouté quelques remarques en faveur des jeunes Médecins qui souvent n'ont que trop de propension & de hardiesse à imiter la pratique, & à mettre en usage les nouveaux remedes introduits par ceux qu'ils adoptent pour maîtres; car il n'y a rien dont l'utilité soit générale & sans exception; & pour défendre à propos, il ne faut pas moins de discernement que pour prescrire.

Ce n'est pas à ce sujet seulement, mais dans toutes les circonstances de notre art, qu'un Médecin doit avoir toujours présent à la mémoire, qu'il n'y a rien d'utile qui ne puisse aussi devenir désavantageux dans d'autres circonstances (1).

Quand j'eus fait ce petit Ouvrage, je crus que les Médecins ne me sauroient pas mauvais gré d'y ajouter le Livre de Rhazès sur la Petite-vérole & la Rougeole. *Convaincu de l'utilité qu'ils en pourroient retirer, je me mis à le traduire de l'Arabe en Latin.*

On y trouve une exposition très-détaillée de beaucoup de choses, soit sur la nature, soit sur le traitement de ces maladies qui, aux différences près qui se tirent des tems & des lieux, ressemblent assez à nos préceptes; & c'est une satisfaction pour moi de les voir confirmés de l'autorité du plus fameux Médecin de son siecle. J'ai été étonné plus d'une fois que ce Livre n'eût jamais été, que je sache, imprimé ni en Arabe, ni traduit de l'Arabe en Latin. Robert Etienne est le premier qui le publia en Grec à la suite de l'Ouvrage d'Alexandre de Tralles, sous le titre de Traité de Rhazès sur la Pestilence, *en* 1548. *Trois Interpretes le traduisirent en Latin. Le premier d'eux fut Georges Valla, de Plaisance, dont la version fut imprimée à Venise en* 1498, *& plusieurs fois depuis. Celle de Gauthier d'Andernac parut ensuite à Strasbourg en* 1549, *& la derniere, enfin, fut celle de Nicolas Machelli, Médecin de Modene, donnée à Venise en* 1553 *& en* 1596 (2). *Or, le livre Grec n'a pas été traduit de l'Arabe, mais du Syriaque, comme le titre l'indique, & il est probable que cette premiere version avoit été destinée*

[1] OVID. *Trist.* Lib. 2, v. 266.
(2) Voy. FAB. *Bibl. græc.* v. XII, pag. 692.

à le

à le mettre entre les mains de tout le monde. Mais, soit par la faute du Traducteur Syriaque, ou par celle du Traducteur Grec, on verra, en comparant les autres versions Latines à celle que nous donnons ici, d'après le manuscrit Arabe, qu'elles fourmillent d'omissions, d'inexactitudes & de méprises. Quant à ce manuscrit, voici comment je me le suis procuré.

Après avoir fait dans nos bibliotheques publiques d'inutiles recherches pour trouver ce Livre en Arabe, j'écrivis au célebre Boerrhaave, mon intime ami, qui professoit la Médecine à Leyde, de faire quelques perquisitions pour cela dans la bibliotheque de son Université, que je savois être bien fournie en manuscrits arabes. Il eut la bonté de m'en envoyer promptement un exemplaire de la main de celui qui y professoit l'Arabe, altéré néanmoins en plusieurs endroits. Je le livrai successivement à deux Savants pour m'en faire une traduction latine. Le premier fut Salomon Negri, originaire de Damas, très-versé dans les Langues orientales; l'autre, Jean Gagnier, Professeur d'Arabe dans l'Université d'Oxford. Ils s'en acquitterent l'un & l'autre en fort peu de tems. Mais en comparant ces versions, j'y trouvai une très-grande différence, non-seulement pour le style, mais encore pour le fonds des choses mêmes; ce qui ne laissa pas de m'embarrasser beaucoup; de sorte que ne sachant à laquelle des deux je devois donner la préférence, parce que j'ignore entiérement l'Arabe, je pris le parti de m'adresser à mon ami Thomas Hunt, Professeur de Théologie, qui avoit occupé, pendant plusieurs années, dans l'Université d'Oxford, la chaire d'Arabe, & qui occupoit, depuis peu, celle d'Hébreu. Cet homme très-savant dans toutes ces Langues, voulut bien, à ma priere, se charger de revoir les deux versions, de les comparer avec l'exemplaire qui avoit ſervi à la traduction, & celle que je donne ici eſt composée de ce qu'il a trouvé dans les deux autres de plus conforme au manuſcrit arabe. Celle-ci eût été, ſans doute, encore meilleure, ſi ce manuſcrit eût été plus correct; c'eſt ainſi que j'offre à mes Lecteurs le fruit de mes travaux & celui de mes délaſſements.

A Londres, le 28 Septembre 1747.

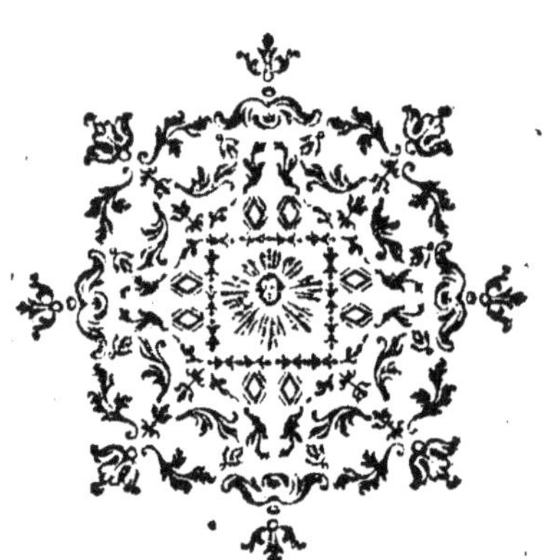

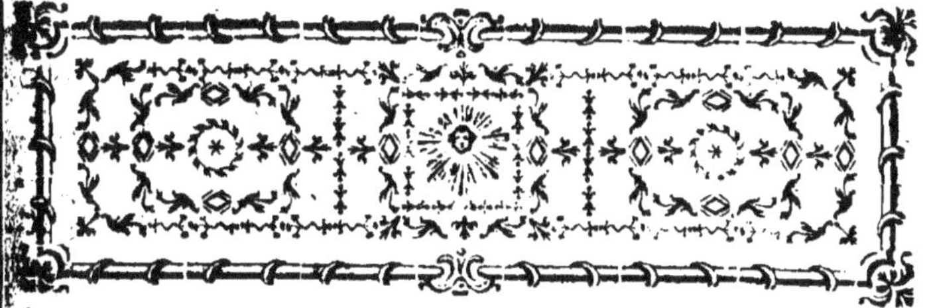

TRAITÉ DE LA PETITE-VÉROLE ET DE LA ROUGEOLE.

TROISIEME PARTIE.

CHAPITRE PREMIER.

De l'origine de la Petite-vérole.

J'AI cru qu'avant d'écrire sur la petite-vérole, il n'étoit pas inutile de faire quelques recherches sur son origine, sur la maniere dont elle a passé du pays où elle a pris naissance dans presque toutes les autres régions de la terre. J'exposerai briévement ce que les annales des tems nous apprennent à ce sujet. Par ce moyen, j'en ferai mieux connoître la nature, & l'on verra, d'un coup d'œil, les raisons sur lesquelles sont appuyés les préceptes que nous adoptons pour son traitement.

On ne peut douter que cette maladie ne soit de nouvelle date, & qu'elle n'ait été entiérement inconnue aux anciens Médecins Grecs & Romains. Car c'est en vain qu'on veut prétendre que les anthraxs, les épinyctides & les autres exanthêmes de la peau n'ont été autre chose pour eux que notre petite-vérole. Ces premiers Maîtres de l'art, si exacts dans la description des maladies, si attentifs à en fixer les signes caractéristiques, ne se seroient pas contentés de faire de celle-ci une mention passagere : s'ils eussent connu cette maladie atroce & contagieuse, ils en auroient certainement fait une description plus détaillée.

C'est dans les livres des Médecins Arabes qu'on trouvera ce qui a été dit, en premier lieu, sur cette maladie. Rhazès, le plus célebre d'entr'eux, vivoit aux environs de l'an 690 de notre ére. Dans son livre, intitulé le *Continent*, qui est un précieux Recueil de différentes pieces de Médecine, extraites de ses Journaux, il rapporte qu'un certain Aaron avoit écrit trente volumes de médecine, dans lesquels sont déduits les signes des diverses especes de petite-vérole, & la maniere de les traiter (1). Ce Médecin naquit à Alexandrie, sous l'empire de Mahomet, & exerçoit la médecine en 622 (2) : c'est delà que le savant Freind a conjecturé que la petite-vérole pourroit bien être née en Egypte (3) ; mais elle

(1) *Contin.* 419, 2.
(2) *Abulpharai. Histor.* p. 99.
(3) *Oper.* p. 330.

a probablement une origine plus ancienne, ſelon le ſentiment d'un homme très-verſé dans la langue arabe. C'eſt Jean-Jacques Reiske, qui dit avoir lu dans un vieux manuſcrit arabe de la bibliotheque de Leyde, ces paroles : » C'eſt cette » même année que parurent, pour la premiere » fois, en Arabie, la petite-vérole & la rougeo- » le (1) «. Or, cette année étoit la 572e. de notre ére, l'année préciſe de la naiſſance de Mahomet.

Après avoir examiné la choſe avec la plus grande attention, il me paroît qu'on peut aſſurer que quelques maladies ſont, pour ainſi dire, innées dans certaines régions où elles prennent leur origine, & où elles exercent leurs ravages. Hippocrate les appelle *maladies de pays.* Il en a décrit pluſieurs de celles qui regnent en divers climats de l'Europe & de l'Aſie, & qu'il attribue aux différentes altérations de l'air, de la terre, & des eaux dont les habitants font uſage (2). Les Grecs modernes les ont appellées *endémiques* (3). Je crois qu'elles ont regné de tous les tems, dans les lieux qui leur ſont affectés, la nature fourniſſant d'elle-même à leur pérennité.

Parmi ces maladies, il en eſt quelques-unes de contagieuſes, qui ſe propagent ſouvent au loin d'une maniere analogue à leur caractere ; car, dans les unes, non-ſeulement les corps ſains ſont affectés par l'attouchement des corps malades ; mais leur violence eſt telle, que ſouvent les exhalaiſons ſubtiles qui émanent de ceux-ci ſuffiſent pour communiquer le mal : tantôt, à la maniere des germes, ces miaſmes s'inſinuent

(1) *Diſput. inaugur. Lugd. Batav.* M. DCC. XLVI.

(2) *Lib. de aëre, aquis & locis.*

(3) Voy. GALEN. *Comm.* 1, *in Epid. Hippocr.*

dans des substances d'une texture molle, comme le lin, la laine, la soie, les habits, & y demeurent long-tems renfermés ; & c'est ainsi que la peste, née d'abord en Afrique, s'est ensuite répandue au loin, comme je l'ai dit ailleurs (1). Il en est d'autres qui ne sont nuisibles qu'en vertu d'un attouchement immédiat. Les premieres peuvent être transportées par le commerce ; les autres ne sont fatales qu'à ceux qui habitent le lieu infecté.

La maladie vénérienne est de ce dernier genre. On sait, par les monuments d'histoire les moins équivoques, qu'elle est originaire de quelques Isles de l'Amérique, & sur-tout de St. Domingue ; que sur la fin du XVe. siecle, des vaisseaux marchands l'apporterent en Espagne ; qu'elle passa delà dans l'état de Naples en 1495, pendant la guerre de Ferdinand, Roi d'Espagne, avec la France. Celui-ci avoit dans ses troupes des soldats qui avoient contracté ce mal dans l'Isle dont nous avons parlé. Comme ils eurent affaire aux mêmes femmes que les soldats François, parce que les villes assiégées, prises & rendues ensuite, passerent, plusieurs fois, d'une domination à l'autre, ce mal infecta les deux armées, d'où il se répandit ensuite dans l'Italie, & presque dans le monde entier (2).

Je me rappelle d'avoir oui dire à un Négociant Anglois, qui avoit passé plusieurs années en Moscovie, que la vérole y étoit à peine connue avant le regne du dernier Empereur, *Pierre-le-Grand* : car ce peuple faisoit un commerce qui n'exigeoit pas de grandes habitudes, ni de gran-

(1) *Dissert. sur la peste.* Part. 1, ch. 1.

(2) ASTRUC, *de morb. vener.* L. 1, cap. 10 & 11.

des liaiſons avec l'étranger. Mais depuis que ce Monarque eut entrepris de parcourir les autres parties de l'Europe, & d'y envoyer pluſieurs de ſes ſujets pour s'y former aux arts, ils rapporterent bientôt dans leur patrie la peine de leur libertinage, d'autant plus grave dans ces climats, que le froid qui y regne eſt un obſtacle à la guériſon des inflammations & des ulceres.

Mais revenons à la petite-vérole. Cette maladie me paroît être une véritable peſte, d'un genre particulier, qui née en Afrique, & ſurtout en Ethiopie, qui en eſt le climat le plus brûlant, a paſſé delà en Arabie & en Egypte, à peu près de la même maniere que le fléau terrible de la peſte.

On ſera étonné peut-être que la contagion ne ſe ſoit pas répandue plutôt; mais il faut ſonger qu'anciennement les nations avoient bien moins de commerce les unes avec les autres, celles ſurtout qui habitoient le milieu du continent, & que les navigations même n'étoient pas, à beaucoup près, auſſi fréquentes, ni entrepriſes pour des pays auſſi lointains qu'elles l'ont été depuis. Auſſi Ludolf (1) obſerve-t-il que les Ethiopiens n'avoient aucune ſorte de commerce. Mais enſuite, par la ſucceſſion des tems, les arts, la paix & la guerre donnerent aux hommes plus de relations d'un pays à un autre, & c'eſt ainſi que cette peſte ſe répandit au loin. Elle gagna beaucoup ſur la fin du XIe. & au commencement du XIIe ſiecle, pendant les guerres qu'eurent les Chrétiens avec les Sarrazins, pour la conquête de la Terre-Sainte; & tel fut le fruit des voyages de religion qu'entreprirent les Européens.

(1) *Hiſtor. Æthiop.* Lib. IV, cap. 7.

Dès ce tems-là, ce mal répandit sa contagion dans toutes les sociétés d'hommes; il s'y soutient & s'y propage encore; car le pus sorti des pustules, & reçu dans les linges ou les habits des malades, devient un germe de maladie, propre à la faire pulluler chez ceux qui les touchent, sur-tout si la saison & l'état de l'atmosphere en favorisent le développement.

Il n'est pas hors de propos, je crois, de rapporter ici un exemple propre à donner un nouveau jour à ce que je viens de dire, & à le confirmer. Je tiens le fait d'un homme qui avoit des connoissances très-étendues, & qui avoit été long-tems Préfet de notre Compagnie des Indes au Fort St. George. Il me racontoit qu'il aborda au Cap de Bonne-Espérance, un vaisseau venant de Hollande, dans lequel plusieurs personnes avoient été attaquées de la petite-vérole dans le trajet. Les habitants, qu'il appelle Hottentots, sont si barbares & si stupides, qu'ils semblent être d'une nature moyenne entre l'homme & la brute. C'est un usage reçu parmi eux de rendre tous les offices les plus serviles à ceux qui abordent dans leur pays. Plusieurs d'entr'eux qui s'empresserent à laver les linges & les habits des malades tout infectés de pus, contracterent la maladie : elle fut si violente qu'elle enleva la majeure partie des habitants. Quand ils s'apperçurent cependant que le mal étoit contagieux, ils ne manquerent pas d'adresse pour s'en préserver. Ils formerent contre cette sorte de peste des lignes & des fossés, dont la garde fut confiée à ceux qui n'en étoient pas attaqués. Ils étoient armés de fleches, & tiroient sur ceux qui faisoient la moindre tentative pour franchir ces barrieres. Cette petite histoire mérite d'autant mieux d'être citée, qu'elle nous fait voir que la néceſſité ſeule a fait prendre à un peuple groſſier & ignorant, le parti que nous avons conſeillé contre la peſte. C'eſt celui qui a réuſſi non-ſeulement à retenir en France ce fléau qui menaçoit toutes les autres régions de l'Europe, mais même à l'y éteindre abſolument.

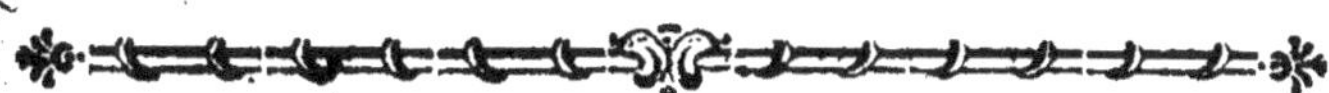

CHAPITRE II.

De la nature de la Petite-vérole, & de ſes diverſes eſpeces.

ON voit aſſez, par ce que nous avons dit précédemment, que la petite-vérole eſt une de ces maladies qu'on nomme *peſtilentielles*. Pour en mieux faire connoître la nature, il n'eſt pas inutile d'expoſer d'abord quelque choſe au ſujet de la peſtilence.

On peut, ſi je ne me trompe, réduire à trois genres principaux toutes les fievres qui attaquent l'univerſalité du corps; elles ſont ou ſimples, ou putrides, ou peſtilentielles.

Les ſimples reconnoiſſent pour cauſe une accélération dans le mouvement du ſang trop longtems continué; ce qui trouble le mêlange des humeurs dont il eſt compoſé, & interrompt les ſecrétions qui doivent ſe faire en diverſes parties du corps.

Les putrides ont lieu quand les choſes étant dans cet état, le ſang éprouve arrêt dans les plus petits vaiſſeaux. Ramené inſenſiblement par la circulation dans les veines, il acquiert un certain degré de pourriture, qu'il communique aux humeurs ; & cette qualité maligne se fait sentir & sur les visceres & à la superficie de la peau.

Enfin, j'appelle fievres pestilentielles, celles qui sont accompagnées d'un venin qui n'est pas toujours du même genre. Quel qu'il soit, ses funestes effets ne se bornent pas au sang seulement ; il corrompt encore & infecte la liqueur subtile qui parcourt nos nerfs, & qu'on appelle les *esprits animaux*. C'est pour cela que ces fievres agissent avec plus de violence & de promptitude qu'aucune des autres, & qu'elles sont plus mortelles : cependant toutes ont ceci de commun, qu'on peut les considérer comme des efforts salutaires de la nature, qui cherche à se débarrasser de ce qui peut lui nuire.

Les Médecins emploient souvent ce mot de *nature*, dans le traitement de presque toutes les maladies ; qu'il me soit permis de dire au moins une fois ce que j'entends par ce mot. On ne peut douter qu'il n'y ait en nous quelque chose qui sent, qui pense, qui raisonne, mais dont nous ne pouvons guere dans cette vie concevoir la nature d'une maniere bien précise. Abandonnons cette discussion à ceux qui, trop ignorants dans les choses qui tombent sous nos sens, aiment mieux s'attacher à la recherche de celles qui surpassent notre portée. Quelle que soit au reste la nature de ce qui pense en nous, les meilleurs Philosophes conviennent que c'est quelque chose d'immatériel. Car comment la matiere inerte, & qui d'elle-même n'a aucun mouvement, pourroit-elle être la source & la cause essentielle de la pensée, qui est le plus exquis de tous les mouvements ? Il est donc assez évident que c'eſt un eſprit différent de la matiere, & qui peut en être ſéparé, quoiqu'il ſoit uni à notre corps, que c'eſt cet eſprit, dis-je, qui eſt notre premier moteur (1).

Il me paroît vraiſemblable que ce principe

---

(1) *Note du Traducteur.* * Voilà une profeſſion de foi qui ne paroîtra pas équivoque, & qui eſt propre à juſtifier les Médecins de l'imputation calomnieuſe qu'on nous fait d'être *Matérialiſtes.* Ce n'eſt pas néanmoins que la raiſon que notre Auteur allegue ici de l'immatérialité de notre ame ſoit bien concluante. *La penſée n'a pas d'étendue; la matiere eſt inerte, & n'eſt ſuſceptible que de mouvement communiqué, &c. &c.* Tout cela eſt excellent au College, quand il eſt queſtion de former la jeuneſſe à la Dialectique, & de lui faire *tuer*, dans de vaines diſputes, un tems précieux, dont on pourroit tirer un bien meilleur parti.... Mais, au fonds, qui eſt-ce qui comprend bien tout cela? Et quel eſt le Profeſſeur Royal de Philoſophie qui me définira, d'après ces principes, ce que c'eſt que l'ame des bêtes, & en quoi elle differe de la nôtre? Je ſais bien que les Ecoliers ne seront pas embarraſſés pour répondre; mais c'eſt une réponſe ſatisfaiſante que j'exige, & le Maître même ne la fera pas. Je crois mon ame immatérielle, parce qu'il eſt de ſon eſſence de l'être, & que je ſens en moi, quand je penſe, un quelque choſe qui doit être fort au deſſus de la matiere, puiſqu'il m'éleve preſque juſqu'à la Divinité. Adorons l'Être ſuprême: reconnoiſſons ſa puiſſance & ſes bienfaits; faiſons à tous les hommes, qui ſont nos freres, tout le bien que notre Pere commun a mis en notre pouvoir: plaignons ceux qui penſent mal; cherchons à les ramener, & ſur-tout ne perſécutons jamais. » La fin » & l'effet de la Religion eſt de rendre fidélement tout » l'honneur & la gloire à Dieu, & tout le profit à » l'homme: tous biens reviennent à ces deux choſes... » *Gloria in excelſis Deo, & in terrâ pax hominibus* «. (CHARON, *de la ſageſſe*, Liv. 2, ch. 4, §. 17.) Je crois que cette profeſſion de foi, ajoutée à celle du Docteur Méad, vaut celle de tous les Métaphyſiciens ſcholaſtiques.

actif n'est pas d'un seul genre, & que le Créateur en a accordé un aux hommes différent de celui qu'il a donné aux bêtes; le premier, doué d'une vertu divine qui le rend encore, après sa séparation du corps, susceptible d'existence & de sensation; l'autre, d'un ordre inférieur, qui naît avec le corps, & meurt avec lui. Les Anciens ont donné au premier le nom d'*Esprit*, *animus*, & celui d'*Ame*, *anima*, à l'autre; & je ne crois pas qu'ils aient eu raison de penser que l'un & l'autre étoient innés; car l'ame des bêtes suffit pour les faire vivre, tandis que notre esprit n'a pas besoin de secours. Voici ce qui en est, autant qu'on le peut conjecturer. En vertu de la structure de notre machine, l'esprit qui préside au corps, dès qu'il est menacé de quelque danger, excite les esprits animaux, qu'on sait être les instruments de tous nos mouvements, les excite, dis-je, de maniere à produire dans le sang & les humeurs un trouble & des commotions qui avertissent nos organes de se tenir sur leurs gardes, & d'éviter le péril dont ils sont menacés. Cela a lieu si promptement, qu'on diroit que c'est plutôt l'effet d'un certain instinct, que celui d'un mouvement volontaire, tandis que c'est l'empire de l'esprit chez nous, & la force de l'ame chez les bêtes, qui le produit. Ces mouvements que nous appellons naturels & vitaux, comme celui du cœur, des poumons, des intestins, qui continuent pendant toute la vie, sans aucun effort de la volonté, prennent leur source dans l'esprit, & sont perpétuellement gouvernés par lui. Je le pourrois confirmer par plusieurs exemples; mais ce n'est ni le lieu ni le tems de le faire; & d'ailleurs, ce travail seroit inutile, après celui d'un savant & ingénieux Médecin d'Edimbourg, le D. Porterfield, qui, dans sa derniere Dissertation (1) a exposé ce sentiment d'une maniere si claire, qu'il n'est plus permis d'en douter.

Mais laissons ces considérations physiques, & revenons à la Médecine qui est notre objet principal. Notre illustre Sydenham étoit tellement attaché à cette doctrine, qu'il n'a pas craint de mettre en assertion, que la maladie n'est autre chose qu'un effort salutaire de la Nature qui tend à la destruction de la matiere morbifique pour le soulagement du malade (2), & c'est la même sentence qu'Hippocrate a énoncée dans son style laconique, quand il a dit : *la Nature guérit les maladies* (3). On s'en apperçoit principalement dans les fievres pestilentielles, où la force du mal se détermine à la peau sous la forme de pustules, de charbons, de bubons, qui ne sont autre chose que le venin même, comme l'expérience journaliere de l'inoculation le prouve assez. La petite-vérole est donc une sorte de fievre vénéneuse, dont il est maintenant question d'exposer les divers genres. Nous renverrons, pour ce qui concerne l'histoire de cette maladie, à ce que Sydenham en a écrit. Il est le premier qui ait divisé ses progrès en certains périodes, & qui ait adapté un traitement convenable à chacun d'eux.

La plupart des Ecrivains distinguent les petites-véroles en discretes & en confluentes, & les caractérisent d'après la grosseur des boutons,

---

(1) Vid. *Medical Essays published at Edinburgh.* Vol. 3, Essai XII, & Vol. 4, Essai XIV.

(2) *Observ. Med. circà acut. morb. hist. in principio.*

(3) *Epidem.* Lib. VI.

leur nombre & la maniere dont ſe fait l'éruption. Ils prétendent que la différence entre elles eſt au point que les premieres ſont preſque ſans danger, & que les autres en ſont toujours accompagnées, & il eſt bien certain que les confluentes ſont ordinairement pires que les diſcretes, & qu'elles ont coutume d'enlever beaucoup plus de monde. Il arrive néanmoins quelquefois que les diſcretes ſont plus fâcheuſes que les confluentes. Il y a même certains ſymptomes dangereux qui n'ont lieu que dans les diſcretes, comme je le dirai tout-à-l'heure; car c'eſt moins la quantité de matiere purulente que les autres circonſtances dont nous allons examiner les cauſes, qui conſtitue le danger.

Je crois donc qu'il eſt plus à propos & plus conforme au génie de la petite-vérole, de la diſtinguer en ſimple & en maligne.

J'appelle ſimple celle qui eſt accompagnée d'une fievre ordinaire, qui finit bientôt par l'éruption, dont les boutons mûriſſent facilement, ſe convertiſſent, au bout de quelques jours, en un pus louable, qui forme enſuite des croûtes, dont la chûte termine la maladie.

La maligne s'annonce avec les ſymptomes de la fievre maligne; les boutons parviennent difficilement à maturité, & ne ſuppurent point, ou ſi cela arrive, comme la chaleur de la fievre ne fait point de rémiſſion, ce n'eſt qu'avec beaucoup de peine que les croûtes viennent à ſe former.

Cette malignité ſe manifeſte, ſelon la nature des boutons, ſous tant de formes diverſes, qu'elle a occaſionné les divers noms qu'on a donnés à ces petites-véroles. Voici les principales différences que j'ai été dans le cas d'obſerver : ces boutons ſont cryſtallins, verruqueux, ou ſanguins. Je ſais bien que les Auteurs ſous-diviſent ces exanthêmes en pluſieurs autres eſpeces, mais les unes ſont compoſées de celles dont nous venons de parler, les autres n'en different qu'à raiſon du degré ſeulement, ce qui arrive ſouvent dans une maladie ſujette à tant de variations.

Les boutons cryſtallins ſont ceux qui, au lieu d'un pus épais & bien cuit, ne contiennent qu'une eau de peu de conſiſtance, pâle & tranſparente. On les obſerve quelquefois auſſi-bien dans les diſcretes que dans les confluentes.

J'appelle verruqueuſes ces puſtules qui ne contiennent aucune humeur, qui ſe durciſſent, & prominent ſur la peau, comme des verrues. Celles-ci appartiennent à l'eſpece diſcrete.

Les puſtules ſanguines ne ſortent pas toujours de la même maniere. Je les ai vues, au commencement de la maladie, reſſembler à de petits tubercules pleins d'un ſang noirâtre, comme ſi la peau avoit été tenaillée. Bientôt après elles ſont entre-mêlées de taches pourprées & livides, ſemblables à celles que les Médecins attribuent à la peſte. Il arrive ſouvent au troiſieme ou quatrieme jour, lorſque ces puſtules devroient commencer à mûrir, qu'elles deviennent livides & ſanguines; le corps ſe couvre de taches noires, qui ſont un pronoſtic de mort prochaine; auſſi les malades ſuccombent-ils au bout de vingt-quatre heures, ou de quarante-huit. Ces taches ſont vraiment gangreneuſes. Alors on voit un ſang de peu de conſiſtance ſortir non-ſeulement par la bouche, le nez & les yeux, mais encore par toutes les ouvertures du corps, & ſur-tout par les voies urinaires, qui lui livrent ſouvent paſſage dès les premiers jours de la maladie. Il eſt évident que ces petites-véroles-là ſont du genre des confluentes.

L'illuſtre Freind ajoute à celles-ci une quatrieme eſpece de petite-vérole qu'il nomme ſiliqueuſe. Dans celles-ci, les puſtules abſolument vuides ont la forme de véſicules rondes, molles & concaves. Il me paroît que cette eſpece peut être rapportée à la cryſtalline. Elle n'en differe guere qu'en ce qu'une partie de l'humeur tranſude promptement à travers la peau, & que l'autre partie eſt abſorbée par les canaux qui charient la lymphe dans le corps.

C'eſt toujours un travail difficile que celui dans lequel on s'occupe de la recherche des véritables cauſes des choſes, & ſouvent c'eſt un travail inutile. Sans entrer dans les raiſons de chacune de ces différences en détail, il me paroît, autant que je peux le conjecturer, que les principales ſont la diverſité infinie qu'il y a dans les tempéraments, les différentes ſaiſons & leurs variétés, mille circonſtances, enfin, auxquelles eſt expoſé le corps qui a déja admis la contagion, tandis que le venin eſt concentré à l'intérieur, & ne s'eſt point encore manifeſté. Car l'inoculation nous a appris que ce n'eſt guere qu'au bout de huit ou neuf jours après l'introduction du virus, que la maladie ſe déclare par les ſignes qui la caractériſent.

On ſera ſurpris, peut-être, que dans l'énumération de ces cauſes, je n'aie pas fait mention de la nature même du germe peſtiféré. Mais, outre qu'il n'y a aucun moyen de la connoître, c'eſt que je n'imagine pas qu'elle influe beaucoup ſur la différence des eſpeces de petite-vérole ; car nous voyons ſouvent dans les épidémies

mies les plus fâcheuses, quand on se communique la contagion les uns aux autres, que dans la même famille les uns ont une maladie bénigne, les autres en éprouvent une très-grave.

Les tempéraments influent tellement sur nos corps, qu'ils sont, en quelque sorte, héréditaires dans les familles. De-là les maladies familieres dans la précision du terme, maladies qui sont fatales à certaines familles.

Il y a des saisons de l'année qui sont plus propres que d'autres à produire certains maux, & nous voyons tous les jours que les fievres épidémiques se ressentent de leurs variétés, celles sur-tout qui ont coutume de pousser quelque humeur à la peau.

Les causes dont j'ai fait le troisieme article sont innombrables; c'est-à-dire, tout ce qui peut arriver depuis l'admission de la matiere contagieuse, jusqu'au tems de l'éruption. La malignité du virus n'est pas pendant ce tems dans l'inaction; mais elle s'exerce d'une maniere continue & insensible, d'abord sur les esprits animaux, ensuite sur le sang & les humeurs qu'elle corrompt. S'il arrive donc, soit par l'effet de l'exercice, soit par celui des aliments, de la boisson, des passions de l'ame même, toutes circonstances qui peuvent beaucoup influer ici; s'il arrive, dis-je, quelques changements dans les humeurs qui sont en fermentation, il n'est pas difficile de concevoir que l'espece de pustules variera en conséquence, de la maniere dont nous l'avons déja dit.

La petite-vérole simple consiste donc dans une suppuration qui ne vicie pas le sang, au point d'empêcher la dérivation des liqueurs dans les parties qui leur sont destinées, & qui ne met obstacle que jusqu'à un certain point à l'exercice des fonctions naturelles. Il en est tout autrement dans la petite-vérole maligne ; car, selon la violence du mal, les humeurs se corrompent plus ou moins, & le mêlange du sang s'altere même tellement que la matiere purulente ne peut abcéder à la peau. Cependant, il s'exprime une liqueur tenue, qui, si elle est aqueuse, produit une petite-vérole crystalline ; si elle est épaisse & tenace, une verruqueuse ; & une siliqueuse enfin, si concentrée à l'intérieur, & repompée par les vaisseaux qui charient la lymphe, elle laisse vuides les vesicules qu'elle avoit excitées. Souvent le sang ne pouvant plus fournir aux usages auxquels il est destiné, s'obstrue & s'arrête dans ses canaux, & alors le corps se couvre de taches noires, qui sont de vraies gangrenes, & le sang sort par toutes les ouvertures du corps. C'est delà que cette espece a pris le nom de *petite vérole sanguine*. Ces terribles symptomes ne peuvent être que l'effet d'un venin bien âcre ; puisqu'ils sont communs à ceux qui ont éprouvé la morsure du serpent d'Afrique, appellé l'*hémorroïs*. Lucain, le premier des Poëtes, pour la description des choses naturelles, nous en fait cette peinture.

» Un cruel Hémorroïs imprime ses dents à » Tullus, jeune guerrier d'un courage magna- » nime, & l'admirateur de Caton. Son sang qui » a contracté le poison fatal jaillit de toutes » parts ; il se fraie mille issues ; ses larmes sont » des larmes de sang ; son nez & sa bouche le » versent avec abondance ; sa sueur en est teinte ;

» ses membres se résolvent en sang ; tout son » corps n'est qu'une plaie (1) «.

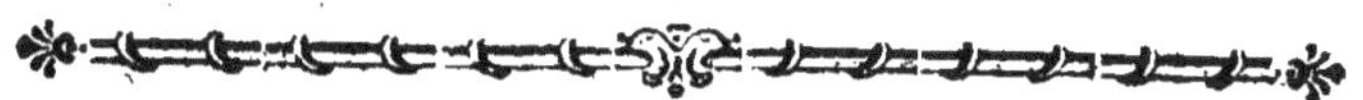

CHAPITRE III.

Du traitement de la Petite-vérole.

TOUTES les maladies pestilentielles sont accompagnées d'une vive inflammation du sang & des humeurs : c'est pour cela qu'elles exigent la diete & des rafraîchissants. Commençons d'abord par le traitement de la petite-vérole simple ; nous en viendrons après à celui qu'exige la maligne.

Mais, avant tout, examinons de quelle maniere le malade doit être tenu, & quelle est la nourriture qui lui convient.

Quant au premier article, on doit considérer, ce me semble, & la saison où l'on est, & l'âge & les forces du malade ; car on pratique en Eté bien des choses qui pourroient devenir pernicieuses en Hiver, & un homme robuste supporte avec facilité ce qui seroit intolérable à un enfant & à une femme délicate. En général, il est bon que dans les premiers jours le malade tienne le lit ; & il n'est pas moins essentiel de mettre en usage les secours propres à préserver des rigueurs du froid en Hiver, que des chaleurs excessives en Eté. Rafraîchir en Hiver un homme qui va essuyer une maladie dangereuse, lui glacer, pour ainsi dire, le corps, est moins

(1) *Impressit dentes Hemorroïs aspera Tullo, &c.*
LUCAN, *Pharsal.* Lib. IX, v. 806.

le fait d'un Médecin prudent, que celui d'un Empirique téméraire, qui n'acquiert de l'expérience qu'en immolant des hommes au tombeau. Il faut tenir un certain milieu, & le malade ne doit être ni étouffé sous le poids de la chaleur & des couvertures, ni rafraîchi au point que la matiere morbifique ne puisse se frayer un passage à travers les pores de la peau. Il est essentiel qu'il respire un air pur & médiocrement frais; car celui qui est trop chaud, rend la respiration difficile, empêche les urines de couler librement, & augmente le nombre des boutons autour de la poitrine & des visceres; ce qui donne lieu de craindre davantage les suites de l'inflammation & de la gangrene (1). Voyons maintenant quels doivent être les aliments. Il les faut légers, humectants & rafraîchissants : tels sont une tisane d'orge, ou une crême d'avoine. Mais comme le malade doit être différemment nourri, selon les différents périodes de la maladie, il faut, dans les commencements, que sa maniere de vivre soit propre tout à la fois, à tenir le ventre libre & à faire couler les urines. Les fruits doux cuits avec les aliments & les liqueurs acidules données pour boisson, procureront ces avantages.

(1) *Note du Traducteur.* * Doit-on suivre dans les petites-véroles la méthode rafraîchissante ou la méthode échauffante? Chacune d'elles a eu ses partisans zélés, je dirois mieux, opiniâtres, qui réciproquement n'ont rien oublié pour préconiser l'une aux dépens de l'autre. Ils ont également péché par les extrêmes. M. Méad, admettant l'une & l'autre, fait sentir & les avantages & les inconvénients de toutes deux : *Medio tutissimus ibis.* Les sentiments seroient rarement si opposés sur la plupart des objets de controverse, si le seul intérêt de la vérité étoit le motif de celui qu'on adopte.

Les fruits dont nous parlons sont principalement les figues, les pruneaux de Damas, les tamarins. Pour boisson, on donnera la petite biere avec le suc d'oranges ou de limons, le petit-lait, les émulsions faites avec l'eau d'orge & les amandes, le vin de la Moselle ou celui du Rhin, bien trempé, &c.

Si cette maniere de vivre ne tenoit pas le ventre assez libre, les Médecins Arabes ajoutoient la manne, mais modérément & avec précaution : car il est absolument nécessaire, dit Avicenne, que le ventre soit libre au commencement (1); & ce sage avertissement est un des plus utiles qu'on puisse donner dans le traitement de cette maladie, sur-tout si l'on y ajoute celui de ne jamais oublier que les urines doivent couler abondamment. Les reins & la peau ont une correspondance admirable, en vertu de laquelle toute humeur qui a coutume de se porter aux glandes de la peau, s'évacue facilement par les voies urinaires. Il convient donc d'y déterminer, autant qu'il est possible, la matiere morbifique, crainte qu'elle ne vienne à former un dépôt sur quelque partie interne.

Voyons maintenant de quels remedes on fera usage. Le premier & le plus nécessaire de tous est la saignée. Comme c'est un objet sur lequel on a beaucoup disputé, donnons, à cet égard, quelques préceptes.

On avoue généralement qu'elle convient peu dans l'âge le plus tendre; mais comme les enfants ont ordinairement le sang assez épais & assez abondant, relativement au volume de leur corps, que d'ailleurs ils sont facilement pris de

(1) *De variolis & morbillis.*

convulſions au commencement de la maladie, il eſt néceſſaire de procurer une évacuation ſanguine quelconque, ce qu'on obtient par l'application des ſangſues aux tempes, ou derriere les oreilles. Enſuite, ſi l'on craint de leur tirer du ſang du bras, il eſt fort aiſé, chez la plupart, d'ouvrir l'une ou l'autre des jugulaires.

Tout le monde ſent qu'à quelque âge que ce ſoit, il faut conſulter les forces du malade. Mais il eſt rare qu'il n'en ait pas aſſez pour ſoutenir une ſaignée, à moins que la maladie n'ait été précédée d'un épuiſement conſidérable. Il ne faut pas ici s'en rapporter trop au battement des arteres; car il arrive ſouvent qu'un ſang trop épais forme un obſtacle à la ſecrétion des eſprits animaux; ce qui diminue la force avec laquelle le cœur doit pouſſer le ſang : auſſi voit-on, en pareil cas, la ſaignée rendre au malade ſes forces, qui n'étoient qu'engourdies.

Quelle eſt la quantité de ſang qu'on doit tirer? on le connoitra à la violence de la maladie; elle doit y être proportionnée. La plupart de nos Médecins croient avoir ſatisfait à leur devoir, quand ils ont preſcrit la premiere ſaignée, & redoutent étonnamment d'y revenir, dès qu'une fois l'éruption a paru, crainte de la ſupprimer. Mais c'eſt pécher par excès de prudence. Car chez les jeunes gens & chez les adultes, il eſt ſouvent beſoin de réitérer la ſaignée juſqu'à deux & trois fois, dans les deux ou trois premiers jours. En effet, loin de contrarier l'éruption, la ſaignée l'aide, quand le malade a conſervé ſes forces, & cela par la même raiſon que dans les grands abcès, quand la matiere eſt en trop grande abondance, & que la chaleur eſt exceſſive, une ſaignée facilite & accélere la ſuppuration.

Au commencement de cette maladie, lorſque de petits boutons ramaſſés ſembloient n'annoncer rien que de funeſte, j'ai vu pluſieurs fois une ou deux ſaignées changer abſolument la face des choſes, les boutons groſſir, & être moins nombreux, & la nature, par ce moyen, récupérer le pouvoir d'expulſer le venin. Le remede ſe proportionne, dans ces cas-là, à la grandeur du mal. La nature, qui deſire toujours la tranquillité, & qui fuit le trouble, ne néglige rien alors pour chaſſer le venin, c'eſt-à-dire, pour faire groſſir les boutons; & le danger des petites-véroles confluentes vient moins de ce que la matiere de la maladie eſt plus abondante que dans les diſcretes, que de ce qu'elle n'eſt pas expulſée d'une maniere convenable; car lorſqu'on s'y eſt pris comme il faut, ſouvent on obſerve une plus grande abondance de matiere dans les diſcretes.

Enfin, le bien qui réſulte des ſaignées amples & réitérées, c'eſt de prévenir les maux qui ſont ſouvent la ſuite de cette maladie, je veux dire, le délire, les convulſions, la difficulté de reſpirer. L'ouverture des cadavres nous apprend que cette ſorte de peſte n'attaque pas ſeulement l'extérieur du corps, mais encore les parties internes; car j'ai vu dans quelques ſujets le poumon, le cerveau, le foie & les inteſtins entiérement couverts de boutons; & je ne doute, en aucune ſorte, que ces morts inopinées, qui arrivent quelquefois au moment où il ſemble qu'on n'a plus rien à redouter, ne ſoient ſouvent l'effet du dépôt de la matiere purulente ſur tel ou tel des principaux viſceres: auſſi n'eſt-il aucune fievre dans laquelle le pronoſtic de vie ou de mort ſoit plus incertain. Ainſi, en quelque tems de la maladie que ce soit, quand la violence de la fievre l'exige, il ne faut pas hésiter à diminuer le volume du sang, dès que le sujet le peut supporter; car il vaut toujours mieux risquer un secours douteux, que de n'en donner aucun.

Quand la frénésie survient au quatrieme jour de l'éruption, on regarde, avec raison, ce symptome comme d'un très-mauvais augure, & le savant Freind prétend même n'avoir jamais vu réchapper aucun de ceux qui en ont été attaqués (1). Je puis assurer cependant, avec sincérité, que j'ai été plus heureux à cet égard, & qu'il m'est arrivé de sauver plusieurs malades en pareil cas, en leur faisant tirer du sang à ce période de la maladie, & leur faisant donner un lavement.

Après des saignées suffisantes, il est à propos de purger, & on le peut faire avec assurance dans tous les jours qui précedent l'éruption: il faut n'employer, pour cela, que des remedes doux, comme l'infusion de séné & la manne. Pour les enfants, on ne se sert que de manne; car il n'est pas question de troubler le corps. On peut débuter par un vomitif, si l'estomac paroît surchargé de bile ou de pituite, ou qu'on craigne l'indigestion.

Dès qu'on a des indices certains de l'éruption, la plupart des Médecins prétendent qu'il faut s'occuper à la provoquer par toutes sortes de moyens; mais il faut se souvenir que ce doit être l'ouvrage de la nature, & qu'on ne pécheroit pas moins en communiquant au sang un mouvement trop accéléré, qu'on ne le feroit en le laissant languir.

---

(1) *Epist. de quibusdam variolar. generib.*

C'eſt avec raiſon qu'Aſclépiade dit autrefois, *qu'il ſe ſervoit de la fievre comme d'un remede à elle-même* (1). Il vouloit faire entendre par-là que la fievre doit être modérée, de maniere qu'elle chaſſe elle-même hors du corps ce qui peut lui nuire. Il eſt queſtion ici tout à la fois d'arrêter l'inflammation du ſang, & d'aider la matiere morbifique à ſortir par la peau. Un remede qui réunit ces deux avantages, & que j'ai éprouvé, c'eſt une poudre compoſée de deux parties de bézoard ſur une partie de nitre bien purifié; quelquefois on les mêle à doſe égale. On en pourra donner à un adulte une demi-dragme trois ou quatre fois par jour, & on en diminuera la doſe pour les enfants, à proportion de l'âge; que ſi l'effervescence du ſang paroît augmentée, on pourra ajouter, à doſe convenable, quelques gouttes d'eſprit de vitriol aux boiſſons du malade; s'il eſt tourmenté de vomiſſements & de nauſées, on les arrêtera en lui faiſant prendre une demi-once de ſuc de limons, mêlé avec un ſcrupule de ſel d'abſinthe.

Mais dans une maladie auſſi violente, ne fera-t-on aucun uſage des remedes qui appaiſent les douleurs, & qui procurent le ſommeil ? Il ne faut pas les adminiſtrer trop promptement; car à moins que les douleurs ne ſoient atroces, tous les anodins empêchent l'humeur de ſe ſéparer du ſang; quelquefois même quand la violence de la fievre a produit le délire, ils ſont propres à l'augmenter; c'eſt pourquoi je n'en conſeille guere l'uſage avant l'éruption; mais après cette époque, on aura moins à redouter de l'adminiſtration des ſomniferes. On pourra donc

(1) *Apud Celſum*, Lib. 3, cap. 4.

donner chaque ſoir au malade, ou la *teinture thébaïque*, ou le *ſirop de meconium*, ſur-tout s'il eſt jeune ou adulte ; car ces remedes conviennent moins aux enfants. S'il continue d'être dans l'agitation & l'inquiétude, on réitérera le remede le matin; car le repos & le ſommeil hâtent la ſuppuration de la matiere qui forme les puſtules. Il faut interdire l'uſage de ces remedes ſur la fin de la maladie, lorſque le malade ſe plaint de difficulté de reſpirer, ou qu'une pituite épaiſſe lui fait éprouver dans le goſier un ſentiment de ſuffocation. Si la fievre ſubſiſte, & que le ventre ſoit ſerré, il ſera à propos, tous les deux ou trois jours, de le rendre libre au moyen d'une petite infuſion purgative.

Il eſt inutile de dire que, puiſque ces ſecours conviennent dans la petite-vérole diſcrete, ils doivent être encore plus néceſſaires dans la confluente, qui eſt accompagnée de plus de craintes & de dangers.

Paſſons donc maintenant de la petite-vérole ſimple à la maligne. J'en reconnois de trois eſpece, la *cryſtalline*, la *verruqueuſe* & la *ſanguine*.

Dans toutes les eſpeces, plutôt la ſuppuration ſe fait, plus il y a d'eſpérance. Quand elle languit, il ne faut oublier aucun des moyens d'attirer à la peau la matiere morbifique. Il faudra donc exécuter ici tout ce que nous avons propoſé pour les petites-véroles ſimples. Mais il y a des attentions ſpéciales qu'exigent, en particulier, chaque eſpece des malignes.

Comme il eſt impoſſible que la liqueur aqueuſe des boutons cryſtallins forme jamais un pus concret, il eſt à propos de lui chercher une iſſue par ces routes que la Nature a deſtinées dans le corps à ſervir à la dérivation des humeurs les plus légeres. J'ai déja dit combien il y a d'analogie entre la peau & les reins ; tandis donc que la partie la plus ſubtile eſt forcée de tranſuder au travers de la peau, il faut déterminer, par des remedes convenables, la partie la plus épaiſſe aux voies urinaires. Je n'en connois pas de meilleur que le nitre. On le doit donner à une doſe qui ne fatigue point l'eſtomac, comme un ſcrupule, ou une demi-dragme diſſous dans du vin léger, qui ſeul convient à cette maladie. On peut de cette maniere le réitérer trois ou quatre fois par jour. A la fin de la maladie on permettra, pour ſoutenir les forces, un peu de vin des Canaries, ou de quelqu'autre excellent vin qui ne ſoit pas violent. Il paroît que Sydenham faiſoit grand cas de celui des Canaries. Mais il ſera utile d'aſſocier au nitre quelques cordiaux propres à aider la matiere à ſe porter aux boutons ; tels ſont la confection *Rhaleig*, ou cordiaque, la poudre de Bézoard, à laquelle on ajoutera un peu de ſafran & d'eſprit de corne de cerf. Outre cela, le cinquieme ou ſixieme jour de l'éruption, on appliquera des véſicatoires à la nuque, à la partie interne des bras & des jambes ; on ſe ſervira pour cela, d'un mélange de pâte épiſpaſtique, qui s'inſinue facilement, à raiſon de ſa molleſſe, dans l'interſtice des boutons, & s'attache à la peau. Car lorſqu'il ne ſe fait plus aucune dérivation à la peau, il n'eſt pas de meilleur moyen d'appaiſer la fievre, qui eſt la ſuite de ce défaut, qu'en y ſuppléant par l'excrétion que produiſent les véſicatoires.

Je ſais bien que pluſieurs de nos Médecins célebres appliquent ce remede, dès les premiers jours, dans toutes les petites-véroles malignes.

Mais ne doit-on pas craindre auſſi que l'irritation produite par les cantharides, ne cauſe dans le ſang une trop grande agitation, propre à troubler l'ouvrage par lequel la nature cherche à dépoſer l'humeur morbifique dans les puſtules naiſſantes ?

Les petites-véroles verruqueuſes ſont plus dangereuſes que les cryſtallines, parce que la matiere de la maladie a trop de conſiſtance pour pouvoir ſe tourner en ſuppuration, ou s'évacuer par les urines. C'eſt pour cela qu'il faut traiter la fievre avec ſoin, & donner de légers cordiaux propres à exciter la ſueur, & à digérer l'humeur peccante. Les emplâtres épiſpaſtiques fourniront auſſi un ſecours avantageux. Au reſte, les Médecins Arabes ont toujours regardé ce mal comme mortel (1).

La petite-vérole que j'ai nommée ſanguine, exige encore une attention particuliere. Si elle eſt ſuſceptible de remedes, ceux qu'il faut mettre en uſage ſont ceux qui, par leur vertu ſtiptique, arrêtent en quelque maniere le ſang, & en ſuppriment l'impétuoſité au point que les plus petites arteres même n'aient point à redouter la rupture. De ce nombre ſont le quinquina, l'alun, & l'eſprit qu'on nomme huile de vitriol. Il faut uſer de ces remedes de maniere qu'on les mêle les uns aux autres. C'eſt ainſi qu'on pourra prendre une dragme de quinquina par intervalles, dans l'eſpace de ſix heures, & au bout de trois heures, une doſe d'alun ſuffiſante. Il aura beaucoup d'efficacité, ſi on le compoſe de maniere qu'on faſſe fondre enſemble trois parties d'alun ſur une partie de ce ſuc

(1) Voyez le *Traité de Rhazès* ci-joint, *chap.* 8.

épaissi qu'on nomme improprement *Sang de Dragon*. Quand la masse est refroidie, on la réduit en poudre, & il suffit d'en donner une fois un scrupule, dont on fait un bol avec la conserve de roses rouges. On administrera plus commodément l'huile de vitriol sous la forme ordinaire, qui se vend sous le nom de *teinture de Roses*, dont on peut faire avaler jusqu'à cinq à six cuillerées. On fera très-bien même d'en ajouter à toutes les boissons du malade, sur-tout si l'on apperçoit çà & là sur la peau des taches noires ou livides. Ce remede ne convient pas seulement dans la petite-vérole sanguine, il sera encore utile dans les autres especes, dès que la peau sera tachetée. J'ajouterai que j'ai observé, en semblables cas, que les vésicatoires produisent un très-bon effet, lorsqu'on les applique à raison du délire. J'ai vu réchapper plusieurs malades, après un flux de sang assez copieux par les urines, qui accompagnoit l'éruption. Il est vrai que chacun de ces malades a éprouvé quelque chose de fâcheux à la fin de la maladie, & je les ai vu tourmentés ou de furoncles qui s'élevoient en diverses parties de leurs corps, ou de tumeurs dans les glandes parotides & dans les axillaires, qui venoient difficilement à suppuration. Je me rappelle même d'avoir traité un jeune homme qui eut une des amigdales attaquée d'un ulcere gangreneux qu'on eut beaucoup de peine à guérir. Il faut donc convenir qu'il est très-difficile de débarrasser les humeurs de ce virus, & que le corps ne revient à son état naturel que lorsqu'il s'est fait une bonne suppuration, ou dans le cours de la maladie, ou sur son déclin.

Il convient, dans quelque espece de petite-vérole que ce soit, de purger à la fin, c'est-à-dire, le neuvieme ou le dixieme jour. C'est le seul moyen de traiter la fievre putride qui survient alors, lorsque les boutons se desséchent, ou que la tumeur que formoit la peau enflammée vient à s'affaisser, s'il ne s'est fait aucune suppuration. Au reste, ce ne sont que de doux catharthiques dont il faut faire usage ici, semblables à ceux que j'ai conseillés avant l'éruption des pustules.

Dans ma lettre au Docteur Freind, j'ai expliqué autrefois tout cela, & j'en ai rapporté des exemples (1) auxquels cet Auteur célebre a ajouté depuis l'autorité de beaucoup de Médecins anciens & modernes. Se refuser à cette doctrine, c'est se refuser à l'évidence. Toutes les fievres ont leurs périodes; & dès qu'une fois le venin a corrompu les humeurs, on ne sauroit jamais expulser trop vîte ce qui est propre à fomenter la putridité. Ne voyons-nous pas tous les jours, faute de cette précaution, naître la fievre étique, avec la toux, l'expectoration purulente, la difficulté de respirer, & tous les autres signes qui annoncent le mauvais état du poumon.

Quelque utile néanmoins que soit un purgatif dans ce tems, si, par l'effet naturel du relâchement des intestins, ou celui des lavements fréquents qu'on aura donnés dans le cours de la maladie, le ventre paroît déja trop libre, le remede alors seroit moins nécessaire, ou au moins seroit-il prudent de le différer de quelques

(1) FREIND, *Commentar.* VII *ad Hippocr. de morb. popul. & Epistol. de purgantib. in secundâ variol. febre adhibendis.*

jours. Car il faut ſonger aux forces du ſujet, qu'une longue maladie affaiſſe toujours plus ou moins.

Il eſt encore eſſentiel d'examiner s'il n'y a point de pus caché ſous les croûtes deſſéchées ; car cela peut arriver ; & en les levant çà & là, il ſort quelquefois un pus d'une très-mauvaiſe odeur. Dans cette circonſtance, il ne faut pas purger, mais ſoutenir les forces du malade avec des aliments convenables, juſqu'à ce que toute la matiere ſoit ſortie, & j'en ai vu le flux durer juſqu'au vingtieme jour de la maladie, & à l'avantage du malade. Je n'oublierai jamais qu'un jeune homme fort & robuſte, fut pris d'une petite-vérole confluente ſi terrible, qu'au période où les puſtules devoient mûrir, tout ſon viſage devint ſec & noir, & ſe pourriſſoit de gangrene. Comme il étoit déſeſpéré, je fis faire pluſieurs inciſions à la peau, juſqu'à la chair vive, & l'on fomenta ces ſcarifications avec une décoction d'herbes chaudes & émollientes, à laquelle je fis ajouter l'eſprit de vin camphré : il ſortit de ces petites plaies un pus d'une odeur ſi terrible, qu'aucun domeſtique ne pouvoit tenir dans la chambre du malade. Cependant cette humeur ayant été digérée, au moyen des remedes convenables, & le malade purgé à la fin, il en réchappa ; mais il garde & gardera toujours ſur le viſage des cicatrices qui le défigurent, & qui ſont en même-tems des témoignages non ſuſpects de ſa guériſon, & du bon traitement qui la lui a procurée.

La ſaignée peut encore être de quelque utilité dans ce tems, s'il reſte une chaleur conſidérable, & que l'abattement des forces ne s'oppoſe point à l'adminiſtration de ce ſecours.

Quiconque pesera attentivement tout ce que nous venons de dire, sera étonné, sans doute, que le fameux & savant Boërrhaave ait pu s'imaginer qu'il n'étoit pas impossible de trouver un jour l'antidote de ce mal contagieux (1), un moyen de l'éteindre, de maniere que lors même qu'il seroit introduit dans le corps, il ne produisît plus la maladie; mais la nature a fixé les principes & les germes des choses sur des loix si constantes, que celui qui entreprendroit de les changer, ne ressembleroit pas mal à ces Philosophes *ignés* (2), comme ils se nomment eux-mêmes, qui, tandis qu'ils s'étudient à changer en or les métaux les plus vils, trompés eux-mêmes dans leurs espérances, ne laissent pas de vendre chérement aux crédules & aux ignorants la fumée de leurs charbons.

Je dois dire encore qu'il n'est aucune fievre dans laquelle il soit plus essentiel de ne laisser aucuns reliquats dans le corps. Il est à propos de saigner le malade dans la convalescence, si ses forces le permettent, & de réitérer plusieurs fois la purgation à des intervalles réglés. Cela fait, on pourra le mettre au lait d'ânesse, après lui avoir fait faire, pendant quelque tems, usage de bons aliments, & respirer l'air de la campagne, le rendre à son train de vie ordinaire.

Je finirai ces longs préceptes par l'histoire d'une maladie qui m'a été communiquée par Edward Wilmot, mon gendre, Médecin dont la science & l'habileté ne le cedent à celles d'au-

(1) APHOR, *de cognosc. & curand. morb.* 1390, 1391, 1392.

(2) * *Philosophus per ignem.* C'est le titre que prenoit Van-Helmont.

cun

d'un autre. Il avoit à traiter un jeune homme de quinze ans, d'une petite-vérole très-grave, & il le fit conjointement avec le savant Michel Connel. Voici le procédé qu'ils suivirent.

Au commencement de la fievre, on saigna le malade du bras, & on le fit vomir la veille du jour où se fit l'éruption ; on lui donna une légere potion cathartique.

Les petits exanthêmes dont tout son corps se couvrit, ressembloient plus à la rougeole qu'à la petite-vérole. Quand la fievre fut dans son accroissement, ondonna au malade de, six heures en six heures, de la poudre d'yeux d'écrevisse composée, à laquelle on ajoutoit le nitre. Sa boisson fut une eau d'orge agréablement acidulée avec l'esprit de vitriol.

Le quatrieme jour de l'éruption le délire survenant, le malade prit six dragmes de sirop de meconium, & il ne s'en trouva pas mieux.

Le cinquieme jour, le visage n'étoit plus tuméfié, quoique le délire subsistât encore, accompagné d'une grande chaleur, & d'un mouvement du pouls très-accéléré. On réitéra la saignée, sans interrompre l'usage de la poudre dont nous avons parlé ; on y ajouta même cinq grains de myrrhe. On continua toujours l'esprit de vitriol avec la décoction d'orge, & le julep anodin.

Le sept, tout étoit dans le même état. Il y eut de plus une respiration difficile & une toux seche qui fatiguoit beaucoup le malade. C'est pour cela qu'on ajouta à toutes les boissons la confection de Fracastor. On lui donna aussi, au besoin, quelques cuillerées de solution de gomme ammoniac, & le julep parégorique ne fut point oublié.

Le huit, le malade se plaignit d'un mal de tête très-aigu, de difficulté de respirer; il fut tourmenté de la soif; le pouls étoit plus languissant, & il ne paroissoit pas les plus légeres indices de suppuration. Son visage étoit ridé comme un parchemin, & il ne vint aucune tuméfaction aux mains ni aux pieds; ce qui engagea à appliquer des vésicatoires à la partie interne des bras & des jambes, & l'on couvrit les pieds d'emplâtres, moitié céphaliques, moitié vésicatoires. Toutes les six heures on fit prendre au malade une verrée, dans laquelle entroit un demi-gros de mithridate & un demi-scrupule de sel volatil de succin. On usa encore de gargarismes faits avec une décoction pectorale, & l'oximel scillitique.

Le dix, tout étoit encore pis, de sorte que sans négliger les remedes précédents, on appliqua de nouveaux vésicatoires au dessous des coudes.

Le onze, les forces baissant encore davantage, on ajouta aux cordiaux, dont on a déja fait mention, une mixture faite avec la confection raleigh, dont on donnoit souvent au malade.

Le douze, à peine sentoit-on le pouls; le malade respiroit avec la plus grande difficulté, & il ne restoit guere d'espérance, quand tout-à-coup, après un sentiment de suffocation, il rendit par la bouche une quantité étonnante d'humeur limpide, d'une très-mauvaise odeur, & ressemblant assez à celle qui sort des glandes de la bouche, par l'effet du mercure. Ce flux dura douze jours entiers avec la même abondance, ne commença à diminuer insensiblement qu'après ce terme, & ne finit entiérement que quatre jours après.

Au seizieme jour, soit par l'effet de la maladie, ſoit par celui de ce flux abondant, ce malheureux jeune homme étoit tellement épuiſé, qu'il ne pouvoit ſe tourner dans ſon lit. Cependant il avoit encore du courage, & prenoit volontiers quelques ſoupes. Ses forces revinrent un peu, & il avoit déja les ſymptomes de la fievre étique. On lui fit tirer en conſéquence cinq onces de ſang; & après avoir pris de la limonade mêlée avec le ſel d'abſynthe, & une petite quantité de blanc de baleine, on le mit à l'uſage du lait d'âneſſe.

On lui tira encore deux ou trois fois cinq onces de ſang. Il fut purgé avec la rhubarbe. On lui fit boire les eaux de Briſtol, avec l'élixir de vitriol; on lui fit prendre l'air de la campagne, & c'eſt ainſi, qu'avec le tems, il ſe rétablit entiérement.

Ce détail eſt pour nous une leçon bien remarquable, & il ne faut jamais oublier que la nature ne s'occupe dans cette maladie que du ſoin de pouſſer au dehors, de quelque maniere que ce ſoit, la matiere morbifique.

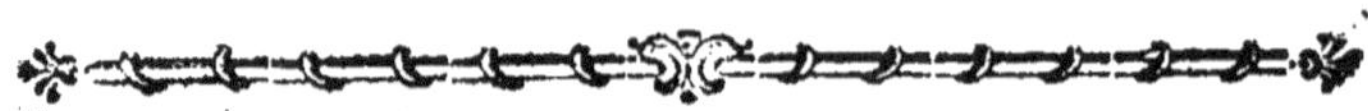

CHAPITRE IV.

De certains accidents qui surviennent dans la Petite-vérole.

Il peut arriver dans la petite-vérole divers accidents rares, & qui ne paroissant point être de la nature de la maladie, jettent le Médecin dans l'incertitude & dans l'épouvante. Il n'est pas inutile de donner quelques observations à cet égard.

Dans les moments qui précedent l'éruption, le malade est quelquefois pris de convulsions; mais ce symptome est plus effrayant que dangereux, & les distensions de nerfs qui précedent la maladie chez les enfants sur-tout, sont plutôt d'un bon que d'un mauvais augure. Mais ce qui paroîtra peut-être étonnant, c'est qu'il faut, en pareil cas, s'abstenir de la saignée, & se contenter d'appliquer les emplâtres : un vésicatoire sous l'occiput, & à la plante des pieds un demi-vésicatoire fait de parties égales d'emplâtre céphalique & d'emplâtre vésicatoire, & ne pas négliger cependant les remedes dont le succès a consacré l'usage dans ces terribles secousses du corps; de ce genre sont la racine de valériane sauvage, le castoréum de Russie, & les esprits & les sels animaux tirés chymiquement; car on a vu fréquemment, dans ces cas, la saignée rendre la maladie mortelle; & par cette raison, je crois, que ces mouvements involontaires dérivent de l'état de foiblesse du malade, & que cette évacuation de sang l'augmente encore au point de ne pas permettre que la matiere morbifique soit poussée à la peau. C'est une toute autre chose chez les adultes : il faut les saigner quand les forces le permettent, & mettre en usage les mêmes remedes.

Quelquefois la maladie commence d'une maniere différente, contraire même à celle dont nous avons parlé ; les boutons s'élevent presque sans fievre & sans douleur, & il semble qu'il n'y ait aucun danger ; mais la plupart du tems, ce ne sont que de vaines espérances ; car dans le tems où les boutons devroient mûrir, la nature engourdie & inactive ne produit pas même de suppuration ; la fievre augmente, ainsi que l'inquiétude, l'anxiété, la difficulté de respirer, le délire, l'oppression, & le malade est enlevé en peu de jours. Dans cet état, il est plutôt question d'augmenter la fievre que de chercher à la réprimer. Il faut insister sur les remedes chauds, propres à exciter le mouvement du sang, à atténuer les humeurs pour provoquer la suppuration ; tels sont la racine de serpentaire de Virginie, & la contrayerva, le safran, l'assa fœtida, la mirrhe, & d'autres semblables. L'essentiel est d'appliquer des emplâtres vésicatoires sur tous les membres ; enfin, l'expulsion des humeurs convient tellement à cette maladie, que lorsque la matiere vénéneuse surpasse, par son abondance, les forces de la nature, celle-ci fait tous ses efforts pour s'en débarrasser : c'est de-là que vient ce flux de bouche que les adultes éprouvent dans les premiers jours de l'éruption ; & les enfants qui sont moins sujets à cracher, ont le ventre relâché pendant presque tout le cours de la maladie. Ces deux évacuations sont ici de la plus grande importance : aussi, de même qu'il ne faut pas arrêter imprudemment le cours de ventre des enfants; de même si la salivation n'est pas bien établie chez les adultes, il ne faut pas négliger de l'exciter au moyen des remedes propres à irriter les glandes de la bouche, comme des gargarismes faits avec le poivre & la moutarde, dont la décoction se fait dans l'eau, & à laquelle on ajoute l'oxymel; car dans les petites-véroles confluentes & malignes, c'est un très-mauvais signe lorsque ce flux ne paroît pas, & ne persiste pas jusqu'à la fin de la maladie.

Le malade éprouve d'autres fois une douleur très-incommode causée par la suppression d'urine, à laquelle les diurétiques n'apportent que peu ou point de soulagement. Sydenham, dans ce cas, faisoit lever son malade, & l'exposoit à l'air froid; ce qui réussit très-bien la plupart du tems : il sera encore plutôt fait de le purger avec une infusion de séné, sur-tout si l'apparition des boutons donne lieu de redouter l'action du froid. Les remedes propres à faire couler les urines ne peuvent être qu'avantageux, & l'on fera bien d'insister sur leur usage, & sur-tout sur celui du sel minéral de Glauber, qui est tout à la fois diurétique & laxatif.

Un Médecin ne doit jamais être bien tranquille quand il a à traiter la petite-vérole chez une femme grosse : il est fort à craindre qu'elle ne vienne à avorter; ce qui expose à un double danger; celui de la nouvelle fievre qui s'éleve, & celui de la perte de sang propre à affoiblir la malade : plus la grossesse est avancée, plus le péril est grand; car l'hémorragie est toujours en proportion de la grossesse du fœtus. J'ai vu néamoins une femme accoucher à terme, en pareil cas, d'un enfant qui a vécu ainsi qu'elle; mais c'est une exception qui n'a pas été moins heureuse qu'extraordinaire : il importe beaucoup auſſi en quel tems de la maladie l'avortement a lieu ; car l'affaiſſement qui ſuit eſt d'autant plus dangereux, qu'il eſt rapproché du tems où les boutons doivent mûrir. Si donc ici le flux eſt exceſſif & contre nature, on mettra en uſage les remedes que nous avons déja indiqués pour les petites-véroles ſanguines.

Mais comme ces cas varient à l'infini, & que les ſentiments des Médecins ſont aſſez partagés ſur la plupart, diſons un mot de chacun en particulier.

Lorſqu'une femme a avorté, le fœtus ſe trouve communément pris de la contagion ; mais cela n'arrive pas toujours. On ſaiſira facilement la cauſe de cette variété, ſi l'on ſe rappelle ce que nous avons dit précédemment ſur la contagion, & qu'on le compare à ce qui nous reſte à dire ſur l'inoculation ; car on verra évidemment que la force morbifique réſide dans une matiere ſubtile qui exhale des boutons en maturité, & qui ne produit ſon effet, dans le corps ſain où elle eſt admiſe, qu'au bout de huit ou neuf jours. Lors donc que le fœtus eſt chaſſé avant que les boutons de la mere ſoient en ſuppuration, il n'apporte aucune marque de petite-vérole. C'eſt encore ainſi que d'autres-fois, le ſecond, le troiſieme, ou tel autre jour avant le huitieme qui ſuit ſa naiſſance, l'enfant eſt pris de petite-vérole que ſa mere lui a communiquée, ſoit que l'accouchement ait été prématuré, ou qu'il ne l'ait pas été. En voici un exemple dont j'ai été témoin derniérement.

Une femme de condition eſt priſe, au ſeptieme mois de ſa groſſeſſe, d'une petite-vérole confluente & ſi maligne, qu'elle ne préſentoit pas un ſeul ſymptome favorable; car elle ne ſaliva point abondamment; la tuméfaction des mains & des pieds ne s'affaiſſa pas avec celle du viſage; les urines ne coulerent pas en grande quantité à la fin de la maladie, & le viſage, au contraire, étoit couvert de petits boutons qui ſuppuroient à peine : elle mit au monde, le onzieme jour, un garçon qui n'avoit aucune marque de petite-vérole. Son accouchement avoit été aſſez heureux : elle mourut le quatorzieme jour. Son enfant, qui en vécut quatre de plus, fut pris le matin, des convulſions qui préſageoient la maladie, & mourut le ſoir, l'éruption s'étant faite. On voit évidemment qu'au onzieme jour, où la ſuppuration a ordinairement lieu, la maladie de la mere ſe communiqua à l'enfant, chez qui elle mit huit jours à ſe développer.

Quand il n'y a pas eu d'avortement, l'enfant eſt exempt pour le reſte de ſes jours de ce mal, à moins qu'il ne ſoit venu au monde avant la maturité des boutons; car comme nous avons une diſpoſition innée à recevoir cette contagion, lorſque cette dette naturelle eſt en quelque ſorte anéantie, on ne court plus de riſque pour la ſuite. Le fœtus peut contracter la contagion ſans que la mere en ſoit affectée. C'eſt une ſingularité dont je peux rapporter un exemple. Je me rappelle d'avoir vu une femme qui avoit eu la petite-vérole long-tems auparavant, & qui donna des ſoins très-aſſidus, ſur la fin de ſa groſſeſſe, à ſon mari qui en étoit attaqué : elle accoucha à ſon terme, ſans qu'il parût chez elle la moindre indice de la maladie; mais ſon enfant, qui vint mort au monde, avoit le corps tout couvert de puſtules & de boutons; preuve inconteſtable qu'il avoit été dans le ſein de ſa mere, la victime du levain variolique. On ne peut pas même ſoupçonner que perſonne ſoit jamais attaqué deux fois de ce mal dans ſa vie. Quelle eſt la raiſon pour laquelle cette ſorte de peſte n'attaque un homme qu'une ſeule fois? Je n'en ſais pas davantage ſur cet objet que les plus ignorans : j'ajouterai ſeulement ici qu'il me paroît poſſible qu'un enfant ſe préſerve de ce mal dans le ſein de ſa mere, & que les marques de la maladie ſe diſſipent avant ſa naiſſance (1) (2).

Ce que nous venons de dire ſur l'avortement indique ce qu'il faut penſer de la petite-vérole qui ſurvient dans le tems des regles. On en eſt communément fort effrayé. Ce flux-ci eſt du

---

(1) MAURICEAU, *ſur la groſſ. & l'accouch.* Obſerv. 576.

(2) *Note du Traducteur.* * Ce que notre Auteur met ici en aſſertion, eſt démenti par l'expérience. On a cité pluſieurs obſervations contraires à cette opinion, qui avoit d'abord formé un des fondements de l'inoculation; mais elle eſt établie ſur tant d'autres raiſons invincibles, qu'elle n'en a pas moins ſon mérite, pour être privée de celle-ci; & tant que les adverſaires de cette pratique n'auront pas prouvé qu'après avoir eu la petite-vérole par ſon moyen, on n'eſt plus expoſé à la contracter de nouveau, qu'on ne l'eſt lorſqu'on a eu cette maladie naturellement, cette vérité n'aura rien qui puiſſe nuire à l'inoculation : je dis vérité, car c'en eſt une inconteſtable. Deux de mes enfants m'en ont offert la démonſtration : après avoir eu l'un & l'autre, dans des épidémies différentes, en lieux & & en âges différents, une petite-vérole réelle, bien reconnue & bien caractériſée par ſes ſymptomes, ſes périodes, & les traces qu'elle leur a laiſſées ſur le viſage, ils ont été pris tous deux à la fois d'une ſeconde petite-vérole très-abondante dans la derniere épidémie qui a regné à Gex. *Quod vidimus teſtamur.* On a dit qu'on n'avoit la petite-vérole qu'une fois dans ſa vie, parce que communément on ne l'a pas deux fois. Il n'y a peut-être pas dans la nature de regle tellement générale qui n'ait quelques exceptions.

même genre que celui qui succede à l'avortement ; & soit qu'il arrive dans le tems accoutumé, soit qu'il ait lieu extraordinairement par l'effet d'une trop grande effervescence du sang, dans l'un & l'autre cas il est plus utile que dangereux. Mais s'il est abondant au point d'abattre les forces, on l'arrêtera, au moyen des secours que nous avons indiqués pour les petites-véroles sanguines ; on en viendra même à la saignée, si le besoin l'exige. Mais on voit très-souvent cette perte durer pendant tout le tems de la maladie, sans que la malade perde ses forces, ni qu'elle en paroisse incommodée.

Il faut penser de même des saignements de nez, qui surviennent au commencement de la maladie ; ils sont causés par un sang qui bouillonne dans ses vaisseaux : aussi en diminuant la chaleur, ces hémorragies sont-elles toujours plus avantageuses que nuisibles, à moins qu'elles ne soient excessives.

La fievre intermittente, la tierce-simple, ou la double-tierce est un des accidents qui se joignent le plus rarement à la petite-vérole. Quand il aura lieu, il faut administrer le quinquina, ou plutôt son extrait, & le réitérer à des intervalles convenables, jusqu'à ce que les accès soient absolument terminés. On ne doit pas craindre que ce remede mette obstacle à la maturation des boutons ; au contraire, la nouvelle effervescence que la fievre communique au sang, le trouble qu'elle excite dans les humeurs étant plus capables que toute autre chose d'empêcher la suppuration, rien ne peut contribuer davantage à la rétablir, qu'un secours qui remet tout dans l'état naturel. Il est à propos de lâcher d'abord le ventre, au moyen d'un clystere. On a reconnu que le quinquina étoit un des meilleurs remedes contre la gangrene. Il n'est donc pas étonnant qu'il ait la même efficacité contre une fievre accompagnée de petites taches & de points gangréneux, tels qu'on les observe dans la petite-vérole sanguine. Aussi ai-je déja proposé ailleurs ce secours.

Remarquons ici que de toutes les maladies aiguës qui peuvent se joindre à la petite-vérole, il n'en est aucune qui n'exige les remedes qui lui sont propres, & les malades les soutiennent assez bien.

Mais tous ces objets, si je ne me trompe, sont assez éclaircis. Avant de finir, je remarquerai que la petite-vérole est presque toujours modérée, lorsqu'elle attaque quelqu'un qui vient d'éprouver quelque évacuation abondante, soit naturelle, soit artificielle. Une femme nouvellement accouchée, pour peu qu'elle ait repris ses forces, a une petite-vérole beaucoup plus bénigne, & retire ainsi le fruit du mal qu'elle a souffert précédemment. Il en est de même de quelqu'un qui seroit pris de la petite-vérole dans la convalescence de quelque maladie aiguë. Je me rappelle d'avoir vu autrefois à l'hôpital beaucoup de gens chez qui il avoit fallu provoquer une salivation abondante dans la maladie vénérienne, amasser la petite-vérole dans l'état d'épuisement & d'émaciation qui suit l'usage des mercuriaux; ils guerissoient presque tous facilement : preuve incontestable que tout ce qui est propre à diminuer la quantité de l'humeur, convient à cette maladie; c'est soustraire un aliment au feu.

Ajoutons enfin, en dernier lieu, que, quelque terrible que soit cette maladie, elle ne laisse pas cependant encore de procurer un avantage; car si le sang se trouve vicié ou naturellement, ou par l'effet d'un mauvais régime, & qu'une lymphe trop visqueuse ait produit quelques tumeurs dans les glandes, la petite-vérole, en digérant ces humeurs, en les dépurant, pour ainsi dire, communique au corps une meilleure santé pour le reste de la vie.

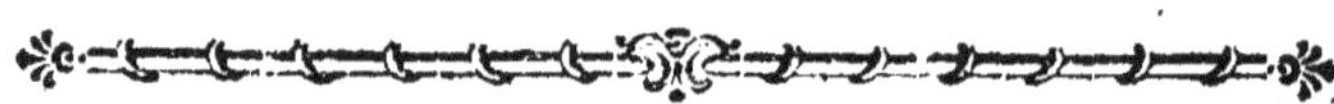

CHAPITRE V.

De l'Inoculation de la petite-Vérole.

LA coutume d'insinuer la petite-vérole, c'est-à-dire, de la faire passer d'un corps infecté à un corps sain, s'est établie parmi nous depuis quelques années. Cette affaire a divisé les Médecins, les uns adoptant, les autres improuvant cette nouvelle pratique: on ne peut donc trouver mauvais que j'en dise aussi mon avis.

C'est par une conséquence naturelle de notre vie & de notre maniere d'être que nous sommes toujours portés à nous précautionner contre tous les maux qui nous menacent. S'il est une maladie dont nous devions être attaqués une fois au moins en notre vie, non-seulement nous souhaitons volontiers d'en être quittes; mais nous nous y exposons même avec hardiesse, afin d'être débarrassés, pour le reste de nos jours, des inquiétudes que son attente peut nous donner. L'expérience ayant donc appris que la petite-vérole ne revient jamais une seconde fois, & qu'à peine trouve-t-on une personne sur mille qui ne l'éprouve une fois en sa vie, on s'occupa à rechercher les moyens d'inférer cette maladie. On vit manifestement qu'elle étoit contagieuse ; il étoit tout naturel de présumer que le germe de la contagion étoit renfermé dans les boutons qu'elle produit.

Je ne peux m'empêcher d'admirer que cette idée soit venue à des gens absolument ignorants en Médecine. Car, autant qu'il m'a paru, cette invention est due aux Circassiens, peuples dont les femmes, dit-on, surpassent toutes les autres en grace & en beauté. Aussi les jeunes filles, du peuple sur-tout, sont vendues par leurs parents à des maquignons qui en font le commerce. Comme on avoit observé que la petite-vérole prise en bas-âge, fait courir de moindres risques & pour la beauté & pour la vie, on imagina ce moyen de la communiquer aux jeunes filles, afin de tirer un meilleur parti de cette marchandise, lorsqu'elle seroit d'une meilleure défaite. Cette opération n'exigeoit guere le secours des Médecins, ni des Chirurgiens. Car il suffisoit de faire une ouverture à la peau, en quelque endroit du corps que ce fût, & d'y insérer un peu de pus pris dans un bouton en maturité, & les femmes du Peuple en avoient acquis l'habitude par l'usage (1). C'est ainsi que nos Chirurgiens font aujourd'hui à l'un & à l'autre des bras une incision dans laquelle ils placent une petite tente de toile ou de coton imbibée de pus variolique ; & par ce moyen, ils frustrent rarement de leur espérance ceux qui desirent se procurer la maladie. Au reste, il n'y a pas bien long-tems que cette pratique a commencé à être mise en usage à Constantino-

(1) Voy. *Philosophical Transactions*, N°. 339 & 347.

ple & à Smyrne, non pas par les Turcs, qui attribuent tout à une fatalité inévitable, à laquelle ils se font une religion de n'opposer aucun obstacle, mais par les Grecs, les Arméniens, & les autres étrangers qui y habitent, & qui l'ont communiquée à nos Anglois qui y ont leur commerce (1).

Pour ne rien omettre de ce qui a rapport à cette matiere, n'oublions pas qu'un Savant a prétendu que l'usage d'insérer cette maladie est connu à la Chine depuis plus de cent ans (2). On s'y prend d'une autre maniere. On garde dans de petits vases de porcelaine, dont l'embouchure est exactement fermée avec de la cire, les petites croûtes de pustules desséchées qui se sont détachées de la peau. Quand on veut donner la petite-vérole à quelqu'un, on prend trois ou quatre de ces petites croûtes, auxquelles on ajoute un grain de musc, & l'on en forme, avec un morceau de coton, un petit bourdonnet qu'on introduit dans les narines. Il n'étoit pas difficile à ces hommes ingénieux qui voyoient tous les jours la maladie passer d'un corps malade à un corps sain, au moyen de l'air infecté des exhalaisons purulentes, d'imaginer que la contagion pouvoit s'insinuer par l'odorat, & l'opinion qu'ils en eurent s'est vérifiée.

Il est certain néanmoins, quoi qu'en puisse dire l'Auteur de cette relation, plus savant sans doute en Théologie qu'en Médecine; il est certain, dis-je, que cette méthode chinoise est su-

(1) *Maitland's account of inoculating the small pox*, Lond. 1722, & *Dissert. medic. de Bizant. variol. insertione.* Auth. Le Duc, Lugd. Bat. 1722.

(2) *Lettres édif. & cur. des Missionn.* XX Rec. p. 304.

jette à bien plus d'inconvénients que celle des Grecs dont nous venons de parler. Car le cerveau eſt ſinguliérement affecté de ces particules morbifiques qui y ſont portées par la reſpiration, à cauſe du voiſinage des nerfs olfactifs. Quant à la contagion, ce n'eſt pas au moyen du ſang qu'elle ſe répand ; mais c'eſt le fluide nerveux qui en eſt le véhicule, comme je l'ai prouvé ailleurs (1).

J'ai été dans le cas de reconnoître par moi-même la différence dont je parle. Je fus chargé par le Roi, en 1722, tant en faveur de ſa propre famille, que pour le bien de l'Etat, de faire ſur ſept criminels condamnés à mort des épreuves d'inoculation, pour ſavoir juſqu'à quel point on devoit avoir confiance en cette pratique. J'obtins facilement qu'il me fût permis de tenter ſur un d'eux la méthode chinoiſe. Je choiſis pour cela une jeune femme de dix-huit ans. J'eus ſoin de lui faire introduire dans les narines une petite tente imbibée de pus variolique. L'événement répondit à mon intention. Elle contracta la maladie, comme ceux à qui la matiere fut inſérée au moyen d'une inciſion ; elle en échappa comme eux ; mais elle fut beaucoup plus mal. A peine le venin fut-il introduit dans ſes narines, qu'elle fut priſe de douleurs de tête très-aiguës, avec une fievre continue qui ne la quitta qu'après l'éruption.

Dès ces tems là donc on inocula ſans grande crainte, & même avec aſſez de hardieſſe, comme on a coutume de faire quand il eſt queſtion d'expériences nouvelles. On ſe perſuada facilement que la petite-vérole procurée de cette ma-

(1) Voyez l'*Introduction de l'Eſſai ſur les poiſons.*

niere ne ſeroit pas ſi terrible que celle qu'on prend naturellement. Car, d'après les calculs de ceux qui ſe ſont appliqués à faire des obſervations en ce genre, à peine périt-il un centieme de ceux qu'on inocule, tandis que le nombre de ceux qui ſuccombent à la petite-vérole naturelle eſt incomparablement plus conſidérable (1).

C'eſt avec la plus grande ſécurité que ſe peut faire le tranſport de cette maladie. L'hiſtoire ſuivante que je tiens d'un homme digne de foi, en eſt une preuve. Il eſt propriétaire à St. Chriſtophe d'une manufacture dans laquelle il emploie une grande quantité d'Eſclaves à raffiner le ſucre, qui eſt le principal objet du commerce de cette Iſle de l'Amérique. Dans une année où la petite-vérole faiſoit dans les Iſles voiſines & dans la ſienne les plus grands ravages, il inocula, de ſes propres mains, trois cents de ſes Eſclaves de tout âge, depuis quinze ans juſqu'à trente, & il le fit avec un tel ſuccès, qu'il n'en perdit pas un ſeul, quoique la plupart fuſſent Ethiopiens. Car quoique cette maladie affecte toujours aſſez violemment les Américains, cependant on a remarqué qu'elle eſt encore plus dangereuſe pour ceux qui ſont nés en Afrique.

Les choſes étant ainſi, voyons un peu ce qu'on pourra oppoſer à l'inoculation. D'abord pluſieurs prétendent que les boutons qui ſuivent l'inoculation ne ſont pas la véritable petite-vérole, de ſorte que cette expérience ne peut pas préſer-

(1) Dr. Jurin's, *Letter to Dr. Cotes Worth containing a compariſon between the mortality of the natural ſmall-pox; and that by inoculation*, & ejuſdem *account of the ſucceſſ of inoculation in the years* 1724, 1725 *and* 1726.

ver

ver d'une ſeconde attaque de cette maladie. Ils s'efforcent de produire des témoignages de ceux qui atteſtent avoir éprouvé la petite-vérole une ſeconde fois après l'inoculation. Je ne comprends pas, au reſte, comment la matiere, la ſemence contagieuſe de la petite-vérole pourroit produire une autre maladie que la ſienne propre. Quant à ceux qui, après avoir eu la petite-vérole artificielle, prétendent en avoir éprouvé une naturelle, quelques diligences que j'aie faites pour cela, je n'ai pu m'en procurer un ſeul exemple digne de foi. Je ſais bien qu'on lit dans un Auteur moderne, l'hiſtoriette d'un enfant qui, trois ans après une petite-vérole inoculée, a été pris, dit-on, d'une petite-vérole naturelle: mais je ſais auſſi que ce récit eſt extrêmement ſuſpect, & que quelques perſonnes de la famille ont aſſuré que l'inoculation n'avoit point réuſſi. Pour les parents, comme on croit facilement ce qu'on deſire, ils ont pu être trompés à cet égard, & les aſſiſtants ſe feront fait un ſcrupule de les déſabuſer d'une erreur agréable. Pour dire, en un mot, ce que j'en penſe, pourquoi, ſi cela eſt arrivé une fois, ne le voyons-nous pas arriver plus ſouvent, & que peut prouver un exemple iſolé, quelque conſtaté qu'on ſuppoſe le fait? que peut-il prouver, dis-je, contre une multitude innombrable d'expériences dans leſquelles on n'a jamais rien obſervé de ſemblable? Mais il y a des gens qui ne peuvent tenir contre la démangeaiſon d'écrire, & de ſuſciter des contradictions à ceux qui ſont l'objet de leurs baſſes jalouſies. Il faut leur pardonner, & les laiſſer jouir en paix des fruits de leur vanité & de leur amour-propre. ---- Mais ils continuent de nous vouloir effrayer, en nous faiſant craindre qu'en inoculant la petite vérole, on ne transporte du corps malade dans le corps sain, quelqu'autre maladie contagieuse, dont seroient attaqués le sang ou les humeurs de celui de qui on prend la matiere de l'inoculation ; car on sait, ajoutent-ils, combien la contagion est active & subtile. N'est-il pas vraisemblable en effet, que les maladies cutanées ne sont pas les seules qu'on peut insérer par la peau, & que peut-être les écrouelles & la maladie vénérienne peuvent être communiquées de cette maniere ? J'ai de la peine à croire néanmoins, qu'il soit possible que le germe d'une maladie porte avec lui le germe d'un autre mal, qui est souvent d'une nature toute différente. De quelque maniere que la chose se passe, il y auroit de l'imprudence dans un Médecin qui, sans aucun choix, prendroit indifféremment du pus de toutes sortes de malades, pour servir à ses inoculations. On doit toujours préférer, autant qu'il est possible, la matiere variolique prise chez des enfants nés de parents sains. Au reste, je pense qu'ils est plus important encore d'examiner avec attention le corps auquel on veut insérer la petite-vérole, que celui duquel on la tire. Je donne cet avertissement, parce que j'ai vu, plus d'une fois, des Chirurgiens téméraires & imprudents, qui ont donné des petites-véroles mortelles, parce qu'ils les avoient inoculées à des sujets trop foibles, & d'une mauvaise constitution. Une attention que doit encore avoir le Médecin, c'est de ne pas communiquer une contagion à un corps qui est déja attaqué d'une autre. J'ai vu naître de ce défaut de précaution, des événements très-funestes, la nature succombant aux efforts réunis de deux maladies, dont elle eût probablement surmonté la violence, si elle eût eu à les combattre séparément.

Mais pourquoi la petite-vérole inoculée est-elle moins dangereuse que celle qu'on contracte naturellement ? Je dirai, en peu de mots, quelles sont les principales raisons que j'en imagine. D'abord on insinue le venin dans le corps d'un enfant, ou au moins dans celui d'une jeune personne forte & robuste pour son âge ; ensuite on tire du sang au besoin ; on purge doucement les humeurs, & de cette maniere on prévient la violence de la fievre : enfin, pendant tout le tems que la contagion emploie à se développer sourdement, ce qui dure souvent huit ou neuf jours, l'inoculé observe la plus grande modération, & dans sa maniere de vivre & en tout ; tandis que beaucoup d'autres sont pris de la fievre à l'instant où ils s'y attendoient le moins, & où leur sang se trouve échauffé ou par la débauche, ou par la violence de l'exercice ; ce qui entraîne nécessairement des accidents bien plus graves. Plusieurs ont pensé aussi que les humeurs qui s'écoulent par la petite plaie faite pour insérer le virus, & par les boutons qui l'avoisinent, ne contribuent pas peu à sauver le malade. Mais ce qui coule par-là est en si petite quantité, que je n'imagine pas qu'il puisse être d'un bien grand secours. On gagnera beaucoup plus en appliquant deux vésicatoires aux bras & aux cuisses, & en excitant, pendant tout le tems de la maladie, la digestion de la matiere purulente, & je ne doute point du tout que ce dernier secours ne soit ici un véritable remede.

Je dois encore, avant de finir cet article, avertir que la plupart du tems cette maladie inoculée est si légere qu'elle n'exige pas même de

Médecin ; mais si on l'appelle, comme il arrive souvent, il sera question de mettre en usage le traitement que nous avons indiqué pour chaque espece de petite-vérole.

Enfin, il faut remarquer que dans la petite-vérole artificielle on observe plus volontiers des furoncles & des tumeurs sous les oreilles, ou sous les aisselles, que dans la petite-vérole naturelle, par la raison, je crois, que la matiere virulente étant poussée au dehors avec moins de violence, la nature supplée de cette maniere à cet inconvénient. Il ne faut donc rien négliger pour amener ces tumeurs à maturité, & les faire percer d'elles-mêmes ; & quand on ne réussit pas, il ne faut pas balancer à les ouvrir avec l'instrument tranchant. Après qu'on a exactement vuidé le pus, il est nécessaire de bien purger le malade avec les remedes convenables, & de les réitérer même plus souvent que dans la petite-vérole naturelle.

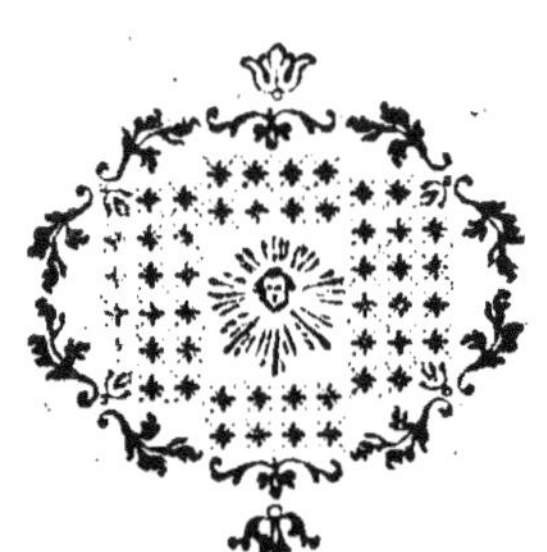

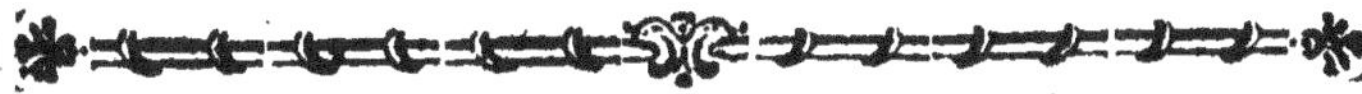

CHAPITRE VI.

De la Rougeole.

LA rougeole a beaucoup d'affinité avec la petite-vérole. Née ſous le même Ciel, répandue enſuite de la même maniere chez les peuples les plus éloignés, au moyen de la contagion, elle lui reſſemble encore en ce qu'elle n'attaque guere qu'une ſeule fois dans la vie.

Sydenham a donné, ſelon ſa coutume, une deſcription fort exacte de cette maladie, telle qu'on l'obſerve parmi nous. *C'eſt une fievre*, dit-il, *qui, par ſa nature & par le traitement qu'elle exige, a beaucoup de rapport avec la petite-vérole*: c'eſt-à-dire, qu'elle eſt accompagnée d'une vive inflammation, & qu'elle détermine à la peau un genre d'éruption qui lui eſt propre. Cette inflammation n'occupe pas ſeulement l'extérieur du corps; elle attaque encore l'intérieur, & le poumon ſur-tout; delà la toux & la difficulté de reſpirer dont elle eſt accompagnée. Quoique cette maladie ſoit moins dangereuſe que la petite-vérole, & qu'elle ſe termine en moins de tems, ſavoir, au ſixieme, au ſeptieme, au huitieme jour, par la chûte des petites écailles farineuſes; cependant, elle s'annonce avec une chaleur & des anxiétés plus conſidérables que celles dont la petite-vérole eſt accompagnée. Auſſi Rhazès a-t-il obſervé dans la rougeole une chaleur, une inflammation, une inquiétude, une anxiété bien plus marquées que dans la petite-vérole (1).

Je suis toujours étonné que ce savant & habile Médecin, que j'ai souvent cité, n'ait jamais prescrit la saignée au commencement de la maladie, qu'il ait même négligé ce secours, au point qu'il ne le conseille qu'à la fin, lorsque le régime échauffant & les remedes analogues ont amené la toux & la difficulté de respirer. Il avoit cependant observé que la saignée seule remédie à la diarrhée, qui accompagne cette fievre si fréquemment, & qu'il attribue aux exhalaisons d'un sang enflammé qui se portent sur les intestins; mais il faut excuser ici ce grand homme, parce que dans ces tems-là on redoutoit d'employer la saignée dans les maladies accompagnées d'exanthêmes, sur-tout chez les enfants qui y sont les plus sujets. Les Médecins craignoient alors de mettre obstacle à l'éruption par une déplétion pareille; mais cette crainte étoit vaine, & l'expérience l'a bien fait voir depuis.

Quant au traitement, puisque cette sorte de peste a beaucoup d'affinité avec la petite-vérole, les secours qu'elle exige en ont beaucoup aussi. Il faut tirer du sang au commencement de la maladie, à raison de l'âge & des forces du malade, & autant que cela sera possible avant l'éruption; mais si elle est déja faite, on n'en saignera pas moins; car l'inflammation du poumon est très-à craindre, & on ne sauroit la prévenir de trop bonne heure; de sorte qu'il est encore essentiel de tirer du sang dans l'accroissement de la fievre, quoiqu'on en ait déja tiré au commence-

(1) *Traité de la Petite-vérole & de la Roug. de Rhazès* ch. 1.

ment : enfin, c'eſt un remede qu'il ne faut jamais négliger encore à la fin de la maladie, lorſque la peau commence à ſe deſſécher ; c'eſt le ſeul moyen de détourner les humeurs qui ſe portent ſur la poitrine ou ſur les inteſtins, & de prévenir les inconvénients de la fievre étique & de la conſomption, qui en ſont les ſuites.

Il eſt fâcheux, ſans doute, que les Médecins n'aient pas toujours preſcrit la ſaignée dans une ſemblable inflammation de la peau, & je ne peux concevoir Morton ſur-tout, qui conſeille de ſaigner dans le milieu de la maladie, tandis qu'il défend ſi rigoureuſement de le faire dans les commencements. Mais ce Médecin avoit les idées abſolument renverſées par ſa fauſſe & inintelligible opinion ſur la malignité & l'infuſion du virus dans les eſprits animaux ; ce qui l'avoit engagé à preſcrire des remedes chauds, des cordiaux qui ne ſervoient qu'à ajouter de nouvelles forces à la maladie (1) ; tant il eſt eſſentiel de ne ſe livrer à la pratique de la Médecine, qu'après avoir puiſé quelques principes dans les méchaniques.

La diete doit être la même que celle que nous avons preſcrite pour la petite-vérole, & le ventre doit être toujours un peu plus libre que reſſerré dans tout le cours de la maladie.

Quant aux remedes, les rafraîchiſſants que nous avons conſeillés pour la petite-vérole, conviennent auſſi dans cette maladie ; il faut y joindre ceux qui ſont propres à appaiſer la toux, & à faciliter les crachats ; ſavoir, les loochs huileux & la décoction pectorale, à laquelle on ajoute un peu de nitre, & qui doit ſervir de

(1) PURETOLOG. *Pars alt.* cap. IV.

boiſſon pendant toute la maladie. Sydenham avoit auſſi coutume de donner dans les premiers jours un ſoporifere, le ſirop de meconium; & je ne ſais pas s'il conſultoit bien en cela ſa prudence ordinaire; car tous ces remedes épaiſſiſſent les humeurs, gênent la reſpiration, & s'oppoſent juſqu'à un certain point à la ſortie des puſtules : c'eſt pour cela que tant que la maladie eſt dans ſon accroiſſement, il en faut uſer avec beaucoup de réſerve; mais on le peut faire avec moins de riſques quand elle eſt ſur ſon déclin; car lorſque la toux produite par une pituite âcre qui fatigue le poumon, menace de la phthiſie & de la fievre lente, il eſt aſſez à propos de l'appaiſer avec des anodins : dans ces cas-là, il faut entre-mêler, à des intervalles convenables, de doux cathaṛtiques. On fera bien de donner le lait, ſur tout celui d'âneſſe. Le changement d'air n'eſt pas moins néceſſaire, ainſi que l'exercice, autant que la foibleſſe du malade pourra lui en permettre.

Je crains qu'on ne s'imagine que ce ſoit pour me donner une certaine réputation que je vais rapporter l'hiſtoire ſuivante : cependant elle a trop de trait à mon ſujet, pour qu'il ne me ſoit pas permis de la rapporter, d'autant plus qu'elle eſt une confirmation de ce que j'ai allégué. Il y a quarante ans que la rougeole étant beaucoup plus fâcheuſe qu'elle n'a coutume de l'être, & plus même que la petite-vérole, un Médecin célebre me vint trouver, & me pria de lui communiquer la méthode que j'employois dans le traitement de cette maladie. Je lui demandai s'il avoit preſcrit la ſaignée : non, me répondit-il, car Sydenham l'a fait bien rarement. Je lui conſeillai de la preſcrire dès les commencements, mais au moins dès qu'il ſeroit appellé; car, ajoutai-je, cette maladie eſt accompagnée de la péripneumonie, & vous ſavez que la ſaignée en eſt le ſpécifique. Quelque tems après, il me fit des remerciments des bons avis que je lui avois donnés, m'aſſurant qu'il n'avoit pas perdu un ſeul de ſes malades en ſuivant cette méthode. Depuis ce temps-là, elle fut ſi uſitée, qu'aujour-jourd'hui nos Apothicaires même l'emploient familiérement.

Nous avons dit que la petite-vérole eſt plus ou moins fâcheuſe, ſelon que la ſaiſon & l'état de l'atmoſphere concourent à augmenter les forces de la contagion (1). J'ai obſervé la même choſe au ſujet de la rougeole. Morton rapporte qu'en 1672, cette maladie fit à Londres un ſi grand ravage, qu'elle y enlevoit reguliérement trois cents perſonnes par ſemaine [2].

C'eſt ainſi que je termine ce petit ouvrage. Il pourra donner lieu à la critique & aux mauvaiſes plaiſanteries de quelques perſonnes envieuſes & mal-intentionnées; mais j'eſpere qu'il ſera de quelque utilité à nos Concitoyens, & c'eſt ce qui me flattera le plus; car la ſatisfaction intérieure d'avoir employé ſon tems utilement eſt préférable à tous les éloges, & celui qui a travaillé pour le bien public, mérite toujours d'en jouir. *On n'eſt pas né pour ſoi, mais pour tout l'univers* (3).

---

[1] Chap. 2.

[2] *Append. ad Puretolog.* pag. 427.

[3] *Non ſibi ſed toti genitum ſe credere mundo.*
LUCAN. *Lib.* 2, v. 383.

TRAITÉ
DE LA
PETITE-VÉROLE
ET
DE LA ROUGEOLE
DE RHAZÈS.

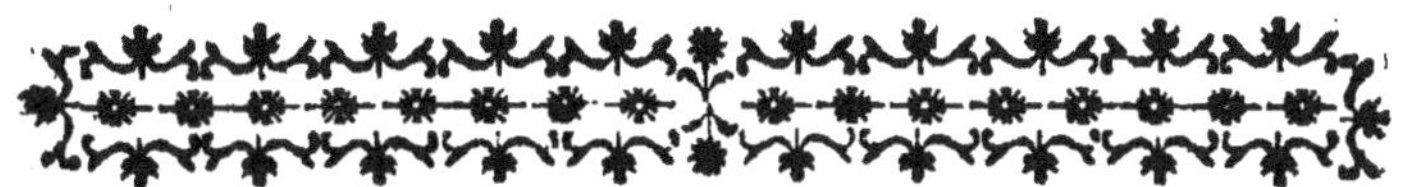

*PRÉFACE DU TRADUCTEUR.

Quand je songeai à donner au Public une édition françoise des Œuvres du Docteur Méad, *je me rappellai d'avoir vu, il y avoit quelques années, une traduction, en notre langue, du* Traité de la petite-vérole de Rhazès. *Mon premier dessein fut de me servir de cette traduction, après avoir demandé l'agrément de l'Auteur. Je n'aime point à multiplier les êtres sans nécessité; & si cette traduction m'eût paru bonne, je n'eus pas pris la peine d'en faire une qui ne l'eût peut-être pas value.*

A-peine eus-je jetté les yeux sur le petit Abrégé de la vie de Rhazès, *qui sert d'Introduction à son Traité, dans le livre de l'*Histoire de la petite-vérole de M. Paulet, *que je me doutai bien que je ne m'en servirois pas. L'Auteur raconte là, d'après M. Méad, les peines que celui-ci eut à se procurer un manuscrit arabe de Rhazès, que le célebre Boerrhaave lui envoya de la bibliotheque de Leyde. Robert Etienne l'avoit publié en Grec en* 1548. » *C'est, » sur-tout dans cette traduction, dit M. Paulet, » que Rhazès perdit tout son mérite, suivant la re» marque de M. Méad, & le Traducteur,* en badi» nant, *retrancha de son chef, ou ajouta ce qu'il » voulut «. J'eus peine à croire que le D. Méad,* *qui connoissoit la valeur des termes, eût taxé le savant Robert Etienne de* Badin. *Je vérifiai le passage de mon Auteur, qui dit que la version grecque de Robert Etienne ayant été faite sur une traduction syriaque de l'original arabe, il n'est pas étonnant qu'il s'y soit glissé bien des fautes par les méprises de l'un & de l'autre Traducteur*; aut Syriaci, aut Græci interpretis HALLUCINATIONE. *La bévue, la méprise d'un Traducteur n'est ni une* plaisanterie, *ni un* badinage.

Deux lignes après, M. Paulet traduit par Guînterus *le nom propre* Guinterius Andernacus. *Un Médecin François devroit connoître* Gonthier d'Andernac.

Il est vrai que le même Auteur, pag. 248 *du premier volume de son* Histoire de la petite-vérole, *fait dire à M. de Haën » qu'une fille marquée deux » fois de la petite-vérole, loge dans sa rue, tout » près de sa maison, à* Vindebonne. *Un curieux qui voudroit aller vérifier le fait, & qui auroit tous les lieux de sa route notés en pareil style, ne pourroit se passer, à chaque poste, d'un Dictionnaire, ou d'un Interprete moins* badin *que les Traducteurs de Rhazès.*

M. Paulet annonce qu'il a suivi, pour sa traduction, l'édition latine & arabe donnée à Londres en 1766, *par J. Channing. Il la vantoit si fort, & la vantoit, en affectant tellement de déprimer celle de M. Méad, que l'impatience me prit, n'ayant pu me procurer assez promptement l'édition de J. Channing, de comparer la traduction françoise de M. Paulet avec la traduction latine de mon Auteur. Je reconnus que je n'avois pas eu tort de n'en pas croire M. Paulet sur sa parole, & que s'il y a de la différence dans quelques endroits, l'avantage du parallele est en faveur de M. Méad. D'ailleurs, ces différen-*

*ces ſont légeres ; & s'il m'eſt permis de le dire, il peut ſe faire que certaines manieres d'expreſſions adoptées par M. Paulet, n'aient pas tourné à l'avantage de J. Channing, ni peut être à celui de Rhazès. M. Paulet dit » que le témoignage marqué » de reſpect que Rhazès rend à la Divinité, quoi » qu'*étrange *dans un livre de Médecine*, n'en eſt pas moins ſacré «. *Je crois qu'il eſt impoſſible d'écrire un livre de Médecine qui ne ſerve de témoignage direct ou indirect à l'exiſtence d'un Être ſouverainement intelligent, & aux merveilles de ſa providence; & ces ſortes de réflexions qui paroiſſent* étranges *à M. Paulet, n'ont pas même paru étrangeres aux Winſlou, aux Boerrhaave, aux Sydenham. Hippocrate atteſte ſouvent la Divinité, & un célebre Profeſſeur de Vienne en Autriche ſe ſert encore aujourd'hui de ces façons de parler, ſans que perſonne l'ait trouvé* étrange. *Il eſt vrai qu'il ſemble que M. Paulet ait pris à tâche de juſtifier cette qualification par la maniere dont il place des* volente Deo, *des* cum permiſſione Dei, *à la fin des phraſes françoiſes. Mais c'eſt un* badinage *de M. Paulet, qui donne un faux air de formule de* Grimoire *à un propos qui n'a rien que de reſpectable, & qui j'eſpere paroîtra tel & dans la verſion du D, Méad, & dans celle que j'ai faite ſur la ſienne.*

J'ai une petite table comparée des paſſages qui different. Ma premiere intention avoit été de la publier ; mais je vois que cela entraîneroit des longueurs, des diſcuſſions, & rien de bien intéreſſant. Ceux de mes Lecteurs néanmoins qui ſeroient curieux d'en juger par eux-mêmes, n'ont qu'à jetter les yeux ſur les endroits cités ci-après, & que je me contente d'indiquer. Ils trouveront plusieurs exemples de ce qu'on appelle, en bon latin, hallucinatio, *& qui ne ſont rien moins que plaiſants.*

RHAZIS de variolis & morbillis R. MÉAD. Edition de M. LORRY. A Paris, chez *Cavelier*, 1751. *Tome I.*		TRADUCTION de RHAZÈS par M. *PAULET*. Tome II *de son Histoire de la Petite-vérole*. A Paris, chez *Ganeau*, 1768.	
Pages.	Lignes.	Pages.	Lignes.
353	1	13	1
354	17	14	18
Ibid.	*derniere.*	15	4
355	22	16	4
356	3	16	7
Ibid.	9	*Ibid.*	11
Ibid.	19	*Ibid.*	16
357	5	17	6
358	4	19	1
Ibid.	5	20	1
360	24	24	4
361	28	27	8
362		29	
363	3	30	1
Ibid.	10	30	12
364	10	32	2
364 & 365		32 & 33	
366	1	36	9
Ibid.	3	*Ibid.*	11
Ibid.	11	*Ibid.*	20
Ibid.	13	*Ibid.*	23
367		38 & 40	
368		41	
369	12	42	18
Ibid.		43	
370		45 & 47	
376	16	55 & 56	
377	23	57	7
379	12	59	19
381		63	
382		64 & 65	
384	10	69	13

RHAZÈS

RHAZÈS de *MÉAD*.		RHAZ. de M. *PAULET*.	
Pages.	Lignes.	Pages	Lignes.
385		70	
386	14	73	6
387	1	74	6
390	27	81	13
391	17	82	19
Ibid.	33	83	12
392	9	84	2
394	5	86	16
397	20	92	11
398	2	93	6
Ibid.	19	93	27
Ibid.	34	94	14
399	16	95	11
400	1	96	1
403	8	101	1
403 *entiere.*		101 *entiere.*	

J'aime mieux que ceux qui en voudront prendre la peine fassent eux-mêmes la comparaison des endroits correspondants de M. Paulet & de M. Méad. Je ne les ai indiqués que pour justifier la préférence que j'ai donnée à la version de mon Auteur, sur celle que M. Paulet annonce avec tant d'emphase, en disant qu'il donne Rhazès pur & vengé du tort que lui avoient fait les TRADUCTEURS. *Il n'excepte point le D. Méad, & j'ai dû le venger, à mon tour, du tort que lui a voulu faire M. Paulet; quand la version du D. Méad auroit été défectueuse, M. Paulet devoit laisser à quelqu'autre le soin de le dire. Il ne faut jamais être ingrat. Je viens de traduire & de revoir le Traité de la Peste de mon Auteur. J'ai lu aussi le livre de M. Paulet sur la maniere d'anéantir la petite-vérole. Je n'en dirai pas davantage à ceux qui ne le ſavent pas déja ; mais je le répete, quand la traduction de M. Méad auroit eu des défauts, M. Paulet n'auroit jamais dû en faire mention.*

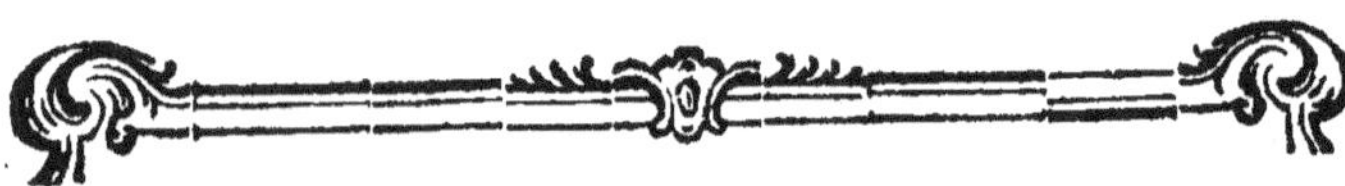

*ABRÉGÉ DE LA VIE DE RHAZÈS.

ABU-BECKER MOHAMMED, fils de Zacharie, naquit à Rey, ville de l'Irack en Perſe. C'eſt du lieu de ſa naiſſance que lui eſt venu, par corruption, le nom de Rhazès. Après avoir eu, dans ſa jeuneſſe, la ſurintendance de l'hôpital de ſa ville, & s'être adonné juſqu'à l'âge de trente ans à la muſique, il paſſa à Bagdad, où il s'appliqua entiérement à la médecine. Il y fit des progrès ſi rapides, qu'il fut choiſi ſur plus de cent Médecins célebres qu'il y avoit alors dans cette grande ville, pour lui confier le ſoin de l'hôpital. Son expérience conſommée lui fit donner le nom d'*Experimentator*, qu'il acquit de bonne heure, & dont il eut le tems de jouir, ayant pouſſé ſa carriere très-loin ; quelques Auteurs diſent juſqu'à 100 ans, d'autres juſqu'à 120. Il y a apparence qu'il mourût en 932.

Ce fut un homme infatigable. Il voyagea beaucoup pour acquérir de nouvelles connoiſſances ; & quoique l'exercice de ſa profeſſion dût l'occuper conſidérablement, étant chargé tout à la ſois d'un hôpital nombreux, de la ſanté de plusieurs Princes & Seigneurs, dont il étoit le Médecin & l'Ami, & d'une pratique fort étendue à Bagdad, il ne laiſſa pas de donner encore beaucoup de tems à l'étude des anciens Auteurs Grecs, & à la rédaction de ce qui lui avoit paru le plus eſſentiel dans leurs ouvrages. Son fameux livre intitulé le *Continent*, étoit une compilation des écrits d'Hippocrate, de Galien, de Paul, d'Oribaze & d'Ætius, auquel il avoit ajouté quelques-unes de ſes propres obſervations, qui témoignent qu'il a excellé ſur-tout dans la ſcience du pronoſtic, qui eſt la partie la plus brillante d'un Médecin. Il eſt le premier qui ait décrit le *Spina-ventoſa*; nous n'avons point de traité de la petite-vérole antérieur au ſien. On en avoit cependant écrit, comme il nous l'apprend lui-même, mais qui n'étoient rien moins que ſatisfaiſants; & il faut avouer que celui-ci contient la baſe de la méthode illuſtrée depuis par les Sydenham, les Sylva, les Méad, les Inoculateurs, &c.

Rhazès poſſédoit les connoiſſances de chymie & d'aſtronomie qu'on pouvoit avoir de ſon tems; il paſſa même pour un profond Alchymiſte. Ses formules ſont un peu polypharmaques. Il faut convenir néanmoins qu'elles contiennent aſſez rarement des remedes contradictoires, & qu'elles ſont moins chargées que celles de nos Auteurs du XVe. ſiecle.

Au reſte, le nombre de ſes ouvrages eſt effrayant, & témoigne ſeul qu'il avoit fait plus ſouvent le rôle de copiſte que celui d'auteur. Abi-Osbaia, Hiſtorien Arabe, en compte deux cents vingt-ſix de ſa compoſition. Le *Continent* & les dix livres à Almanzor ont été commentés par beaucoup de Médecins, & ces ouvrages ont ſervi pendant long-tems aux leçons de différents Profeſſeurs dans les écoles, juſqu'à ce que l'étude des langues & des belles-lettres leur ait rendu la lecture d'Hippocrate, de Galien & des anciens Grecs familiere.

Le Docteur Freind rapporte avec plaiſir deux paſſages, l'un de ſon IVe., & l'autre de ſon VIIe. livre à Almanzor, dans leſquels cet Arabe donne une idée de ſon goût, ſur la maniere dont on doit étudier la médecine, dans le tableau des qualités que doit avoir un Médecin eſtimable, & le portrait de ces impoſteurs qui ont fait, de tout tems, l'opprobre d'un art qu'ils méconnoiſſent, & qu'ils déshonorent. Je voudrois qu'il me fût permis de tranſcrire ici ces deux paſſages. Il m'en coûte pour en retrancher quelque choſe. Ce ſont de ces morceaux précieux qu'on n'élague qu'à regret.

» Conſidérez comment le Médecin, que vous » avez deſſein de choiſir, a fait ſes études parti- » culieres. On peut concevoir une bonne idée » de celui qui a lu, avec application, les livres » des Anciens, & qui les a comparés les uns » avec les autres. Le ſecond point à conſidérer » eſt le génie & la ſagacité. A-t-il fréquenté » d'habiles gens qui lui aient fait des objections, » auxquelles il ait répondu? Combien de tems » les a-t-il cultivés? entend-il, ou non, ce qu'il » prétend avoir étudié? Si l'on trouve qu'il l'en- » tend, il faut ſavoir s'il a vu des malades, & » s'il a été heureux dans ſes cures. *S'il lui man-* » *quoit quelques-unes de ces qualités, il vaudroit* » *mieux que ce fût la pratique que la connoiſſance* » *des livres anciens* «.

» Les Auteurs qui ont perfectionné cet art ſont

» en très-grand nombre, & un court espace d'an-
» nées n'est pas suffisant pour en acquérir l'in-
» telligence. En mille ans de tems il y a peut-
» être eu mille Auteurs, qui ont concouru à sa
» perfection ; & celui qui saura bien les étudier,
» parviendra dans l'espace de sa propre vie, qui
» est si bornée, à en savoir autant que s'il avoit
» vécu mille ans lui-même. Si, au contraire, la
» lecture des anciens est négligée, de quoi peut
» se flatter un particulier, quelques talents per-
» sonnels & transcendants qu'il ait « ?

DES IMPOSTEURS.

» Les Charlatans ou les personnes qui préten-
» tendent, sans aucune science, exercer la mé-
» decine, ont tant de petits secrets, qu'un Traité
» suffiroit à peine pour les contenir. L'impudence
» & la témérité de ces misérables est égale à leur
» mauvaise conscience. Quelques-uns d'eux se
» donnent pour savoir guérir le mal caduc. Ils
» font pour cela une ouverture au derriere de
» la tête, en forme de croix, & prétendent en
» tirer quelque chose, qu'ils avoient tenu caché
» dans leurs mains pendant le tems de l'opéra-
» tion. D'autres tirent du nez des serpents ou des
» lézards, des vers qui croissent dans l'oreil-
» le, &c. &c. D'autres prétendent qu'ils peu-
» vent ramasser en une seule partie toutes les hu-
» meurs répandues dans le corps. Ils frottent
» cette partie avec des cerises d'hiver ; ce qui
» cause une grande chaleur avec inflammation.
» Ils amollissent ensuite avec de l'huile, & em-
» portent ainsi la douleur. Puis ils comptent sur
» la récompense pour avoir guéri une maladie
» qu'ils avoient en effet causée eux-mêmes. Ils

» font quelquefois fortir du corps plufieurs cho-» fes qu'ils y avoient infinuées par adreffe, & » expofent ainfi la fanté & même la vie de leurs » malades. ----- Un homme fage mettra-t-il la » fienne dans les mains de telles gens? «

Cette defcription, ajoute le Docteur Freind, prouve évidemmenr combien les Charlatans ont été communs en tout tems, & qu'ils ont tous travaillé de la même forte. Il a fi bien dépeint cette claffe d'hommes, que s'il eût vécu dans notre fiecle, il auroit un nombre d'originaux très-reffemblants à ce portrait.

(*Hift. de la Méd. de Freind*; Article RHAZÈS.)

Au nom du Dieu souverainement bon & miséricordieux.

TRAITÉ DE LA PETITE-VÉROLE ET DE LA ROUGEOLE.

PRÉFACE.

VOICI *ce que dit* ABU-BECKER MOHAMMED, *fils de Zacharie :*

J'ÉTOIS une certaine nuit à l'assemblée qui se tient chez une personne distinguée par sa naissance, sa bonté & son amour pour les sciences utiles, & qui ne souhaiteroit rien tant que d'en rendre l'étude facile & à la portée de tout le monde. Il y fut question de la petite-vérole, & je fis à cette assemblée un discours dans lequel je débitai tout ce que je savois sur cette matiere.

Après m'avoir oui, ce Citoyen, que Dieu conserve long-tems pour le bonheur de ses semblables, m'engagea à composer un Traité sur cette maladie ; il me pria d'y donner tous mes soins, afin que ma Dissertation eût quelque chose de plus satisfaisant & de plus complet que tout ce que les Anciens & les Modernes ont jusqu'ici publié sur cette maladie.

C'est pour entrer dans ses vues que j'ai composé ce Traité, dans l'espérance de me rendre par-là agréable au Tout-puissant, qui ne laissera pas cette bonne œuvre sans récompense.

Voici le titre des Chapitres qui renferme l'idée de ce que chacun d'eux contient.

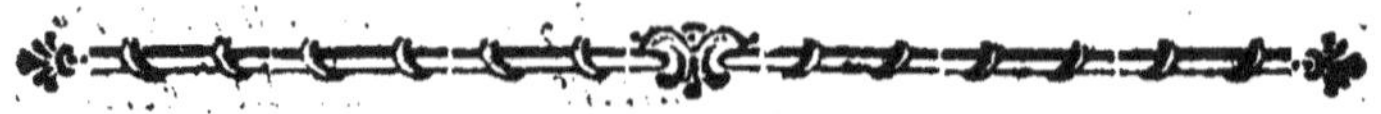

CHAPITRE PREMIER.

Des causes de la Petite-vérole, & de la raison pour laquelle il y a si peu de personnes qui en soient exemptes. Abrégé de ce que Galien *a dit sur cette maladie.*

CEUX d'entre les Médecins qui disent que le grand Galien ne fait aucune mention de la petite-vérole, & qu'il ne connoissoit point cette maladie, n'ont jamais lu ses ouvrages, ou ne l'ont fait que d'une maniere très-superficielle. Peut-être aussi y a-t-il quelques-uns d'entr'eux qui attribuent à une autre autre maladie, ce que cet Auteur a dit de celle-ci.

Car dans un de ses Traités on trouve : *ceci convient & doit être mis en usage de telle & telle maniere, & même dans la petite-vérole.* Et au commencement de son quatrieme Livre, *sur le Pouls*, il dit que « lorsque le sang est dans un » état de putréfaction considérable, & que l'in- » flammation est montée à un certain degré, la » peau est comme brûlée, il s'éleve des boutons » de petite-vérole confluente, des anthraxs pes- » tilentiels, qui excorient & rongent la peau ».

Dans son Livre neuvieme, sur *l'usage des parties*, le même Auteur enseigne que le superflu des aliments, qui n'est pas converti en sang, & qui séjourne dans les membres, y contracte un certain degré de putréfaction ; que l'effervescence contribue, par la succession du tems, à en augmenter le volume, d'où naissent ensuite les anthraxs pestilentiels, les petites-véroles & les inflammations confluentes.

Enfin, dans la quatrieme partie de son Commentaire *sur le Timée de Platon*, il dit que » les » Anciens ont donné le nom de *phlegmon* à tout » ce qui paroît enflammé, comme aux anthraxs, » à la petite-vérole, & que ces maladies sont » ordinairement l'appanage des gens bilieux «.

Mais il est vrai que Galien ne propose aucun remede, aucun traitement particulier pour cette maladie; qu'il n'en assigne pas la cause, & qu'il n'en dit que ce que nous venons de rapporter, à moins qu'il n'en fasse mention dans ceux de ses livres qui ne sont pas encore traduits en arabe.

J'ai fait auprès de ceux qui sont versés dans la langue grecque & dans la syriaque, les informations les plus précises pour m'en assurer, & il n'en est aucun qui m'ait appris rien de plus que ce que j'ai déja dit.

Je suis bien étonné que Galien ait passé cette maladie sous silence, d'autant plus qu'elle étoit fréquente de son tems, & qu'il étoit essentiel d'y remédier, tandis que cet Auteur donne avec tant d'exactitude la description des autres maladies, des causes qui les produisent, & des remedes qui leur conviennent.

Quant aux modernes, ils ont bien proposé quelques remedes pour la petite-vérole; mais leurs préceptes manquent de clarté & de précision. Aucun d'eux n'assigne la cause de cette maladie, ni la raison pour laquelle il y a si peu d'hommes qui en soient exempts, & il n'y a point d'ordre dans la méthode de traitement qu'ils proposent.

Aussi, j'espere que Dieu ne laissera pas sans récompense celui qui nous a engagés à composer ce Traité, & que la nôtre sera double, pour avoir recherché avec soin tout ce qui peut contribuer au traitement de cette maladie, avoir distribué cet ouvrage, & mis chacun à leur place les divers préceptes qu'il contient.

Commençons donc par assigner la cause efficiente de cette maladie, & pourquoi il n'est presque pas d'hommes qu'elle n'attaque. Nous poursuivrons dans les chapitres suivants les autres choses qui ont rapport à cette maladie, & nous parlerons aussi des différents remedes que son traitement exige.

Je dis donc que le corps de l'homme, dès le moment de sa naissance, jusqu'à l'âge le plus décrépit, tend toujours à se dessécher, & c'est pour cela que le sang est moins abondant en humidités, & moins chaud aussi à mesure que nous nous éloignons du moment de notre naissance: & c'est ce qu'a enseigné Galien, dans son Commentaire sur le livre des *Aphorismes*, quand il dit: *La chaleur des enfants est plus abondante en quantité que celle des jeunes gens; mais la chaleur de ceux-ci a plus d'énergie.*

C'est ce que démontre la facilité avec laquelle s'operent les fonctions naturelles des enfants, comme la digestion, la coction des aliments & l'accroissement. C'est pour cela que le sang des enfants peut être comparé au moût qui n'a pas encore éprouvé ce mouvement de fermentation, cette coction propre à le conduire à une maturité parfaite. Celui des jeunes gens ressemble au moût en effervescence, & dont il s'éleve des vapeurs, jusqu'à ce que le vin reprenne cet état paisible qui annonce la maturité. Pour le sang des vieillards, il est semblable à un vin dont la vertu est déja éventée; ce qui le rend foible, froid & tournant à l'aigre.

La petite-vérole ſurvient quand le ſang éprouve un mouvement de fermentation putride, qu'il s'en éleve des vapeurs, & qu'il paſſe de l'état de moût, auquel on peut comparer celui de l'enfance, à l'état de vin fait, qui reſſemble mieux à celui des jeunes gens.

La petite-vérole elle-même n'eſt que l'effet de cette chaleur & de cette fermentation qui a coutume de ſe faire alors.

C'eſt pour cela qu'il y a peu d'enfants qui en ſoient exempts, & ſur-tout peu de garçons. Car il arrive dans le paſſage du ſang du premier au ſecond degré, à peu près comme dans le moût qui bout & fermente, juſqu'à ce qu'il ait acquis ſon degré de maturité, & ce paſſage de l'enfance à l'adoleſcence ne ſe fait preſque jamais ſubitement & ſans indices manifeſtes; ce qui ne ſeroit guere conſéquent au régime des enfants, qui conſiſte principalement dans le lait. Quoique les adoleſcents ne ſoient pas préciſément au lait, cependant leur nourriture a plus d'analogie avec cette ſubſtance que celle des autres âges, & elle ſe mêle plus facilement à leurs humeurs. Ajoutez à cela, qu'après les repas, il ſe fait à cet âge un mêlange d'humeurs plus parfait, & voilà les raiſons pour leſquelles preſque tous les enfants ſont ſujets à la petite-vérole.

Ce changement s'opere en raiſon de la diverſité des tempéraments, du régime & des habitudes, de la nature de l'air qu'on reſpire, & de l'état du ſang, qui differe en quantité ou en qualité. Car chez les uns ſon mouvement eſt plus prompt, chez d'autres il l'eſt moins. Il abonde en quantité chez les uns & manque chez les autres, & ſes qualités ſont plus ou moins viciées.

Quant aux jeunes gens, comme leur ſang a déja paſſé du premier au ſecond état, que ſa maturation eſt parfaite, & que les particules humides propres à amener la putréfaction, ſont exhalées, cette maladie les attaque rarement, à moins qu'elle ne ſurvienne à ceux dont le ſang abonde en humidités, ou chez leſquels il eſt vicié ou enflammé, ou qui n'ont éprouvé qu'une petite-vérole bien légere dans leur enfance, lorſque leur ſang n'avoit pas encore paſſé du premier au ſecond état.

Cette maladie attaque encore dans la jeuneſſe ceux qui ont peu de chaleur, peu de vivacité, lors même qu'ils n'abonderoient pas en humidités, comme ceux auſſi qui n'ayant éprouvé dans l'enfance qu'une petite-vérole très-légere, ſont reſtés dans la ſéchereſſe & dans la maigreur.

Il eſt très-rare que cette maladie prenne les gens d'un certain âge, à moins que ce ne ſoit dans ces conſtitutions peſtilentielles, putrides ou malignes de l'atmoſphere, pendant leſquelles elle court quelquefois épidémiquement. Un air ainſi corrompu diſpoſe effectivement les corps à la chaleur & à l'humidité; l'air échauffé provoque l'éruption de cette maladie; car en ſe mêlant à celui qui eſt dans les deux ventricules du cœur, il lui communique ſes qualités perverſes, qui paſſent bientôt à toute la maſſe du ſang.

Ce que nous venons de dire en peu de mots ſur les cauſes de la petite-vérole, ſuffit. Voyons maintenant quels ſont les corps les plus diſpoſés à contracter cette maladie & la rougeole.

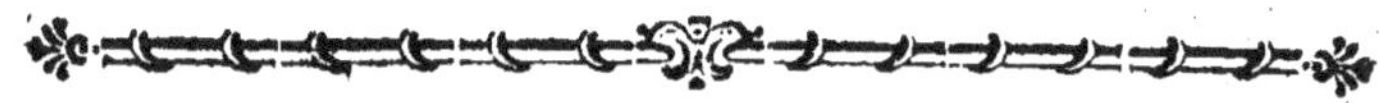

CHAPITRE II.

Des corps qui ont le plus de diſpoſition à recevoir la Petite-vérole & la Rougeole.

En général, les corps blancs, humides, replets, bien colorés, & dont le teint rouge tire ſur le brun, ceux qui ſont ſujets aux fievres aiguës & continues, aux hémorragies, à la chaſſie, aux exanthêmes rouges, aux furoncles qui proviennent de l'abus des aliments doux, & ſurtout des dattes, du miel, des figues, des raiſins, & de ſemblables matieres, d'où réſulte un chyle épais, ou qui font un uſage fréquent d'une bouillie épaiſſe faite avec l'amydon, l'eau & le miel, ou qui abuſent du vin ou du lait; tous ces gens ſont plus ſujets à la petite-vérole.

Les corps bilieux, maigres, ſecs & échauffés, ſont plus diſpoſés à la rougeole qu'à la petite-vérole; lorſque cette derniere maladie les attaque, il eſt rare qu'elle ſoit peu abondante, diſcrete, & légere; au contraire, elle eſt d'un caractere pervers & trompeur; les boutons ſont ſecs, accompagnés de putréfaction, & mûriſſent difficilement.

Les tempéraments maigres, ſecs & froids ne ſont point expoſés à la petite-vérole ni à la rougeole; & quand ils ſont attaqués de la petite-vérole, elle eſt légere, modérée, ſans danger, & accompagnée d'une fievre analogue: la raiſon de cela, c'eſt que dans ces ſortes de tempéraments, la violence de la maladie eſt éteinte dès ſon principe.

Il y a différents tems ou saisons de l'année où la petite-vérole est plus commune; c'est surtout à la fin de l'Automne & au commencement du Printems, dans les Étés pluvieux & sujets aux vents du midi, & aussi dans les Hivers chauds, & pendant le cours desquels ce vent a dominé.

Quand l'Été a été chaud & aride, que les chaleurs continuent en Automne, & que les pluies n'arrivent que tard, alors la rougeole attaque ceux dont les tempéraments maigres, chauds & bilieux les y disposent davantage.

Tout ceci varie selon les climats & les qualités occultes de l'atmosphere, qui produisent nécessairement ces maladies, & qui y disposent les corps; ce qui fait qu'elles paroissent dans toutes les saisons.

Il ne faut alors négliger aucun des moyens de s'en préserver, dès qu'on verra qu'elles commencent à courir, & à regner épidémiquement, comme nous l'allons voir.

CHAP. III.

CHAPITRE III.

Des signes qui annoncent l'éruption de la Petite-vérole & de la Rougeole.

L'ÉRUPTION de la petite-vérole est précédée par une fievre continue, une douleur au dos, une démangeaison dans le nez, & un sommeil troublé & inquiet. Ce sont là proprement les symptomes qui annoncent l'éruption prochaine, mais sur-tout la douleur au dos & la fievre, comme aussi un picotement incommode & universel dont le malade se plaint. Le visage paroît bouffi, revient ensuite à son état naturel ; il est haut en couleur ; mais elle n'est pas uniforme ; les yeux sont rouges aussi ; le corps est pesant ; le malade a des bâillements, une douleur à la gorge & à la poitrine, la respiration gênée ; il éprouve un sentiment de suffocation. Il a la bouche seche ; sa salive est épaisse, sa voix rauque. Il se plaint de pesanteur, de douleur de tête ; il a de l'inquiétude, de l'ennui. Il est fatigué de nausées ; il est triste. Ces derniers symptomes sont moins familiers à la petite-vérole qu'à la rougeole, à moins que la petite-vérole ne soit d'un mauvais caractere ; car la rougeole doit sa naissance à un sang extrêmement bilieux. Au contraire, la douleur au dos accompagne plus souvent la petite-vérole que la rougeole ; il en est de même de la chaleur de tout le corps, de la rougeur, de l'inflammation, & sur-tout du mal de gorge.

Lors donc que vous appercevrez tous ces

ſignes, ou quelques-uns des plus violents ſeulement, ſoyez perſuadé que l'éruption de la petite-vérole ou de la rougeole ne tardera pas à ſe faire.

Quant aux petites-véroles bénignes, elles ſuppoſent plutôt l'abondance du ſang que ſa dépravation, & c'eſt pour cela qu'elles ſont accompagnées de la douleur au dos, parce que l'aorte & la veine-cave qui ſont ſituées près des vertebres des omoplates, ſont alors diſtendues par la quantité exceſſive du ſang.

CHAPITRE IV.

De la maniere de traiter la Petite-vérole en général.

ARTICLE I. Des moyens de ſe préſerver de la petite-vérole avant ſon apparition, & de ceux d'en diminuer la violence, après qu'elle s'eſt manifeſtée.

ART. II. Comment il faut s'y prendre pour faciliter l'éruption.

ART. III. Précautions à mettre en uſage pour préſerver les yeux, les paupieres, les oreilles, les narines, le goſier & les articulations des accidents qui pourroient leur arriver.

ART. IV. Comment on peut accélérer la maturité des boutons.

ART. V. Comment on accélere le deſſéchement des croûtes.

ART. VI. De quelle maniere on peut faciliter la chûte des écailles de la petite-vérole, & des croûtes qui ſe forment ſur l'œil, ou ſur le reſte du corps.

ART. VII. Des moyens d'enlever les traces de la petite-vérole.

ART. VIII. Du régime alimentaire qui convient à ceux qui sont attaqués de la petite-vérole.

ART. IX. De la maniere dont doit être entretenu le ventre du malade pendant toute la maladie.

X. Des petites-véroles & des rougeoles susceptibles de guérison, & de celles qui sont mortelles.

Je vais tâcher, avec l'aide de Dieu, de remplir d'une maniere courte, & cependant suffisante, chacun de ces articles.

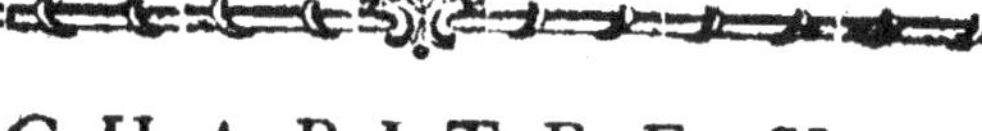

CHAPITRE V.

De la maniere de préserver de la Petite-vérole, avant qu'elle paroisse, & de celle d'empêcher la multiplication des boutons, après qu'elle a paru.

IL faut saigner les enfants & les jeunes gens qui n'ont pas encore eu la petite-vérole, ou qui n'en ont éprouvé qu'une légere, sur-tout dans les tems dont nous avons parlé, avant qu'ils aient la fievre, & qu'il se soit manifesté chez eux aucun des symptomes de cette maladie. On tirera du sang à ceux qui ont quatorze ans, & on se contentera d'appliquer des ventouses à ceux qui n'ont pas encore cet âge, & de rafraîchir leur appartement.

On les nourrira avec des lentilles jaunes, qu'on arrosera de verjus, ou bien de viandes hachées avec des passules, des figues & des pois qu'on apprête avec le miel, le vinaigre, & quelque sirop acide. On peut encore leur donner du jus de mouton, ou de la gelée faite avec le veau, le francolin & les gélinottes, & tous ces mêts doivent être arrosés avec du verjus (1).

Leur boisson sera de l'eau rafraîchie dans la neige, ou de l'eau de fontaine, froide & limpide, dont on arrosera aussi leur appartement (2).

Qu'on leur fasse faire un usage fréquent de grenades & du suc épaissi des fruits acides & astringents, comme celui de grenades, le rob de groseilles, & d'autres semblables.

Ceux qui sont d'un tempérament plus chaud, & chez qui la maladie est accompagnée d'une plus grande inflammation, doivent prendre, le matin, une eau d'orge préparée selon l'art, à laquelle on mêlera un quart de suc de grenades acides.

On donnera, le matin, à ceux chez qui la chaleur domine moins, de la tisane d'orge avec du sucre. On pourra les nourrir avec des lentilles & des grenades arrosées de vinaigre & de verjus. Par ce moyen, on donnera au sang plus

---

(1) *Note du Traducteur.* * Ce ragoût est le *Sicbadg* des Arabes. Dans la suite de ce Chapitre, se treuve l'*Isfidbadgat*, puis le *Faluzegdat*. M. Paulet a eu grand soin d'appeller chacun de ces articles de cuisine arabesque par leur nom, pour le plaisir d'en donner la description dans des notes pleines d'érudition.

(2) *Note du Traducteur.* * » C'est cette eau à la glace, » (dit M. Paulet, *pag.* 38) qui a révolté plusieurs Au» teurs. Quel inconvénient y a-t-il de donner l'eau à la » glace, ou l'eau fraîche des fontaines? « L'inconvénient! Celui de trop rafraîchir le sang, de le condenser, d'empêcher l'effet de la fievre qui pousse à la peau . . . . Enfin, l'inconvénient de la répercussion,

de consistance, on le rafraîchira, & l'on modérera l'effervescence qui accompagne la petite-vérole.

Ce même régime convient dans tous les tems de peste. Il diminue la malignité des ulceres pestilentiels & des furoncles, remédie aux angines & aux pleurésies, & en général, à toutes les maladies dont l'origine est dans la bile jaune & dans le sang. Il est bon aussi de faire prendre un bain froid au milieu du jour, que le malade y entre tout entier, & qu'il y nage.

Il ne faut accorder alors ni lait récent, ni vin, ni dattes, ni miel, ni aucunes substances douceâtres, ni de ragoût fait avec la viande, les oignons, l'huile, le beurre & le vieux fromage. Proscrivez aussi du régime de ceux que vous voulez préserver de la petite-vérole, la chair de mouton, celle de cheval, & de sauterelles enfumées (1), de même que les épices & les semences chaudes.

Ajoutez à ce régime, dans le tems où la contagion de la petite-vérole se répand, des pou-

(1) *Note du Traducteur.* * Je ne sais quel est le mot latin par lequel on a rendu le mot arabe dans l'édition de *J. Channing*; mais j'imagine que c'est *Canchiorum*, que M. Paulet traduit par *écrevisses*. Nous savons à présent que les écrevisses échauffent, en accélérant la circulation; mais du tems de Rhazès, on étoit dans le préjugé, où sont encore bien des gens, que les écrevisses rafraîchissent la masse du sang: il n'est donc pas probable qu'il ait eu ici intention de les proscrire avec la chair de mouton & celle de cheval, qu'on ne mange guere qu'enfumées. Je trouve dans Pline, (*Liv.* 2, *ch.* 29,) qu'il y a dans les Indes des sauterelles de trois pieds, dont on fait sécher les jambes & les cuisses pour les manger: c'est probablement de ces sauterelles dont Rhazès a voulu parler.

lets, des herbes potageres rafraîchissantes & aqueuses, comme le pourpier, la mauve, la bette, la courge, le concombre, l'oseille & les petits melons. Ces aliments conviennent, surtout, à ceux qui sont d'un tempérament chaud & humide, & conséquemment plus disposé à la pourriture; ou bien à ceux qui l'ont sec & chaud, & plus enclin à l'inflammation.

Quant aux melons faits & doux, défendez-les séverement (1); & si, par hasard, celui que vous préparez en a mangé, faites-lui avaler sur le champ une grande quantité de suc de fruits acides.

On peut encore accorder quelques poissons légers & le petit-lait.

Quant à ceux qui sont replets, charnus, & qui ont de l'embonpoint, qui sont blancs, ou qui ont des couleurs rouges, il est à propos de mêler à leurs aliments, comme nous l'avons déja dit, tout ce qui est capable de rafraîchir & de dessécher.

Il faut leur interdire l'excès du travail, le bain, les plaisirs de l'amour, la promenade, l'exercice du cheval au soleil & dans la poussiere. Ils doivent s'abstenir de boire des eaux stagnantes, & d'user de fruits, ou de légumes brûlés, ou tachetés de rouille.

Quand il sera nécessaire de leur lâcher le ventre, faites-le avec le suc de pruneaux & le sucre, ou bien avec le petit-lait & le sucre.

Défendez expressément les figues & les raisins; car les figues engendrent des boutons, & déterminent les humeurs superflues à la peau. Pour

(1) *Note du Traducteur.* * Il n'y a point ici de contradiction : il conseille les acides, & conséquemment les petits melons : il défend les aliments doux, & conséquemment les melons faits.

les raisins, ils ont coutume de produire des flatuosités, & de disposer le sang à l'ébullition & à l'effervescence.

Que si l'atmosphere est tout-à-fait viciée, putride & pestilentielle, il faut souvent se laver le visage avec de l'eau de santal, à laquelle on ajoute le camphre, & avec l'aide de Dieu on s'en trouvera très-bien.

Pour les enfants & ceux qui sont encore à la mamelle, il faut appliquer des ventouses à ceux qui ont passé leur cinquieme mois, lorsqu'ils sont replets, blancs, & qu'ils ont des couleurs vives; & autant que vous le pourrez, il faudra astreindre la nourrice qui les allaite, au régime dont nous avons fait mention.

Voyons maintenant quels sont les remedes propres à donner au sang un certain degré de consistance, à le rafraîchir, à mettre des bornes à son effervescence & à la putréfaction.

C'est ce que produisent tous les acides, & sur-tout le petit-lait très-concentré; c'est cette eau acidule un peu amere, qui s'éleve sur le petit-lait de beurre, quand on l'expose au soleil. Le suc de citron n'a pas moins d'efficacité.

C'est encore l'effet que produisent tous les remedes qui réunissent la faculté astringente à l'acidité, tels que le verjus, le sumac, le rob de raisins de corinthe, les pommes, les coings, les grenades; & les incrassants, comme les jujubes, les lentilles, les choux, la coriandre, la laitue, le pavot, la chicorée, la morelle, le sucre de Bambou (1), les semences de psyllium, & le camphre.

---

(1) C'est le suc épaissi d'une canne à sucre qui se trouve dans les Indes.

Voici la formule d'un remede propre à appaiser l'ébullition du sang, & à diminuer la chaleur du foie & l'âcreté de la bile.

℞. Roses rouges pilées, ... 10 gros.
Sucre de Bambou, ... 20 gros.
Sumac, semences d'oseille, lentilles sans écorce, épine-vinette, semences de pourpier & de laitue blanche, de chaque 5 gros.
Santal blanc, . . . 2 gros & demi,
Camphre, ... 1 gros.

Qu'on en ajoute, le matin, trois dragmes à la boisson du malade, avec une once de suc d'oseille propre à appaiser sa soif, ou autant de rob de raisins de Corinthe, ou de suc de grenades, ou de verjus.

On se sert encore de l'oxymel sucré préparé de la maniere suivante.

℞. Une partie de vinaigre rouge dépuré & bien concentré avec deux parties d'eau rose; faites macérer dans ce mêlange une once de roses rouges seches, une demi-once de balaustes, & deux onces d'écorce de grenades, pendant trois jours: coulez, après y avoir ajouté en raison du poids du vinaigre, le double ou le triple de beau sucre blanc: faites cuire alors en consistance de sirop, & gardez pour l'usage.

Voici encore un remede qui aura son utilité.

℞. Roses & sucre bambou de chaque dix gros, santal blanc trois gros, camphre un gros: mêlez avec le mucilage de semences de psyllium pour former des pilules ou des pastilles; on en mêle au besoin trois dragmes sur une once du sirop précédent.

Voici encore la composition d'un excellent sirop, dont la vertu surpasse celle de tous ceux que nous avons vus & éprouvés, à moins que ce ne ſoit le ſirop de Marguerite, dont les Indiens donnent la deſcription, & dont ils ont coutume de dire : *ſi celui qui en boit a déja neuf boutons de petite-vérole, le dixieme ne paroîtra pas.*

En voici la deſcription : Prenez d'excellent vinaigre rouge, vieux & dépuré, trois livres ; ſuc de grenades, ſuc de citrons, eau de verjus, ſucs de groſeilles, de mûres de Syrie, de ſumac & d'épine-vinette, de chaque une livre ; ſucs de laitue & d'eſtragon, de chaque un quart de livre ; décoction de jujubes & eau dans laquelle on a fait macérer des lentilles, de chaque une livre & demie : mêlez le tout enſemble. Ajoutez-y trois livres de ſucre concaſſé ; faites cuire, & verſez ſur ce mêlange une certaine quantité du ſirop dont nous avons déja parlé, tandis qu'il eſt encore chaud ; agitez avec le pilon, juſqu'à ce que le tout ſoit bien diſſous : mêlez les deux compoſitions en les remuant avec un petit morceau de camphre taillé exprès. Verſez dans un mortier de marbre ou de ſaule, dans lequel vous ajouterez le ſucre bambou & le camphre, juſqu'à ce que la mixtion ſoit conſommée. On s'en ſervira avant que la petite-vérole ait paru, & après même qu'elle ſe ſera manifeſtée, comme nous l'allons dire. Ce même remede eſt excellent pour toutes les maladies qui ont leur cauſe dans le ſang & dans la bile jaune, pour les ulceres peſtilentiels, les furoncles, les étouffements, les angines & autres ſemblables.

On appliquera ces ſecours dans l'intention de préſerver de la petite-vérole, avant l'apparition de la fievre, qui a coutume d'accompagner les ſignes de la petite-vérole.

Ce ſirop éloignera la maladie de celui de qui

il eſt poſſible de l'éloigner ; ou ce qu'il en éprouvera ſera léger & de peu de conſéquence. Il a encore pour effet d'empêcher que le changement du premier au ſecond état ne ſe faſſe trop promptement & avec trop d'effervefcence, & ne ſoit marqué par des ſymptomes dangereux & terribles ; il ſe fait au contraire inſenſiblement, d'une maniere ſucceſſive ; c'eſt plutôt une maturation qu'une putréfaction, & le malade n'eſt point affligé de ces fievres terribles, & qui ſont accompagnées de douleurs ſi vives.

Mais quand la fievre & les ſignes de la petite-vérole ont paru, il ne faut uſer de ce régime qu'avec beaucoup de précautions & de prudence, & après un examen bien attentif, parce que la moindre erreur peut être funeſte. Car ſi le mouvement du ſang eſt très-accéléré, ſi ce liquide eſt très-raréfié ; & qu'on ait affaire à un tempérament fort échauffé, la nature, dans ces circonſtances, fait tous ſes efforts pour pouſſer à la ſuperficie du corps. Si alors le rafraîchiſſement & la condenſation que vous avez deſſein de procurer, ne ſont pas portés à un plus haut degré que celui qui exiſtoit auparavant, il ſe formera une ſeconde & une troiſieme effervefcence ; & au lieu d'aider la nature, vous n'aurez fait que mettre des obſtacles à ſon opération. Il n'eſt guere poſſible d'ailleurs, d'appaiſer une violente ébullition ſans inconvénient, lorſqu'on met en uſage des moyens propres à refroidir & à figer, pour ainſi dire, le ſang, tels que l'opium, la ciguë, le ſuc de laitue, la morelle, & d'autres ſemblables. Il faut donc apporter bien de la réſerve dans l'adminiſtration du régime que nous avons conſeillé. Ce qui le rend dangereux, c'eſt la crainte que, porté à l'excès, il ne glace le ſang, &

n'éteigne la chaleur naturelle ; car il eſt bien difficile de parvenir tout à la fois à appaiſer l'effervescence du ſang, & à lui conſerver un degré de chaleur convenable (1).

Je vous recommanderai donc ici une choſe que la plupart des Médecins négligent, les uns, par ignorance, les autres, par avarice, & pour avoir eux ſeuls tout le profit des maladies. J'eſpere qu'avec l'aide de Dieu, mon cher Lecteur ne partagera pas avec eux ce crime de leze-nature.

Lors donc que vous appercevrez avec les ſignes de petite-vérole, que le malade a des inquiétudes, des tiraillements, la douleur au dos, le viſage haut en couleur, les yeux rouges, lorſqu'il ſe plaindra d'un grand mal de tête, qu'il aura le pouls grand & plein, la reſpiration gêgnée, que ſes urines ſeront troubles & enflammées, que ſon corps ſera en chaleur, comme celui d'un homme qui a reſté quelque tems dans le bain, il eſt néceſſaire alors de lui tirer du ſang, ſur-tout ſi c'eſt une perſonne replete.

Saignez copieuſement, & juſqu'à ce que la défaillance s'enſuive. On ouvrira la baſilique, & ſi on a peine à la trouver, on prendra la céphalique. On peut encore ouvrir la crurale ou la ſaphene, quand on ne trouve ni la baſilique ni aucune de ſes principales ramifications. La ſaignée de la baſilique eſt préférable à celle de la

---

(1) *Note du Traducteur.* * Belle leçon pour nos Enthouſiaſtes modernes, qui preſcrivent l'eau à la glace avec tant de témérité ! Cette raiſon, toute ſimple qu'elle eſt, n'en eſt pas moins phyſique, & ce n'eſt pas dans la petite-vérole ſeulement qu'elle trouve ſon application. Ne nous laſſons point de répéter, que ceux qui donnent dans les extrêmes ont toujours tort.

céphalique, parce qu'elle tire plus de ſang des gros vaiſſeaux du bas-ventre.

Quand tous ces ſymptomes ſe manifeſteront, mais avec moins de violence, ſaignez plus modérément, & s'ils ſont légers, ne faites qu'une ſaignée légere. Continuez enſuite de traiter le malade avec les rafraîchiſſants, comme je vous l'ai deja dit.

Quand, par ces moyens, vous ſerez parvenu à appaiſer la chaleur fébrile, que le pouls & la reſpiration ſeront revenus à leur état naturel, inſiſtez encore ſur les les rafraîchiſſants, car c'eſt la meilleure maniere de préſerver le malade de l'effervescence qu'excite la petite-vérole.

Pour y parvenir d'une maniere plus efficace encore, donnez-lui à boire de l'eau refroidie dans la neige, qu'il en avale beaucoup & en peu de tems, de maniere même qu'elle lui faſſe éprouver un ſentiment de froid aux inteſtins.

Que ſi la fievre continue, & qu'il y ait toujours beaucoup d'ardeur, donnez-lui encore de cette même eau, & qu'il en avale au moins deux ou trois livres dans l'eſpace d'une demi-heure.

Si la chaleur duroit encore, & qu'il n'eût point évacué cette eau, faites enſorte qu'il la vomiſſe, en lui en donnant de la nouvelle; & ſi la plus grande partie de cette boiſſon paſſe par les ſueurs ou par les urines, ſoyez aſſuré que la guériſon n'eſt pas éloignée.

Mais ſi cette eau ne paſſoit pas, que la chaleur de la fievre revînt, ou même augmentât, ne lui donnez pas une ſi grande quantité d'eau froide, & retournez-vous du côté des rafraîchiſſants dont nous avons parlé; & ſi le malade s'en trouve bien, inſiſtez ſur leur uſage.

Si le malade ne s'en trouve pas bien, & qu'en

général il ſoit inquiet, & agité extraordinairement, vous pouvez préſumer que l'éruption de la petite-vérole ou de la rougeole eſt prête à ſe faire.

Dans ce cas, il faut abandonner ce régime, & aider la nature à ſe débarraſſer du levain morbifique, & à le pouſſer à l'extérieur, comme nous le dirons dans le Chapitre ſuivant.

CHAPITRE VI.

Des moyens d'accélérer l'éruption de la Petite-vérole.

POUR hâter l'éruption de la petite-vérole & de la rougeole, il faut envelopper le malade de ſes habits, lui faire des frictions, le placer dans un lieu qui ne ſoit pas trop froid, lui faire boire ſucceſſivement & peu à peu de l'eau fraîche, de maniere à ſolliciter la ſueur, & à provoquer les humeurs ſuperflues à ſe porter à la circonférence du corps.

On couvrira le malade d'une double couverture, dont le haut ſera exactement fermé autour du cou. On placera deſſous deux baſſins d'eau bouillante, l'un devant, & l'autre derriere le malade, dont la vapeur ſe répande ſur tout ſon corps, excepté ſur ſon viſage, afin de ramollir la peau, & que l'humeur morbifique s'y porte avec plus d'aiſance. Car tandis que la ſurface du corps eſt dans cet état, on peut le comparer à une ſangſue qui, à raiſon de la chaleur interne qui la domine, attire à elle tout ce qui eſt propre à la rafraîchir. De cette maniere la ſuperficie du corps contracte plus de souplesse, sans que les forces du malade diminuent pour cela, & en pareil cas, rien n'est plus avantageux que de l'envelopper comme nous l'avons dit, & de lui faire des frictions & des fomentations avec l'eau chaude.

Les étuves & les bains sont pernicieux dans cet état; car ils échauffent trop le malade; ils l'affoiblissent au point même de lui donner des défaillances, & quand il en survient, la nature ne peut achever son ouvrage, & le malade est en grand danger, sur-tout quand ces défaillances sont fréquentes & considérables. Il n'y a rien alors qui pronostique plus sûrement la mort; car c'est une preuve que la nature est aux abois, qu'elle cherche à se ménager une retraite à l'intérieur du corps; & quand les choses en sont là, elle succombe bientôt à la surcharge des humeurs. Il ne faut jamais laisser refroidir sur le corps la vapeur chaude qu'il a reçue. Il faut, au contraire, avoir grand soin de l'essuyer exactement. Cette méthode est excellente pour faciliter la sortie des humeurs qui surabondent, lorsque la nature n'est pas trop foible, & que ces humeurs superflues n'ont pas un degré de viscosité & d'épaississement qui s'oppose à leur sortie.

Mais lorsque la fievre extérieure sera modérée, que néanmoins les inquiétudes & les anxiétés fatigueront le malade, & que l'éruption se fera difficilement, temporisez jusqu'au cinquieme jour, & alors vous ne pourrez vous dispenser d'user des remedes propres à la faciliter. Mais il faut agir ici avec beaucoup de prudence & de précautions, de la maniere dont je l'ai déja dit en parlant de la méthode d'administrer ces rafraîchiſſants ; car quoique les fautes qu'on pourroit commettre dans cette circonſtance fuſſent moins dangereuſes que dans l'autre cas, elles ne laiſſeroient pas de l'être beaucoup. Le moyen de les éviter eſt d'inſiſter long-tems ſur le régime, avant de ſe déterminer à donner ces remedes ; & tant qu'on a lieu d'eſpérer qu'on pourra s'en paſſer, tant qu'on peut préſumer que la fievre interne n'eſt pas plus vive que celle qui ſe manifeſte à l'extérieur ; ce qu'on jugera très-bien d'après la médiocrité & la régularité du pouls, l'aiſance de la reſpiration, & ſi la poitrine n'offre point au tact un degré de chaleur au deſſus du naturel ; ne craignez point qu'alors la fievre, quand elle augmenteroit du double, enleve jamais le malade, à raiſon de ſa grande chaleur, & vous pouvez vous en convaincre en comparant cette fievre avec quelque fievre d'une autre nature que vous auriez obſervée précédemment dans le même ſujet, ou que vous pourriez obſerver en même tems chez quelque autre dont le tempérament fût analogue, & qui n'auroit pas laiſſé de guérir.

Il faut uſer des mêmes remedes, lorſque l'éruption ſe faiſant avec aſſez de facilité, le malade ſe trouve mieux, & que ſon pouls & ſa reſpiration ſont dégagés. Au contraire, ſi l'éruption ſe fait lentement & difficilement, il faut s'abſtenir de rafraîchiſſants ; car ils agiroient contre l'intention de la nature, en empêchant le levain de la maladie de ſe porter à l'extérieur du corps. On reconnoît qu'on a donné des rafraîchiſſants à contre-tems, lorſque leur uſage eſt ſuivi d'anxiétés, ou de palpitations. Il eſt queſtion alors de mettre en uſage tous les moyens que j'ai enſeignés pour ramollir la peau. Donnez à votre malade une ou deux fois de l'eau chaude ſimple, ou dans laquelle on aura fait bouillir des ſemences de fenouil, d'ache, & quelques plantes ſemblables propres à faciliter la ſortie des boutons. Vous proportionnerez ces remedes au degré de chaleur & d'inflammation, à la foibleſſe du malade, à l'épaiſſiſſement des humeurs, au caractere de la petite-vérole & au retard de l'éruption.

Voici la deſcription d'une médecine linitive, calmante, & qui, ſans échauffer beaucoup, facilite la ſortie des boutons.

℞ Figues jaunes, au nombre de trente, paſſules ſans pepins, vingt dragmes. Verſez deſſus trois livres d'eau. Faites cuire juſqu'à ce que le mêlange ſoit réduit en bouillie. On en donnera trois fois à boire au malade, & une demi-livre à chaque fois; après quoi, on le couvrira, & on lui fera des fomentations, comme nous les avons preſcrites précédemment.

En voici une autre plus efficace :

Prenez quatre onces de cette décoction, & deux onces de celle de ſemences de fenouil & d'ache, & donnez-les au malade, ainſi que nous l'avons conſeillé.

Autre plus efficace encore :

Prenez des ſemences de fenouil & d'ache, de chaque dix dragmes; faites bouillir dans un vaſe de grès, juſqu'à ce que l'eau devienne rouge; coulez alors, & donnez-en au malade trois onces.

La compoſition du remede ſuivant eſt très-bonne, & il eſt ſouvent ſalutaire en différentes occaſions.

Prenez roſes rouges, quatre dragmes; lentilles dont on a enlevé l'écorce, neuf dragmes; dix figues

figues jaunes; gomme adragant, trois dragmes; passules blanches sans pepins, dix dragmes; gomme lacque en bâtons & lavée, trois dragmes; semences de fenouil & d'ache, de chaque cinq dragmes. Faites cuire le tout dans deux livres d'eau réduites à une; coulez ensuite, & faites-en prendre au malade une demi-livre, à laquelle on ajoutera un demi-scrupule de safran. On pourra réitérer ce remede deux ou trois fois, selon le besoin.

Voyons quels sont les endroits du corps & les parties qui exigent un traitement spécial.

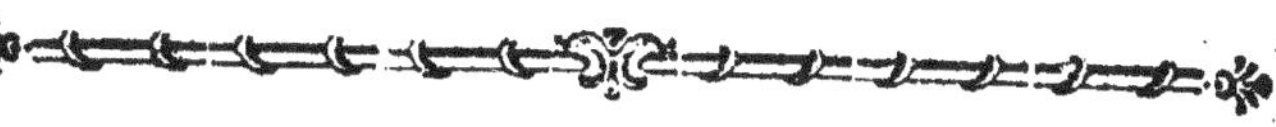

CHAPITRE VII.

Du traitement qu'exigent en particulier le gosier, les yeux, &c. dès que la Petite-vérole s'est manifestée.

QUAND la petite-vérole a paru, il faut une attention particuliere pour les yeux, la gorge, les narines, les oreilles, & les articulations qui exigent chacun des soins particuliers que je vais décrire. Il sera nécessaire quelquefois d'étendre ces soins à la plante des pieds & à l'intérieur des mains; car ces lieux sont souvent attaqués de douleurs très-considérables, parce que la dureté de la peau empêche que la petite-vérole n'y puisse sortir avec facilité.

Dès que vous appercevrez la petite-vérole, insinuez, goutte à goutte, un peu d'eau-rose dans les yeux, & cela à plusieurs reprises. Lavez le visage avec de l'eau froide plusieurs fois le jour, & bassinez aussi les yeux avec. Car si la petite-vérole eſt légere, & que les boutons n'en ſoient pas nombreux, vous parviendrez, par cette méthode, à empêcher qu'il ne s'en porte aux yeux, & ceci doit être pratiqué par plus grande précaution ſeulement; car lorſque la petite-vérole eſt légere, bénigne, & peu abondante, il arrive très-rarement que les yeux en ſoient affectés. Mais lorſque vous verrez une éruption violente & une grande quantité de boutons dès le commencement, qu'il y aura de la démangeaiſon dans les cils, de la rougeur dans le blanc des yeux plus marquée dans certains endroits, il y viendra ſûrement des boutons de petite-vérole, à moins qu'on n'y oppoſe un ſecours prompt & efficace. Auſſi, dès ce moment, baſſinez les yeux avec de l'eau-roſe, dans laquelle on aura fait infuſer du ſumac, & répétez cela pluſieurs fois dans le jour.

Un remede plus efficace eſt le collyre fait avec l'infuſion de noix de galles dans l'eau-roſe. On tâche d'inſinuer encore dans les yeux de la pulpe de grenades mâchées. On baſſine les cils & les paupieres avec un collyre composé d'eau de coings, de verjus, de ſuc de lycium, d'aloës & d'acacia, de chaque, parties égales, & un dixieme de ſafran. L'uſage de ce collyre eſt alors très-avantageux.

Si vous voyez la matiere abondante & la petite-vérole ſe porter avec affluence à la peau, & que vous ayez lieu de craindre qu'il n'en ſurvienne à l'œil, parce que vous aurez obſervé beaucoup de rougeur dans la cornée, beaucoup d'enflure & d'inflammation, qu'après avoir uſé des choſes que je viens de dire, vous ne diſſipez ces rougeurs que pour un moment, que l'inflammation revient enſuite plus vive que jamais; ou au moins qu'elle revient dans l'état où elle étoit avant d'y appliquer aucun remede, il faut les discontinuer, & se servir de la liqueur acide du pain moisi, avec le nabathæum, dans lequel il n'entre ni vinaigre, ni rien d'acide (1).

Les boutons qui sortent dans la cornée obscurcissent la vue, & selon leur degré d'épaisseur ou de ténuité, on les traitera avec les remedes plus ou moins dissolvants dont nous allons donner la description, qui quelquefois réussissent, & d'autres fois ne réussissent pas, selon que la matiere a plus ou moins de densité, ou qu'elle se rencontre dans un tempérament plus ou moins dur & sec.

S'il sort de gros boutons dans la tunique rhagoïde, employez le collyre d'eau-rose, & bassinez-en souvent les yeux du malade dans l'intervalle de son sommeil, ou bien insinuez dans ses yeux quelques gouttes de l'autre collyre dont nous avons parlé, & dont on soustraira le safran, pour y substituer la pierre hématite, dont l'effet sera d'empêcher l'élévation de la tumeur.

Voilà ce qu'il étoit à propos de dire sur le traitement des yeux. Il est question maintenant de tourner nos vues du côté de la gorge & de la bouche, afin qu'il n'y survienne rien qui puisse augmenter l'incommodité du malade, ou gêner sa respiration; car il arrive souvent que les petites-véroles d'un mauvais caractere sont accompagnées de suffocations atroces & violentes,

(1) *Note du Traducteur.* * Le *Nabathæum* des Arabes étoit une sorte de liqueur ophtalmique & détersive, dont le sel marin formoit la base, & dont nous ne donnons pas la formule, parce qu'il est au moins superflu d'en grossir nos dispensaires.

qui, lorſqu'elles ſurviennent, ôtent tout eſpoir de guériſon.

C'eſt pour cela que dès qu'on s'appercevra des ſignes de petite-vérole, il faudra que le malade ſe gargariſe avec l'eau de grenades acides, celle de ſumac, le ſuc de mûres, ou quelqu'un des autres remedes dont nous avons fait mention dans le Chapitre cinquieme, en parlant des rafraîchiſſants. L'eau fraîche même ſuffira, au défaut d'autre choſe. Il faut s'en ſervir pour laver ſouvent la bouche, afin qu'il ne s'y faſſe pas une éruption conſidérable, ni dans le goſier, ou au moins que les boutons qui s'y feront portés n'excitent pas la ſuffocation. N'héſitez point à employer ce traitement, dès qu'avec les autres ſignes vous vous appercevrez de l'enrouement, d'une difficulté de reſpirer, & d'un ſentiment de douleur & d'étouffement dans le goſier. Si le malade conſerve aſſez de forces, faites-le ſaigner de la céphalique, même après l'éruption complette. Si le malade ſe plaint de ſentir dans la bouche ou dans le goſier quelque choſe qui le fatigue, ou qui le bleſſe, & que, ſans éprouver une grande chaleur, il ſoit conſtipé, faites-lui prendre un peu de beurre frais avec du ſucre candi. Si au contraire, il y a chaleur & inflammation, donnez-lui des ſemences de pſyllium, avec des amandes pelées, & mêlées avec du ſucre blanc. Voici la formule de ce remede :

℞. Amandes douces pelées, une partie; ſemences de courge, deux parties; ſucre candi, trois parties; mucilage de ſemences de pſyllium & de bayes de laurier, une quantité ſuffiſante pour donner la conſiſtance de looch. On peut encore en faire un autre avec la gomme arabique, les amandes pelées, les ſemences de plane

& l'amidon, qu'on lie avec le mucilage de pepins de coings.

Venons maintenant au traitement des articulations, car ſouvent il s'y jette de la matiere variolique qui les altere au point de mettre à découvert les os, les muſcles, les tendons & les nerfs : précautionnez-vous de bonne heure contre ce mal, dès que vous reconnoîtrez les ſymptomes de la petite-vérole, ſur-tout quand ils ſont violents. Cette maniere de préſerver les articulations conſiſtera à faire ſur elles des embrocations avec le ſantal, l'eau de coings, le bol d'Arménie, les roſes, le camphre, le vinaigre & l'eau-roſe. Ces embrocations cependant ne doivent pas être exceſſives. Si, malgré ces ſecours, il ſe porte beaucoup de boutons à ces parties, ne tardez pas à les ouvrir avec le ſcalpel, pour donner iſſue à la matiere; & c'eſt une opération qu'il ne faut pas remettre au lendemain, car le moindre retard pourroit être funeſte.

Songeons maintenant aux narines & aux oreilles, pour empêcher que les boutons ne s'y portent en quantité; car cette éruption, lorſqu'elle s'y détermine, a beaucoup d'inconvénients; & quand il ſort des boutons dans l'intérieur des oreilles, il eſt bien à craindre qu'il n'en vienne auſſi dans les narines.

On prépare un petit bourdonnet de coton camphré, au moyen duquel on inſinue dans l'intérieur de l'oreille de bon vinaigre mêlé à l'eau de coings ou au ſuc de lycium ; & lorſque le malade eſt réveillé, on peut auſſi lui en faire reniſler : il faut réitérer cela deux ou trois fois.

S'il ſurvient une douleur vive à la plante des pieds, faites-y, ſur le champ, quelque embrocation avec de l'huile tiede, & fomentez la partie avec une toile de coton trempée dans l'eau chaude ; si ce moyen ne suffit pas pour appaiser la douleur, & faciliter l'éruption de la petite-vérole, pilez de la graine de sésame avec du lait, & formez-en un cataplasme, qu'on appliquera, & qu'on laissera toute la nuit : plongez ensuite les pieds dans l'eau chaude, & répétez cela plusieurs fois, ou bien écrasez des dattes avec du beurre pour faire des embrocations, auxquelles on peut mêler la lie d'huile de sésame (1). Ces applications contribuent à ramollir & à relâcher la peau, & dès-lors elles diminuent la douleur, & facilitent l'éruption.

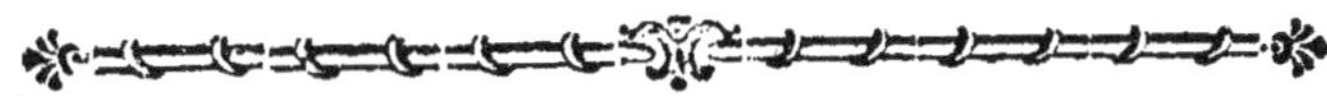

CHAPITRE VIII.

Des moyens de faire mûrir les boutons de la Petite-vérole.

LORSQU'APRÈS l'éruption complette de la petite-vérole, vous verrez que les boutons mûrissent difficilement, le malade étant d'ailleurs en assez bon état, si la respiration est aisée, le pouls bon, l'inquiétude & les anxiétés modérées, il faut songer à hâter la maturité des boutons.

Mais si ces pustules sont dures & verruqueuses, que le malade ne se trouve pas mieux, que la maladie même augmente, vous devez alors regarder cette petite-vérole comme mortelle : il

(1) *Note du Traducteur.* * L'huile de sésame est souveraine pour les douleurs d'oreilles, les ulceres corrosifs & malins que les Grecs appellent *Cacoëthe*. PL. *Hist. Nat.* Lib. XXIII, cap. IV.

eſt inutile de s'occuper alors de la maturité des boutons, parce qu'ils ſont du genre de ceux qui n'y parviennent jamais.

Quand la petite-vérole eſt curable, on hâte la maturité des boutons, en fomentant avec la vapeur de l'eau chaude, dans laquelle on a fait bouillir de la camomille, des violettes, du mélilot, de la mauve & du ſon de froment. On ſe ſert d'un ſeul ou de deux baſſins, comme nous l'avons dit en parlant des moyens de rendre l'éruption plus facile.

Si le malade ſe trouve bien & paroît ſoulagé par ces fomentations, il faudra s'abſtenir pendant quelque tems de ces fumigations qu'on emploie pour faire deſſécher les boutons, juſqu'à ce qu'ayant acqüis d'eux-mêmes un degré de maturation ſuffiſante, on puiſſe mettre en uſage les moyens de les deſſécher dont nous allons parler.

CHAPITRE IX.

De la maniere de deſſécher les boutons de la Petite-vérole.

Il eſt à propos, quand il y a beaucoup de puſtules, & qu'elles ſont groſſes, de les deſſécher; on les eſſuie avec un morceau de coton bien propre & bien doux, qui ne puiſſe faire la moindre impreſſion déſagréable ſur la peau, & cependant on expoſe le corps à la fumigation de feuilles de ſtyrax, à celle de ſantal, de feuilles d'iris, de tamariſc. Les roſes conviennent mieux en Eté, & le tamariſc en Hiver.

Souvent les boutons de petite-vérole contiennent beaucoup d'humidités. Il faut alors faire coucher le malade sur un matelas de toile fine rempli de feuilles de roses contuses, de farine de riz, ou de farine de millet.

Si le corps est plein de pustules, mettez sous le malade des feuilles fraîches d'iris, couvertes de poudres aromatiques, d'aloës, d'encens, de sarcocolle & de sang de dragon.

Lorsque les pustules, soit d'elles-mêmes, soit par l'abondance de la sérosité qu'elles contiennent, viennent à se rompre, & qu'elles ne se dessechent pas promptement, on le fait avec le sel, de la maniere que je vais dire.

Prenez une once d'huile de sésame, ajoutez-y deux gros de sel d'Andar (1), & autant d'alun. Faites un liniment propre à oindre le corps, à l'exception des endroits excoriés ou ulcérés ; il ne faudroit pas même qu'il en approchât beaucoup, car il ne serviroit qu'à faire là la fonction de caustique. Laissez ce liniment pendant l'espace d'une heure sur la partie sur laquelle on l'a appliqué. Lavez-la ensuite avec une décoction de myrobolans embliques, de baies de tamarisc, de feuilles de myrthe & d'écorces de grenade.

Si le desséchement suit cette méthode, tout va au mieux. Si vous n'avez pas réussi de cette maniere, servez-vous de terre bolaire blanche, évitez bien soigneusement la rouge. Mêlez à la premiere environ un dixieme de sel d'Andar, & autant de pain grillé en poudre. Faites appliquer ce liniment pendant une ou deux heures,

---

(1) *Andar* est un village situé à un mille d'Alep, où l'on tire ce sel blanc des entrailles de la terre. *Voyez* MAUNDRELL'S, *Journey*.

après lesquelles on fera les lotions dont nous venons de parler.

Reste à traiter maintenant de la maniere de faire tomber les escarres, les croûtes & les écailles desséchées.

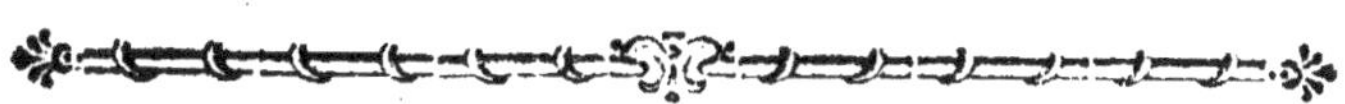

CHAPITRE X.

Comment il faut procurer la chûte des écailles desséchées & des escarres.

LORSQUE les boutons sont parfaitement desséchés, & que les écailles ne tombent point, il faut examiner celles qui sont les moins épaisses, & sous lesquelles il ne reste plus aucune sérosité, & les toucher avec l'huile de sésame chaude, jusqu'à ce qu'elles se ramollissent & qu'elles tombent, à moins toutefois qu'elles ne soient au visage; car celles-là, il faut les traiter avec l'huile de pistaches.

Celles de ces écailles qui ressemblent à des escarres, qui ont un certain volume, & contiennent beaucoup de sérosités doivent être ouvertes & enlevées avec précaution, sans se servir d'aucune espece d'huile. Lorsqu'elles sont enlevées, s'il ne paroît que peu de sérosités, on essuie & desseche la partie, comme je l'ai dit, avec un morceau de coton doux & léger. S'il y en a beaucoup, on la desseche peu à peu avec une poudre aromatique rouge, composée d'aloës, d'encens, de sarcocolle & de sang de dragon, sur-tout lorsque la source de ces humidités commence à diminuer & à tarir. Lorsqu'il y a beaucoup de sérosités, & qu'elles sont répandues par tout le corps d'une maniere uniforme, on se sert d'alun & de sel d'Andar, & l'on attend qu'il se soit formé une nouvelle croûte; quand elle recouvre de nouvelles sérosités, on recommence le même traitement; & enfin, quand il ne s'en forme plus, on touche ces croûtes avec l'huile mentionnée, jusqu'à ce qu'elles se ramollissent & tombent entiérement.

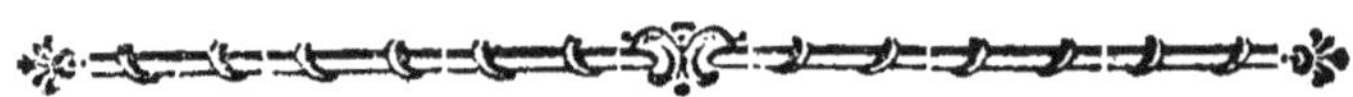

CHAPITRE XI.

Des moyens qu'il faut employer pour effacer les traces de la Petite-vérole.

LA petite-vérole laisse après elle des marques de deux différentes especes: les unes s'attachent à l'œil, les autres au reste du corps. Nous avons déja observé qu'elle laissoit dans les yeux une tache blanche. Elle est plus facile à déterger chez les enfants ou chez les jeunes gens qui sont d'un tempérament phlegmatique, & chez lesquels la peau est d'un tissu plus aminci. Voici quels sont les remedes propres à déterger l'œil & à enlever ces taches blanches; le borax ou le nitre en pain (1), le sel d'andar, le sel ammo-

(1) *Note du Traducteur.* * Il est ici question de l'aphronitre des Grecs, ou borax des Arabes, & ce passage de Rhazès justifie l'idée qu'a eue M. Geoffroy, que ces deux substances étoient la même chose. C'étoit un sel alkali lixiviel qui s'élevoit de la terre au Printems & en Automne, & formoit de petites éminences semblables à nos taupieres: probablement c'est celui-là qu'on nommoit *borax*, & qui prenoit le nom de *nitre*, lorsqu'il étoit raffiné; de *pain de nitre*, peut-être de sa forme, à-peu-près comme

niac, l'écume de mer, les ſcories de verre, l'écreviſſe de mer, les fientes de paſſerats, d'hirondelles, d'étourneaux, de rats & de lézards d'Arabie ou de Lybie, l'acorus, l'ébene, l'eau de cornouiller, le corail, la tuthie, la pierre hématite, le verd-de-gris, le ſucre d'Arabie, le marc de vinaigre brûlé, le ſédiment de l'urine, la myrrhe, la ſandaraque, ou la gomme de genievre, vulgairement appellée *vernis*, la gomme d'olivier, celle de l'amandier amer, le lait ou le ſuc de laitue ſauvage, le verre, la fiente de chauve-ſouris & le muſc. Vous ne pourrez mieux faire que d'employer ces remedes après avoir baigné le malade, ou après qu'il aura reçu au viſage les vapeurs de l'eau chaude. Les tempéraments délicats & phlegmatiques s'accommodent mieux des plus doux de ces remedes.

On peut inſinuer dans l'œil de la ſarcocolle,

---

nous diſons *pain de ſucre.* Les Anciens en faiſoient un très-grand uſage dans les bains. Le paſſage de Jérémie, cité par M. Geoffroy, (Tom. I de ſa *Mat. Médicale*, article BORAX) en eſt une preuve, & que c'étoit un luxe, puiſque le Prophete dit à une Courtiſanne, *qu'elle a beau ſe laver avec du nitre, & s'être parfumée avec l'herbe appellée borith, &c.* Ce nom n'eſt pas connu des Botaniſtes. Mais voici quelle eſt ma conjecture. Sans avoir recours à l'analogie des mots, je crois que *borith* ſignifie la *baurach*, *borax.* Le mot Hébreu *borith* veut dire, *herbe qui a l'acrimonie du ſavon. Borith*, dit le petit Dictionnaire hébraïque de la Bible de Colinet de Paris, *eſt herba in quâ eſt acrimonia ſaponis.* Ne ſeroient-ce point les reſſemblances de cette végétation minérale avec la ſoude qui ſert à faire le ſavon, qui auroient cauſé cette équivoque, parce que l'un & l'autre étoient vitrifiables, & doués d'une qualité déterſive ? Le *borith*, végétation minérale, appellée, à raiſon de cela, *herbe*, dans l'Ecriture ſainte, ne ſeroit-il pas le borax brut ?

& du ſucre dur & blanc ; c'eſt un très-bon moyen d'enlever la tache blanche de l'œil. On y inſinue encore, & avec plus de ſuccès, de l'écume de mer (éponge), de la ſarcocolle & du ſucre. On compoſe un remede encore plus actif avec le borax, les ſcories de verre, la ſarcocolle & le ſucre.

En voici un qui a plus d'efficacité que tous les autres.

Prenez verd-de-gris dix gros, myrrhe, ſagapenum, ſel ammoniac, ſarcocolle, de chaque deux gros & demi ; d'éponge de mer, ſcories de verre & borax, de chaque trois gros ; acorus, *calamus-aromaticus*, dix dragmes, & autant d'eau de cornouiller. Faites bouillir le tout ſur dix fois autant peſant d'eau, juſqu'à ce qu'elle s'épaiſſiſſe. On y diſſoudra alors les gommes, & l'on formera du tout des tablettes ophtalmiques. Quand on voudra ſe ſervir de cette eau, on y ajoutera l'ébene dans une petite boîte d'olivier, & avec un pinceau on en touchera doucement & ſouvent les yeux du malade. Ce remede aura plus d'efficacité encore ſi, avant & après, on a ſoin d'y faire de fréquentes embrocations. On y ſouffle enſuite la poudre des plus légeres de ces drogues. Il faut avoir ſoin de viſiter ſouvent l'œil ; car s'il devient rouge ou douloureux, il faut ſuſpendre ce traitement pendant quelques jours, puis on y revient ; car cette méthode eſt ſouverainement efficace.

Les remedes propres à enlever du viſage & du reſte du corps les traces que laiſſe la petite-vérole, ſont ceux-ci : la litharge blanche (1),

---

(1) *Note du Traducteur.* * Cette propriété de la litharge étoit connue de Pline, qui dit qu'elle ſert en liniment à

les racines de roſeau deſſéchées, la poudre d'os vermoulus, l'éponge de mer, le corail, la ſarcocolle, les amandes, l'ariſtoloche, la noix d'ébene, les ſemences de raifort, de melon, de roquette, les farines de riz, de feves, de lupins & d'haricots. On en fait un liniment avec le marc d'huile d'olives, ou l'eau d'orge.

Voici un liniment qui enleve les veſtiges de la petite-vérole : prenez farines de pois & de feves de chaque trois dragmes; ſemences de melon, cinq dragmes; racines de roſeau deſſéchées, trois dragmes. Broyez le tout dans de l'eau d'orge, & faites-en quelques embrocations, après que le malade aura été expoſé à la vapeur de l'eau chaude, ou au ſortir du bain. Lavez-le encore une fois dans un bain fait avec la décoction d'écorces de melon, de violettes ſeches, de ſon & de pois : faites une bonne friction, & ſervez-vous après du liniment.

Celui dont voici la deſcription eſt plus efficace. Prenez farine de feves, cinq dragmes; amandes ameres, *coſtus dulcis*, ſemences de roquette & de raifort, de chaque deux dragmes & demie; ſervez-vous-en de la maniere dont nous l'avons preſcrit.

Ce liniment-ci vaut encore mieux : prenez amandes ameres pelées, cinq dragmes; ſemences de raifort & de roquette, racines de coſtus & d'ariſtoloche ronde, de chaque deux dragmes & demie; borax, trois dragmes; poivre, une

---

effacer les marques des cicatrices, & à ôter les taches du viſage des femmes. Il ajoute que de ſon tems les Dames Romaines s'en ſervoient pour ſe laver la tête. Elle eſt, dit-il, deſſicative, émolliente, rafraîchiſſante. PLIN. *Hiſt. Nat.* LIB. XXXIII, cap. 4.

dragme & demie. Employez au besoin, & faites ensuite des embrocations avec l'eau de raifort, les autres remedes conseillés. Tels sont ceux qui ont la propriété d'enlever les traces & les cicatrices de la petite-vérole.

Si vous voulez faire disparoître les creux que cette maladie laisse, & rendre la surface de la peau uniforme, il faut enduire le malade d'une pommade faite avec le beurre & le safran des Indes (1), ou bien lui couvrir le corps de la poudre de cette plante, le baigner & frictionner souvent.

Voyons maintenant de quelle maniere il faut nourrir ceux qui ont la petite-vérole, & quels sont les remedes dont il faut faire usage.

CHAPITRE XII.

Du régime de ceux qui ont la Petite-vérole.

LA boisson de celui qui a la petite-vérole doit être une eau d'orge, préparée comme celle qu'on a coutume de donner dans les maladies aiguës & malignes. Lorsque la fievre est modérée & le ventre resserré, on y ajoute du sucre. Mais quand la chaleur de la fievre est considérable,

(1) *Note du Traducteur.* * Je ne sais pourquoi M. Paulet ou J. Channing ont omis ce remede : il y a apparence que c'est le *curcuma*, le *terra merita*, le cyperus des Indes dont parle Pline, au chap. 18 du 21e. Liv. de l'*Histoire naturelle.* On sait que cette plante est encore aujourd'hui fort cultivée dans les Indes, où sa racine sert d'assaisonnement à la plupart des mets, & dont les fleurs sont employées à la composition d'une pommade cosmétique, qui est parmi ces peuples d'un très-grand usage,

& que le ventre eſt libre, on y mêle une moitié de ſuc de grenades acides, écraſées avec leurs grains; on ſe gardera bien d'y laiſſer la pulpe de ce fruit ni ſes enveloppes internes; car ces ſubſtances ſont purgatives.

Si le malade eſt tourmenté d'inſomnie, mêlez une certaine quantité de pavot à l'eau d'orge; & quand le ventre ſera trop libre, ajoutez-y parties égales de grains de grenades acides deſſéchés & de pavot.

S'il eſt néceſſaire de reſſerrer le ventre, mêlez la crême d'orge mondé avec celle de grains de grenade. Faites cuire l'un & l'autre à la maniere de l'eau d'orge, & que le malade en boive de même, ou ſéparément, ou en y ajoutant du ſucre Bambou & de la gomme arabique, ſur-tout ſi le relâchement du ventre l'exige. On peut encore y mêler les remedes dont nous allons donner la deſcription. L'eau d'orge, mêlée avec le ſuc de grenades, eſt très-avantageuſe à ceux qui ont la petite-vérole, & beaucoup plus encore à ceux qui ont la rougeole. L'eau de courge, l'eau de melon des Indes, celle de concombre, le mucilage des ſemences de pſyllium, & d'autres ſemblables qui contiennent un phlegme doux, & qui s'exprime facilement, conviennent mieux dans la rougeole que dans la petite-vérole, à moins que celle-ci ne ſoit accompagnée de beaucoup d'ardeur, de fievre & d'inſomnie.

Dans la petite-vérole dont la fievre n'eſt pas accompagnée d'une vive inflammation, ces remedes & d'autres ſemblables ne ſervent qu'à faire traîner la maladie en longueur, & c'eſt pour cela qu'il ne faut y recourir qu'avec beaucoup de réſerve, & qu'il eſt même prudent de s'en abſtenir dans certaines occaſions. Lorſque la petite-vérole, par exemple, eſt au plus haut point de chaleur & de putréfaction, accompagnée de beaucoup d'humeurs, alors les remedes propres à rafraîchir, à deſſécher, & à condenſer, conviennent davantage : tels ſont le ſuc de grenades, le verjus & d'autres ſemblables.

Lorſque la rougeole doit ſa naiſſance à une vive effervefcence de la bile mêlée au ſang, il convient d'employer des rafraîchiſſants & des humectants, pour tempérer & corriger l'altération du ſang; car le ſang d'un homme attaqué de la rougeole peut être comparé à ces eaux ſtagnantes qui ont reſté long-tems dans un état de putréfaction, qui leur a fait perdre leurs qualités naturelles, & dont l'acrimonie eſt portée à ſon comble par l'action du ſoleil qui acheve de la développer; dès que l'eau de pluie, ou une autre eau courante vient à s'y joindre, elles leur rendent leur premiere douceur & leur ſalubrité.

La crême d'orge lavé convient à ceux qui ont la petite-vérole. On peut la mêler avec le ſucre, ou avec le ſuc de grenades, ou même avec un bouillon, ſelon que le ventre eſt plus ou moins libre, & que la chaleur eſt plus ou moins grande, à moins que la difficulté d'avaler, ou l'embarras de la poitrine ne faſſe donner la préférence à l'eau d'orge ſimple, qui eſt plus légere, & qui paſſe plus aiſément. Conduiſez-vous ſelon ces préceptes, dès que vous aurez reconnu que l'eau d'orge convient mieux dans la rougeole que dans la petite-vérole, à moins que celle-ci ne ſoit d'un mauvais caractere.

Les lentilles mondées ſont un aſſez bon aliment

ment pour ceux qui ont la petite vérole. On les prépare avec le ſuc de grenades, ou avec le vinaigre. On donne auſſi la purée de lentilles avec l'eau fraîche.

L'eau froide convient mieux dans la rougeole que dans la petite-vérole, parce qu'elle paſſe avec plus de facilité dans le premier cas.

Mais lorſque la petite-vérole ſera accompagnée de beaucoup d'inflammation, d'une reſpiration inégale, d'un pouls intermittent, inſiſtez alors ſur les rafraîchiſſants, en raiſon des ſymptomes. Quand ils ſont violents, multipliez les ſecours, & diminuez-les en proportion de la diminution des accidents.

Tant que le pouls & la reſpiration ne ſeront pas revenus à leur état naturel, ne permettez pas au malade de manger des oiſeaux. Attendez pour cela le deſſéchement des boutons & la chûte des croûtes.

Nous allons voir de quelle maniere le ventre doit être reſſerré, ou relâché dans la petite-vérole.

CHAPITRE XIII.

De la maniere dont la liberté du ventre doit être entretenue pendant la Petite-vérole.

LA plupart du tems le ventre eſt libre à la fin de la petite-vérole, & ſur-tout de la rougeole. Il faut donc alors éviter tous les laxatifs, lors même que le malade eſt reſſerré. Mais s'il a le ventre libre, gardez-vous de tout ce qui pourroit augmenter cette diſpoſition; quoique ſouvent au commencement & dans le cours de ces deux maladies, il soit nécessaire de donner des remedes propres à concilier cette liberté ; car ils sont souvent nécessaires dans la petite-vérole, soit à cause de la chaleur & du mal de tête, soit aussi pour soulager la nature accablée sous le poids de la matiere variolique dont ils diminuent la quantité, lorsqu'on a lieu de présumer qu'elle surabonde. C'est ce qui arrive lorsqu'après la saignée, le corps n'est pas plus affoibli qu'auparavant, mais au contraire, que le malade a l'air boursouflé, qu'il est pâle, ou médiocrement rouge, & que son pouls est ondulant. Car souvent en pareil cas, la saignée est inutile ; il est question seulement de soustraire une partie des humeurs qui dominent, sur-tout quand ces signes sont évidents, & que l'abattement de la fievre a rendu le corps blême. Un remede qui convient dans ces circonstances, c'est une décoction de myrobolands citrins, à laquelle on mêle du sucre, & le suc de grenades écrasées avec leur pulpe & leur enveloppe interne. On ajoute même la pulpe de deux ou trois autres grenades, si cela est nécessaire ; car ce remede, & sur-tout le suc de grenades, font sortir du corps toutes les humeurs superflues, avec une partie de la bile, sans produire d'irritation. Aussi c'est le meilleur qu'on puisse employer dans ces cas.

Dans la rougeole on préfere le suc des prunes de Damas, ou les prunes récentes elles-mêmes mangées en substance, ou écrasées pour faire un julep. On y mêle du sucre dans l'un & dans l'autre cas... Evitez de donner la manne appellée *Tarangioben* ; car elle nuit autant à ceux qui ont la rougeole, que le miel à ceux qui ont la petite-vérole, à cause de la chaleur qu'ils excitent, & auſſi parce qu'ils contribuent à augmenter les nauſées & les inquiétudes. Gardez-vous auſſi de leur donner du ſuc de lierre, ou de violettes noires; car l'un & l'autre ne ſont propres qu'à augmenter le mal-aiſe du malade.

Le remede le plus eſſentiel dans la petite-vérole eſt la ſaignée, quand le ſang eſt trop abondant, ou qu'il n'y a pas d'autre moyen d'appaiſer ſon effervescence. Il faut le tirer petit-à-petit, ſoit pour ſoulager la nature, ſoit pour diminuer la plénitude des veines, qui entraîneroit à ſa ſuite des accidents très-graves, ſur-tout dans le cas d'inflammation. De même, au commencement de la rougeole, quand on voit que la bile domine, il eſt à propos d'en évacuer d'abord une partie, & le reſte cede enſuite à l'uſage des rafraîchiſſants. Ce qui annonce une ſurabondance de bile, c'eſt la violence de l'inflammation, le mal-aiſe, l'évacuation ſpontanée de la bile, ou par haut, ou par bas, & l'amertume de la bouche.

S'il arrive que ſans une grande quantité de bile, le malade cependant éprouve un mal-être, de la ſoif, de la chaleur, ſans rendre de la bile ni par le vomiſſement, ni par les ſelles; cependant on pourra toujours ſoupçonner cette humeur viciée en raiſon de la vivacité de l'inflammation & du mal-être du malade.

Voilà ce qu'il eſt eſſentiel de ſavoir ſur la maniere de régler les déjections du ventre au commencement de ces deux maladies. Quand il eſt libre, ne donnez rien de ſolutif; car dans l'une ni dans l'autre la trop grande liberté du ventre conciliée par les laxatifs, n'eſt avantageuſe. Tant que les évacuations ſe font bien d'elles-mêmes, au lieu d'eau d'orge, faites prendre au malade de la crême d'orge; &, s'il est besoin, joignez-y celle de grenades, lors que le ventre sera trop libre, & qu'il boive auparavant de l'eau d'orge. Mais si les déjections sont encore plus fréquentes, donnez pour boisson une solution de gomme arabique & de sucre Bambou. Prenez de gomme arabique, deux dragmes; de sucre Bambou, une dragme; broyez-les comme pour un collyre; jettez-les sur quatre onces de crême d'orge, auxquelles on ajoutera une certaine quantité du remede dont je vais donner la description, & on fera prendre au malade de cette eau de crême d'orge.

Prenez roses rouges écrasées, sucre Bambou, semences d'oseille, de sumac, de berberis, parties égales; gomme arabique, terre sigillée, écorces de pavot, balaustes, de chaque la moitié d'une part: faites-en prendre au malade trois dragmes mêlées avec une once de suc de coings acides.

Si les déjections continuent, & qu'elles affoiblissent le malade, on lui fera prendre du lait écrémé, dans lequel on mettra un peu de pain grillé & de gomme arabique.

Toutes les fois que le malade éprouvera la dysenterie, on employera pour le traiter, la méthode dont nous avons fait mention dans cet article.

Il nous reste à nous occuper des petites-véroles susceptibles de guérison, & de celles qui ne le sont pas.

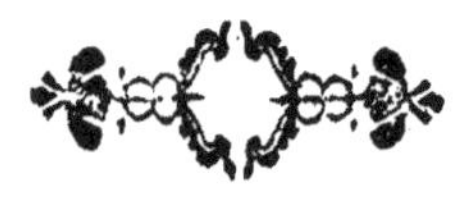

CHAPITRE XIV.

Des Petites-véroles & des Rougeoles curables, & de celles qui ſont mortelles.

LA petite-vérole & la rougeole doivent être miſes au nombre des maladies aiguës ; & c'eſt pour cela qu'elles ont beaucoup de choſes qui leur ſont communes avec elles. Les principaux ſignes qui annoncent la guériſon ſont ceux-ci : une reſpiration facile, une préſence d'eſprit entiere, l'appétit, l'agilité du corps, le bon état du pouls, la facilité à prendre différentes attitudes, peu d'inquiétude, peu de mal-aiſe, & enfin la bonne idée que le malade conçoit de l'événement de ſa maladie.

Il en eſt de même des mauvais ſignes dont nous avons rapporté la plus grande partie dans notre Livre à *Almanzor*.

Voici les pronoſtics qui appartiennent plus ſpécialement à la rougeole & à la petite-vérole.

La petite-vérole dont les puſtules ſont blanches, groſſes, diſcretes, en petit nombre, dont l'éruption ſe fait promptement & facilement, ſans une chaleur exceſſive, ni une fievre trop conſidérable, ſans de grandes inquiétudes, ni de grandes anxiétés, & de maniere que tous ces ſymptomes diminuent à meſure qu'elles ſortent, & ceſſent entiérement après leur ſortie complette ; cette petite-vérole, dis-je, eſt bénigne, & l'on en guérit facilement. Les moins dangereuſes après celles-ci, ſont celles où les puſtules ſont blanches & groſſes, quoique nombreuſes & cohérentes, pourvu toutefois qu'elles ſortent facilement, & que l'éruption diminue l'ardeur de la fievre & l'inquiétude du malade.

Quand les boutons ſortent difficilement, & que leur ſortie ne ſoulage point le malade, la petite-vérole eſt d'un mauvais caractere; cependant, elle eſt plus maligne, quand le malade reſte accablé après l'éruption, que quand ſon accablement a précédé cette époque.

Il y a une ſorte de puſtules qui, quoique blanches & groſſes, ſont néanmoins mortelles; ce ſont celles qui ſont confluentes, & qui s'étendent de maniere que pluſieurs d'elles communiquent enſemble, & occupent un très-grand eſpace, ou bien celles qui forment des cercles fort étendus, & qui ont une couleur de graiſſe.

Les petites puſtules dures, blanches, cohérentes, verruqueuſes & ſeches ſont d'un mauvais caractere, & elles ſont d'autant plus malignes qu'elles ont plus de peine à parvenir à maturité, & que le malade eſt moins ſoulagé par leur ſortie. Si après qu'elle a été complette, le malade, n'eſt pas en meilleur état, c'eſt un ſigne mortel.

Les boutons verds, violets ou noirs ſont tous d'un mauvais pronoſtic; & s'il ſurvient alors des défaillances, ou la palpitation du cœur, il n'y a preſque plus d'eſpérance.

Quand la fievre augmente après la ſortie de la petite-vérole, c'eſt un mauvais ſigne; mais c'en eſt un bon ſi elle ceſſe alors. Les boutons doubles indiquent l'abondance de la matiere variolique. Dans les petites-véroles bénignes, ce ſymptome ajoute au bon pronoſtic; il y ajoute auſſi dans les malignes.

Les meilleures rougeoles ſont celles qui ne ſont pas accompagnées de beaucoup de rougeurs ; la couleur pâle eſt d'un mauvais augure ; la verte & la violette ſont mortelles ; mais la petite-vérole ou la rougeole qui vient à rentrer tout-à-coup après être ſortie, ou qui ſort de nouveau, mais foiblement, annonce une mort prochaine, ſur-tout s'il prend au malade des défaillances, à moins qu'il ne ſe faſſe, en ſecond lieu, une éruption bien complete.

Les boutons qui paroiſſent le premier jour de la fievre annoncent une maladie courte & prompte ; ceux qui ſortent le troiſieme jour annoncent une maladie ordinaire ; mais l'éruption qui paſſe le quatrieme jour eſt trop lente.

Quand la petite-vérole ſort dans un bon jour critique, c'eſt un ſigne ſalutaire, ſur-tout ſi le malade ſe trouve ſoulagé par l'éruption ; car ſans cela c'eſt un mauvais ſigne.

Lorſque les puſtules confluentes viennent à s'étendre & à ſe dilater, qu'il ſurvient des anxiétés, & que le ventre ſe gonfle, la mort n'eſt pas éloignée. Il en eſt de même quand les petits boutons ſecs & verruqueux ſe durciſſent, & que le délire & les anxiétés ſurviennent ; c'eſt une très-mauvaiſe marque, quelle que ſoit la couleur des boutons. Mais cela n'arrive guere aux puſtules blanches, à celles qui ſont pleines d'humeur variolique, qui mûriſſent facilement. Un ſigne de mort prochaine encore c'eſt, lorſque ſur la fin de la petite-vérole, la fievre reparoît, que le malade éprouve une douleur violente à la main, à la jambe, ou à quelqu'autre membre, ou que les puſtules prennent la couleur verte ou noire, ſur-tout ſi les forces s'affoibliſſent, que les douleurs augmentent la foibleſſe, & que le membre affecté prenne diverses couleurs; mais le malade a espérance de guérir, s'il reprend ses forces malgré cela, & le membre se rétablira.

Une très-bonne pratique consisteroit à scarifier cette partie dans le tems où l'on commence à ressentir la douleur, pourvu que le malade ait encore ses forces; ce seroit un moyen de préserver cette partie de la pourriture.

Il faudroit bien se garder, en pareilles circonstances, d'appliquer aucune sorte de rafraîchissants sur le membre affecté; il vaut mieux le scarifier, ou le baigner dans l'eau chaude, si le malade paroît se bien trouver ensuite.

Nous n'en dirons pas davantage sur ces maladies, puisque nous avons rempli tous les objets proposés, & que nous avons détaillé assez amplement la maniere de les traiter, & celle de les prévenir.

Ne cessons de rendre nos actions de graces, & le tribut de louanges éternelles qui est dû à celui qui nous a donné la force de mettre la derniere main à cet Ouvrage.

LETTRE
DU
DOCTEUR MÉAD
AU
DOCTEUR FREIND,

Sur la purgation dans la Petite-vérole.

JE m'acquitte enfin de ma promesse, mon cher ami, & je vous envoie ce que vous m'aviez prié de rédiger par écrit, sur la méthode que je mets en usage dans le traitement de la petite-vérole. J'y joins quelques exemples propres à la confirmer, & à lui donner un nouveau jour.

Il étoit question, entre nous, s'il m'en souvient, de la maladie lorsqu'elle est parvenue à son plus haut point d'accroissement, & de la maniere dont le malade doit être traité à cette période. Je vous disois que, depuis plusieurs années, l'expérience m'a appris combien il y a d'avantage à purger dans la plupart de ces cas. Je vais vous raconter en deux mots ce qui m'engagea à adopter cette pratique, & quelles sont les précautions avec lesquelles je la mets en usage.

La plupart de nos Médecins regardent les pustules comme une chose si essentielle, que dirigeant toute leur attention de ce côté, ils redoutent les moindres évacuations, dans la crainte qu'elles ne troublent la coction de la matiere purulente, ou qu'elles ne l'empêchent de se porter à la peau.

Sydenham mettoit toute son espérance dans la tuméfaction du visage & des mains, tandis que nous voyons souvent mourir ceux même dont la peau s'est le plus tuméfiée, & sans que l'art, de l'aveu de ce grand Médecin, ait pu, dans d'autres cas, produire cette intumescence salutaire.

Morton, qui n'a d'autre souci que de mettre aux prises les esprits animaux avec le venin de la maladie, prescrit les alexipharmaques les plus échauffants, comme des secours auxiliaires contre cet ennemi destructeur; mais qui, au vrai, ne servent qu'à précipiter le mouvement du sang, & à augmenter la fievre qu'ils auroient dû calmer. Aussi les observations mêmes qu'il cite, prouvent que la plus grande partie des malades traités par cette méthode, sont morts d'échauffement, ou qu'ils n'ont été guéris que difficilement.

Voici, je crois, ce qui en est dans la petite-vérole, appellée par Sydenham *confluente réguliere*, lorsque dans la déclinaison de la maladie le visage s'affaisse, la matiere corrompue qui n'est pas encore tournée en pus, ou qui des boutons a reflué dans le sang, cause la fievre putride, qui se manifeste par la chaleur, l'inquiétude, & ses autres symptomes. Si l'on n'y apporte un prompt secours, elle tue en deux ou trois jours, & quelquefois s'étend un peu plus loin.

Quoiqu'il paroisse & qu'il se succede différens symptomes dans cette fievre, ils ont tous cela de commun qu'ils exigent quelque évacuation. Il arrive communément au neuvieme ou au dixieme jour après celui de l'éruption, que le malade éprouve une grande chaleur; sa langue se seche, son pouls est agité, & sa respiration laborieuse. Quand ces symptomes existent, je fais donner, la veille, un lavement; le lendemain, un minoratif, & le soir du même jour, un julep narcotique, s'il est besoin.

Dans cette maladie les pieds & les mains enflent, & le purgatif qu'on donne dans ces cas, loin de mettre obstacle à cette intumescence, n'empêche pas qu'on n'observe qu'elle se fait encore mieux après.

Il arrive assez souvent, & sur-tout quand la maladie est d'un mauvais caractere, que le pouls est petit & languissant, & néanmoins fébrile, sans que l'enflure des mains soit considérable, & le malade alors est dans un état de prostration de forces, & paroît plutôt engourdi qu'accablé de chaleur.

Dans ce cas il faut appliquer des vésicatoires aux bras & aux jambes. On ne laissera pas néanmoins de purger, mais d'une maniere douce, proportionnée aux forces du malade & à différents intervalles; car la liberté du ventre dans tous ces cas où les membres ne sont point tumefiés, est d'autant plus nécessaire, que la plus grande partie même de la sanie qui se porte alors aux boutons n'est pas convertie en pus.

En général, il faut faire plus d'attention au

forces du malade qu'aux pustules. Toute la matiere qui peut se porter à la peau s'y est déja portée ; il faut donc chercher à détourner, par d'autres voies, l'humeur nuisible qui menace de danger. Les couloirs salivaires n'exercent plus leurs fonctions ; ils ont fourni beaucoup d'humeurs au commencement de la maladie. Depuis cette période elle s'est épaissie, & sort difficilement. Si jusques-là le malade a rendu de bonnes urines & en abondance, à cette période elles commencent à couler avec moins d'aisance & en moindre quantité. Reste donc à purger les glandes des intestins, qui sont d'autant plus propres à évacuer les matieres corrompues qui dérivent du sang, que naturellement elles livrent passage à des humeurs plus grossieres.

Mais j'aurois déja dû dire qu'il ne faut pas hésiter à tirer du sang non-seulement alors, mais dans quelque tems de la maladie que ce soit, dès que le malade éprouve ou la difficulté de respirer, ou la frénésie, ou quelqu'autre symptome de chaleur fébrile & excessive.

Parmi les exemples nombreux que me fournit mon expérience journaliere, j'en choisirai seulement quelques-uns, pour faire voir comment cette maniere de traiter peut s'adapter aux différens cas, même les plus difficiles.

Un jeune homme d'environ seize ans, au neuvieme jour de la maladie, eut la tête & les mains très-gonflées. Il éprouva avec une fievre vive, une chaleur d'entrailles considérable, la difficulté de respirer & le délire. Après lui avoir fait tirer du bras seize onces de sang, je lui donnai un demi-gros de pilules ruffiennes ; & comme elles n'avoient encore produit aucun effet au bout de dix heures, je lui fis prendre six gros de lénitif. Après avoir été bien purgé, il prit un julep anodin; la fievre fit rémission, les symptomes diminuerent; &, contre toute espérance, il fut bientôt convalescent, quoique la maladie eut été chez lui si grave, que les boutons qui avoient assiégé la cornée, le priverent de la vue pour le reste de ses jours.

Dans deux autres jeunes gens, attaqués à peu près de la même maniere, j'ai éprouvé d'heureux succès de cette méthode, & j'ai reconnu que ce n'étoit pas une raison de la négliger, lors même qu'il s'élevoit beaucoup d'exanthemes dans l'intervalle des boutons; ce qui arrive assez communément, & passe auprès de ceux qui en sont témoins, pour des preuves de malignité; car ces exanthemes ne font pas juger de la fievre; mais ils indiquent l'abondance & l'épaississement de la matiere morbifique; ce qui établit encore plus la nécessité de vuider le ventre à différents intervalles.

On apperçut çà & là dans une petite fille de cinq ans, dès les premiers jours de la maladie, des pustules pourprées & livides; l'enflure des mains vint le neuvieme jour; le dixieme, elle fut purgée avec l'électuaire lénitif. Le lendemain, son front qui avoit paru couvert d'une vessie blanche, fut tout livide & décoloré. Je la fis fomenter avec de l'esprit de vin tiede: elle prit, chaque soir, un narcotique qui lui procura de bonnes nuits. Le quatorzieme jour, le gonflement des mains commença pour la premiere fois à diminuer. Elle fut purgée ce jour-là, & encore le dix-septieme; & enfin, la croûte noire qui la rendoit hideuse, commença à se détacher, quoiqu'un peu tard, & à donner des espérances certaines de guérison.

Il arrive quelquefois, mais rarement que, sur la fin de la maladie, elle semble renaître, & qu'il se forme de nouvelles pustules sous les croûtes qui prominent sur la peau ; de sorte que lorsque la matiere est bien abondante, le mal s'étend quelquefois au delà du vingtieme jour. C'est ce que j'ai observé, depuis peu, dans une femme de condition, d'une quarantaine d'années, & fort replete, qui fournit assez de matiere pour reproduire des boutons jusqu'à trois fois ; ses membres furent dans une exulcération continuelle jusqu'au vingt-huitieme jour, que les croûtes se succéderent les unes aux autres, & le long espace de tems pendant lequel elle avoit gardé le lit fit craindre que la gangrene ne se mit aux lombes. Le douzieme jour, elle fut purgée avec un minoratif : je crus qu'il étoit nécessaire de le réitérer encore le quinzieme, quand la tumeur des mains, qui avoit duré jusqu'à ce jour, s'affaissa ; & de trois ou quatre jours l'un, je l'ai purgée jusqu'à la fin de la maladie, que tous les ulceres se cicatriserent enfin, & qu'elle recouvra la santé après une maladie dont la durée fut très-longue.

Souvent dans les cas les plus graves, la nature ne nous laisse pas dans le doute sur l'avantage d'un purgatif, parce qu'elle détermine elle-même la matiere à prendre la route des intestins, en établissant le cours de ventre pendant quelques jours. Quand cela arrive, les évacuations doivent être sollicitées ou modérées de maniere qu'on n'abatte pas trop les forces par des déjections excessives. C'est ainsi qu'un jeune homme de 18 ans, d'une très-grande qualité, échappa derniérement à cette maladie. Au sixieme jour, son visage, sans être tuméfié, étoit ridé comme un parchemin; il n'y avoit pas le moindre signe de suppuration; ce fut pour cela que je lui fis appliquer des vésicatoires qui, ordinairement, attirent une plus grande quantité d'humeurs. Le 9e. jour, sans que les mains eussent enflé, la diarrhée survint: on la modéra en lui faisant prendre souvent de la rhubarbe avec la confection de fracastor; de maniere qu'il faisoit au moins trois ou quatre selles par jour: le quatorzieme jour, la rupture d'une petite membrane au visage laissa voir la peau dessous; les écailles ne tomberent pas entiérement avant le vingtieme jour, & la liberté du ventre avoit été pendant tout ce tems-là telle que je l'ai dit.

Enfin, pour terminer les remarques que j'avois à faire sur cette maladie, à peine ai-je vu quelques-uns de ceux qui en ont été attaqués gravement en réchapper, à moins que la déclinaison de la fievre n'ait été accompagnée ou d'un flux abondant d'urines, ou de la diarrhée, sans parler des enfants chez qui la liberté du ventre qu'ils ont pendant tout le cours de la maladie, sauve la plupart du tems du danger.

Voilà, Savant illustre, ce que j'avois à vous communiquer sur cette matiere; vous en ferez l'usage qu'il vous plaira, & tandis que vous jugerez nos réflexions avec cette saine critique qui vous est particuliere, voyez un peu, je vous prie, quelle peut en être l'application dans les autres fievres, dont la crise se fait lentement & avec difficulté. Cette méthode m'a toujours si bien réussi, que je crois intéressant pour l'humanité de la rendre publique. C'eſt ce que j'abandonne à votre déciſion. Il me ſuffit d'avoir ſatisfait à vos ordres, & de vous avoir donné en cela une preuve du cas que j'en fais. Adieu, mon cher ami, & continuez-moi l'avantage de votre bienveillance.

Ce 1 de Septembre 1716.

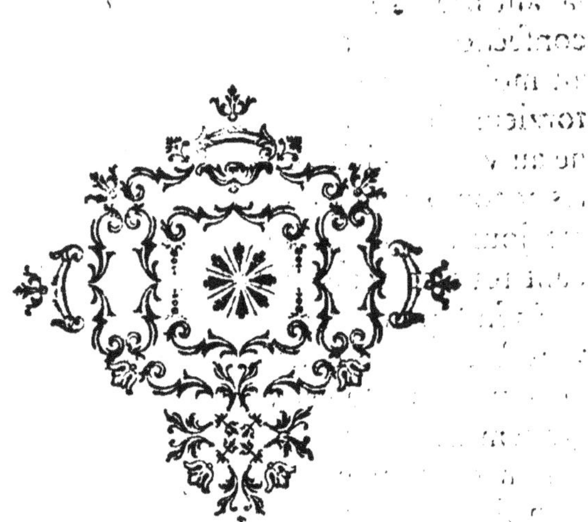

TABLE.

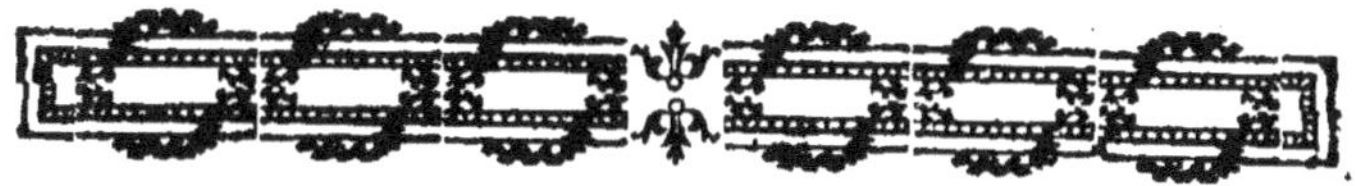

TABLE.

MÉMOIRE

HISTORIQUE,

QUI CONTIENT

LA DESCRIPTION

D'UNE NOUVELLE MÉTHODE

D'EXTRAIRE l'air corrompu des Vaisseaux, & de l'y renouveller ; inventée par SAMUEL SUTTON :

Traduit de l'Anglois de R. MÉAD, Médecin du Roi d'Angleterre ;

ON Y A AJOUTÉ

Un Discours sur le SCORBUT,

PAR LE MÊME.

QUATRIEME PARTIE.

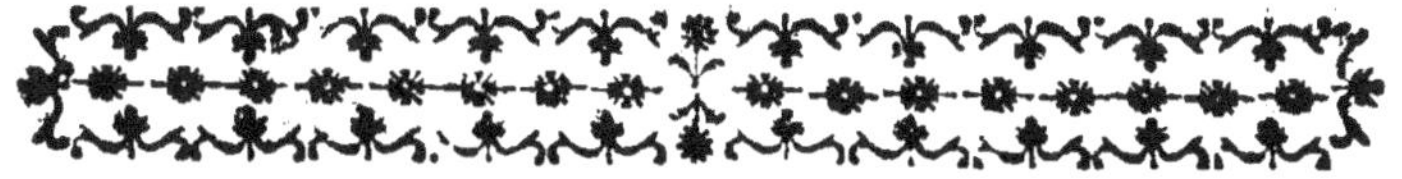

*AVIS DE L'ÉDITEUR

Sur le Discours suivant.

Feu M. de la Mettrie, dont la plume sembloit oublier sa destination, lorsqu'elle se prêtoit à quelque éloge, avoit d'abord entrepris de faire celui de ce discours de M. Méad, dans le Mercure de France *du mois de Décembre* 1735. *Il en annonça l'extrait comme celui d'un* morceau rare & curieux *contenant les recherches les plus intéressantes sur les honneurs rendus en divers tems à ceux qui avoient exercé la Médecine avec distinction. Mais quittant bientôt le ton du panégyrique, il se sert d'une des propres phrases que la modestie seule de M. Méad avoit dictée, pour dire que cet Auteur,* plus Historien qu'Orateur, *trace comme dans un petit tableau toute la gloire de la Médecine. M. Méad fait preuve dans ce Discours de beaucoup d'érudition historique; mais, quoi qu'en dise M. de la Mettrie, il n'y découvre pas moins ses talents oratoires. Cette éloquence modeste qui naît du sentiment de l'Orateur & de la noblesse même du sujet qu'il traite, est étalée ici avec ses charmes naturels, & l'on y trouve les motifs les plus propres à exciter parmi les Médecins cette louable émulation qui tend à perfectionner l'art, & à augmenter la gloire de ceux qui le professent. Cette matiere est ordinairement le sujet des discours inauguraux de rentrée ou de prise de possession des chaires en Médecine. Mais si l'on veut comparer la maniere simple & nerveuse dont notre Auteur l'a rendu à la triste monotonie & à la sécheresse de la plupart de ceux qui ont précédé le sien, ou qui l'ont suivi, on verra qu'il n'avoit pas besoin de modele, & que ceux à qui il en auroit dû servir en sont restés bien en deçà. Je n'ai pas rendu, à beaucoup près, toute l'élégance de ce discours, & l'intérêt que le style de mon Auteur y répand; mais j'ai conservé ses pensées, & à ce titre il aura encore de quoi intéresser même dans ma traduction.*

Personne n'a mieux vengé notre art de ses détracteurs que M. Méad; mais il savoit trop que l'honneur total de la Médecine ne peut résulter que de l'honneur particulier de chacune des branches de cet art salutaire, & que ce n'est point en avilissant la Chirurgie qu'on honore la Médecine. Aussi est-il loin des déclamations que M. de la Mettrie lui met dans la bouche, au sujet de la Chirurgie cautérisante introduite à Rome, & qui révolta le Peuple par sa nouveauté & l'aspect terrible de ses opérations. Au lieu de ce que lui fait dire M. de la Mettrie, que la plupart de ceux qui confioient leur vie à ces Opérateurs périssoient par le fer ou par le feu, *il ajoute seulement » que le Peuple ne » blâma pas toute espece de Médecine; qu'il se re- » cria seulement contre la partie de cet art qui gué- » rit au moyen des incisions & des cauteres, quoi- » que ces méthodes prennent souvent leurs sources » dans la pitié & dans l'humanité «. Je n'approuve pas davantage la sortie du Médecin retiré en Prusse sur les Chirurgiens de nos jours. » Des gens sans » éducation, sans fortune, sans naissance, attirés » par l'espoir du gain, non contents de pratiquer la » Chirurgie, osoient même traiter les maux internes. » Qu'arrivoit-il de-là? ce qui arrive encore aux » Chirurgiens d'aujourd'hui. Ils oublioient leur pro- » fession, sans qu'il leur fût possible d'apprendre la*

» *nôtre* «. *Mais tout cela ne peut s'appliquer qu'à des gens qui ne sont pas dignes du nom de Chirurgien ; & il n'y a pas moins d'injustice à faire refluer sur les vrais Chirurgiens le blâme que méritent ces ignorants, qu'à mettre sur le compte de la Médecine, les préjugés & les supercheries des empiriques. Estimons, honorons les vrais talents partout où ils se trouvent ; honorons-les en raison de leur utilité, & non en raison des institutions humaines. Si un grand Médecin est le premier ange tutélaire de l'humanité, un grand Chirurgien est le second, & celui-ci ne cherche jamais à empietter sur les droits du premier ; mais dans combien de maladies fâcheuses leur concours n'est-il pas nécessaire ?* » *Un savant & habile Médecin, un Chirurgien ins-* » *truit & expérimenté, en se communiquant mu-* » *tuellement leurs lumieres dans les cas désespérés,* » *procurent souvent des guérisons miraculeuses. Mais* » *si l'accord & l'intelligence qui doivent regner en-* » *tr'eux viennent à cesser, le malade n'a plus que* » *la perspective de l'incurabilité, ou de la mort* (1) «. *C'est ainsi que pensent avec le savant & illustre M. Storck, tous ceux qui savent oublier ce qui ne tient qu'à l'opinion, pour ne se ressouvenir que de ce qui peut être le plus avantageux à l'humanité souffrante.*

M. de la Mettrie a encore ajouté » *que la fin de* » *la Dissertation de M. Méad n'est qu'un tissu d'é-* » *loges quelquefois un peu outrés des Médecins An-* » *glois ; qu'il sembleroit à l'entendre, que la Médecine* » *ne dût rien aux découvertes des autres nations* «.

---

(1) *Assiduus & judiciosus Medicus, bonus & expertus Chirurgus, si mutuam in desperatis morbis curam impendunt, sæpè numerò prestant miracula. Si autem hi dissentiant, æger aut moriatur, aut patiatur necesse est.* STORCK, *Tract. de Cicut.* cap. 3, p. 276.

La lecture de ce Discours *justifiera mon Auteur de cette imputation calomnieuse, que le ton d'impartialité qu'il a par-tout affecté ne méritoit gueres. Il n'est pas étonnant qu'il n'ait fait que citer les facultés étrangeres : son objet principal dans ce discours anniversaire, appellé* Oratio Harveiana, *ayant été de faire l'éloge des fondateurs & des bienfaiteurs du* College *de Médecine de Londres ; & assurément l'Orateur trouvant parmi eux les Linacre & les Harvée, il avoit une assez belle matiere sans être obligé de venir chercher nos Riolan & nos Pecquet, qu'on a assez fêtés parmi nous. Dans le* Discours *de réception à l'Académie Françoise, on voit l'éloge de Louis XIV & celui du Cardinal de Richelieu. A-t-on jamais trouvé mauvais qu'on n'y eut pas fait mention de Léon X, ni même du bon François I, le restaurateur des Lettres ? On s'expose toujours à juger trop précipitamment, quand, avant de le faire, on ne se transporte pas aux lieux, & dans les circonstances où les pieces qu'on critique ont dû paroître.*

Je finirai ces remarques par un trait de la lettre de M. de la Mettrie, qui me paroît mériter ici sa place. » (1) *M. Méad ajoute avec raison, dit-il, qu'il » n'est pas de Peuple chez qui notre art ait été plus » honoré que chez les Anglois. En effet, la plupart » des Seigneurs de Londres s'appliquent a l'étude de » la Médecine : j'en ai connu plusieurs à Leyde, » au nombre desquels étoit un Milord qui se faisoit » un plaisir d'être confondu parmi tous les étudiants » pour entendre les leçons du grand Boerrhaave, » l'oracle de la Médecine moderne. Un Médecin en » Angleterre porte l'épée, & a le titre d'Ecuyer ; ce » qui le distingue du Chirurgien, qui n'a ni l'un ni » l'autre* «.

---

(1) *Mercure de France*, Décemb. 1735, pag. 264.

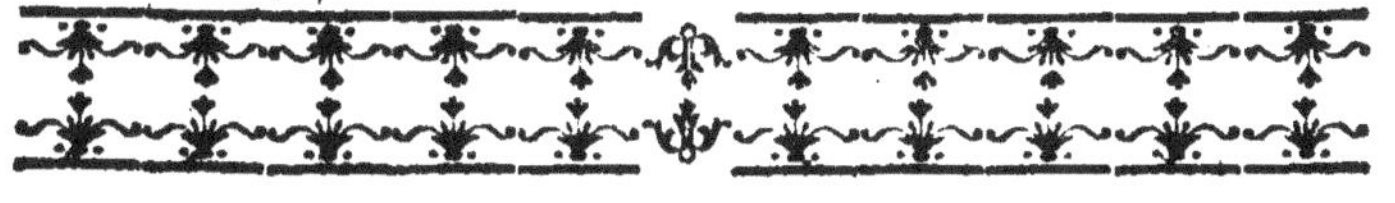

*AVERTISSEMENT DE *L'ÉDITEUR.*

LES répétitions & les détails qui se trouvent au commencement de ce Mémoire, sont peu faits pour prévenir en sa faveur. Il semble que ce ne soit qu'un récit minutieux & très-circonstancié de plusieurs démarches infructueuses, faites pour accréditer une invention dont on ne détermine pas d'abord la nature d'une maniere bien satisfaisante. J'avoue que ce début m'avoit dégoûté au point que j'étois presque décidé à supprimer cette partie comme un hors-d'œuvre ennuyeux, & qui n'appartenoit qu'indirectement au Docteur Méad. Un de mes amis (1), que ses connoissances dans la langue angloise, ont mis dans le cas de m'aider de ses lumieres pour cette traduction, a eu plus de courage. Il a voulu le lire entiérement ; & d'après le rapport avantageux qu'il m'a fait du Mémoire de mon Auteur, sur cette invention, & sur-tout de celui de Guillaume Watson, lu à la Société Royale, j'ai donné une plus grande attention à cet objet, & j'espere que mes Lecteurs lui sauront bon gré de m'avoir engagé à publier ces différens morceaux.

---

(1) M. la Flize, Docteur en Médecine, Lieutenant du premier Chirurgien du Roi, Chirurgien-Major des Hôpitaux de Nancy, &c. &c.

Qu'un homme conçoive un projet, qu'il le propoſe à des commis, que ceux-ci ne lui faſſent pas le meilleur accueil; qu'après beaucoup de longueurs & de patience, cet homme parvienne à annoncer ſon exiſtence au miniſtere; que ceux qui y préſident, animés du zele le plus patriotique & des meilleures intentions, lui promettent de s'occuper de lui & de ſon projet; qu'ils donnent même des ordres pour en vérifier les avantages & en conſtater l'expérience; qu'enſuite, des prépoſés ſubalternes, gagnés par des envieux ou par des ennemis, faſſent naître mille obſtacles à l'exécution, les multiplient à l'infini, & que la découverte la plus avantageuſe ſoit miſe de côté avec dédain, tandis qu'on lui préférera une méthode plus frappante par ſes ridicules, que la premiere ne l'eſt elle-même par ſes avantages. . . ces détails ſont un fait particulier dans l'hiſtoire des hommes politiques & policés; fait ſi ſouvent répété, qu'il a perdu le droit de piquer & d'intéreſſer la curioſité du Lecteur. Cet ouvrage cependant écrit avec cette libre véracité que l'uſage autoriſe en Angleterre, m'a paru aſſez frappant, pour devoir être conſervé en entier. C'eſt un exemple qui prouve combien les inventions utiles ont de peine à ſe faire adopter. Que ces hommes de génie, dont les veilles & les réflexions ſont conſacrées à l'avantage & au bonheur de la ſociété, n'en prennent pas néanmoins un motif de découragement. La vérité triomphe tôt ou tard de tous les obſtacles, & ces obſtacles même qu'elle a éprouvés en rehauſſent le prix, & doublent le mérite de l'homme bienfaiſant, qui a perſévéré généreuſement à vouloir, en dépit d'eux-mêmes, faire le bien de leurs ſemblables.

La maniere indiquée ici de renouveller l'air des vaisseaux, par le moyen du feu, est susceptible d'être appliquée à tous les lieux qui exigent cette opération. On trouvera dans ce Mémoire, les choses les mieux vues sur les inconvéniens de l'air renfermé. On sent qu'il deviendra encore plus nuisible, s'il passe sur des eaux croupissantes, & s'il sert à la respiration de plusieurs personnes, sur-tout s'il s'en trouve de malades. Les mauvais effets qu'il produit alors, dûs, sans doute, à la perte de son élasticité, ne peuvent être prévenus qu'au moyen d'un air nouveau substitué à celui-ci. Les canaux de M. Sutton remplissent à merveille cette indication. La maniere dont ils agissent est mise dans la plus grande évidence, & toutes les preuves en sont fondées sur les principes de physique les plus sûrs & les mieux constatés. Les principaux sont ces deux-ci : 1°., l'effet immédiat du feu, est la raréfaction de l'air : 2°., toutes les fois qu'elle a lieu, l'air extérieur tend avec promptitude à occuper la place de cet air raréfié. On sait avec quelle violence l'air s'insinue par les moindres ouvertures, dans une chambre où il y a un grand feu. Ces observations constantes, sont les fondemens de la méthode inventée par M. Sutton.

Dans chaque vaisseau il y a un feu destiné aux usages de la cuisine, autour duquel l'air se trouve raréfié. Qu'on adapte sous le cendrier des canaux qui fournissent des branches aux différentes parties du vaisseau, & que l'extrêmité d'une de ces branches réponde au fond de cale; l'air sera attiré de toutes parts vers le foyer, & chassé avec la fumée par la cheminée. Voilà donc une circulation constante d'air nouveau, établie par ce moyen dans tout l'équipage. On ſe convaincra de l'action de ces canaux, en préſentant une chandelle allumée à leur embouchure ; la flamme ſera attirée avec force, & la lumiere bientôt éteinte. Cette machine, qui n'exige ni ſoins ni embarras, mérite, à tous égards, la préférence ſur celle du Docteur Hales, & ſur tous les autres ventilateurs. Une preuve de ſa ſupériorité bien reconnue, c'eſt qu'après les plus grandes contradictions, elle a été adoptée par le Gouvernement Anglois, & qu'elle eſt d'uſage ſur tous les vaiſſeaux de la domination britannique. Elle eſt conſidérée ici médicinalement, & comme un des moyens les plus propres à prévenir le ſcorbut de mer.

Huxham, dans ſa méthode de traiter les maladies des Marins, donne cette invention comme un des meilleurs préſervatifs qu'on puiſſe employer contre cette cruelle maladie.

Je ſuis perſuadé que mes Lecteurs verront avec le plus grand plaiſir, le diſcours de M. Méad, ſur le ſcorbut. Il en offre un tableau très-précis & très-reſſemblant ; il y joint des obſervations précieuſes, & qui ſont la ſource de beaucoup d'inſtructions relatives au traitement. Je connois de gros livres & des diſſertations très-prolixes ſur ce mal, dans leſquelles on auroit peine à trouver des remarques & des vues auſſi intéreſſantes que celles dont ce diſcours préſente l'abrégé.

DESCRIPTION HISTORIQUE

De la nouvelle méthode de chasser l'air corrompu des Vaisseaux, inventée par M. Sutton.

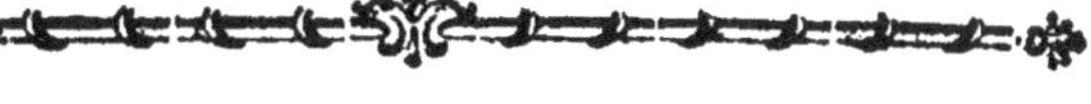

PRÉFACE.

Il n'est pas toujours si aisé d'être utile au Public qu'on l'imagine communément. Cette vérité que j'ai souvent répétée, a au moins son application en Angleterre. Je ne parle pas seulement de la difficulté de trouver une expérience dont le résultat offre quelque avantage ; elle est considérable sans doute, mais bien moindre que les peines qu'on éprouve lorsqu'il est question de la faire adopter, de la réduire en pratique. Je n'examinerai pas ici quelles en sont les causes ; ce seroit m'éloigner de mon objet. Mais ceux qui connoissent le cœur humain, & les motifs qui le font agir, entre lesquels l'amour-propre, l'envie, l'orgueil, l'obstination jouent les principaux rôles, y reconnoîtront bientôt les sources de cette bizarre disposition de l'esprit.

Ce que je peux avoir fait pour le bien public, ne m'auroit jamais fourni l'occasion de cette fâcheuſe remarque, ſi elle n'étoit pleinement juſtifiée par les obſtacles que l'invention décrite dans le traité ſuivant a rencontrés. Cette machine eſt ſi ſimple, ſon utilité ſi étendue, que je ne conçois pas comment on a pu réunir dès ſa naiſſance les efforts les plus conſidérables pour la faire échouer, comment l'uſage n'en a pas été généralement adopté pour tous les Vaiſſeaux du Roi, auxquels elle promettoit de ſi grands avantages.

Peut-être ne fut ce qu'une négligence! mon deſſein n'eſt pas de l'examiner. Perſonne ne s'eſt expliqué là-deſſus avec plus de force & d'énergie que le Lord Anſon, dans ſes *voyages*, ouvrage immortel dont la lecture ſera toujours auſſi agréable, que proportionnée à l'utilité que nos Navigateurs & notre commerce en retireront dans les différentes parties du monde dont il y eſt fait mention.

Ce Héros, non moins recommandable par ſon humanité, que par ſa conduite & ſon courage, en a laiſſé dans ſes relations un monument authentique. Ses détails ſur cette terrible maladie ſi fatale à nos Matelots, le ſcorbut de mer, contiennent des avis ſi ſages, ſi utiles & ſi peu connus en médecine, que j'ai cru eſſentiel de les placer à la tête de la deſcription que M. Sutton a donnée de ſa nouvelle méthode d'extraire le mauvais air des vaiſſeaux. J'oſe aſſurer que cette derniere invention fera un honneur infini à l'Angleterre, & que la poſtérité trouvera dans cette découverte, un plus grand avantage pour le bien public, que dans aucune de celles qu'on a faites depuis cent ans, dans la mécanique.

J'ai eu la ſatisfaction de recommander, un

des premiers, cette expérience à l'amirauté. Je joins maintenant un petit discours sur le scorbut à cette nouvelle édition du livre de M. Sutton. J'espere qu'on y trouvera une preuve convaincante des heureux succès de sa découverte. L'Auteur y a ajouté de son côté quelques détails authentiques. Il faut espérer d'après cela, que le mauvais esprit de contrariété & d'opposition, qui, comme le dit M. Sutton, est le principal obstacle que les épreuves utiles rencontrent, sera enfin obligé de céder à la force de la vérité.

Pour peu qu'on soit versé dans la mécanique, on reconnoîtra facilement que ce traitement de l'air peut être adapté à plusieurs autres circonstances. J'en peux parler comme témoin oculaire, & je suis persuadé que ce seroit un très-grand mal pour le genre humain, que cette expérience ne fût pas répandue d'une maniere générale, surtout depuis que, par la générosité & le désintéressement de son inventeur, la dépense qu'elle exige est un objet si médiocre. J'aurois encore bien des considérations à ajouter; mais la sagesse de ceux entre les mains de qui sont nos affaires navales, y pourvoira sans doute.

P. S. *La préface qu'on vient de lire, étoit déja écrite & prête à paroître, lorsque M. Sutton reçut l'agréable nouvelle que les Conseillers du Roi, Lords de l'Amirauté, venoient de donner des ordres pour que tous les vaisseaux de Roi fussent pourvus de la machine en question. Ainsi quoique les découvertes même les plus dignes d'éloge, rencontrent dans les commencemens des difficultés qui paroissent insurmontables, elles percent néanmoins à travers tous les obstacles, & trouvent à la fin des encouragemens proportionnés à leur mérite.*

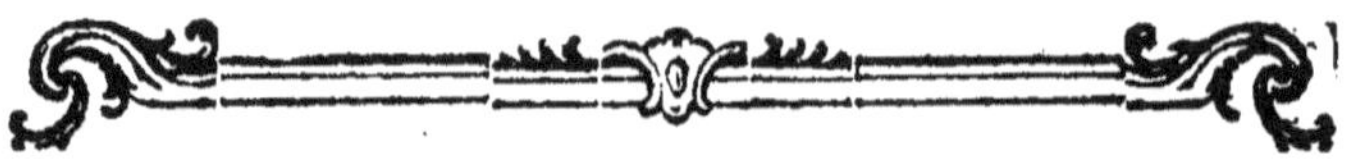

LETTRE DE Mr. SUTTON,

Qui contient la description de sa nouvelle méthode de chasser le mauvais air des Vaisseaux, &c.

MONSIEUR,

J'AI l'honneur de vous envoyer, comme vous m'avez paru le desirer, quelques détails historiques sur mon plan, & les motifs qui m'ont engagé à m'occuper de cet objet.

J'appris d'un Seigneur, en 1739, que les Matelots à bord de la flotte du *Spit-Head* avoient été si cruellement affectés du défaut d'air frais, qu'il n'y eut d'autre moyen de leur rendre la santé, que celui de les mettre à terre. Les vaisseaux qui servoient à les transporter avoient contracté une si mauvaise odeur, qu'ils s'infectoient les uns les autres. Ému de compassion en faveur de ces malheureux, je crus ne devoir négliger aucune des recherches propres à leur procurer du soulagement dans ces fâcheuses circonstances. Je commençai par essayer ce qu'on pourroit obtenir du feu. J'empêchai l'accès de l'air dans une chambre où il y avoit trois cheminées; & après avoir allumé de grands feux dans deux, je m'apperçus

perçus que l'air étoit attiré dans la troisieme, au point d'y pouvoir éteindre une chandelle. J'allumai alors du feu dans cette troisieme ; ce qui raréfia tellement l'air de la chambre, que l'air ambiant pressé d'entrer, le fit avec une force capable d'enlever un poids de cinquante livres. Aussi-tôt la chambre fut rafraîchie; l'air qui entra tint encore ouverte pendant trois minutes la porte contre laquelle il faisoit effort.

Après cette réussite, je bouchai toutes les cheminées de la maison, excepté celle du grenier. J'allumai deux grands feux qui attirerent l'air avec une telle violence, que quatre à cinq chandelles en furent aussi-tôt éteintes. Je conclus de-là qu'ayant soin dans un vaisseau d'avoir toujours un feu allumé communiquant à un tuyau dont l'extrêmité aboutiroit au fond de cale; l'autre extrêmité étant échauffée par le feu, il s'ensuivroit un changement d'air propre à le renouveller, à le rendre plus doux, & plus convenable aux usages de la respiration.

Dès-lors je me fis un devoir de saisir toutes les occasions qui se présenteroient de communiquer mon dessein aux Officiers & aux Matelots de cet équipage, pour savoir ce qu'ils en penseroient. Tous furent d'avis qu'on ne pouvoit avoir imaginé rien de plus utile que ce moyen de conserver la vie aux sujets de S. M. qui servent sur les vaisseaux. Je me souviens, sur-tout, de m'être trouvé un jour dans un Café près de l'Amirauté, & d'avoir beaucoup causé avec quelques Officiers de cette Jurisdiction au sujet du besoin de ce renouvellement d'air. Tous convinrent qu'un moyen de le procurer seroit de la plus grande utilité. Lorsque je vis qu'ils en convenoient tous, je leur dis que je me flattois d'y réussir ; surquoi un d'eux s'étant retiré vers une autre table, il y fut suivi de toute la compagnie, à laquelle il fit entendre que j'étois à plaindre d'avoir ainsi perdu le bon sens, & que ma proposition annonçoit bien que j'étois vraiment fou.

Ce traitement auquel je n'avois pas lieu de m'attendre, m'engagea à chercher parmi nos Marins quelque personne de poids & d'une intégrité reconnue. Mr. Charles Wager est un homme qui ajoute à ce caractere le plus grand fond d'honnêteté. J'allai trouver M. Gashery, Commissaire de l'Amirauté, à qui je fis part du dessein où j'étois de communiquer mon invention de vive voix à M. Wager, & je lui dis que si en peu de minutes, je ne venois à bout de le convaincre de son utilité, je me retirerois aussi-tôt, sans l'en importuner davantage.

M. Gashery eut la bonté de parler en ma faveur au Chevalier Charles, & aussi-tôt je fus introduit chez lui. Je priois M. Charles de me permettre de lui faire quelques questions relatives à mon affaire ; ce qu'il m'accorda volontiers. Je lui demandai donc s'il avoit jamais fait attention aux principes sur lesquels est fondée l'opération des ventouses. L'air se raréfie dans le verre par le moyen du feu, tandis que le verre comprime la peau. L'air contenu dans le sang est attiré vers la peau. Si l'on y fait une incision, & qu'une seconde raréfaction ait lieu, le sang fait effort, & s'échappe à l'endroit où se faisoit la raréfaction. C'est ainsi, lui dis-je, que je me propose de renouveller l'air sur les vaisseaux du Roi, au moyen du feu de la cuisine, auquel j'adapterai des canaux convenables à ce dessein.

M. Charles, après m'avoir entendu ſur mon projet, non-ſeulement l'approuva, mais encore me remit la lettre ſuivante pour Mr. Jacques Ackvoortz, Intendant des travaux des vaiſſeaux du Roi.

» Monſieur, le Porteur de celle-ci, M. Sut- » ton, a trouvé une méthode d'extraire le mau- » vais air du fond de cale des vaiſſeaux ; pro- » jet de la plus grande utilité pour la conſerva- » tion de la vie de ceux qui ſervent ſur les vaiſ- » ſeaux de S. M. Il eſt diſpoſé à s'arranger avec » vous pour en faire l'eſſai, & ne pas perdre » le profit de ſon invention «.

J'allai, en conſéquence, me préſenter chez le Chevalier Jacques, qui me fit di e de paſſer chez lui, cinq jours après, à ſept heures du matin. Il me fallut attendre dans ſes bureaux juſqu'au ſoir ; & étant enfin parvenu juſqu'à lui, il me dit : *Vous avez apparemment intention, Monſieur, de jetter l'air à fond de cale des vaiſſeaux ?* Je lui répondis que non ; que je me propoſois de l'en tirer, au moyen du feu. *Savez-vous*, ajouta-t-il, *combien il y en a à tirer ?* J'aſſurai qu'il n'y en auroit pas ſix pouces ; que parvenant à l'extraire, la quantité en deviendroit toujours moindre, l'air environnant preſſant ce qui ſe trouveroit ſur ſa route, & opérant ainſi un changement conſtant. Il convint de tout cela. Je lui dis alors que j'étois venu le trouver par ordre du Chevalier Wager, dans la confiance qu'il voudroit bien m'aſſigner un moment favorable pour faire ſous ſes yeux l'eſſai de mon projet. Sa réponſe fut qu'on ne feroit point d'épreuve, s'il pouvoit l'empêcher.

Le voyant ainsi disposé, je me déterminai à présenter requête aux Lords de l'Amirauté, afin d'obtenir de ce Tribunal un ordre adressé aux Commissaires de la Marine, pour me procurer les facilités nécessaires à mon épreuve, & en faire l'essai sur le *Greenwich*, vaisseau de guerre qui étoit alors à Woolwich; je portai moi-même ces ordres à Woolwich; après quoi, je plaçai, à ma satisfaction & à celle de tous ceux qui étoient à bord du *Greenwich*, mes canaux & toutes les choses nécessaires pour mon expérience, à l'exception de deux canaux qui n'étoient pas encore soudés. Mais la matiere de la soudure étant en fonte, & le Plombier prêt à l'employer, un courier dépêché par les constructeurs des vaisseaux du Roi, vint ordonner aux Ouvriers d'aller à terre. Surquoi ayant fait mes représentations au constructeur, il me répondit que je devois m'adresser au bureau de l'Amirauté, afin d'obtenir un ordre pour faire mon expérience à bord du *Hulk* à Woolwich. J'eus beau alléguer que toutes les préparations convenables étoient faites, à l'exception de deux soudures qui n'exigeoient pas une heure de tems; je souhaitois vivement de pouvoir faire, sur le champ, une épreuve. On me répéta qu'il falloit m'adresser au bureau de la Marine, & que je pourrois obtenir un ordre des Seigneurs de l'Amirauté pour faire mon essai sur le *Hulk*. J'insistai de nouveau à ce que les ordres déja donnés fussent mis en exécution, afin que j'en pusse rendre compte à l'Amirauté. On me promit alors que les deux canaux en question seroient soudés pendant la nuit; mais le lendemain, quand je vins à bord, je les trouvai précisément dans l'état où je les avois laissés la veille.

Impatienté de voir qu'on m'eut ainſi manqué de parole, je pris une chandelle, & j'allai la placer au bout de l'un des canaux de cuivre d'environ trente pieds, qu'on avoit paſſé à travers le tillac, & placé ſous le pont. Cette chandelle fut auſſi-tôt éteinte ; ce qui contribua à convaincre pleinement ceux qui étoient à bord de la grande utilité de mon invention. Mais quelle fut ma ſurpriſe, lorſqu'étant débarqué, je trouvai le Capitaine du vaiſſeau qui arrivoit de la Cour avec un ordre du Roi pour enlever mes canaux, & fermer toutes les ouvertures qui avoient été pratiquées pour les paſſer.

Voyant ainſi les difficultés ſe multiplier, & combien on m'oppoſoit d'obſtacles, je réſolus de m'adreſſer à quelques Membres du College de Médecine, vrais juges compétents de l'utilité de mon projet.

Je connoiſſois, depuis long-tems, le caractere obligeant du D. Méad, Médecin de S. M., homme auſſi recommandable par ſon humanité que par ſon ſavoir profond. Je ne craignis pas de m'adreſſer directement à lui avec une lettre du Chevalier Charles Wager. M. Méad m'invita à retourner chez lui le lendemain matin, afin de m'y trouver avec le ſavant Martin Folkes, Ecuyer, Préſident de la Société-Royale, à qui le D. Méad étoit bien aiſe de faire part de mon projet. Ces Meſſieurs daignerent l'approuver, & me promirent de ne rien négliger pour donner du crédit à cette invention, qu'ils jugerent devoir être très-avantageuſe au Public. En conſéquence, le D. Méad ſe rendit promptement chez les Lords de l'Amirauté, & leur repréſenta, avec la plus grande force, l'utilité de cette découverte; ſur quoi il leur plut d'ordonner qu'on en feroit au plutôt l'essai sur la Tamise, à bord de quelque vaisseau du Roi.

On m'avoit cette fois là laissé le maître de choisir un endroit convenable pour mon expérience. Je m'arrêtai à l'ourque de Deptford, par ce qu'il y étoit à demeure, & qu'on ne pouvoit l'envoyer en mer comme un autre vaisseau. Je me rendis donc à Deptford pour y faire les préparatifs convenables. J'y fus averti qu'il y avoit dans ce port plusieurs Ouvriers du Roi qui travailloient ardemment à essayer l'utilité d'une autre machine, mise adroitement sur pied pour supplanter la mienne. Quelles que recherches exactes que j'aie faites depuis, je n'ai pu découvrir aucun ordre relatif émané du Tribunal de l'Amirauté.

Ce procédé joint à l'air de réserve, & aux précautions excessives que les Commissaires de la Cour apporterent dans l'examen de mon invention, me firent présumer que ce projet seroit rejetté, en dépit de toutes les démarches que j'avois faites pour prévenir ce désagrément. Je fus bientôt confirmé dans cette opinion, quand je m'apperçus que les canaux étoient faits de bois, entre cinq & six pouces de largeur, & si mal construits, que je fus obligé, pour les affermir, & boucher les fentes, de faire venir de Deptford beaucoup de papier pour coller sur les joints. Il en fallut encore plusieurs mains, lorsqu'on dressa les voiles, pour faire voir qu'ils pourroient extraire autant d'air que mon plan l'avoit indiqué.

Enfin, au mois de Septembre 1741, le jour fut pris pour mon expérience, en présence des Lords de l'Amirauté, des Commissaires de la Marine, du Docteur Méad, du Chevalier Matin Folkes, & de plusieurs autres Membres de la Société Royale étant à bord du *Hulk*. Le Chevalier Jacob Alkwoortz ne craignit pas de leur dire en ma présence : » Je suis bien fâché, » Messieurs, que vous vous soyez assemblés » pour voir l'essai d'une expérience si folle que » je voulus tenter hier, & qui n'agita pas même » une chandelle «. Je répondis que l'expérience seroit de meilleure humeur ce jour-là, & que le bout de chacun de mes canaux éteindroit une chandelle. Je procédai à mon essai, & en dépit de tous les obstacles qu'on avoit fait naître, jusques-là même qu'on avoit ôté de dessous les écoutilles les toiles goudronnées que j'y avois fait mettre, mon expérience réussit complettement. Aussi les Lords & les Savants qui en furent témoins l'honorerent de leur suffrage & de leur approbation.

Au mois de Novembre suivant, les Commissaires de la Marine m'envoyerent prendre, conformément à un ordre exprès des Lords de l'Amirauté, & me firent partir pour Portsmouth, à dessein d'y préparer le vaisseau de guerre le *Norwich*, selon mon plan. Voici la copie de la lettre que le Chevalier Charles Wager, du consentement des autres Lords de l'Amirauté, me remit pour le Commissaire Hughes de Portsmouth.

De l'Amirauté, le 24 *Novemb.* 1741.

MONSIEUR,

Cette lettre vous sera remise par M. Sutton, qui a trouvé un moyen d'extraire le mauvais air des endroits renfermés, & particuliérement du fonds de cale des vaisseaux, où vous savez qu'il eſt quelquefois ſi corrompu, que des hommes en ont été ſuffoqués avant qu'on ait pu les en retirer, comme il arriva à bord du *Lynn*, tandis que j'étois à Helvoet Sluys en Hollande. Un homme en fut tué, & deux autres en échapperent à peine. La machine que M. Sutton a inventée, a eu l'approbation de pluſieurs perſonnes plus éclairées que moi ſur de ſemblables matieres. Je vous prie donc de l'encourager, en lui fourniſſant tous les ſecours, & lui procurant les facilités qui dépendront de vous.

Je ſais que M. Alleyn, votre conſtructeur, eſt un homme de génie, & que pour peu que vous lui recommandiez M. Sutton, il préviendra les obſtacles qu'il pourroit éprouver de la part de ces demi-ſavants qui ſont toujours ſi portés à en faire naître.

Vous recevrez en même-tems un ordre du Conſeil de l'Amirauté, pour que le *Norwich*, deſtiné à la côte de Guinée, ſoit ajuſté conformément au plan de M. Sutton, d'où réſultera une expérience très-avantageuſe.

Je ſuis, Monſieur,

Votre très-humble ſerviteur.

Signé, CHARLES WAGER.

Je portai cette lettre à Portſmouth, & la remis au Commiſſaire Hughes, qui me fit beaucoup d'accueil, & me recommanda à M. Alleyn, le conſtructeur. Ces deux Meſſieurs, ainſi que toutes les perſonnes attachées à la Cour, témoignerent beaucoup de zele pour la réuſſite de mon projet, & enfin je parvins à l'exécuter conformément au plan que je décrirai.

Après cette opération, j'attendis quelques tems à Portſmouth, comptant en emporter un rapport ſigné par l'Amiral Reſtoch & pluſieurs Capitaines de vaiſſeaux, ainſi que le Capitaine Grégoire me l'avoit conſeillé, & me le faiſoit eſpérer. Je dois rendre à celui-ci la juſtice qui lui eſt due. Il a bien voulu me traiter on ne peut pas plus obligeamment, pendant tout le ſéjour que je fis à Porſtmouth. Mais je fus forcé d'en partir ſans l'atteſtation que je deſirois. On me dit qu'on ne feroit aucun rapport, que lorſque le *Norwich* ſeroit de retour de la Guinée, d'où il devoit partir pour les Indes Occidentales; ce qui me fit preſque repentir d'avoir entrepris ce voyage.

Bientôt après mon retour à Londres, je trouvai les choſes plus embrouillées que jamais, à cauſe du changement ſoudain du Miniſtre qui avoit occaſionné auſſi différents changements dans l'Amirauté. Je préſentai une requête aux Commiſſaires de la Marine, afin de conſtater par un rapport ce que j'avois fait de tems à autre depuis le 10 Juillet juſqu'au 10 Décembre 1741, à Gréenwich, Deptford & Portſmouth, conformément aux ordres des Lords de l'Amirauté. J'avois lieu d'eſpérer une récompenſe proportionnée à l'utilité de ma découverte, & un dédommagement des dépenſes, de la peine & de la perte du tems que j'avois employé à cet objet au détriment de mes autres affaires. Je ne reçus aucune réponſe. Je n'en reçus pas davantage à d'autres demandes faites aux Lords de l'Amirauté eux-mêmes. Enfin, juſtement piqué des traitements froids & déſobligeants qu'on me faiſoit éprouver, j'expliquai librement ma façon de penſer dans la demande ſuivante.

Demande de SAMUEL SUTTON aux très-honorables Lords de l'Amirauté.

» Remontre humblement le ſuppliant à vos » grandeurs, qu'ayant inventé un projet utile » pour extraire le mauvais air des vaiſſeaux de » ſa Majeſté, dont l'eſſai fut fait au mois de Sep- » tembre 1741, par les Lords qui compoſoient » l'Amirauté dans ce tems, & qui en approuve- » rent l'exécution, il s'adreſſa derniérement à » vos grandeurs, dans l'eſpérance d'obtenir la » récompenſe due à ſon invention; mais qu'à » ſon extrême ſurpriſe, non-ſeulement il n'au- » roit obtenu aucun dédommagement pour la » perte de ſon tems, ni pour les dépenſes que » l'exécution a entraînées, mais encore, à ſon » grand regret, il verroit les Matelots & les » ſujets du Roi n'en retirer aucun profit, puiſ- » que, de l'aveu général, il en eſt mort derniére- » ment en Amérique un plus grand nombre par » les effets du mauvais air, que par la main des » Eſpagnols; que quoiqu'aucune invention » n'ait été plus applaudie du Public que la ſien- » ne, il auroit cependant la douleur de voir » que qui que ce ſoit, excepté lui, n'auroit été » juſqu'ici employé par l'Amirauté à ſes propres » frais; que le ſuppliant avoit lieu de s'attendre » à voir ſon travail accueilli avec un peu plus » de conſidération; qu'il vous réitere mainte- » nant ſes inſtances, pour que vous daigniez » donner à ſa demande l'attention qu'elle méri- » te, & il ne manquera jamais d'offrir ſes vœux » au Ciel pour la conſervation de vos gran- » deurs. «

Cette requête ne produisit pas un grand effet. Elle fut mise à l'oubli comme le reste. Les Lords de l'Amirauté ne s'informerent ni de moi ni de mon invention, jusqu'au retour du Capitaine Grégoire. Quand il fut arrivé à Londres, il eut soin d'envoyer aux Officiers actuels de l'Amirauté une lettre concernant le vaisseau de guerre le *Norwick* que j'avois ajusté à Portsmouth. Voici l'extrait de cette lettre tel qu'il fut laissé pour moi au Greffe de ce Tribunal.

EXTRAIT d'une Lettre du Capitaine GRÉGOIRE, *ci-devant Commandant du Vaisseau de Roi le* Norwich, *à M.* CORBETT, *en date du 11 Juin 1743.*

» Quant aux canaux pour le renouvelle-
» ment de l'air, qui avoient été mis sur mon
» vaisseau, j'ai été obligé d'en faire supprimer
» deux, parce que le feu venoit entre les deux
» tillacs. Le troisieme canal aboutissant au puits
» fut maintenu ouvert; mais le vaisseau faisant
» eau suffisamment pour entretenir la salubrité
» de l'air, je n'ai pu juger de l'avantage de ces
» machines, ayant été assez heureux pour ne
» perdre que deux hommes pendant tout le
» tems que j'ai été sur la côte. «

Pour copie, S. THOMAS CORBETT.

J'aurois bien des réflexions à faire sur cette lettre. Elle ne peut en aucune maniere passer pour un rapport, puisque les autres Officiers du vaisseau n'en ont eu aucune connoissance, pas même le Chirurgien ni le Charpentier, ni d'autres Officiers inférieurs, tous juges plus compétents en cette matiere; le premier ſur-tout en ce qui concerne la ſanté des hommes; le ſecond pour ce qui eſt de l'Etat & de la bonne condition des approviſionnements. A l'égard de ces derniers, M. Haddon, le Charpentier, qui avoit déja fait pluſieurs voyages en Guinée, avoua qu'il n'avoit jamais obſervé la même choſe. Il m'a aſſuré que leurs proviſions s'étoient très-bien conſervées, & que les hommes de l'équipage étoient revenus exempts du ſcorbut, & en ſi bon état que les habitants de l'Iſle des Barbades doutoient même qu'ils euſſent fait le voyage de Guinée. Cette vérité de fait, qui eſt le point le plus important, ſe trouve contenue éminemment dans la lettre du Capitaine même, quoiqu'il lui plaiſe de dire enſuite qu'il n'eſt pas en état d'évaluer l'avantage de mes canaux; c'eſt *parce qu'il a perdu peu d'hommes, qu'il n'a pu juger de leur utilité*; mais j'oſe aſſurer que s'il eût vu périr la plus grande partie de ſon équipage, il n'eût pas héſité à en tirer un argument pour prouver l'inutilité de mes canaux. Au reſte, quoique cette lettre du Capitaine Grégoire porte ſa réfutation elle-même, cependant comme elle avoit été adreſſée aux Lords de l'Amirauté, je préſumai qu'il étoit à propos d'y répondre, & je le fis dans la lettre ſuivante, adreſſée au Comte de Winchelſea.

MILORD,

Je me ſuis déja adreſſé pluſieurs fois aux Lords de l'Amirauté, & j'ai même eu l'honneur de vous écrire au ſujet de ma méthode d'extraire l'air corrompu des vaiſſeaux de S. M. Je n'ai reçu d'autre réponſe, qu'un extrait de la lettre du

Capitaine Grégoire ; ce qui m'engage à mettre ſous les yeux de votre grandeur quelqtes réflexions propres à lever les objections qu'on pourroit faire à cette méthode, dont l'utilité eſt fondée ſur les principes les plus évidents, & dont l'exécution eſt ſi facile, que la dépenſe n'excéderoit pas trente livres pour chacun des vaiſſeaux du Roi.

Le Capitaine Grégoire prétend qu'il a été obligé de fermer deux de mes canaux, parce que quelques étincelles de feu ſont venues entre les deux tillacs. Mais il étoit très-facile de remédier à cet inconvénient. Il n'étoit queſtion que d'adapter à la cheminée deux canaux d'étain, dont on ne manque pas, deux canaux, dis-je, de trois pieds de long, au moyen deſquels toute communication entre les étincelles & le tillac eût été interceptée. Le Capitaine ne veut pas décider non plus ſi le canal adapté au puits a contribué ou non à maintenir la ſalubrité de l'eau. Mais ſon procédé eſt d'autant plus injuſte, qu'il a entiérement rejetté les deux autres canaux. Je ſuplie néanmoins votre grandeur de conſidérer que les canaux tirent plus d'air que quelque cheminée de cuiſine que ce ſoit, & que cela ſuffit pour épurer celui d'un vaiſſeau. Le Capitaine Grégoire ne put s'empêcher d'avouer qu'il n'avoit eu qu'un ſeul homme attaqué du ſcorbut ; phénomene dont aucun vaiſſeau de Roi, n'avoit encore fourni de pareil exemple juſqu'ici. De ceux qui compoſoient cet équipage, il en eſt mort une ſi petite quantité, & un ſi grand nombre en ſont revenus bien portants, que je ne doute pas qu'on ne parvint à rendre ces exemples plus communs, ſi mon plan étoit généralement adopté & mis en exécution. Les vaiſſeaux même qui viennent des endroits infectés pourroient être dispensés de la quarantaine, puisqu'au moyen de ces canaux, l'air s'y conserveroit toujours dans un état de pureté.

Je suis, &c.

La principale & même la seule objection contre ma méthode, qui parut avoir quelque fondement dans l'extrait de la lettre du Capitaine Grégoire, étoit le danger du feu. Je crus, en conséquence, devoir écrire à M. Jacob Ackvoortz, Intendant des travaux de la Marine du Roi, pour le désabuser à ce sujet, & je le fis de la maniere suivante :

ILLUSTRE CHEVALIER,

Quand on annonce un plan dont l'utilité doit être générale pour la conservation des sujets du Roi, il est, sans doute, très-raisonnable & l'importance de la matiere exige qu'on ne néglige aucune des recherches propres à constater si ce plan est pratiquable, & s'il répond effectivement au but qu'on s'est proposé de lui faire atteindre. On attribue au mien l'inconvénient d'exposer les vaisseaux au danger du feu. Si vous daignez vous informer auprès de quelques constructeurs, ils vous diront que cette appréhension est tout-à-fait dénuée de fondement. Je souhaiterois même que vous voulussiez bien vous assurer de cette vérité par vous-même. Votre déclaration sur cet objet, & votre approbation seroient du plus grand poids, pour engager les Lords de l'Amirauté à m'accorder la direction de ces canaux sur les vaisseaux du

Roi. C'eſt pourquoi, Chevalier, j'implore avec confiance vos bontés à cet égard.

Votre très-humble, &c.

SAMUEL SUTTON.

Peu de tems après, lorſque la peſte ravageoit la Sicile, & qu'on prit ſi à propos les précautions néceſſaires pour l'empêcher de s'introduire parmi nous, j'écrivis cette ſeconde lettre au Comte de Winchelſea.

MILORD,

On vient de publier une Déclaration qui preſcrit la quarantaine aux vaiſſeaux qui arrivent. Je ſaiſis cette occaſion pour repréſenter humblement à Votre grandeur, qu'en ſuivant mon plan pour extraire le mauvais air de ces bâtiments, on conſerveroit effectivement la ſanté & la vie de ces Matelots. Cette fumée, dirigée par des Phyſiciens, aura de grands avantages, ſans être ſuſceptible d'aucun inconvénient, parce que le mauvais air étant conſumé par le feu, la fumée, par le moyen d'un canal ouvert à fond de cale du vaiſſeau, ſera aiſément attirée en bas, à raiſon de la moindre réſiſtance que le defaut d'air y occaſionnera, & alors il ſuppléeroit à celui qui en auroit été extrait. Si Votre grandeur juge à propos de conſulter les Médecins ſur cet objet, ils jugeront que ma propoſition eſt très-praticable, puiſqu'elle eſt fondée ſur les principes les plus juſtes & les plus certains.

Je ſuis, &c.

SAMUEL SUTTON.

Le Chevalier Jacob Ackwoortz, M. Alleyn de Deptford & les autres Commiſſaires de marine atteſteront, ſans héſiter, qu'il ne réſultera aucun inconvénient du feu, en faiſant uſage de ma méthode, & c'eſt là la ſeule objection qu'on ait pu lui oppoſer.

Après l'avoir ainſi réfutée, &, comme je l'eſpere, d'une maniere convaincante, j'avois tout lieu d'attendre, ſans un plus long délai, une récompenſe proportionnée aux avantages de ma découverte & aux peines qu'elle m'avoit données. Ce ne fut cependant que quelque tems après encore que je reçus l'ordre ſuivant des Lords de l'Amirauté.

Extrà.

Reçu le 31 Octobre 1743.

N°. 688.

MONSIEUR LE TRÉSORIER,

N°. 2619. / 1743. En conſéquence d'un ordre des très-honorables Lords, Commiſſaires de l'Amirauté, daté du 22 Octobre 1743, portant que M. Sutton ayant propoſé, depuis quelque tems, à ce Conſeil une invention de ſa façon, propre à extraire, au moyen du feu, le mauvais air des vaiſſeaux, & à l'y renouveller, on a ordonné d'en faire l'eſſai à bord du *Norwich*, vaiſſeau du Roi chargé pour la côte d'Afrique. Le Capitaine Grégoire qui commandoit ce vaiſſeau, ayant fait, à ſon retour, ſon rapport à leurs grandeurs, on nous en a adreſſé un extrait, par lequel il paroît que l'exécution n'a pas pleinement répondu à l'attente où l'on étoit, & que l'uſage de cette méthode pourroit devenir dangereux, à raiſon de l'inconvénient l'inconvénient du feu dont elle eſt accompagnée. Cependant, comme ledit M. Sutton a employé beaucoup de peine & de tems à cette invention, dans le deſſein de faire le bien de la marine, & de répondre aux encouragements qu'il avoit reçus de leurs grandeurs; leurs dites grandeurs deſirant animer, de plus en plus, le zele & l'émulation de ceux qui s'occupent à imaginer des projets avantageux à la marine, ont réſolu d'accorder audit Samuel Sutton un billet de cent livres, pour le dédommager de la perte de ſon tems & des dépenſes qu'a pu entraîner cette invention.

Nous vous prions en conſéquence, de payer à M. Samuel Sutton la ſomme de cent livres.

Daté du 22 Octobre 1743.

J. B.

31 Octobre 1743.

JAM. COMPTON.

RICHARD HADDOCK.

J. B. N°. 2360. / 359.

Voilà, Monſieur, toute la ſatisfaction que j'ai eue de l'Amirauté, après avoir exécuté ſes ordres avec la ponctualité la plus exacte, & cette ſatisfaction légere qui me dédommage à peine de mes dépenſes, je ne l'ai obtenue que plus de deux ans après l'eſſai de ma premiere expérience à bord du *Hulk* à Deptford.

Vous conviendrez cependant, que ſi mon plan avoit fait ſes preuves d'utilité de la maniere la moins équivoque, j'aurois été fruſtré injuſtement d'une récompenſe à laquelle j'avois droit de prétendre, & c'eſt vraiment ce qui eſt arrivé. Les ventilateurs du Dr. Hales, construits dans les mêmes intentions que les miens, n'avoient pris un tel ascendant dans l'estime de bien des gens, & même des personnes les plus distinguées dans les affaires maritimes, qu'en dépit de l'évidence elle-même. Ils ne peuvent être mis en parallele avec mes canaux. Mais je suis bien éloigné de vouloir triompher d'un ennemi vaincu, & je ne perdrai pas de tems à réfuter un plan dont l'expérience a démontré de reste le ridicule & l'absurdité. J'ai lieu de me plaindre cependant de ce que l'Auteur naïf de la description des ventilateurs n'a fait aucune mention de ma découverte, tandis qu'il avoit été témoin lui-même d'une expérience faite en présence de la Société Royale sur un modele de mon plan; qu'il avoit assisté à la lecture du rapport que le Dr. Méad en avoit bien voulu faire à cette Compagnie savante, & que ce détail même avoit été publié dans les *Transactions philosophiques*, avant que le *Traité des Ventilateurs* parût.

Enfin, un des avantages particuliers de ma méthode, c'est que ses influences bienfaisantes ne souffrent pas d'interruption, tandis que celle du D. Hales laisse voir pleinement combien elle est insuffisante pour rendre l'air des vaisseaux sain, par le besoin de réitérer la ventilation. Il seroit à souhaiter, dit cet Auteur (pag. 41), qu'il n'y eût pas seulement une heure sans ventilation, quand les ports sont fermés. ses ventilateurs sont des machines embarrassantes, & qui tiennent plus de place qu'on ne peut leur en donner commodément. Ils exigent plusieurs personnes pour la main d'œuvre. Mes canaux, au contraire, ne prennent pas de place; ce qui est déja une économie; enſuite ils n'ont beſoin d'aucun ſecours manuel. L'effet des ventilateurs eſt fortuit & incertain; celui de mes canaux eſt aſſuré & continuel. Les ventilateurs ne peuvent extraire l'air du fonds de cale. Mes canaux le font, & en ſubſtituent un autre pur & ſain. Le D. Hales prétend que ſon ventilateur conſervera la pureté de l'air des priſons; mais mes canaux rectifient celui d'une cloaque, & ils peuvent être conduits dans les cavités ſouterraines & dans les mines les plus profondes, avec le même ſuccès. Ses ventilateurs ont beſoin d'une bien plus grande quantité d'air que mes canaux, qui en admettent plus ou moins ſelon qu'on le juge à propos. Enfin, la preuve de la préférence que ma méthode mérite ſur la ſienne, c'eſt que ſon plan tombe dans le plus grand diſcrédit, tandis que la réputation du mien augmente de jour en jour. Le ſuffrage du Capitaine Comyns ne manquera pas, ſans doute, d'y ajouter encore, & j'eſpere que ſon atteſtation levera les ſcrupules & les ſoupçons des plus incrédules. Il y a quelques mois que j'ai accommodé ſelon ma méthode le vaiſſeau de ce célébre armateur, qui s'en eſt retourné à Lisbonne, jouiſſant, ainſi que tout ſon équipage, de la meilleure ſanté.

Pour conclure enfin ſur cet objet, la ſimplicité de cette machine, la facilité de s'en ſervir, le peu d'eſpace qu'elle occupe, ſon opération indépendante du ſecours manuel des Matelots, la petite dépenſe qu'elle exige, & pour l'exécuter & pour l'entretenir, ſont autant de motifs qui concourent à en démontrer la ſupériorité; ſur-tout ſi l'on y ajoute l'avantage qu'elle a de conſerver la vie & la ſanté des Matelots, de diſſiper les humidités ſuperflues du vaiſſeau, & de prévenir l'endommagement des marchandises. En voilà plus qu'il n'en faut, sans doute, pour ne souffrir le départ d'aucun vaisseau, sans qu'il soit pourvu de ces canaux.

Je suis, Chevalier, tout à vous,

SAMUEL SUTTON.

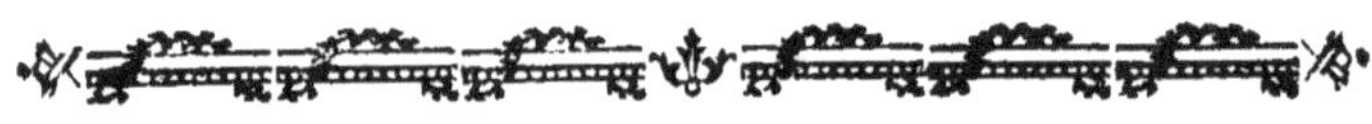

DESCRIPTION

De la découverte de M. SUTTON, & de sa méthode de corriger l'air du fond de cale, & des autres endroits renfermés d'un Vaisseau.

Communiquée à la Société Royale, par Richard MÉAD, &c.

Lue le 11 *Février* 1741.

ON est convaincu par l'expérience, que l'air renfermé dans un trop petit espace où il ne peut être renouvellé, devient mal sain, & incapable de servir aux usages de la vie.

Son altération sera bien plus prompte encore, s'il est renfermé avec quelque eau stagnante; mais rien ne contribuera davantage à le faire dégénérer que de servir à la respiration. La chaleur & l'humidité qu'il contracte en passant & repassant à travers le poumon, devient alors une cause de dégénérescence ultérieure.

On observe dans diverses circonstances les différents degrés de cette influence du mauvais air, en proportion du plus ou moins de communication qu'il a avec l'air extérieur; mais ils deviennent frappants dans les puits profonds surtout, dans les cavernes souterraines, dans les prisons, dans les maisons de force où la chaleur se joint à la mal-propreté. Ils le sont d'une maniere plus marquée encore dans les grands vaisseaux, où l'eau croupit à fonds de cale, & qui renferment beaucoup de monde dans des quartiers peu spacieux. La réunion de ces circonstances, comme on peut l'imaginer, contribue à produire de plus grands maux qu'il n'en résulteroit de chacune d'elles prise séparément.

Pour concevoir la raison de ces effets pernicieux, il ne faut pas perdre de vue cette qualité de l'air si essentielle pour l'entretien de notre vie, & qu'on nomme son *élasticité*. Celui qui est trop renfermé, & qui n'a pas une communication libre avec l'air extérieur, tend à se développer; & en proportion du petit espace dans lequel il est contenu, son ressort diminue; & si la chaleur & l'humidité viennent se joindre à ces dispositions, la force élastique peut être détruite entiérement. Que s'il s'impregne de quelques vapeurs nuisibles émanées ou de diverses substances de mauvaise qualité, ou résultantes de l'haleine & de la transpiration des corps malades, il deviendra tout-à-fait pernicieux & mortel même, en proportion de l'intensité de la cause originaire.

On propose d'assigner un moyen propre à remédier à ces inconvénients, ou à les prévenir sur les vaisseaux; mais en faisant divers changements relatifs à d'autres lieux, il est évident que la même méthode peut y être adaptée, & qu'on pourra en étendre l'utilité aux maisons particulieres, aux prisons, aux salles d'hôpitaux destinées aux malades.

Maintenant, en conféquence de l'élafticité naturelle de l'air, il arrive que lorfqu'il eft raréfié en quelque endroit, (ce que la chaleur produit toujours plus efficacement) l'air environnant fe porte vers ce lieu, jufqu'à ce que la denfité & l'élafticité de l'un & de l'autre fe trouvent en équilibre; la colonne fuivante tend à s'y mettre auffi, & de même fucceffivement, de forte que fi l'on établit un courant d'air dans le fonds de cale, ou au puits du vaiffeau, l'air raréfié en fera extrait, & il fera remplacé par l'air frais des parties adjacentes.

C'eft d'après ces principes qu'a été imaginé le plan préfenté aux Lords de l'Amirauté & aux Commiffaires de la marine. On efpere qu'on lui trouvera toute l'efficacité requife pour purifier l'air corrompu des vaiffeaux, & conferver la fanté & la vie des bons citoyens qui fervent le Roi dans cette partie. Ce plan n'offre rien que de très-facile dans fon exécution; il n'a rien d'incommode ni d'embarraffant; il eft le même pour tous les vaiffeaux. Les plus confidérables font déja pourvus d'une chaudiere & d'un fourneau de cuifine proportionnés à leur grandeur; & c'eft le feu qui fert à ces ufages néceffaires de la cuifine, qu'on fe propofe d'employer ici à la purification & au renouvellement de l'air.

On fait que fous chaque chaudiere on pratique deux ouvertures féparées par une grille. La premiere eft pour le feu, la feconde pour les cendres qui en tombent : il y a auffi un tuyau au deffus du feu, deftiné à livrer paffage à la fumée qui s'échappe du vaiffeau par l'endroit le plus convenable.

Perfonne n'ignore que ces feux une fois allumés ne peuvent être entretenus que par le concours de l'air, & ſon libre paſſage à travers les deux ouvertures & le tuyau; ſi on les ferme, & qu'il ſoit intercepté, le feu le mieux allumé s'éteint preſque auſſi-tôt.

Mais ſi après avoir fermé ces ouvertures, on en pratique une autre qui communique d'une part avec un lieu aéré, & de l'autre avec le feu, il eſt évident que ce feu doit ſe rallumer, & brûler comme auparavant, puiſque le courant d'air qui y fournit eſt le même. Ce cas ne diffère du précédent, qu'en ce que l'air qui ſert d'aliment au feu, eſt fourni par un autre endroit.

On propoſe donc, comme un moyen aſſuré, pour chaſſer du fond de cale des vaiſſeux le mauvais air qui y eſt contenu, de fermer le foyer & le cendrier avec de bonnes portes de fer qui joignent bien, & d'adapter un canal de fer ou de cuivre, qui aille du fonds de cale au cendrier, afin d'entretenir le feu au moyen de ce courant d'air. Il eſt évident que l'air qui ſe trouve au fonds de cale, ſans ceſſe attiré & évacué par ce moyen, doit être conſtamment remplacé par l'air frais qui vient des écoutilles, ou de telle autre ouverture communiquante avec lui. Ainſi le fonds de cale ſe trouve continuellement rafraîchi. L'air qu'il contient devient plus ſain, & plus propre aux uſages de la reſpiration.

Si l'on adapte au gros canal, ainſi mis au fonds de cale, d'autres petits canaux qui communiquent, ſoit au puits, ſoit aux bas-ponts, l'air qui y ſera pompé par leur moyen, pour ſervir à l'entretien du feu, ſera ainſi extrait, & renouvellé dans chacun des endroits où ces communications auront été établies.

LETTRE de Guillaume WATSON, *de la Société Royale, à M. Martin* FOLQUES, *Chevalier, Préſident de la même Société.*

CHEVALIER,

Je vous adreſſe, comme je vous l'avois promis, mes obſervations ſur la machine de M. Sutton. Je les avois écrites depuis quelque tems dans le deſſein de les mettre ſous les yeux de la Société Royale, au mois de Décembre dernier. Je ne ſavois alors ſi M. Sutton en communiqueroit le modele, ni ſi le D. Méad s'occuperoit d'en faire ſon rapport. Je ſens tous les déſavantages que mon Mémoire doit avoir, après qu'une plume auſſi célebre que la ſienne s'eſt exercée ſur le même ſujet.

Mes remarques ſont le réſultat d'un examen attentif de cette machine pluſieurs fois réitéré, depuis qu'on en a fait la premiere épreuve à Deptford.

J'eſpere que mon Mémoire ne ſera pas aſſez long, pour prendre ce ſoir trop de temps à la Société Royale.

Je ſuis, Chevalier,

Votre très-humble, &c.

W. WATSON.

A Deſgate-Street,
ce Jeudi matin, 1er.
Avril 1742.

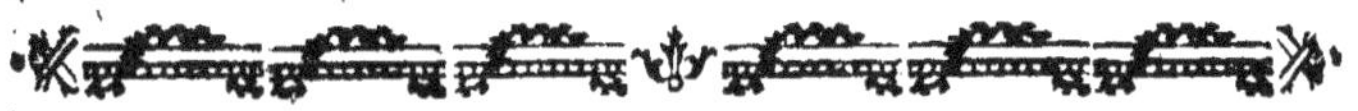

OBSERVATIONS

Sur l'invention de M. SUTTON, pour extraire l'air corrompu du puits, & des autres parties d'un Vaiſſeau, avec des remarques critiques ſur l'uſage des voiles.

Par Guillaume WATSON, de la Société Royale.

Londres, le 4 Décemb. 1741.

Lu le premier Avril 1742.

RIEN de plus avantageux pour le corps humain, que l'admiſſion d'un bon air dans le poumon. Un air corrompu a les effets les plus pernicieux & les plus deſtructeurs.

Un des plus grands avantages que nous procure l'air que nous inſpirons, c'eſt de rafraîchir le ſang, en paſſant à travers des poumons où la nature a eu ſoin, ſelon l'illuſtre Malpighi, de diſtribuer le ſang en un très-grand nombre d'arteres extrêmement fines, qui rampent ſur les véhicules aériennes : par-là, le ſang eſt expoſé à l'air, & ſe préſente à lui ſous la plus grande ſurface; ainſi, la putréfaction eſt prévenue, tandis que la qualité alkaleſcente du ſang nous eût ſans ceſſe menacés de ce moyen de deſtruction.

Les obſervations nous apprennent que les maladies contagieuſes ſont plus fréquentes dans les climats chauds que dans les froids, & qu'on y eſt plus ſujet dans les villes nombreuſes & peuplées que dans les petites. La trop grande chaleur de l'air eſt la cauſe du premier phénomene ; & le ſecond eſt dû à la trop grande quantité de perſonnes qui reſpirent dans la même atmoſphere. Le propre de l'un & de l'autre eſt de rendre l'air peu convenable aux uſages de la reſpiration.

On a ſouvent fait l'expérience de mettre un gallon d'air (1) dans une veſſie, & au moyen d'un tuyau, de le faire inſpirer & expirer à quelqu'un, en lui interceptant toute communication avec l'air extérieur. Dans l'eſpace d'une minute, cet air s'échauffe, n'eſt plus propre à la reſpiration ; & ſi l'on ne redonnoit de l'air frais, la perſonne ſoumiſe à cette épreuve ſeroit bientôt ſuffoquée ; la cloche des plongeurs prouve encore la même choſe. Il eſt néceſſaire qu'il y ait une communication au dehors, qui facilite le renouvellement de l'air pour ceux qui y ſont renfermés.

Quoique ce fluide ſoit abſolument néceſſaire pour notre exiſtence, & que nous ne puiſſions nous diſpenſer de le reſpirer ; cependant il peut devenir le véhicule des poiſons les plus malins. Nous en avons la preuve dans la fameuſe *grotte du chien*, en Italie (2). La fumée du charbon, les vapeurs qui s'exhalent des liqueurs végétales en fermentation alterent la pureté de l'air. S'il eſt privé de mouvement, ou mêlé avec une eau ſtagnante, il devient pernicieux, comme dans les puits creuſés, à deſſein d'avoir de l'eau, & qui reſtent abandonnés pendant quelque tems. Il eſt ſujet à ſe corrompre dans les puits des

(1) *Note de l'Editeur.* * Le *Gallon* eſt une meſure angloiſe qui équivaut à-peu-près à quatre pintes de Paris.

(2) *Voyez* page 242.

vaisseaux, & dans les fonds de cale ; ce qu'on attribue communément à l'eau qui y croupit, & qu'on nomme *Bulge water*. Si cette eau est resserrée dans un trop petit espace, & qu'on ne la pompe pas souvent, elle devient non-seulement dangereuse, mais même absolument empoisonnée, & capable de suffoquer les matelots qui sont dans le cas de nettoyer ces pompes lorsqu'elles sont engouées d'immondices. Les personnes même qui s'en trouvent à une certaine distance éprouvent de violens maux de tête, des sueurs froides, de fréquens vomissemens & d'autres accidens semblables, dont la durée & le danger sont en proportion de la malignité de ces vapeurs, & du degré de corruption que l'air & l'eau ont contracté.

Ce n'est pas seulement à l'eau qui croupit à fond de cale qu'il faut attribuer la détérioration de l'air des vaisseaux. Le mêlange de l'haleine de plusieurs personnes qui respirent dans la même atmosphere le fait bientôt dégénérer. C'est ce qu'on observe sur-tout dans les vaisseaux de guerre, dans ceux qui servent au transport des malades, ou qu'on envoie en Guinée, pour la traite des Negres. Une multitude de gens malpropres y sont entassés les uns sur les autres. L'air échauffé se remplit de vapeurs nuisibles, & qui détruisent les particules destinées à rafraîchir les poumons ; sur-tout le *jus nîtreux acide*. Ce principe abonde dans l'air frais, & se manifeste par la quantité de cristallisations nîtreuses qu'on trouve dans les cavernes souterreines, dans celles, sur-tout, qui sont ouvertes du côté du Nord. On s'en apperçoit encore sur les chairs des animaux fraîchement découpées. Ce principe nîtreux a bientôt changé la couleur de leurs ſurfaces. De vive & fleurie, elle leur en communique une d'un rouge foncé, tirant ſur le noir. L'air qui s'éloigne de cette précieuſe qualité, & qui en acquiert de malignes, ſoit à raiſon de la quantité d'hommes réunis, ſoit à raiſon de l'infection de l'eau & des lieux bas du vaiſſeau, peut produire des fievres putrides les plus terribles, & preſque de nature peſtilentielle.

Quoique l'air intérieur & l'air extérieur tendent à ſe mettre en équilibre; cependant, à moins que le premier n'ait un libre paſſage par des ouvertures ménagées à propos, l'air extérieur lui ſert comme de bouchon, & ne ſe mêle qu'avec cette partie de l'air intérieur qui eſt avec lui en contact. C'eſt ce qu'on obſerve communément dans les privés qui ne donnent que peu d'odeur dans les beaux tems, mais qui en exhalent une très-mauvaiſe dans les tems de vents & d'orages. La diminution de la preſſion que l'atmoſphere opéroit ſur ces vapeurs renfermées, les dégage, & les laiſſe s'étendre à des diſtances très-conſidérables.

On a imaginé différens moyens de remédier à ces inconvéniens, & de conſerver la vie & la ſanté des matelots, cette portion ſi précieuſe de la nation. Deux Membres illuſtres de la Société Royale, hommes pleins d'eſprit & d'induſtrie, ont préſenté chacun une machine, le célebre Docteur Hales & le fameux Deſaguliers. Le premier eſt l'inventeur d'un inſtrument qu'il appelle les poumons du vaiſſeau (1); & le ſecond, d'une machine (2) qui eſt une perfection des

---

(1) Voyez le *Traité des Ventilateurs* du D. Hales.
(2) *Tranſact. Philoſ.* N°. 437.

soufflets hessiens. Comme ces Messieurs les ont présentés eux-mêmes à la Société Royale, je me dispenserai de plus grands détails à ce sujet, pour dire un mot de l'invention dont on fait communément usage, je veux dire les *voiles à vent.* Elles sont faites de toile à voile commune. Leur longueur est d'environ 25 à 30 pieds, selon le volume du vaisseau ; elles ont la forme d'un cône tronqué. Pour s'en servir, on les tient suspendues avec des cordes, environ à deux tiers de leur hauteur ; leurs bases sont étendues par des cerceaux circulaires, & leur sommet pend en bas dans les écoutilles du vaisseau. Au dessus de chacune d'elles se trouve une des voiles ordinaires, tellement disposée, que la plus grande partie de l'air s'y porte, & qu'il se trouve ainsi dirigé & conduit, comme par un entonnoir, dans les parties supérieures du vaisseau. Il faut que ces voiles soient successivement tendues & abaissées chaque fois qu'on veut s'en servir ; de sorte que le supplément d'air qu'on obtient par cette méthode n'est pas constant.

Quoique l'usage ait prévalu en faveur de cette invention, elle est néanmoins sujette à plusieurs inconvéniens.

1°. Chaque vaisseau en a communément trois, une à chaque mât ; de sorte qu'il faut aux matelots un tems considérable pour mettre leur appareil en état, & pour les tendre, afin de pouvoir s'en servir : 2°., on ne peut s'en servir que dans les tems modérés : 3°., près de l'équateur, où le besoin d'air frais se fait sentir plus que dans aucun autre endroit, le tems est quelquefois si calme, que ce secours deviendroit inutile, puisqu'il n'y auroit pas assez d'air pour distendre ces voiles : 4°., l'air admis par ce moyen ne passe que dans les parties supérieures & dans les endroits les plus ouverts du vaisseau, de sorte que le puits ni le fond de cale n'en reçoivent aucun changement; & l'on observe quelquefois que si l'on se sert de ces ventilateurs, après en avoir interrompu l'usage pendant quelque tems, ils amenent le mauvais air dans l'endroit où l'on couche, & dans les parties les plus aérées du vaisseau, à peu près de la même maniere qu'en versant de l'eau fraîche sur de l'eau croupie, le mêlange exhale une mauvaise odeur; quoique dans un moindre degré : 5°., on ne peut s'en servir pendant la nuit, quand les gens reposent entre les tillacs. Enfin, quand ces ventilateurs n'auroient aucun des inconvéniens précédens, leur usage deviendroit destructif dans les vaisseaux destinés au transport des malades. Il est, à la vérité, nécessaire pour la conservation de l'équipage, & pour corriger les exhalaisons infectes, produites par l'haleine des matelots & par celle des malades & des blessés, que l'air frais soit reçu imperceptiblement dans le vaisseau; mais les bouffées de vent venant à se jetter impétueusement dans les lieux où les malades reposent, il n'en peut résulter que des conséquences très-fâcheuses pour eux, & ces conséquences sont trop connues, pour m'étendre davantage ici sur cet objet.

Pour remédier à ces inconvéniens, empêcher l'air de s'altérer même dans les puits, & à fond de cale des vaisseaux, & procurer, d'une maniere imperceptible & continuelle, une grande circulation d'air frais dans chaque partie du vaisseau, M. Sutton a imaginé le plan dont je vais rendre compte. Il a son utilité non-seulement pour les vaisseaux, mais encore pour tout autre endroit auquel il peut être adapté avec des changemens relatifs aux circonſtances. On peut l'appliquer aux maiſons, aux chambres fermées des priſons, aux puits de terre, aux privés, aux hôpitaux, &c.

Rien ne raréfie ſi bien l'air que la chaleur. Toutes les fois qu'elle cauſe une diminution dans ſa denſité, la partie qui eſt la premiere en contact s'y porte avec vîteſſe, & eſt remplacée conſtamment par une autre, juſqu'à ce que l'élaſticité de l'air ſe trouve en équilibre. C'eſt pourquoi ſi l'on adapte un tube au puits, au fond de cale, ou à toute autre partie du vaiſſeau, & que la partie ſupérieure de ce tube ſoit ſuffiſamment échauffée pour raréfier la colonne d'air qui eſt au deſſous; l'air putride du fond du tube, qui cherchera à ſe mettre en équilibre étant attiré par cette voie, il ſera ſuppléé par l'air frais, qui y abordera de toutes les autres parties du vaiſſeau. Cette opération étant continuée, il en réſultera un changement d'air total dans chacune d'elles. Ce principe exactement conforme à la doctrine des pneumatiques, eſt la baſe de la machine de M. Sutton, qui, en premier lieu, fut miſe en œuvre à bord du *Hulk* à Deptford, en préſence des Lords de l'Amirauté, des Commiſſaires de la Marine, du Chevalier Folkes, l'illuſtre Préſident de notre Société, du Docteur Méad, &c. elle réuſſit à leur ſatisfaction. L'air de la ſoute, celui du harlap & du puits de ce vaiſſeau furent attirés en même tems, & en telle quantité, que de groſſes chandelles qu'on avoit miſes au bout de ces tubes furent auſſi-tôt éteintes que préſentées; & cependant le bout d'un de ces tubes étoit éloigné de la flamme d'environ vingt verges.

Voici l'exposé de sa méthode : pour faire bouillir la marmite de l'équipage, il doit y avoir dans chaque vaisseau une chaudiere plus ou moins considérable, en proportion de l'étendue du bâtiment & du nombre d'hommes qu'il renferme. Cette chaudiere est fixée dans les vaisseaux de la même maniere que sur terre, ayant sous elle deux ouvertures séparées par une grille de fer. La premiere est pour le feu ; elle est garnie d'une porte de fer. Les cendres passent à travers la grille, & tombent dans le fond de l'autre ouverture. La fumée s'échappe par un tuyau de cheminée comme à l'ordinaire. Quand le feu est allumé, il est entretenu par l'air des parties voisines du cendrier. Mais, si au lieu de la grille on substituoit une porte de fer semblable à la premiere, & que l'air n'eût plus d'accès, le feu ne tarderoit pas à s'éteindre, à moins qu'on n'y remédiât par quelqu'autre ouverture. Qu'on pratique un ou plusieurs trous à l'ouvrage en brique qui est sur les côtés du cendrier, & que les tubes de cuivre en question s'y adaptent fermement, & aillent aboutir au puits ou aux autres parties du vaisseau, l'air de ces parties se précipitera à travers ces tubes ; celui qui croupit à fond de cale passera ainsi impunément par le feu, & se dissipera par la cheminée ; & l'air frais venant des autres parties du vaisseau, prendra sans cesse la place de celui-ci. Le feu doit être toujours entretenu dans le vaisseau ; mais ce n'est pas seulement pendant qu'il aura lieu, que ce renouvellement d'air se fera ; il continuera tant que la chaleur subsistera, ou dans le foyer, ou dans les ouvrages de brique. C'est ainsi qu'on l'observa à bord du *Hulk* à Deptford. L'air fut attiré dans le tube, environ 12 heures

heures après que le feu fut éteint. D'après cela, on voit évidemment que comme l'apprêt des provisions exige du feu pendant plusieurs heures du jour, la chaleur subsistant encore longtems après, le renouvellement de l'air continuera du jour au lendemain. M. Sutton propose donc de faire circuler l'air au moyen du même feu, & sans qu'il soit besoin d'augmenter celui qu'on est déja obligé de faire pour les nécessités mêmes du vaisseau.

L'utilité de cette machine aura son application dans un grand comme dans un petit vaisseau. Quand il y aura un plus grand nombre de personnes à bord, il faudra pour les apprêts de la cuisine un feu plus considérable, & plus longtems continué. Il exigera donc une plus grande quantité d'air pour son entretien. La dimension ni le nombre des tubes nécessaires ne sont pas spécifiés, parce que la circulation de l'air étant en proportion de la quantité du feu, le diametre des tubes doit augmenter en raison de la quantité des personnes, & réciproquement.

L'envie d'observer m'a engagé plusieurs fois à m'occuper de cette machine. Le feu étant bien allumé, si on laissoit ouverte la porte de fer basse, la flamme ne montoit pas si haut; le feu sembloit avoir moins d'ardeur; mais dès qu'on la fermoit, à peine l'air s'insinuoit-il dans les tubes, que la flamme recouvroit bientôt sa premiere vigueur.

Dans les grands vaisseaux non-seulement il y a une chaudiere, mais encore une grille de fer semblable à celles dont on se sert dans les cuisines. La chaleur & la fumée qui en proviennent ne peuvent pas être inutiles. Il est possible de fixer derriere cette grille un tube de fer, de l'insérer tout-à-fait dans l'ouvrage de brique, & de le faire passer à travers le tillac, de sorte qu'une de ses extrêmités soit implantée dans la cheminée environ un pied au dessus de l'ouvrage de brique, & que l'autre aboutisse au fond de cale ou à tout autre endroit du vaisseau. Le haut de ce tube étant alors échauffé, l'air s'insinuera par le bas comme dans l'autre cas. L'épreuve en fut faite à bord du *Hulk*, avec un tube de fer d'environ deux pouces & demi de diamêtre, & les chandelles allumées qu'on exposa à l'embouchure de ce tube furent éteintes aussi-tôt que par aucun des autres.

On objectera peut-être qu'un certain nombre de tubes prendront beaucoup de place, sur-tout dans les vaisseaux marchands, & qu'ils seront exposés à être brisés ou endommagés en chargeant & déchargeant. Pour remédier à cet inconvénient, il n'y a qu'à adapter au cendrier un tube d'une dimension convenable, & dès qu'il est à travers le principal tillac, ne le pas trop serrer, la forme circulaire ou toute autre étant également utile, on pourra alors le diviser en autant de ramifications qu'on le jugera à propos. La soute & le magasin des provisions surtout ne sauroient jouir d'un air trop pur. On aura donc soin d'en destiner une à chacune de ces pieces. Ces branches peuvent être conduites entre les poutres qui supportent le tillac, jusqu'à ce qu'elles soient arrivées aux côtés du vaisseau, d'où elles peuvent ensuite être distribuées & dirigées vers les endroits auxquels on a dessein de les placer. Par ce moyen leur opération sera facile, & les tubes seront à l'abri de tout inconvénient.

La simplicité de cette machine, le peu d'embarras qu'elle donne, la facilité de l'employer

& de la conſerver, ſans aucun travail de la part des matelots, ſont autant de conſidérations qui doivent engager à la mettre en uſage partout.

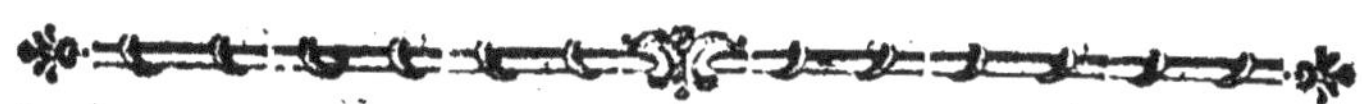

SUITE du détail hiſtorique de la nouvelle méthode d'extraire l'air corrompu des Vaiſſeaux.

CHEVALIER,

DEPUIS ma derniere lettre dans laquelle je vous ai envoyé une deſcription hiſtorique de ma méthode d'extraire le mauvais air des vaiſſeaux, j'y ai fait quelques corrections qui tendent à la perfectionner. Je crois qu'elle réunit maintenant toutes les conditions propres à établir une circulation d'air frais dans les endroits renfermés, & qu'on ne lui peut reprocher aucun des inconvénients que quelques perſonnes prévenues lui avoient imputés. Ce n'eſt pas ſeulement la vérité des principes ſur leſquels je ſuis fondé qui ont opéré ma conviction à cet égard: elle a pour motif les expériences qui en ont été faites avec impartialité, pendant des voyages de long cours dans toutes les parties du monde, & les témoignages flateurs de ſes effets ſalutaires. Vous trouverez à la ſuite de cette lettre les principaux de ceux dont on m'a honoré.

J'ai aujourd'hui la ſatisfaction de vous informer qu'enfin mon invention a ſurmonté tous les obſtacles qu'elle avoit rencontrés, & que j'en ſuis redevable à la ſageſſe & au zele des Lords actuels de l'Amirauté, & à celui des Officiers & Commissaires de la Marine du Roi. Après avoir considéré cette affaire avec la plus grande attention, ils ont été si satisfaits des grands avantages qui résultent de l'exécution fidelle de mon plan, qu'ils n'ont pas hésité de prendre avec moi des engagements pour établir ma machine à bord des vaisseaux de S. M., ou par moi-même ou par commission. Cet acte de leur part, & l'intérêt général qui en résulte, est fait, Chevalier, pour émouvoir votre cœur patriotique, & je ne doute pas que vous ne daigniez partager la reconnoissance que je dois à leurs grandeurs, & qu'ils méritent du public.

J'ai l'honneur d'être, &c.

SAMUEL SUTTON.

EXTRAIT du voyage du Lord ANSON, *dans lequel il fait voir le besoin d'une machine propre à extraire le mauvais air.*

LES Capitaines de l'Escadre représenterent au Chef, le mauvais état dans lequel se trouvoient les hommes qui composoient l'équipage, & que les Chirurgiens pensoient comme eux, que pour travailler à leur conservation, il étoit nécessaire d'amener plus d'air entre les tillacs; mais que la profondeur des vaisseaux étoit un obstacle à l'expédient d'ouvrir des portes plus bas. Sur ces représentations, le Chef ordonna de pratiquer six écoutilles dans chaque vaisseau, aux endroits où elles l'affoibliroient le moins.

Je songeai à cette occasion combien il seroit

important que tous ceux qui, par office ou par autorité, ont quelqu'influence ſur la direction de nos affaires navales, donnaſſent quelque attention à cet article eſſentiel pour la vie & la ſanté de nos matelots. Et quand les motifs même d'humanité ſeroient inſuffiſans à cet égard, la politique ſeule, la conſidération du ſuccès de nos armes, l'intérêt & l'honneur de chaque Commandant particulier, devroient porter à un examen ſérieux & impartial de toute méthode probable, deſtinée à la conſervation de la ſanté d'un équipage. Eſt-ce ainſi qu'on en a agi? A-t-on conſidéré les dernieres méthodes ſimples & faciles, propoſées pour entretenir la fraîcheur & la pureté de l'air? Les a-t-on conſidérées avec cette candeur & cette impartialité que devoient naturellement inſpirer les grands avantages qu'on en attendoit? Au contraire, nos projets ſalutaires n'ont-ils pas été ſouvent traités avec négligence & mépris? N'a-t-on pas vu quelques-uns de ceux qui ont été obligés d'en éprouver les effets, ſe rendre coupables de la plus déteſtable partialité dans le compte qu'ils en ont rendu? Il faut avouer cependant, que pluſieurs perſonnes diſtinguées dans la direction & dans le commandement de nos troupes ſe ſont montrées dans ces circonſtances, avec toute l'attention & le jugement que la nature de la choſe exigeoit. Mais ce qui a lieu d'étonner, c'eſt qu'il ſe trouve des gens aſſez déraiſonnables pour adopter un parti contraire, en dépit des motifs les plus puiſſants que ſuggerent l'humanité & la prudence. Je veux croire qu'une pareille conduite ne prend pas ſa ſource dans des ſentiments auſſi barbares qu'on le peut préſumer naturellement. Je l'imputerois plutôt à un attachement obſtiné & en quelque maniere ſuperſtitieux à des pratiques établies depuis long-temps ; je l'attribuerois à ce dédain réfléchi qu'ont les marins pour toutes ſortes d'innovations, & ſurtout pour celles qui ſont propoſées par des gens qui habitent ſur terre.

EXTRAIT des Certificats qui conſtatent les avantages & les ſuccès de la machine de M. SUTTON, pour purifier l'air dans les Vaiſſeaux, & autres endroits renfermés.

I.

EXTRAIT *d'une Lettre du Contre-Amiral* BOSCAWEN *à M.* CORBETT, *datée de Table-Bay, le 9 Avril* 1748.

L'ESCADRE & les troupes que j'ai avec moi, jouiſſent de la meilleure ſanté, & en ont joui conſtamment pendant toute notre traverſée. Je l'attribue en grande partie à ce que nous avons mouillé aux Iſles, où nous avons pris du rafraîchiſſement. Mais, en même-tems, je ne puis m'empêcher de croire que les canaux aëriens qui ont été placés ſur les vaiſſeaux de guerre, ne nous aient rendu les plus grands ſervices, particuliérement en purifiant l'air qui croupit ordinairement entre les deux ponts, & en prévenant par-là le ſcorbut.

Je dois même ajouter ici, au ſujet de ces canaux, que le *Bulge-Water* du *Namur*, n'a pas été le moins malfaiſant pendant toute la traverſée, quoiqu'il exhalât une ſi mauvaiſe odeur quand nous arrivâmes au port de Porſtmouth, que trois ou quatre personnes furent sur le point d'en être suffoquées, en s'approchant seulement du puits. C'est pour cela que je ne saurois trop recommander l'usage de ces machines, comme une des choses les plus utiles dont on puisse pourvoir les vaisseaux du Roi.

I I.

Me. Joseph Hatton, Constructeur du vaisseau de guerre, le *Warwick*, dans l'histoire de son *Voyage en Guinée & aux Indes Occidentales*, déclara, P. 211, au Conseil de la Marine, que la chaîne de leur pompe s'étant cassée par accident, & un crochet s'y étant engagé, de maniere qu'elle ne pouvoit plus jouer ni en haut ni en bas, il fut obligé de descendre dans le puits pour faire ouvrir la pompe à dessein de tirer le crochet; qu'il resta dans le puits pendant près de cinq heures, & cela dans une profondeur d'eau assez considérable. Sa santé n'en souffrit aucun dommage; ce qu'il attribue aux canaux mis à bord du même vaisseau, pour extraire le mauvais air.

I I I.

Le Capitaine Pedre, commandant du *Sandwich*, au service de la compagnie des Indes, à bord duquel M. Sutton a placé une de ses machines, a déclaré au Conseil de la Marine, qu'à son retour d'un voyage à la Chine en 1747, quand il débarqua en Irlande, il se fit apporter de l'eau du fond du vaisseau, qui ne différoit pas en odeur de l'eau commune de la mer, & qui n'en différoit en couleur que comme la liqueur du thé boyt differe de celle du thé verd.

I V.

Extrait d'une Lettre du Capitaine WILLIAMS-LISLE, *Commandant du vaiſſeau le* Vigilant, *au Cap de Bonne-Eſpérance*, *le* 10 *Avril* 1748.

Je vous ai donné, dans ma premiere lettre, un détail de tout ce qui nous eſt arrivé depuis notre départ de Madere. Pour vous communiquer une meilleure idée de cette ennuyeuſe traverſée, je vous envoie une note exacte du jour où nous avons quitté les différents Ports où nous avons mouillé.

Nous ſortîmes de Spithéad le 2 Novembre; de Lisbonne le 24 Janvier, & nous arrivâmes au Cap de Bonne-Eſpérance le 22 Mars. Vous pouvez conclure delà, que notre traverſée de Madere au Cap a été juſtement de onze ſemaines, & la durée de notre voyage depuis l'Angleterre, de cinq mois entiers, ſi nous fixons chaque mois à vingt huit jours; ce qui eſt aſſez long pour n'avoir fait que la moitié du chemin qui nous reſtoit pour terminer notre voyage. Quoiqu'il ait été long, il n'a été accompagné d'aucun accident fâcheux. La ſanté même de tous les paſſagers a été conſtamment bonne; ce que je ne peux gueres attribuer qu'aux nouveaux ventilateurs de M. Sutton, & à la grande quantité de graine de moutarde que le gouvernement a fait diſtribuer aux matelots, après en avoir éprouvé les bons effets. Les Hollandois qui réſident ici, regardent cela comme un miracle, & en font le principal ſujet de leurs converſations.

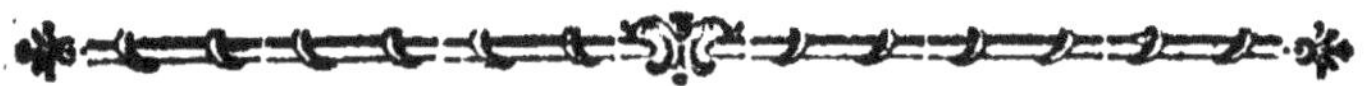

EXTRAIT des Lettres-Patentes accordées par Sa Majeſté pour l'invention précédente.

GEORGES II, par la grace de Dieu, Roi de la Grande-Bretagne, de France, & d'Irlande, défenſeur de la foi &c &c.

A tous ceux qui ces préſentes verront, Salut. Notre fidele & bien-aimé Samuel Sutton, Braſſeur de notre ville de Londres, nous a repréſenté qu'après de longues études, beaucoup de peines, de grandes dépenſes, & des expériences répétées, il eſt enfin parvenu à perfectionner une nouvelle méthode dont il eſt l'inventeur, au moyen de laquelle il chaſſe le mauvais air des vaiſſeaux, par le ſecours du feu, & peut en éloigner tout air quelconque nuiſible, la dite invention pouvant être appliquée commodément aux mines & cavernes ſouterreines, dongeons, priſons, & tous autres endroits infectés: qu'elle peut être miſe en uſage dans les étuves, échauffer la terre pour hâter les productions de ſes fruits, ſervir dans les greniers à la conſervation des bleds & autres grains; la dite invention devant tendre ainſi à conſerver un grand nombre de nos ſujets, & notre Royaume en retirer les plus grands avantages; & comme le ſuppliant eſt le premier & le ſeul à qui cette découverte appartienne; eu égard auſſi aux grandes dépenſes qu'elle a dû néceſſairement lui occaſionner, il nous a humblement ſupplié qu'il nous plût lui accorder par nos lettres patentes Royales, le privilege excluſif & le bénéfice de la dite nouvelle invention dans cette partie de nos Etats, appellée l'Angleterre, dans le pays de Galles & la ville de Berwick sur la Tavede, & dans nos Colonies d'Amérique, pendant l'espace de quatorze ans, conformément aux statuts & réglements requis en pareil cas. Notre intention étant d'encourager tous les arts, & les inventions qui contribuent au bien public, nous avons acquiescé volontiers à la demande du suppliant.

C'est pourquoi vous saurez que nous, de notre grace spéciale, science certaine & pur mouvement, avons donné & accordé, pour nous, nos héritiers & successeurs, & par ces présentes donnons & accordons au dit Samuel Sutton, ses héritiers & ayant-cause, notre licence spéciale, plein pouvoir, privilege exclusif & autorité pour la dite invention, que lui le dit Samuel Sutton, ses successeurs, Cessionnaires ou ayant cause pourront exercer par eux-mêmes ou par leurs préposés, faire exercer, céder, vendre, aliéner pour toujours ou pour un tems seulement pendant le terme des années susdites, dans cette partie de nos Etats de la Grande-Bretagne appellée l'Angleterre, notre pays de Galles, la ville de Berwick sur la Tavede, & nos Colonies & plantations d'Amérique, de telle maniere que ledit Samuel Sutton & ses ayants-cause aviseront bon être. Entendons que le dit Sutton puisse tenir, exercer, & faire exercer la dite permission & privilege, & jouir de tous les profits & avantages qui en pourront résulter pendant le dit terme de quatorze ans, pris de ce moment & à la datte des présentes, conformément aux statuts & réglements faits en pareil cas. Et afin que ledit Samuel Sutton & les siens puissent jouir entiérement de notre privilege exclusif accordé pour la dite invention, nous avons, par ces présentes, pour nous, nos héritiers & successeurs, défendu & défendons à tous & un chacun nos sujets, de quelle qualité & condition qu'ils soient dans nos dits Etats, de s'ingérer directement ou indirectement pendant le dit espace de quatorze années, en la pratique ou usage de la dite invention du dit Sutton, ni d'aucunes parties d'icelle; défendons même de s'en servir sous prétexte d'y faire des additions ou soustractions; défendons de l'imiter ou en faire de semblable, sans la permission expresse, consentement & agrément du dit Sutton ou des siens, signés d'eux, & ce, sous les peines & amendes qu'on avisera devoir être infligées aux délinquants, pour mépris de notre autorité & Commandement royal, & pour les dommages résultants envers le dit Sutton de leur entreprise.

Défendons à nos gens de justice, Maires, Schérifs, Baillifs, Commissaires, Chefs de Communautés & employés quelconques pour nous & nos successeurs, d'apporter le moindre obstacle & le moindre empêchement à l'exécution de la machine du dit Sutton & ses ayant-cause, ni de le troubler en quoi que ce soit qui puisse y avoir du rapport. Et seront nos présentes lettres en faveur dudit Sutton & des siens duement enregistrées & publiées partout où besoin sera, & voulons que foi soit ajoutée à la copie d'icelles, & qu'elles soient toujours interprêtées dans le sens le plus favorable au dit Sutton & aux siens, dans tous les tribunaux de cette partie de nos Etats appellée l'Angleterre, notre pays de Galles, la ville de Berwick sur la Tavede, nos Colonies & plantations en Amérique, nonobstant que la dite invention ne soit pas encore au point de perfection où elle peut être portée. En témoignage de quoi, nous avons voulu que nos présentes lettres fussent faites patentes, nous présent à Westminster le 16e. jour du mois de Mars, dans la dix-septieme année de notre regne.

Par écrit du Sceau-privé.

signé COCKS.

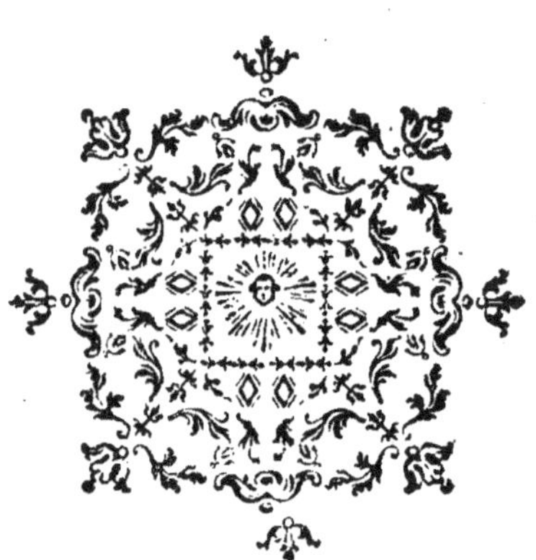

DISCOURS
SUR
LE SCORBUT.

ON a donné le nom de ſcorbut à un ſi grand nombre de maladies & d'eſpeces ſi différentes, qu'on peut avec raiſon le conſidérer comme une affection très-compliquée, & ſuſceptible de diverſes formes. Ses principaux ſymptomes ont été clairement décrits par pluſieurs Auteurs. Tels ſont les ſuivants : les gencives ſont altérées; il s'éleve ſur la peau des taches noires & livides, auxquelles ſuccedent ſouvent des ulceres aux jambes, qui ſont ordinairement très-gorgées. Lorſque ces ulceres ſont ſuſceptibles de guériſon, on ne l'obtient que difficilement ; enfin, lorſque le mal eſt porté à ſa derniere période, les os même ſe carient.

Il eſt donc évident que dans cette maladie, le ſang & les humeurs ont contracté une ſorte de corruption, qui tend à la putréfaction même, pourvu que la cauſe à laquelle elle eſt due, continue d'agir. Les Auteurs conviennent aſſez généralement que cette maladie vient du Nord. Ils l'atribuent au froid & à l'humidité de l'air de ces climats, combinés avec l'uſage des eaux ſtagnantes & mal-ſaines, ainſi qu'avec celui des chairs ſalées & deſſéchées. Auſſi ont-ils obſervé que ſes ravages ſont plus conſidérables & qu'elle eſt même endémique parmi les habitants des bords de la Mer Baltique, dans la Finlande, la Norvege, le Danemarck & les autres terres qui environnent l'Océan Germanique. Effectivement non ſeulement le nouveau nom Latin *ſcorbutus*, mais encore notre nom Anglois, dérivent du Saxon, *ſchorbock* ou *ſchorbuck*, qui ſignifie *tranchées*, ou *déchirures de ventre*. (1)

C'eſt cette même maladie que Pline, d'après les ulceres qu'il avoit obſervés à la bouche & aux jambes, appelle *ſtomacace*, ou plutôt *ſtomocace* & *ſceletyrbe*, l'attribuant à l'uſage des eaux mal ſaines (2), & contre laquelle il conſeille, comme ſpécifique, l'herbe Britannique, qui eſt notre *hydrolapathum* (3).

Long-tems auparavant, Hippocrate lui-même avoit connu cette maladie, & l'avoit conſidérée comme une affection de la rate, qui provenoit de l'uſage des eaux froides, crues & bourbeuſes. (4)

Telle eſt la deſcription de ce mal, lorſqu'il prend ſur terre. Lorſqu'on en eſt attaqué ſur mer, dans des voyages de long cours, il eſt beaucoup plus terrible. Pluſieurs Auteurs même préſument que ce n'eſt plus la même maladie ; mais en comparant les ſymptomes de celle de terre avec ceux du ſcorbut de mer que je vais décrire, on verra clairement que la différence n'eſt que dans le degré de malignité.

L'hiſtoire des progrès de ce fléau deſtructeur eſt décrite avec la plus grande exactitude, dans

(1) *Eugalen. de ſcorbut. & imprimis Sennert.* Lib. III. Part. V.

(2) *Hiſt. Natur.* Lib. XXV, §. VI.

(3) Eſpece d'oſeille.

(4) *De intern. affectib.* §. XXXIV. *& de aëre. aq. & loc.* §. X.

le *Voyage autour du Monde du Lord Anſon.* Son équipage en fut vivement affecté ſur la mer du Sud. Il me ſeroit difficile d'en donner une deſcription plus préciſe que celle qu'on trouve dans ſon excellent Livre, d'où je vais extraire les principales circonſtances dont il y eſt fait mention. Je ſuis d'autant plus en état de me livrer à ce travail, qu'engagé par les circonſtances dans les recherches qui y ont du rapport, j'ai non-ſeulement eu l'honneur de m'entretenir ſouvent de cet objet avec cet Amiral; mais encore j'ai eu l'avantage d'être aidé des obſervations originales des deux habiles Chirurgiens de ſon équipage (1), qui m'ont permis d'en extraire tout ce qui pourroit m'être de quelque utilité.

Les premiers ſymptomes ſont abſolument les mêmes dans la maladie de terre & dans celle de mer; mais dans celle-ci ils montent bientôt au plus haut degré. Rien n'égale ſa malignité; c'eſt un poiſon corroſif, qui ſe développe au point que les cicatrices des plaies qui ont été très-long-tems à ſe guérir, ſe rouvrent ſouvent de nouveau, & que l'on a vû même des calus qui avoient été très-long-tems à ſe former, après la fracture de quelques os ſe diſſoudre, & la fracture avoir lieu de nouveau, comme ſi jamais elle n'eût été conſolidée.

Cette maladie étoit encore accompagnée de pluſieurs autres ſymptomes dangereux, comme fievre putride, pleuréſie, jauniſſe, conſtipation opiniâtre, difficulté de reſpirer, &c. Ce dernier étoit le plus fâcheux de tous; car il jettoit les malades dans un abattement, dans une foibleſſe ſi exceſſive, que pluſieurs expiroient au

---

[1] M. ETTRICK & M. ALLEN.

moindre mouvement, & dans les efforts mêmes qu'ils faisoient pour quitter leur lit, & gagner le tillac.

Il se joignoit à ces symptomes un découragement d'esprit extraordinaire, un frisson, un tremblement, des terreurs paniques sur les accidents les plus légers; & celui-ci étoit si constant, que, quelque abattu que fût le malade, jamais il ne manquoit d'ajouter de nouvelles forces à la maladie.

Tels sont les signes qui caractérisent ce mal compliqué. On en pourroit joindre encore beaucoup; mais il est tems de faire quelques recherches sur la maniere dont ils sont produits.

Il est certain que des aliments d'une nature aussi mauvaise que ceux dont on a parlé, sont très-capables de corrompre le sang & les humeurs; mais une chose qui résulte plus évidemment encore de toute l'histoire de ce voyage, c'est que l'air est le plus puissant des agents qui concourent à la production de ce mal. Il est singulier même que les Auteurs qui en ont traité, se soient si peu occupés de cette cause; c'est, sans doute, parce qu'ils n'ont décrit que le scorbut de terre. Quand celui de mer est porté à son comble, l'effet de la virulence scorbutique se corrige à peine dans un climat plus froid. Des aliments plus frais, des eaux de pluie plus saines n'étoient plus d'aucun secours, quelque propriété qu'aient ces choses pour préserver de ce terrible fléau. Il est donc de la plus grande conséquence de s'opposer de bonne-heure à sa premiere invasion.

Voici maintenant de quelle maniere s'explique l'action des causes mentionnées. Si l'on réfléchit à l'utilité de la respiration & au mécanisme par lequel

lequel elle contribue à entretenir plusieurs fonctions nécessaires à la vie, l'on comprendra facilement comment l'air maritime peut acquérir des qualités si nuisibles.

Pour jetter un plus grand jour sur cette matiere, il faut observer que l'air qui entre dans le poumon agit, par sa gravité & par son élasticité, sur le sang qui circule dans les vaisseaux de cet organe. Cette pression a deux effets principaux. D'abord elle tend à diviser les globules sanguins ; en second lieu, la matiere subtile & élastique qu'elle fait passer dans le sang, y excite un mouvement intestin, qui dispose & prépare la secrétion des différentes liqueurs, à mesure qu'il aborde dans le cours de sa circulation, aux glandes destinées à séparer telles ou telles humeurs.

Tout ce qui peut altérer cette gravité & cette élasticité de l'air le rend impropre aux usages auxquels il est destiné. L'humidité affoiblit son ressort ; il se corrompt, lorsqu'il est surchargé des particules impures qui résultent de l'haleine de plusieurs personnes rassemblées dans un petit espace, sur-tout s'il s'en rencontre quelques-unes de malades. L'altération de l'eau qui croupit à fond de cale contribue au même effet. Enfin, les sels qui s'élevent de la mer, & dont quelques-uns procedent probablement des animaux pourris dans cet élément, peuvent s'insinuer dans le sang, & y exciter une fermentation propre à en corrompre toute la masse (1).

(1) *Note du Traducteur.* * On a fait de graves dissertations pour déterminer si c'est de l'eau, de l'air ou de la terre que vient le principe salin qui domine dans les eaux de la mer. Je ne sais pourquoi on n'a pas imaginé

Il n'eſt pas hors de propos d'ajouter que les eſprits animaux même doivent néceſſairement participer des qualités vicieuſes de ce fluide dont ils ſont dérivés. Ce qui le prouve évidemment, c'eſt cette foibleſſe du corps, cet abattement de l'eſprit ſi difficile à expliquer autrement, & dont les autres ſymptomes, comme nous l'avons déja dit, ſont toujours accompagnés.

Il eſt inutile d'inſiſter davantage ſur la connexion de ces divers accidents avec les cauſes dont nous venons de faire mention ; mais on verra avec plaiſir, les obſervations que les habiles Chirurgiens dont j'ai parlé ont faites ſur le ſang de leurs malades, vu dans les différentes périodes des maladies, ainſi qu'à l'ouverture des cadavres.

Dans les commencements de la maladie, en ſortant de l'ouverture de la veine, le ſang paroiſſoit comme de diverſes couleurs, & tacheté de raies noires. Dans l'augmentation, il avoit l'air diſſous, & en apparence très-noir ; & après avoir reſté quelque tems dans la palette, il ſembloit devenir épais, & prendre une couleur noire bourbeuſe. La ſurface en pluſieurs endroits étoit verdâtre, & n'offroit qu'une maſſe irréguliere. Dans le troiſieme degré de la maladie, le ſang étoit noir comme de l'encre ; & après même l'avoir agité, pendant pluſieurs heures, dans le vaſe, ſa partie fibreuſe ne ſembloit qu'un amas

---

la cauſe qu'aſſigne M. Méad, & qui ne doit pas être la moins efficace. En effet, la quantité innombrable de cadavres de toute eſpece engloutis dans cette immenſité d'eaux depuis le commencement du monde, n'y a-t-elle pas trouvé le diſſolvant le plus propre à ſe charger des ſels qui abondent dans la machine animale ?

de poils ou de laine flottant dans une ſubſtance bourbeuſe.

A l'ouverture des cadavres, le ſang paroiſſoit tellement diſſous, qu'en coupant quelque branche veineuſe un peu conſidérable, on pouvoit vuider la partie à laquelle elle appartenoit, de la liqueur noire & jaune dont elle étoit abreuvée. Quand on en trouvoit d'extravaſé, il étoit de la même eſpece. A la fin de la maladie il ſurvenoit différentes hémorrhagies; mais le ſang n'avoit ni plus de conſiſtance, ni une couleur différente, ſoit qu'il ſortît de la bouche, ſoit qu'il vînt du nez, de l'eſtomac, des inteſtins, ou de tout autre endroit.

Pluſieurs perſonnes ont révoqué en doute ces effets violens de l'humeur ſcorbutique, dont la malignité eſt telle, qu'elle fait rouvrir les cicatrices des vieux ulceres, & rompre de nouveau les os fracturés dans les endroits où il s'étoit déja formé des calus depuis long-tems. On croit communément qu'un os fracturé eſt plus fort après la formation du calus dans cet endroit que dans tout autre. Je ſuis perſuadé du contraire, & voici comment je conçois la choſe. Un calus n'eſt qu'une eſpece de ſoudure, qui remplit l'eſpace qui ſe trouve entre les deux bouts de l'os caſſé; & cette matiere eſt due aux ſucs nourriciers qui viennent de ces parties. Qu'on examine avec attention, & l'on verra que cette ſubſtance eſt plus poreuſe, qu'elle a moins de ſolidité, quoique l'os paroiſſe ſouvent plus épais en cet endroit qu'au deſſus & au deſſous; les fibres en ſont plus petites, plus courtes, & ne ſont pas ſi réguliérement diſpoſées que dans l'état naturel. Enfin, un calus eſt une oſſification imparfaite, & il n'eſt pas étonnant que les particules nourricieres ayant acquis elles-mêmes une acrimonie corrosive, puissent exercer leur action comme une menstrue dissolvante, & rompre la texture de ce ciment ajouté ; ce qui est, à la vérité, un phénomene.

Il est bon d'ajouter ensuite, pour venir à l'appui de cette explication, que, quoique le calus ait été dissous par la maladie ; cependant, lorsque le malade se remet, il se forme de nouveau par gradation, & en proportion du rétablissement du corps ; j'en ai sous les yeux un exemple frappant. Un matelot eut une clavicule fracturée au mois de Décembre. Elle fut aussi-tôt réduite & bien réunie. L'appareil fut ôté au mois de Janvier, & il se servit de son bras comme auparavant. Dans le mois d'Avril suivant, cet homme s'étant tenu suspendu par les bras, la même clavicule fut fracturée, puis réunie, & le calus se forma comme la premiere fois. Il se plaignoit dans ce tems, de quelques symptomes de scorbut, qui augmenterent de jour en jour jusqu'au mois de Juin suivant. Il débarqua alors à l'Isle de Juan Fernandez. Les bandages ayant été ôtés, la fracture parut dans le même état qu'au tems du premier accident, & il ne restoit pas la moindre trace de calus. Malgré les pansemens & l'administration des remedes convenables, cet homme ne put se servir de son bras que vers le milieu d'Octobre, le calus ayant resté plus de trois mois dans l'état de flexibilité. Il se rétablit ensuite par l'usage d'une nourriture végétale & par l'air de terre. Le calus se consolida, & ses forces revinrent insensiblement.

Mais il est tems d'en venir au traitement. Il consistera d'abord à prévenir les attaques, puis à détruire les effets de ce mal contagieux.

Ce ſont les alimens qui méritent la premiere & la principale attention. Je prendrai la liberté de faire ici quelques remarques ſur la maniere d'avitailler nos vaiſſeaux.

Les eſſais qui ont déja été faits à ce qu'on m'a dit, du ſel de M. Lowndes fait avec la ſaumure, prouvent qu'il eſt préférable à l'eau de Mer, & même au ſel gris dont on ſe ſert pour ſaler les proviſions de viande & de poiſſon. J'ai répété moi-même pluſieurs de ces expériences, d'après leſquelles notre College, conſulté par l'Amirauté ſur cet objet, n'a pu lui refuſer ſon approbation. Il n'y a dans la ſaumure aucune de ces qualités nuiſibles qu'on trouve toujours dans le ſel marin, & qu'on ne peut en ſéparer par aucun procédé connu. C'eſt ce qui rend l'air & l'eau maritime ſi pernicieux. J'ai vu avec peine la folie de quelques-uns de nos Médecins qui la preſcrivoient en boiſſon à leurs malades, & particuliérement dans les affections ſcrophuleuſes. Je ſuis très-perſuadé qu'indépendamment des autres inconvéniens, cette imprudence a ſouvent produit des ſymptômes de ſcorbut.

Je dois ajouter que ſi au lieu de notre poiſſon ſalé, on faiſoit proviſion de ſtock-fiſche, (1) cela ſeroit beaucoup plus ſain. C'eſt la coutume des Hollandois; & au lieu de gruau d'avoine, ils approviſionnent leurs vaiſſeaux de gort. C'eſt une eſpece d'orge moulu, qui n'eſt ni ſi chaud, ni ſi deſſéchant que l'avoine moulue. Je rapporterai ici ce que me dit un jour le brave & ſage Amiral ſir Charles Wager, dans une converſation que nous eûmes ſur la ſanté des Matelots. Dans l'année qu'il commanda notre flotte ſur

(1) C'eſt une ſorte de morue ſeche.

la Mer Baltique, ſon équipage fut cruellement attaqué du ſcorbut. Mais il obſerva que les vaiſſeaux Hollandois, qui accompagnoient alors les nôtres, furent beaucoup moins affligés de cette maladie. Il crut ne devoir attribuer cette différence qu'à celle de la nourriture. La leur étoit de la ſtock-fiſche & du gort, tandis que nos vaiſſeaux étoient approviſionnés de poiſſon ſalé & de gruau d'avoine. Cet Amiral venoit alors de la Méditerranée, & il s'étoit chargé, à Leghorn, d'une grande quantité de citrons & d'oranges. Comme il avoit ſouvent oui parler de l'efficacité de ces fruits dans le traitement de cette maladie, il faiſoit mettre ſur le tillac une caiſſe pleine des uns & des autres, & la faiſoit ouvrir chaque jour. Les hommes indépendamment de ce qu'ils en mangeoient, en mêloient encore le ſuc dans leur biere. Ils s'amuſoient même à ſe jetter les écorces les uns aux autres, de ſorte que le tillac en étoit toujours jonché & imbibé de cette liqueur odorante. Le bon effet qui s'enſuivit fut de ramener les Matelots chez eux en bonne ſanté.

Perſonne n'ignore que lorſque nos vaiſſeaux revinrent des Indes Orientales, ceux qui les compoſoient furent gravement affligés de cette maladie dans la route, & qu'aux approches de l'Iſle de Sainte Hélene, ils éprouverent beaucoup de ſoulagement de l'air frais & odoriférant qu'ils y reſpirerent. Ils ſe rétablirent en peu de jours en mangeant des fruits dont je viens de parler, & en faiſant uſage des végétaux que la nature y fait croître en abondance.

Ce qu'on vient de dire prouve l'excellence du conſeil donné, il y a quelques années, par notre College, aux Lords de l'Amirauté. Il confistoit à engager d'approvisionner chaque vaisseau de beaucoup de vinaigre de vin. C'est le moyen de corriger en quelque maniere le sel qui se trouve dans les aliments, & de réparer le défaut de fruits acides. Mais je ne dois pas oublier de remarquer ici que le vinaigre de biere n'a ni le fumet ni la vertu de celui de vin, & qu'il doit être banni de nos tables.

Je terminerai ce que j'ai à dire sur l'utilité des aliments végétaux dans le scorbut, par un exemple frappant cité dans le livre qu'a publié, il y a quelques années, sur cette matiere, un Médecin Hollandois (1). Un Matelot d'un des vaisseaux du *Groenland* étoit, par l'effet de cette cruelle maladie, dans un état tellement désespéré que ses compagnons en allant pêcher, le mirent sur une barque, le déposerent à terre, & l'y laisserent abandonné à son triste sort, qui ne paroissoit laisser aucun espoir. Ce malheureux avoit perdu l'usage de ses membres. Tout ce qu'il put faire fut de se traîner sur la terre, qui étoit couverte d'une plante dont il brouta, & qu'il arrachoit avec ses dents, pour soutenir le peu de vie qui lui restoit. La providence semble avoir pourvu chaque pays des Antidotes convenables aux maladies les plus communes parmi ses habitants. En assez peu de tems cet homme reprit quelques forces; elles augmenterent sensiblement, & il parvint enfin à une santé parfaite. De retour chez lui, il raconta le fait à cet Ecrivain, qui reconnut bientôt que cette plante étoit le *cochlearia*, ou l'herbe au scorbut. On en fit venir dans des pots; on le

(1) *Observationes circà scorbutum. Auth.* Johann. Freder. BACHSTROM. *Lugd. Batav.* 1734, in-12, p. 8.

trouva un peu différent de celui de notre pays. Il étoit plus doux, & n'avoit pas cette saveur âcre & piquante qu'on trouve dans le nôtre.

Quant à la nourriture végétale, je peux ajouter qu'outre les herbes & les fruits dont je viens de faire mention, il y en a plusieurs autres dont l'usage est très-salutaire dans cette maladie. Il en est qui, semblables au *cochlearia*, ont un suc subtil & volatil, comme le cresson & le Beccapunga. Il est d'autres plantes plus rafraîchissantes, & par conséquent plus convenables dans les constitutions chaudes accompagnées de chaleur fébrile, comme l'oseille, l'endive, la laitue, le pourpier, &c. (1) Je pense qu'il

---

[1] *Note du Traducteur.* * C'est un très-grand mal qu'on ait conservé dans les matieres médicales la dénomination de quelques classes de remedes, empruntée de la maladie à laquelle on les adapte. Un cours intarissable d'abus & d'erreurs prend sa source dans cette bévue. On en voit ici un exemple à l'égard du scorbut. La même liste de *plantes anti-scorbutiques* offre à un commençant le *cochlearia* & l'*oseille*, le *cresson* & la *laitue*, qui donnent dans l'analyse des principes si différens. Ne vaudroit-il pas mieux classer les remedes à raison de l'effet le plus marqué qui s'ensuit de leur usage ... *fondants*, *incrassants*, *&c.* & les maladies à raison de leurs symptomes les plus apparents ; d'où naîtroit l'indication la plus pressante à remplir dans chacune d'elles. On a trop multiplié, & les maladies, & les remedes. On a fait trop de divisions & de sous-divisions. Qu'est-ce que le *parterre pathologique* de M. de Sauvages, comparé aux *prolegomenes* de Boërhaave ? Hippocrate, Sydenham & lui ne se sont appliqués qu'à généraliser. Quant à l'exemple de ces grands hommes, on cherchera principalement à guérir des malades; on caractérisera bien moins de maladies par un nom spécial, & l'on comptera bien moins de remedes, par le nom précis de la maladie à laquelle ils conviennent.

seroit plus à propos de faire un mêlange des unes & des autres, afin qu'elles puissent se servir réciproquement de correctif. Le Lord Anson remarque dans l'histoire de ses voyages, que les fruits acides étoient de la plus grande utilité. (1)

Il ne faut pas oublier non plus que le lait, de quelque espece qu'il soit, lorsqu'on peut s'en procurer, ainsi que le petit lait clarifié avec quelques-unes des plantes qu'on vient de nommer, réunissent à la fois les vertus d'un aliment & celles d'un remede antiscorbutique.

Mais le but de ce discours étant de démontrer l'utilité de la machine de M. Sutton, il est bon d'ajouter ici quelques observations à celles qui étoient contenues dans le mémoire que j'ai lu sur cet objet à la Société Royale, & qui a été publié de nouveau dans le livre de M. Sutton.

J'ai déja dit que si les Auteurs qui ont écrit sur cette maladie, ne l'ont pas plus attribuée à l'air qu'ils ne l'ont fait, c'est qu'ils connoissoient moins le scorbut de Mer que celui auquel on est sujet sur terre. Mais il est évident que comme les mauvaises qualités de l'air de la Mer doivent augmenter lorsqu'il est renfermé, & qu'il n'a pas une circulation libre, surtout s'il est en même tems surchargé des vapeurs qui résultent de l'haleine de plusieurs personnes rassemblées dans un petit espace, on ne peut le renouveller continuellement sans procurer les plus grands avantages. Il faudroit méconnoitre l'essence des choses, pour révoquer cette vérité en doute. Mais je renvoie là-des-

---

(1) *Voyage du Lord Anson*, p. 117 & 308.

ſus à mon mémoire, & aux additions de M. Sutton.

On ſe perſuade à peine avec quelle promptitude un malade prêt à ſuccomber ſur Mer, ſe trouve tout à coup ſoulagé dès qu'il aborde. Le Commodore avoit enterré vingt-un hommes avant ſon arrivée à l'Iſle de Tinian, tandis qu'il n'en perdit pas plus de dix dans les deux mois de ſéjour qu'il y fit. C'eſt ainſi que la malignité & les mauvaiſes qualités de l'air de la Mer ayant envenimé la maladie, la guériſon étoit due évidemment à celui de la terre, puiſque les malades s'y rétabliſſoient ſur le champ.

Ce qu'il y a de plus merveilleux c'eſt que la vapeur de la terre fraîche contribue elle-même au rétabliſſement de ces malades. Je tiens du Lord Anſon, qu'un de ſes hommes qui ramoit pour gagner terre, étoit ſi foible qu'il tomboit ſur ſa rame preſque mort. Quand il eut abordé avec beaucoup de peine, le pauvre homme dit à ſes camarades de lever une piece de gazon de deſſus la terre, il ſe coucha, la bouche ouverte ſur le trou, & il revint aſſez promptement à lui (1). Ce fait m'en rappelle un autre, dont j'ai été témoin derniérement, le jour du mardi gras, ce cruel anniverſaire du martyre des coqs.

(1) *Note du Traducteur.* * Ne voyons-nous pas les voyageurs & les moiſſonneurs, accablés en Eté ſous le poids de la chaleur qui leur rend la reſpiration ſi difficile, parce qu'un air brûlant deſſeche leur poumon, imiter cet homme dont parle le Lord Anſon, & abouchés ſur la terre dont ils enlevent la ſuperficie aride, humer cet air frais & renfermé dans ſon ſein? C'eſt encore la pratique des chats, des renards, & de pluſieurs autres animaux, dont l'*inſtinct* a ſouvent donné des leçons à la *raiſon* des hommes.

Quand un de ces animaux étoit prêt à expirer, les jeunes gens qui s'en amuſoient, lui mettoient un inſtant la tête dans un creux fait récemment en terre, & l'animal reprenoit vigueur, & étoit quelquefois rappellé à la vie.

Ces bons effets ſoudains de l'air frais fourniſſent une preuve convaincante de ce que nous avons dit, qu'outre le ſang, les eſprits animaux eux-mêmes ſont très-affectés dans cette maladie; car on ne peut douter qu'un ſoulagement auſſi prompt puiſſe avoir lieu autrement qu'au moyen de ce fluide actif, qui eſt le principal inſtrument de tous les mouvemens vitaux. L'augmentation de cet avantage dans l'air libre qu'on reſpire ſur terre eſt la cauſe du bien qu'il produit; de ſorte qu'en procurant une circulation conſtante de celui qui eſt moins ſain dans un vaiſſeau où il eſt renfermé, on travaille efficacement à y prévenir cette funeſte maladie.

Fin du premier Volume.

TABLE.

Tab. I.ª

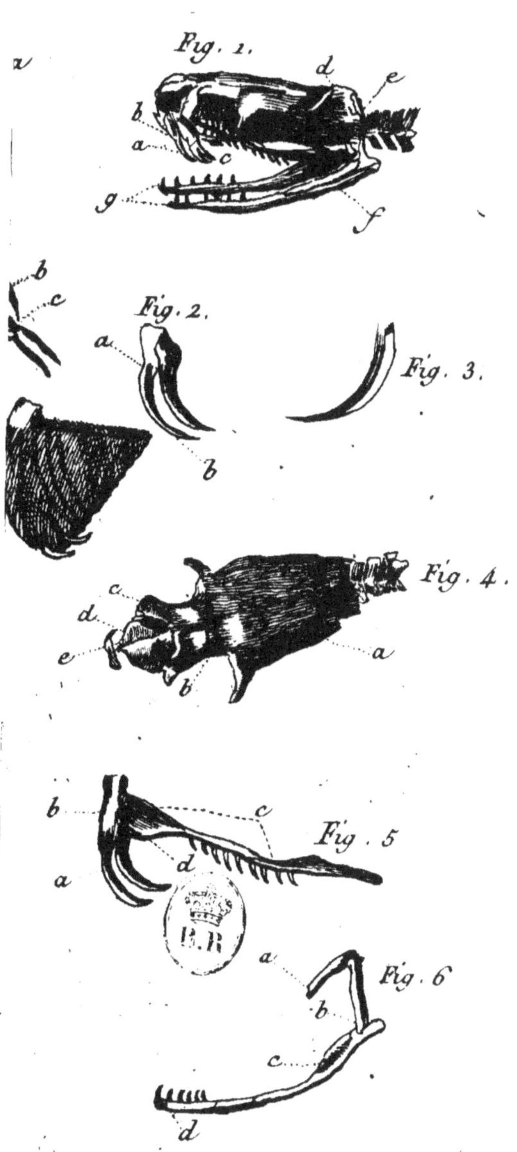

Tab. 1a

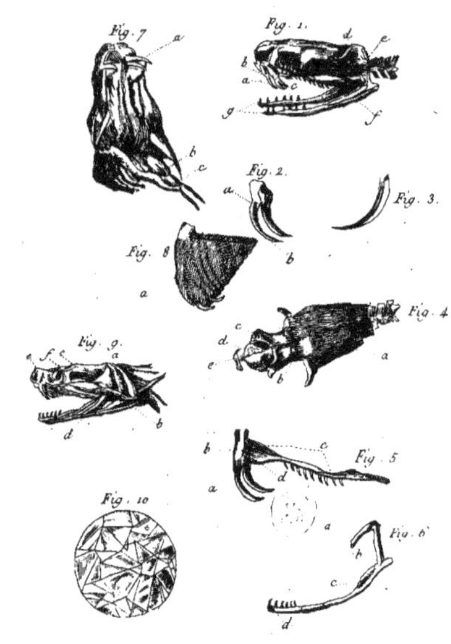

Tab. 11ª

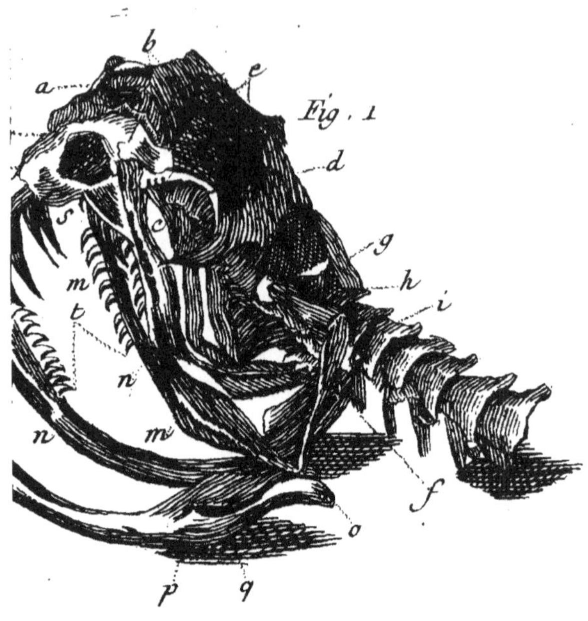

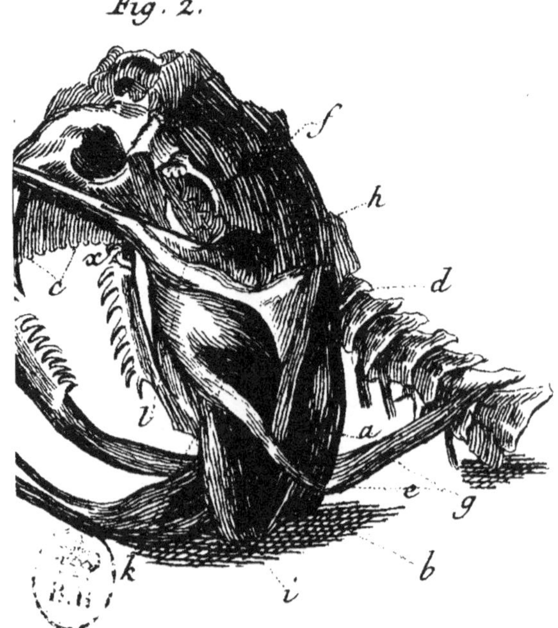

Tab. 11ª

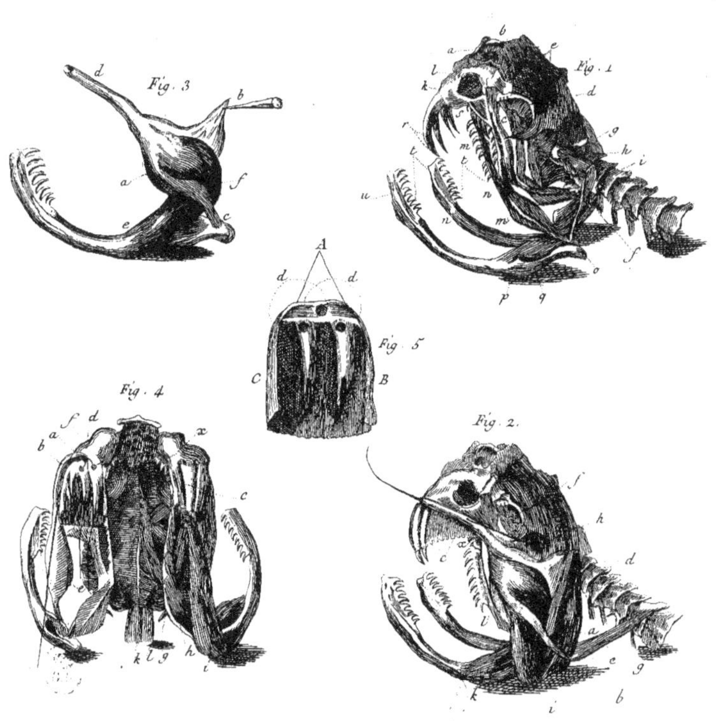

Tab. III.a

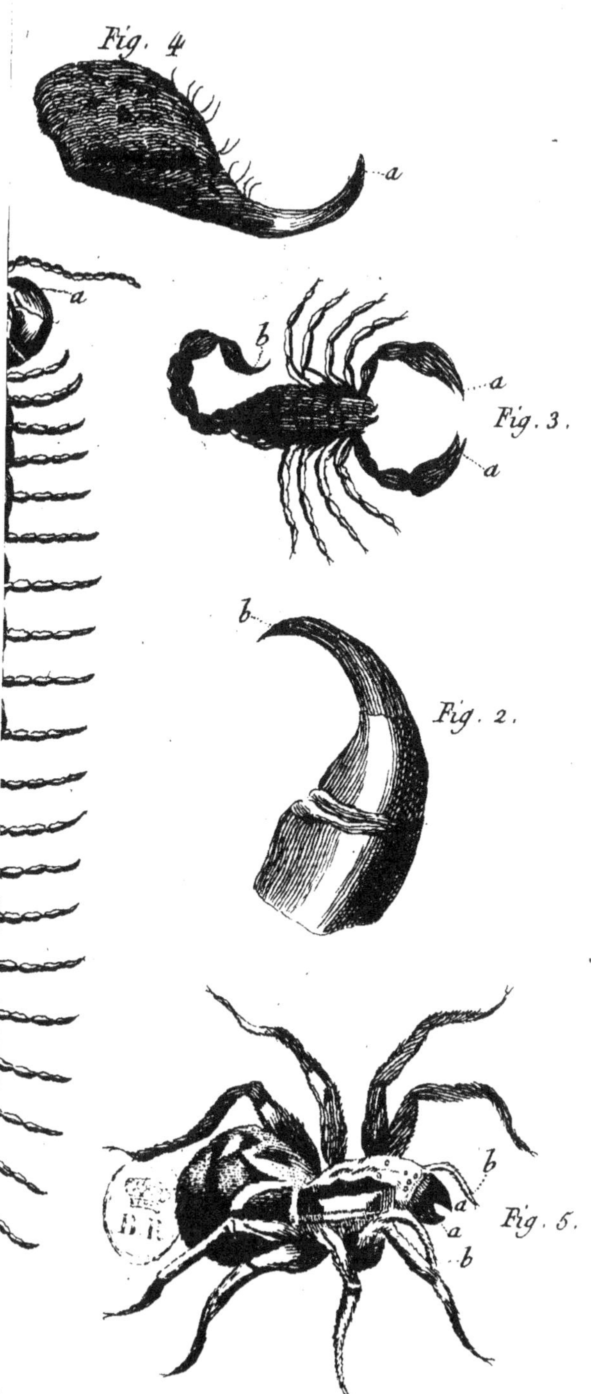

Tab. IIIa

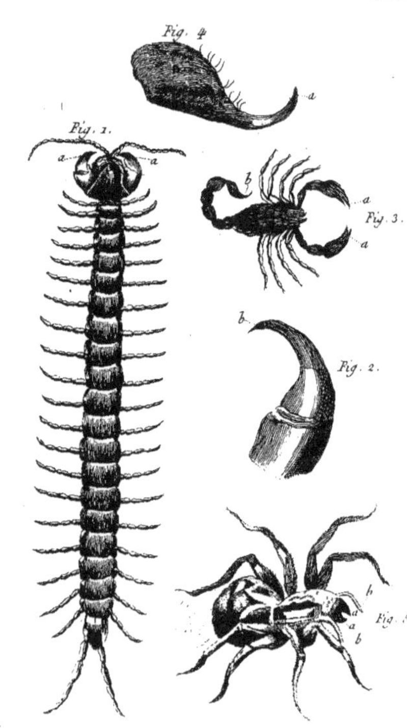

Tab. IV.[a]

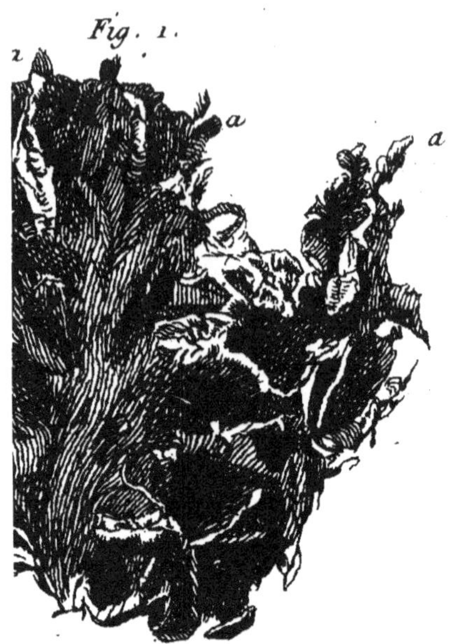

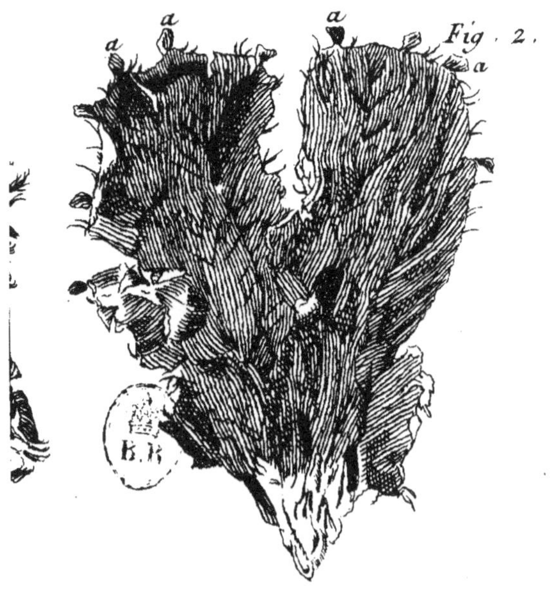

Tab. IV.d

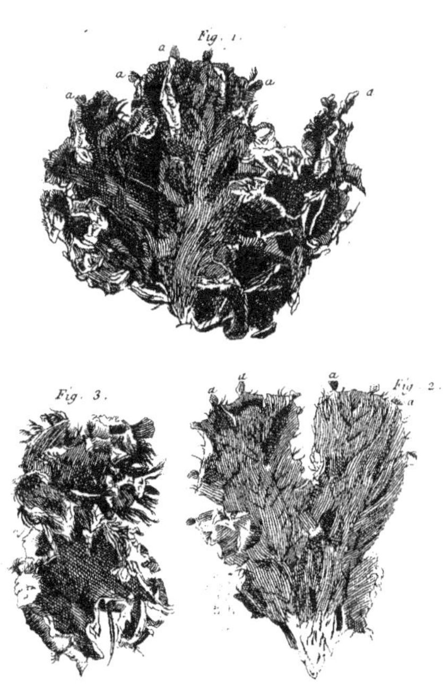

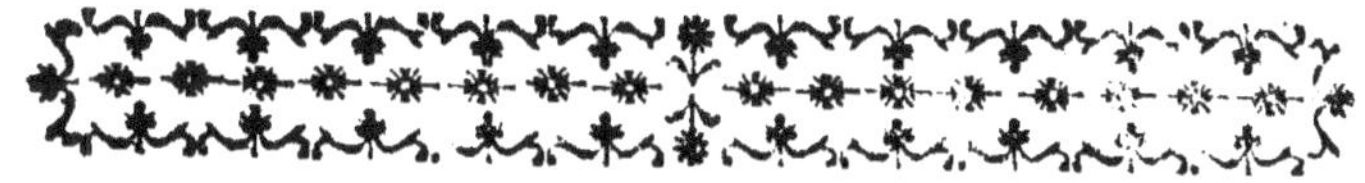

TABLE RAISONNÉE DES MATIERES

Contenues dans le Texte, les Additions & les Notes du premier Volume.

Fin de la Table.

ERRATA.

PAge 54, *ligne* 22, quelques-uns, *lisez* quelques autres.
Page 88, *ligne* 30, *contracta*, lisez *contacta*.
Page 153 *Not. Prorrhehic*, lisez *prorrhetic*.
Page 178, *ligne* 14, adopter, *lisez* adapter.
Page 240, *8e. de la Note*, *sylvamque*, lisez *sævamque*.
Page 271, *ligne* 19, scrupuleux, *lisez* scandaleux.
Page 284, *ligne derniere*, produisent, *lisez* produire.
Page 329, *Not. Guastaldi*, lisez *Gastaldi*.
Page 357, *ligne* 9, proposoit, *lisez* préposoit.
Page 434, *ligne* 4, légeres, *lisez* légers.
Page 485, *ligne* 25, *Canchiorum*, lisez *Canchrorum*.
Page 496, *ligne* 10, linitive, *lisez* lénitive.
Page 557, *ligne* 27, ne peut, *lisez* n'a pu.
Page 571, *ligne* 29, jus nitreux, *lisez* gas nitreux.
Page 600, *ligne* 10, *Beccapunga*, lisez *Beccabunga*.

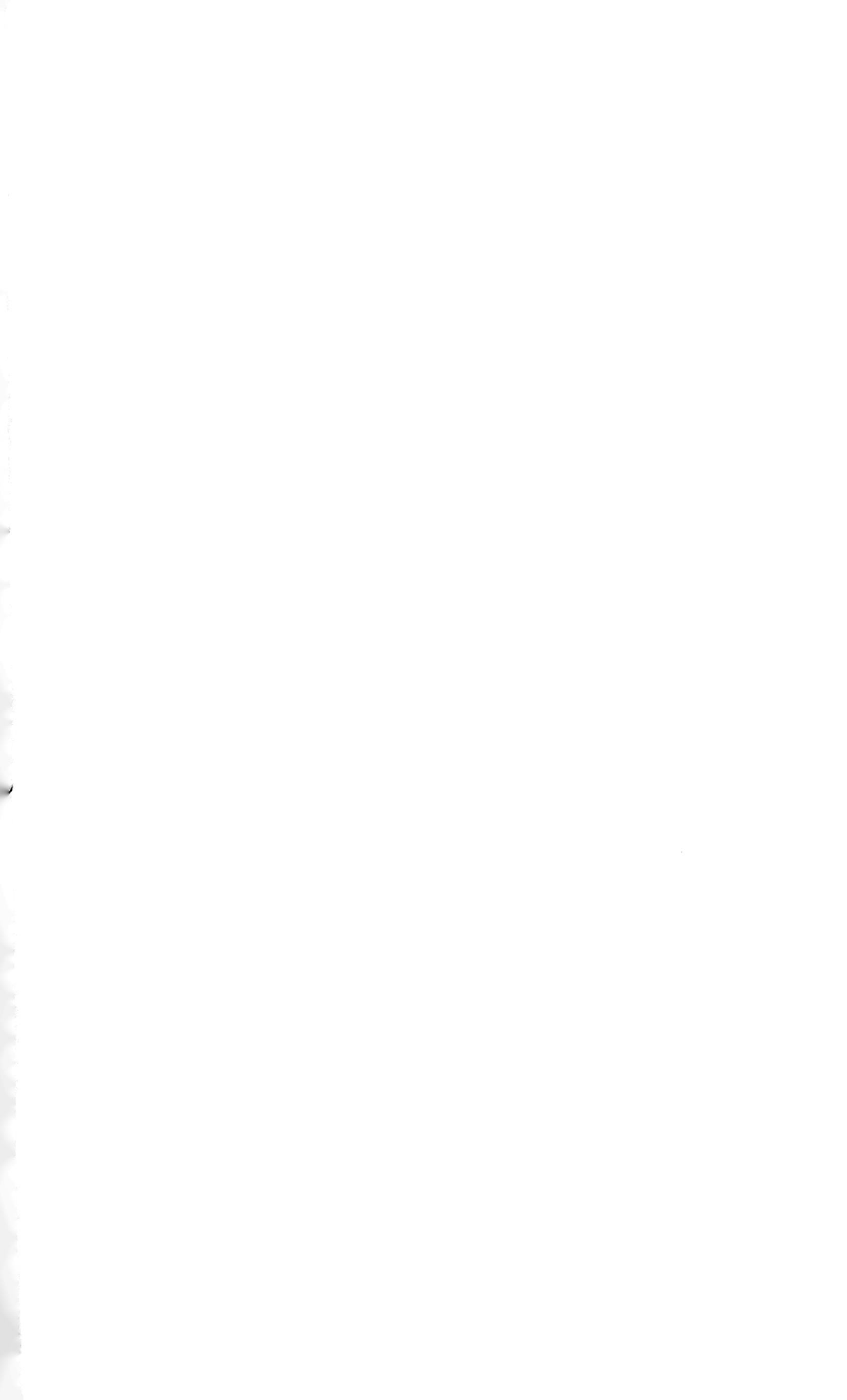

www.ingramcontent.com/pod-product-compliance
Lightning Source LLC
LaVergne TN
LVHW010116230826
846091LV00001BA/55

9782329316901